普通高等教育"十一五"国家级规划教材
全国医学高等专科学校教材

预防医学

（第3版）

主　编　袁聚祥　毕力夫

副主编　谢随民　李　新　刘宝花

编　委　（按姓氏笔画为序）

毛淑芳　承德医学院
毕力夫　内蒙古医学院
刘宝花　北京大学医学部
李　新　长春医学高等专科学校
张永顺　河北工程大学医学院
范红敏　华北煤炭医学院
袁聚祥　华北煤炭医学院
郭艳萍　哈尔滨医科大学大庆校区
梁龙彦　大庆医学高等专科学校
宿　庄　内蒙古医学院
谢随民　菏泽医学高等专科学校
梁龙彦　大庆医学高等专科学校

北京大学医学出版社

YU FANG YI XUE

图书在版编目（CIP）数据

预防医学/袁聚祥，毕力夫主编．—3版．—北京：北京大学医学出版社，2008.6（2014.8重印）

普通高等教育“十一五”国家级规划教材．全国医学高等专科学校教材

ISBN 978-7-81116-469-5

Ⅰ.预… Ⅱ.①袁… ②毕… Ⅲ.预防医学—医学院校—教材 Ⅳ.R1

中国版本图书馆CIP数据核字（2008）第051737号

预防医学（第3版）

主　　编： 袁聚祥　毕力夫
出版发行： 北京大学医学出版社（电话：010-82802230）
地　　址：（100191）北京市海淀区学院路38号 北京大学医学部院内
网　　址： http：//www. pumpress. com. cn
E - mail： booksale@bjmu. edu. cn
印　　刷： 莱芜市圣龙印务有限责任公司
经　　销： 新华书店
责任编辑： 王智敏　　**责任校对：** 金彤文　　**责任印制：** 张京生
开　　本： 787mm×1092mm　1/16　　**印张：** 26.75　　**字数：** 678千字
版　　次： 2008年6月第3版　2014年8月第6次印刷
书　　号： ISBN 978-7-81116-469-5
定　　价： 38.50元

序

教材建设是提高教学水平的一项重要任务。作为知识的载体，教材是学习专业知识的必备工具，亦是启迪思考的引导书。学校的领导和教师必须十分重视教材建设工作。

医学高等专科学校是为我国培养助理医师的学校，广大教师和学生希望能有一套适用这一层次医学教育的教材。过去用的医学专科教育的教材，不少是本科教材的“压缩版”，给教与学带来困难。为了解决专科教材建设中存在的这种问题，北京大学医学出版社（即原北京医科大学出版社）于 1993 年和 2002 年两次组织了北医的老师和华北地区医学专科学校的老师，经过研讨，编写了临床医学专业教材（第一版和第二版），并于 2000 年组织了护理专业的专科教材。十几年来，通过教学实践表明这两套教材具有较好的适用性，其中许多教材被评为教育部“十五”及“十一五”国家级规划教材。

为了进一步适应科学技术的发展和社会大众对医疗保健需求的提高，落实以人为本的科学发展观，提高专科医学教育的质量，2007 年北京大学医学出版社决定在全国范围内组织有关学校的老师编写第三版临床医学专业和第二版护理专业教材。为此，成立了教材编审委员会，以推动教材建设的改革，进一步提高其适用性。本版教材本着“理论够用，结合实践，指导自学”的原则，力求语言流畅，叙述清晰，图文并茂，利于教学。同时参考了助理医师执业资格考试的要求，使教材内容更加符合未来职业实践的要求。

教材建设不只是编写，加强研讨同样十分重要。在北京大学医学出版社的支持下，教材编审委员会将认真组织好各科教材的研讨会，推动教学改革，提高教学质量。我们诚恳地希望使用本套教材的各校师生能适时地提出你们的建议和指正，使本套教材能与时俱进，为我国的医学专科教育做出贡献。

程伯基

2007 年 12 月

前　言

随着以信息为核心的知识经济时代的到来，生命科学在诸多重大研究领域都取得了突破性进展。人类基因组框架图计划的顺利实施及分子生物学技术在预防医学领域的广泛应用，使预防医学遇到了前所未有的发展机遇，得以迅速发展。主要表现在以下几个方面：学科发展表现为分化与综合相结合，以各学科，包括非医学学科的交叉融合为主导方向；预防医学的研究方法随着分子生物学的进展而表现为微观与宏观的有机结合，传统的现场研究与实验室研究相结合；本学科在注重器质性疾病预防的同时，还应注重心理和行为因素对健康的影响；预防与保健相结合，达到增强体质、提高生命质量和人口素质的目标；医学预防和社会预防相结合，并逐渐实现以社会预防为主，以适应医学模式的改变。本书编写过程中在有关章节分别介绍了这些方面的内容。

本次编写过程中，为适应当前医学高等教育快速发展的需要，在北京大学医学出版社出版的第二版《预防医学》教材的基础上，在反复征求原参编单位的意见之后，认真收集教师、学生和广大读者对第二版的内容、使用过程中发现的问题等各方面的意见，提交第三版编写委员会进行了讨论和研究。由华北煤炭医学院、北京大学医学部、内蒙古医学院、承德医学院、河北工程大学、大庆医学高等专科学校、菏泽医学高等专科学校、哈尔滨医科大学大庆校区等共同组成的第三版《预防医学》教材编委会进行了认真编写。对各个章节的内容进行了调整。调整的比例掌握在30%左右，以保持第二版的风格，并强调实用性、先进性和便于阅读。充分考虑读者的需求和执业医师考试的需要，本版教材还同时配备了辅导教材。衷心感谢北京大学医学出版社在出版该书时给予的指导和帮助，感谢本教材编委会全体成员的智慧和付出的心血及辛勤劳动，感谢读者对教材的厚爱和提出的建设性意见。

限于主编水平有限，本书仍然难免有不完善之处，诚恳希望读者提出宝贵意见，编写一本好教材是我们的共同愿望。

袁聚祥

2007年6月16日

目　录

绪　论……………………………………（1）
一、预防医学的发展史…………（1）
二、预防医学的定义及其内涵……（2）
三、预防医学的研究方法和研究内容……………………………………（2）
四、三级预防……………………（3）
五、全球战略目标和我国的卫生方针……………………………………（3）
六、预防医学的特点……………（5）
七、学习预防医学应当注意的问题……………………………………（5）

第一篇　环境与健康

第一章　人类与环境的关系…………（9）
第一节　环境与人………………（9）
一、概述………………………（9）
二、人与环境的关系 ……………（10）
第二节　环境污染及其对健康的影响……………………………（15）
一、污染来源 …………………（16）
二、污染物在环境中的变迁 ……（17）
三、环境污染对人体健康影响的特点 ………………………（18）
四、环境污染对健康的危害 ……（19）
第三节　影响污染物对健康损害的因素 ……………………（24）
一、污染物的理化性质 …………（24）
二、剂量或强度 ………………（24）
三、作用时间 …………………（25）
四、环境因素的联合作用 ………（26）
第四节　环境污染的防治对策 ……（26）
一、保护环境，强化工业“三废”治理 ……………………（27）
二、预防农药污染 ……………（27）
三、预防生活污水污染 …………（27）
四、制定完善的卫生法规，加强环境卫生监督管理 …………（28）
第二章　生活环境与健康 …………（29）
第一节　大气与健康 ……………（29）
一、大气圈和大气垂直结构 ……（29）
二、大气的组成及其卫生学意义……………………………………（30）
三、大气的物理性状及其卫生学意义 ……………………（30）
四、大气污染的来源 ……………（32）
五、大气污染物的转归 …………（34）
六、大气污染对人体健康的危害……………………………………（35）
七、大气中常见的污染物及其危害……………………………………（39）
八、室内空气污染 ………………（42）
九、大气卫生标准 ………………（45）
十、大气卫生的防护措施 ………（48）
第二节　水质与健康 ……………（49）
一、水源种类及其卫生学特征 …（49）
二、水体污染源及其污染物 ……（50）
三、水体污染的危害 ……………（51）
四、生活饮用水与健康 …………（55）
第三节　土壤与健康 ……………（61）
一、土壤污染 …………………（61）
二、污染物在土壤中的转化 ……（62）
三、土壤污染对健康的危害 ……（63）
四、土壤污染的卫生防护原则 …（64）
第四节　地方病 ………………（65）
一、概述 ……………………（65）
二、碘缺乏病 …………………（66）
三、地方性氟中毒 ………………（68）
第三章　食物营养与健康 …………（71）
第一节　概　述 ………………（71）
第二节　人体需要的主要营养素 …（74）
一、蛋白质 ……………………（74）
二、脂类 ……………………（75）

三、碳水化合物 ………………… (76)
四、矿物质 ……………………… (77)
五、维生素 ……………………… (79)
第三节　热　能 ………………… (82)
一、热能单位 …………………… (82)
二、人体的热能消耗 …………… (82)
三、热能供给 …………………… (83)
第四节　各类食物的营养价值 …… (83)
一、谷类 ………………………… (83)
二、豆类及其制品 ……………… (84)
三、蔬菜和水果类 ……………… (84)
四、畜、禽、鱼类 ……………… (85)
五、蛋类 ………………………… (85)
六、奶类 ………………………… (86)
第五节　特殊人群的营养 ……… (86)
一、孕妇和乳母的营养 ………… (86)
二、儿童青少年营养 …………… (87)
三、老年人营养 ………………… (88)
第六节　合理营养指导 ………… (88)
一、合理营养 …………………… (88)
二、中国居民膳食指南 ………… (89)
三、中国居民平衡膳食宝塔 …… (89)
第七节　疾病的营养治疗 ……… (90)
一、高脂血症的营养治疗 ……… (90)
二、高血压的营养治疗 ………… (91)
三、糖尿病的营养治疗 ………… (92)
第八节　食品污染与腐败变质 …… (93)
一、食品污染 …………………… (93)
二、食品腐败变质 ……………… (95)
第九节　食源性疾病与食物中毒 … (96)
一、食源性疾病 ………………… (96)
二、食物中毒 …………………… (97)
第四章　生产环境与健康……………… (106)
第一节　职业性有害因素与职业病 ……………………………… (106)
一、职业性有害因素的来源和分类 ……………………………… (106)
二、职业性有害因素的致病模式 ……………………………… (107)
三、职业性损害……………………… (107)
四、工伤……………………………… (109)
第二节　生产性毒物与职业中毒 ……………………………… (110)
一、概述……………………………… (110)
二、职业中毒的诊断、治疗和防治原则………………………… (112)
第三节　常见职业中毒及防治…… (115)
一、铅………………………………… (115)
二、汞………………………………… (118)
三、苯………………………………… (120)
第四节　生产性粉尘与尘肺……… (123)
一、生产性粉尘……………………… (123)
二、尘肺……………………………… (124)
第五章　社会心理环境与健康……… (129)
第一节　社会环境与健康………… (129)
一、概述……………………………… (129)
二、社会经济状况与健康………… (129)
三、公共政策与健康……………… (131)
四、文化与健康…………………… (132)
五、社会关系与健康……………… (133)
第二节　心理因素与健康………… (135)
一、心身疾病……………………… (135)
二、应激与健康…………………… (137)
三、情绪与健康…………………… (138)
第三节　行为和生活方式与健康 ……………………………… (139)
一、概念…………………………… (139)
二、行为与健康的关系…………… (139)

第二篇　医学统计基本原理和方法

第六章　医学统计概述……………… (143)
第一节　医学统计学的意义与基本内容 ……………………………… (143)
一、医学统计学的概念…………… (143)
二、医学统计学的意义…………… (143)
三、医学统计学的基本内容……… (144)
第二节　医学统计工作的基本步骤 ……………………………… (144)

一、研究设计…………………… (144)
二、收集资料…………………… (145)
三、整理资料…………………… (146)
四、分析资料…………………… (146)
第三节　医学统计中常用的基本概念 …………………………… (147)
一、同质与变异………………… (147)
二、总体与样本………………… (147)
三、变量与统计资料的类型…… (148)
四、参数与统计量……………… (149)
五、误差………………………… (149)
六、概率与频率………………… (150)
第七章　数值变量资料的统计描述 …………………………… (151)
第一节　数值变量资料的频数表 …………………………… (151)
一、频数表的编制……………… (151)
二、频数表的作用……………… (152)
第二节　集中趋势的统计描述…… (153)
一、算术均数…………………… (153)
二、几何均数…………………… (155)
三、中位数与百分位数………… (156)
第三节　离散趋势的统计描述 …………………………… (158)
一、极差………………………… (158)
二、四分位数间距……………… (159)
三、方差………………………… (159)
四、标准差……………………… (159)
五、变异系数…………………… (161)
第四节　正态分布……………… (162)
一、正态分布的概念…………… (162)
二、正态分布的图形…………… (162)
三、正态分布的特征…………… (163)
四、正态曲线下面积的分布规律 …………………………… (163)
第五节　正态分布的应用……… (165)
一、估计频数分布……………… (165)
二、医学参考值范围的估计…… (166)
三、质量控制…………………… (167)
四、正态分布是很多统计方法的理论基础……………… (167)
第八章　数值变量资料的统计推断 …………………………… (168)
第一节　均数的抽样误差与标准误 …………………………… (168)
一、抽样误差…………………… (168)
二、标准误……………………… (168)
第二节　t 分布 ……………………… (169)
一、t 分布的概念 ……………… (169)
二、t 分布的图形及特征 ……… (169)
三、t 分布的规律 ……………… (170)
第三节　总体均数的估计………… (172)
第四节　假设检验的基本思想和步骤 …………………………… (173)
一、假设检验的基本思想……… (173)
二、假设检验的一般步骤……… (173)
第五节　t 检验 ……………………… (174)
一、样本均数与已知总体均数比较的 t 检验 ………………… (175)
二、配对资料的 t 检验 ………… (175)
三、两样本均数比较的 t 检验 …………………………… (177)
第六节　假设检验应注意的问题 …………………………… (179)
一、在同质的前提下进行比较 …………………………… (179)
二、选择符合条件的检验方法 …………………………… (179)
三、正确理解差别有无显著性的涵义………………………… (179)
四、假设检验的结论不能绝对化 …………………………… (180)
五、假设检验中的两类错误…… (180)
六、报告结论应明确…………… (180)
第九章　统计表与统计图……… (181)
第一节　统计表………………… (181)
一、统计表的结构与制表要求 …………………………… (181)

二、统计表的种类与误表评析……………………………(182)
第二节　统计图……………………(184)
一、统计图的结构与绘制原则……………………………(184)
二、统计图的种类及绘制要求……………………………(185)
第十章　分类变量资料的统计描述 ……………………………(190)
第一节　常用相对数的意义和应用……………………………(190)
一、常用相对数……………………(190)
二、应用相对数时应注意的问题……………………………(193)
第二节　率的标准化法……………(194)
一、标准化法的意义和基本思想……………………………(194)
二、标准化率的计算……………(195)
三、应用标准化法时的注意事项……………………………(197)
第十一章　分类变量资料的统计推断 ……………………………(198)
第一节　率的标准误与总体率的区间估计……………………(198)
一、率的抽样误差与标准误……………………………(198)
二、总体率的区间估计…………(198)
第二节　样本率与总体率比较的 u 检验……………………(203)
第三节　χ^2 检验 ……………………(203)
一、四格表资料的 χ^2 检验 ……(203)
二、配对四格表资料的 χ^2 检验……………………………(207)
三、行×列表资料的 χ^2 检验 …(209)
第十二章　直线回归与相关…………(211)
第一节　直线回归…………………(211)
一、直线回归的概念……………(211)
二、直线回归分析的应用条件……………………………(211)
三、直线回归分析的一般步骤……………………………(211)
四、直线回归方程的求法………(212)
五、直线回归方程的假设检验……………………………(212)
六、直线回归方程的图示………(214)
七、直线回归方程的应用………(214)
第二节　直线相关分析……………(215)
一、直线相关的概念……………(215)
二、相关系数的意义及计算……(216)
三、相关系数的假设检验………(217)
四、直线相关分析时的注意事项……………………………(217)
五、直线相关与回归的区别与联系……………………………(219)
第十三章　SPSS 统计软件应用 ……(221)
第一节　SPSS 概述 ………………(221)
一、数据文件的建立……………(221)
二、数据文件的操作……………(223)
三、对话框及其应用……………(224)
第二节　数值变量资料的统计分析……………………………(227)
一、数值变量资料的统计描述……………………………(227)
二、均数比较的假设检验………(228)
第三节　分类变量资料的统计分析……………………………(230)
一、成组设计四格表 χ^2 检验的基本步骤……………………(230)
二、配对设计四格表 χ^2 检验的基本步骤……………………(231)
三、行×列表资料的 χ^2 检验 …(232)
第四节　直线回归与相关…………(232)
一、直线回归分析步骤…………(232)
二、直线相关分析………………(233)

第三篇　流行病学原理与方法

第十四章　流行病学概述……………（237）
第一节　流行病学的定义及发展简史……………………………（237）
一、流行病学定义………………（237）
二、流行病学发展简史…………（237）
第二节　流行病学研究方法………（239）
一、观察性研究…………………（239）
二、实验性研究…………………（240）
三、理论和方法的研究…………（240）
第三节　流行病学研究的范围和内容……………………………（241）
一、描述疾病与健康状况的分布……………………………（241）
二、探讨疾病的病因和影响疾病流行的因素…………………（241）
三、用于临床诊断、治疗和估计预后……………………………（241）
四、用于疾病的预防和控制……（241）
五、用于防治效果评价…………（241）
第四节　流行病学与其他学科的关系……………………………（242）
一、流行病学与基础医学的关系……………………………（242）
二、流行病学与临床医学的关系……………………………（242）
三、流行病学与其他预防医学学科的关系…………………（242）
四、流行病学与其他学科的关系……………………………（243）
第五节　流行病学的发展及展望……………………………（243）
一、研究领域的扩大……………（243）
二、研究方法的发展……………（243）
第十五章　疾病的分布……………（245）
第一节　疾病分布的常用测量指标……………………………（245）
一、疾病测量指标………………（245）
二、死亡测量指标………………（247）
第二节　疾病的流行强度…………（248）
一、散发…………………………（248）
二、爆发…………………………（248）
三、流行…………………………（248）
第三节　疾病分布的形式…………（249）
一、疾病的人群分布……………（249）
二、疾病的时间分布……………（251）
三、疾病的地区分布……………（252）
四、疾病的人群、时间、地区分布的综合描述………………（253）
第十六章　观察性研究……………（255）
第一节　概　述…………………（255）
一、描述性研究…………………（255）
二、分析性研究…………………（256）
第二节　现况研究………………（256）
一、概述…………………………（256）
二、现况调查的种类……………（257）
三、现况调查的设计与实施……（260）
第三节　生态学研究……………（262）
一、概念…………………………（262）
二、生态学研究的目的…………（263）
三、生态学研究的方法…………（263）
四、生态学研究的应用与局限性……………………………（264）
第四节　筛　查…………………（264）
一、概念…………………………（264）
二、特点…………………………（265）
三、决定筛查计划的原则………（265）
四、筛查试验的评价及结果解释……………………………（266）
五、提高筛查效率的方法………（270）
第五节　病例对照研究……………（271）
一、概述…………………………（271）
二、病例对照研究的类型………（272）
三、病例对照研究的设计和实施……………………………（273）
四、资料的整理和分析……………………………（277）

五、病例对照研究中的偏倚及其控制…………………………（280）
六、病例对照研究的优点与局限性…………………………（281）
第六节 队列研究…………………（281）
一、队列研究的概念……………（281）
二、队列研究的特点……………（282）
三、队列研究的用途……………（283）
四、队列研究的种类……………（283）
五、队列研究的设计与实施……（284）
六、队列研究资料的整理和分析…………………………（287）
七、队列研究中的偏倚及其控制…………………………（289）
八、队列研究的优缺点…………（290）
第十七章 实验性研究…………………（292）
第一节 概 述…………………（292）
一、实验性研究的概念…………（292）
二、实验性研究的分类…………（292）
第二节 临床试验…………………（293）
一、临床试验的基本要素………（293）
二、临床试验设计的基本原则与内容…………………………（294）
三、临床试验资料的收集与效果的分析评价…………………（296）
四、临床试验应注意的问题……（297）
第十八章 病因研究…………………（301）
第一节 病因概念…………………（301）
一、病因概念的发展……………（301）
二、病因的概念…………………（303）
第二节 病因研究方法……………（304）
一、临床研究……………………（304）
二、实验研究……………………（304）
三、流行病学研究………………（304）
第三节 病因推导…………………（306）
一、因素与疾病关联判断………（306）
二、确定病因与疾病因果关联的标准…………………………（307）
第十九章 循证医学…………………（309）
第一节 循证医学的基本概念……（309）
一、循证医学的概念……………（309）
二、循证医学产生的背景………（309）
第二节 循证医学研究的任务和实践基础…………………………（310）
一、循证医学研究的任务………（310）
二、循证医学实践的基础………（310）
第三节 循证医学实践的步骤……（312）
一、提出临床问题………………（312）
二、收集证据……………………（312）
三、证据评价……………………（312）
四、临床决策……………………（314）
五、临床实践与效果评价………（314）
第四节 常见的临床证据及影响因素…………………………（314）
一、病因学证据…………………（314）
二、诊断试验证据………………（315）
三、治疗试验证据………………（316）
四、预后试验证据………………（317）
第五节 实践循证医学存在的问题和困难…………………………（317）
一、循证医学存在的问题………（317）
二、目前实践循证医学存在的困难…………………………（318）
第二十章 传染性疾病的预防与控制…………………………（319）
第一节 传染病流行病学…………（319）
一、传染病的流行过程…………（319）
二、传染病的预防和控制………（324）
第二节 病毒性肝炎………………（328）
一、流行特征……………………（328）
二、危险因素……………………（330）
三、预防…………………………（331）
第三节 艾滋病……………………（331）
一、流行特征……………………（331）
二、危险因素……………………（332）
三、预防…………………………（334）
第四节 结核病……………………（334）
一、结核病疫情现状……………（335）

二、发病因素……………………（336）
三、预防对策与措施……………（336）
第五节 传染性非典型肺炎………（337）
一、病原学………………………（338）
二、流行病学……………………（338）
三、预防…………………………（339）
第六节 禽流感……………………（340）
一、病原学………………………（340）
二、流行病学……………………（341）
三、预防措施……………………（341）
第七节 新发现的传染病…………（342）
第二十一章 非传染性疾病的预防与控制
…………………………（344）
第一节 心血管疾病………………（344）
一、概述…………………………（344）
二、冠心病和脑卒中的分布及
危险因素……………………（344）
三、心血管疾病的防治…………（347）
第二节 恶性肿瘤…………………（349）
一、概述…………………………（349）
二、恶性肿瘤的分布……………（349）
三、恶性肿瘤的危险因素………（351）
四、恶性肿瘤的防治……………（353）
第三节 医源性疾病………………（355）
一、医源性感染…………………（355）
二、药源性疾病…………………（358）

第四篇 预防保健策略与措施

第二十二章 卫生保健策略…………（363）
第一节 "2000年人人享有卫生保健"
的全球战略目标…………（363）
一、"2000年人人享有卫生保健"
…………………………（363）
二、基本政策……………………（363）
三、"2000年人人享有卫生保健"
战略目标……………………（364）
第二节 "21世纪人人享有卫生保健"
全球卫生战略……………（365）
一、总目标………………………（365）
二、具体目标……………………（365）
三、社会基础……………………（365）
四、政策基础……………………（366）
五、基本策略……………………（366）
第三节 2010年中国卫生改革发展
规划……………………（366）
一、卫生事业发展改革目标……（366）
二、基本原则……………………（367）
三、重点工作……………………（367）
四、保障政策和措施……………（368）
第二十三章 初级卫生保健…………（371）
第一节 初级卫生保健概念………（371）
一、初级卫生保健提出的背景
…………………………（371）
二、初级卫生保健概述…………（372）
第二节 初级卫生保健的原则……（373）
一、社会公正……………………（373）
二、社区和群众参与……………（373）
三、部门间协同行动……………（373）
四、成本效果与效率……………（374）
第三节 初级卫生保健的内容和意义
…………………………（374）
一、初级卫生保健的内容………（374）
二、初级卫生保健的意义………（374）
三、初级卫生保健的工作特点
…………………………（375）
第四节 发展我国初级卫生保健的
策略措施…………………（375）
一、卫生系统内部的分工………（375）
二、制订计划……………………（375）
三、社区卫生保健计划的制订与
实施…………………………（376）
四、普及程度和可及性…………（376）
五、适宜的卫生技术……………（376）
六、人力资源的开发……………（376）
七、群众卫生工作者……………（376）
八、家庭成员……………………（376）
九、转诊系统……………………（376）
十、全国管理程序………………（377）

十一、评价………………………（377）
十二、信息资料的收集…………（377）
十三、资金的筹措………………（377）
十四、加强农村卫生改革与发展
………………………………（377）
第五节　发展我国农村初级卫生保健
………………………………（378）
一、制定第一个中国农村初级卫生
保健十年规划………………（378）
二、初级卫生保健在我国农村卫生
工作中的作用………………（378）
三、我国农村初级卫生保健的发展
………………………………（378）
第二十四章　社区卫生服务…………（380）
第一节　社区卫生服务基本概念
………………………………（380）
一、发展社区卫生服务的背景
………………………………（380）
二、社区…………………………（380）
三、社区发展……………………（380）
四、社区卫生服务………………（380）
五、发展社区卫生服务的意义
………………………………（381）
第二节　社区卫生服务的特点……（381）
一、以生物-心理-社会医学模式
为指导………………………（381）
二、基层医疗、预防、保健服务
………………………………（381）
三、以预防为导向的服务………（381）
四、综合性服务…………………（381）
五、持续性服务…………………（382）
六、协调性服务…………………（382）
七、可及性服务…………………（382）
八、以家庭为单位的服务………（382）
九、以社区为基础的服务………（383）
十、团队合作的工作方式………（383）
第三节　社区卫生服务的实施
………………………………（383）
一、社区卫生服务对象…………（383）
二、社区卫生服务任务…………（384）
三、社区卫生服务内容和方式
………………………………（384）
第四节　社区卫生服务组织形式
………………………………（384）
一、城市社区卫生服务机构设置
原则…………………………（384）
二、城市社区卫生服务机构（中心
和站）设置指导标准………（385）
第五节　社区卫生服务可持续发展
………………………………（385）
一、发展社区卫生服务的总体目标
………………………………（385）
二、发展社区卫生服务应遵循的基本
原则…………………………（385）
三、持续发展社区卫生服务，必须
正确处理好以下几个关系，抓
好以下几项工作……………（386）
第二十五章　健康教育与健康促进
………………………………（387）
第一节　健康教育概述…………（387）
一、健康教育的概念、特征和领域
………………………………（387）
二、健康教育的基本研究方法
………………………………（388）
三、健康教育的主要内容………（389）
四、健康教育的重点人群………（389）
五、健康教育的组织管理………（389）
六、作好健康教育的规划、计划、
评价和总结…………………（389）
第二节　健康促进概述…………（390）
一、健康促进的定义、内涵和核心
策略…………………………（390）
二、健康促进的发展……………（391）
第三节　突发公共卫生事件健康教育
与健康促进…………………（392）
一、应急性健康教育活动………（392）
二、突发公共卫生事件的心理干预
………………………………（392）

第四节 医院健康教育和健康促进 ……………………………（394）
一、医院健康教育和健康促进的概念……………………………（394）
二、医院健康教育和健康促进的意义……………………………（394）
第二十六章 卫生法律法规与卫生监督 ……………………………（396）
第一节 卫生法律法规……………（396）
一、卫生法律法规的定义和性质 ……………………………（396）
二、卫生法律规范的分类………（396）
三、卫生法的法源………………（397）
四、目前已颁布的卫生法律法规 ……………………………（398）
第二节 卫生监督…………………（400）
一、卫生监督的概念……………（400）
二、卫生监督的性质……………（400）
三、卫生监督的分类……………（401）
四、卫生监督执法………………（401）
中英文词汇对照表……………………（404）

绪 论

一、预防医学的发展史

自古以来人们都非常注重疾病的预防，防病于未然一直是各个历史时期的重要医学思想，这是人类在长期的疾病防治过程中思考和总结的结晶。唐代医学家孙思邈在传世之作《千金药方》中就提出“上医医未病之病，中医医欲病之病，下医医已病之病”的观点，充分体现了当时对疾病预防的认识。西方医圣希波克拉底（Hippocrates）在《空气、水和地区》一书中也提出预防疾病的思想，并阐述了疾病的发生、发展和预后与环境的关系。现代医学的飞速发展为预防医学学科赋予了新的内涵。预防医学学科的发展史在人类与急性传染性疾病的斗争中体现得最为辉煌。历史上烈性传染病的几次大流行曾夺去了数以万计的生命，人类为之付出了巨大的代价。因此寻找预防疾病的有效方法和手段已成为历代医学家苦苦追求的目标。1798 年 Edward Jennen 用牛痘接种预防天花获得成功，开辟了人工主动免疫预防传染病的先河。19 世纪末至 20 世纪初，细菌学的崛起促进了传染病学的发展，并且在传染病防治工作中发挥了巨大作用。新中国的预防医学在过去的几十年，取得了史无前例的成就，人间天花的消灭和性传播疾病的一度不复存在，结核、麻疹、脊髓灰质炎和百日咳、白喉等传染性疾病的发病率大幅度下降。对人类健康和生命威胁最大的大多数非传染性疾病得到有效控制，其中预防医学发挥了巨大的作用，突出的成就可以概括为以下几方面：

1. 死因谱和疾病谱的变化　我国城乡居民的疾病谱近 50 年发生了巨大的变化，接近世界发达国家的水平。传染病的发病率从 1950 年的 2 000/10 万，下降到近年来的 200/10 万。传染病死亡占全部死因的比例由当时的 20%下降到现在的不足 1%。急、慢性传染病在全人群死因构成中的位次不断下降，由建国初期的第一、二位，降至目前的第六、七位。

2. 对人群死亡构成巨大威胁的传染性疾病的消灭　继人间天花之后，黑热病、回归热已基本消灭，人间鼠疫已基本控制，麻疹、脊髓灰质炎、白喉、百日咳、流行性脑脊髓膜炎、流行性乙型脑炎等传染病的发病率都有显著下降。全国麻风病的患病人数已从建国初期的 50 万人降到不足 15 万人，1981 年还提出在 20 世纪末将在全国范围内基本消灭麻风病。可喜的是这一目标已基本实现。

3. 对我国居民危害最大的非传染病得到有效控制　随着传染性疾病发病率和病死率的大幅度下降，非传染性疾病对人群健康的危害日渐突出，经过近几十年的努力，恶性肿瘤、脑血管病、心脏病和糖尿病发病率逐年上升的趋势已经基本控制。

4. 人群的平均寿命和健康水平　我国居民的平均寿命明显延长，已经达到和接近发达国家的平均水平。由解放初期的不到 36 岁增长到现在的男性 69 岁和女性 71 岁，半个世纪内增长了 34 岁，成为新中国巨大成就之一。居民的健康水平也不断提高，生命质量明显改善。

预防疾病，保护健康和提高生命质量是人类长期追求的目标。进入 21 世纪，随着新的医学模式的出现，人们对预防医学有了新的认识。预防医学在医学中的地位不断提高，从预防疾病发生向保持健康以及维持良好生命质量的需求转变。预防医学学科也以前所未有的速度发展。发展趋势主要表现在以下几个方面：学科发展表现为分化与综合相结合，以各学科，包括非医学学科的交叉综合为主导方向；研究方法上的微观与宏观相结合，现场研究与实验室研究相结合，推动预防医学全面发展；研究器质性疾病预防的同时，重视心理、精神和行为因素对健康的影响；预防与保健相结合，达到增强体质、提高生命质量和人口素质的目标；医学预防与社会预防相结合，并逐渐实现以社会预防为主，以适应医学模式的改变。

二、预防医学的定义及其内涵

预防医学（preventive medicine）是针对人群中疾病发生、发展和转归的规律，研究社会和自然环境中影响健康和引起疾病的因素，探讨各因素之间的相互作用，以便采取有效的防治措施，达到预防和控制疾病、保护和促进健康的目的的学科。预防医学是以增进人群健康、预防疾病及防止伤残和夭折、提高生命质量为目的。除了应用医学基础知识、临床知识及基本技能以外，预防医学还包含了统计学、流行病学、卫生事业管理学、环境医学、社会医学、行为医学、健康教育、健康促进、营养学及三级预防在临床实践的应用。

三、预防医学的研究方法和研究内容

预防医学研究采用宏观与微观研究相结合的方法可以避免单一方法的局限性。宏观研究，如流行病学研究是探讨致病因素对人体健康影响的主要研究方法。根据研究目的的不同，通过使用观察流行病学或实验流行病学的方法，比较研究组与对照人群致病因素和疾病分布上的差异，分析造成差异的原因，再用实验的方法加以验证。从这些规律中发现致病因素与疾病之间有价值的联系。由于这些研究是在人群中进行的，得出的结论或研究线索最有价值也最真实，是任何其他方法都不能代替的。但是，这些方法因为是在人群中进行的宏观研究，因此不能阐明机理。微观的实验研究方法，则是通过控制实验条件，使用精密的仪器设备和高科技方法来进行致病因素与疾病关系的定性研究。尤其是可以阐明剂量-反应关系，并进一步揭示致病机理。由于微观研究都是在控制实验条件的基础上进行的，因此这种研究结论往往难以反映现场的各个因素之间错综复杂的关系及其综合效应。鉴于此，预防医学多采用宏观与微观相结合的方法，以弥补二者的不足，提高研究的效率，使结果更可信。

预防医学的研究内容包括卫生学、环境和职业医学、卫生毒理学、营养与食品卫生学、儿少卫生学与妇幼保健学和流行病与卫生统计学各学科。除此之外，还需要工程学、社会学、心理学、教育学、经济学和法学方面的知识和技能。预防医学的任务可以概括为以下几方面：

1. 预防性卫生服务　如：计划生育、妇幼卫生、免疫接种、老年卫生等。

2. 疾病预防（又称健康保护，health protection）　如：传染性疾病和地方病的防治和检测；环境中有害因素的控制；职业卫生与安全（occupational health and safety），意外伤害的预防与服务。

3. 健康促进（health promotion）　如：改变个人不良卫生习惯和行为；促进合理营养；体育锻炼和社会适应；减少精神紧张和社会压力等。

4. 卫生服务研究　如：合理使用卫生资源；改进医疗卫生服务；卫生统计资料的收集和分析；制定卫生法规；卫生机构管理研究；医学教育改革和继续教育等。

预防医学最终的目的是预防疾病的发生和维护人群的健康，提高生活质量。一个个体从出生到死亡的整个生命过程中无时无刻不在经受各种危险因素（包括环境因素、社会因素、心理因素等）的侵害。疾病和健康始终处在动态平衡状态。预防医学就是减少危险因素对健康的危害使疾病少发生或不发生，使每个个体都能够健康、高质量地度过一生。

四、三级预防

疾病的发生、发展和转归有其自然规律，称之疾病自然史（natural history of disease）。按照时间顺序和有无临床症状和体征分为生物学改变期、临床前期、临床期和转归期四个阶段。在疾病自然史的不同阶段所采取的预防措施称为三级预防（three levels of prevention）。疾病是可以预防的，多年的预防医学实践说明，人类可以在疾病自然史的不同阶段通过有效的预防措施使疾病停留在一定的自然史阶段甚或向健康转归。在生物学改变期采取措施，可以使疾病少发生或不发生。人间天花的消灭说明了这一点。对已经发生的疾病也可以通过早发现、早诊断和早治疗，使其停留在自然史阶段的临床前期，不再发展。即使到了疾病的临床期，有了明显的临床症状和体征，也可采取措施，减少死亡或伤残。第一级预防（primary prevention）又称病因学预防。目标是降低疾病的发病率或者脱离良好健康状态事件的发生率。第二级预防（secondary prevention）目标是通过缩短病程来减少患病，因此，又称临床前期预防。第三级预防（tertiary prevention）的目标是减少并发症，降低死亡率或残疾，故又称临床期预防。

第一级预防是通过个体或社区范围的广泛努力来达到健康促进，例如，改善营养状况、增强体能和心态、预防接种、使环境安全等。第二级预防是通过给个体或人群提供可行性的措施，从而达到早期发现或早诊断，或者采取有效的干预措施，纠正脱离良好健康状态的事件。第三级预防则是指对患者及时采取有效措施，防止病情恶化，减少并发症，防止残疾。

五、全球战略目标和我国的卫生方针

1977 年 5 月，第 13 届世界卫生大会作出决定，在今后数十年内，各国政府和世界卫生组织（WHO）的主要社会目标应为：到 2000 年世界人民健康状况都能达到在社会和经济两方面享有卓有成效的生活水平，即 2000 年人人享有卫生保健（Health for All by the year of 2000，HFA/2000）。但是这一战略目标并不意味着到 2000 年不再有人生病，也不意味着人类能够摆脱疾病的危害。而是指人们能够享受到更加公平、合理和基本的卫生服务，人们应当拥有更为有效的疾病预防手段，将疾病给人类带来的病残降低到最低限度，使人类能更好地成长发育直到安然地告别人世。为此，基本的卫生服务将普及到每个人、每个家庭和社区，各种卫生资源在所有居民中得以均衡分配。

为推动这一全球卫生战略目标的实现，1978 年 9 月，世界卫生组织和联合国儿童基金会（UNICEF）在哈萨克斯坦首都阿拉木图召开了国际初级卫生保健会议（阿拉木图会议）。发表的《阿拉木图宣言》（Declaration of Alma - Atá）中明确指出：推动初级卫生保健（primary heath care，PHC）是实现 2000 年人人享有卫生保健目标的基本策略和基本途径。对个人、家庭及社区实施初级卫生保健是实现 2000 年人人享有卫生保健目标的关键。

初级卫生保健是一种基本的卫生保健。它是由社区通过个人和家庭的积极参与，依靠科学的又受社会欢迎的方法和技术，费用也是社区或国家在各个发展时期依靠自力更生和自主精神能够负担得起的，普遍能够享受的卫生保健是每个国家卫生系统的中心职能和主要要素，是国家卫生系统和社区经济发展的组成部分。简而言之，初级卫生保健是指最基本的、人人都能得到的、体现社会平等权利的、人民群众和政府都能负担得起的卫生保健服务。

我国卫生事业发展的总目标与之相适应，即：到 2000 年，全体人民都能得到基本的卫生保健服务，总体上达到与小康水平相适应的健康水平，实现人人享有卫生保健。过去半个世纪的实践证明：为全社会成员的健康服务，为经济发展和社会进步服务，是我国预防保健事业的根本宗旨。建国初期制定的卫生工作的原则是“面向工农兵、预防为主、团结中西医、卫生工作与群众运动相结合”。现阶段卫生事业的工作方针又发展为“贯彻预防为主，依靠科技进步，动员全社会参加，中西医并重，为人民健康服务”，根据这个方针，确定了 20 世纪 90 年代之后卫生工作的重点是：“改善农村卫生，加强预防保健”。巩固和发展农村三级医疗预防保健网是实现农村初级卫生保健，改善农村卫生的基础和关键。预防保健工作的任务是控制疾病的发生和流行，进一步降低已有预防和治疗手段的疾病的发病率，提高人民防病意识和自我保健能力，保护和促进健康。

进入本世纪，随着医学模式的改变和人群疾病谱的改变，我国政府及时调整了现阶段卫生工作的重点。过去的十多年，我国人群的疾病谱发生的主要变化是：非传染病已经成为危害人群健康的主要原因，心血管疾病和恶性肿瘤已成为主要死因。虽然传染性疾病的发病率呈总体下降趋势，但是，个别传染性疾病和寄生虫病死灰复燃，性传播疾病、结核病、血吸虫病的发病率呈逐年明显上升趋势。新的传染性疾病不断出现，AIDS 病在我国的发病率已经进入警戒期，如不采取有效措施，将在人群中迅速蔓延，后果不堪设想。在对疾病的防治实践中，已经有越来越多的专家和学者注意到社会和心理因素对疾病产生的影响。在有些疾病中，其作用比生物和环境因素的作用更为明显。体现了人的社会性和社会对人体健康的影响及其相互作用。焦虑、忧郁、紧张、恐惧等心理障碍以及吸烟、酗酒和纵欲等不良生活方式和行为对高血压、冠心病、脑血管疾病、溃疡病、恶性肿瘤和精神病的影响已经被大家所公认。

随着健康观念和医学模式的转变，开展自我保健已经成为预防保健事业发展的新趋势。它标志着人类在健康观念上的一次飞跃。自我保健的推行和现行医疗制度的改革，尤其是医疗保险制度的实行使人们逐渐从被动接受医生单一的医疗照顾和服务转变为主动积极参与多种形式的综合预防保健措施，人们已经不再满足“无病”，还要追求更好的生命质量，如健康教育、维护健康、预防疾病、自我诊断、自我治疗以及在医疗机构诊治后的自我康复和自我保健等。这些转变还包含了一个重要的卫生经济学概念，即人们都在自然或不自然地追求用最低的医疗费用达到最佳的医疗保健效果。美国推行乳腺癌自我检查方法后使发现的早期乳腺癌达到 80%左右，5 年生存率达到 80%以上。美国麻省理工大学的学生接受防治感冒的自我保健教育后，两年内节省医疗费 4.6 万美元。自我保健通过充分发挥病人和健康人的主观能动性去改变周围的生理、心理和社会环境中影响健康的因素，以保护和促进自己、家庭以及社区的健康。医患之间建立的这种诊疗护理与指导、咨询和教育相结合的新型关系构成一种更完美的医疗保健新系统，而这种新系统的出现在实质上表明预防保健事业正在进行一次有战略意义的转变，即向“亚健康”问题的转变。“亚健康问题”是近年国内外关心的热门问题。目前我国亚健康人群约 70%，另有 15%属于健康人，15%属于非健康人群。因此这种转变也必将对我国卫生事业的发展产生深远的影响。

六、预防医学的特点

预防医学的特点可以概括为：①预防医学的工作对象主要是群体；②预防医学的工作对象主要是健康人；③预防医学以研究人群健康与环境的关系为主；④预防医学采用的是宏观与微观相互结合、相互补充的研究方法，对现场研究给予更多关注；⑤预防医学所采用的对策与产生效应的时间多在疾病/传染病可能发生/流行之前；⑥预防医学在疾病控制中的耗-效比最高。

七、学习预防医学应当注意的问题

1. 在学习预防医学的过程中应注意多一些人文和社会学方面的思考，避免就医而医的思想。随着社会的进步和医学各个领域的快速发展，尤其是向生物-心理-社会医学模式的转变，人们注意到人类的疾病病因中社会和心理因素的影响举足轻重。医学的重点已经从以疾病为中心向以病人为中心转变，不再把人体仅仅视为一个生物体，也不仅仅医治由于生物学改变产生的疾病。人们逐渐认识到人类生活和工作环境中社会和心理因素对人类健康的重要性。这也是医学预防向社会预防转变的原因所在。

2. 预防医学是群体医学，应当始终树立群体医学的观点。预防医学制定预防策略和措施的根据是群体中疾病发生、发展和转归的规律。从群体中的必然性入手解决疾病和健康问题，而不是个体疾病和健康的偶然性。

3. 学习预防医学要深刻理解“健康”的概念，健康这个概念是动态概念。不同历史时期人们给它赋予的内涵不同。生物医学模式中的“健康”是指机体没有生物学改变的疾病。它的根据是可测量的生物体变量。而生物-心理-社会医学模式理论给健康（health）的定义是“健康是身体上、精神上和社会适应上的完好状态，而不仅仅是没有疾病和虚弱”。因此，只有在躯体健康、心理健康、社会适应良好和道德健康几方面都具备，才是完全健康。我们在评价预防医学措施，尤其是健康维护和健康促进项目的效果时应当基于这个标准。

4. 非预防医学专业学习预防医学这门课程时还应当树立大预防医学观。1988 年，WHO 与 UNICEF 和联合国开发计划署联合召开了世界医学教育会议，发布了《爱丁堡宣言》，其第一句话就是“医学教育的目的是培养促进全体人民健康的医生”。因此，要把学习预防医学知识，尤其是它的观点当成将来所从事的工作之必须。没有预防医学知识和理论的临床医生是不完美的医生，不是现时需要的合格医生。要注意预防疾病和治疗疾病这两个观念之间的分离现象，美国著名教授 John G. Freyman 指出：“当今仍然保留两个分离的学科主要是因为传统习惯和管理落后”。但是，两个分离的教育系统使得跨越鸿沟更加困难。多年的教育使得预防疾病的人和治疗疾病的人之间形成了人为的逻辑上的障碍。我国原上海医科大学已故著名教授苏德隆也曾尖锐指出“为了最大限度地满足人民的需要，我们应当以最明智的方式将有限的人力物力投入到培训最适宜的类型和数目的卫生保健人员上……。有必要克服临床医学和公共卫生学之间两分离的局面或者说是鸿沟……。传统类型的公共卫生学院和医学院看来已经过时，而应代之以具有新的公共卫生项目和医学培训项目的内部结构和院校……。令人遗憾的是医学教育的发展和公共卫生教育的发展仍是分离的”。

5. 20 世纪 90 年代初兴起的循证医学（evidence based medicine，EBM）正在强劲地推动着全球临床医学从经验医学模式向循证医学模式的转变。当今合格的医生必须是循证医学的模范实践者，为达此目的，必须学习预防医学的知识和观点。

学习预防医学的目的在于：①完整认识现代医学，对生物-心理-社会医学模式应透彻地理解和掌握；②加深预防医学观念，掌握预防医学基本知识和技能；③学习预防医学的思维方法；④树立预防为主思想，培养良好医德，使自己成为合格的新型的人民医生；⑤为进一步接受继续教育打好基础。

（袁聚祥）

第一篇

环境与健康

第一章 人类与环境的关系

环境是相对于某中心事物而言的周围情况。环境和人类既相互对立，又相互制约；既相互依存，又相互转化，彼此之间存在着对立统一的关系。人类不能脱离环境而生存，在漫长和曲折的进化过程中，人类不仅为生存而适应环境，还要开发利用和改造环境。由于多种外界因素的影响使环境质量降低，导致环境污染，致使对人类的健康构成了严重的威胁，因此，保护人类健康，必须保护与人类息息相关的环境。

第一节 环境与人

一、概述

（一）环境的概念

环境（environment）是指与人类生存和繁衍密切相关的各种自然和社会的外部条件。人类的环境，中心就是人类。人类本身就是地球物质发展的产物，人类不能脱离客观环境而生存，而是在环境中不断地进化和发展，与环境不断地进行着物质与能量的交换。环境是指影响人类生存和发展的各种天然的和经过人工改造的自然因素的总体，包括大气、水、海洋、土壤、矿藏、工厂、森林、草原、野生生物、自然遗迹、人文遗迹、自然保护区、风景名胜区、城市和乡村等。预防医学所研究的环境是指人类生存的环境，也是与人类健康密切相关的重要条件。

（二）环境分类

与人类健康关系密切的环境包括自然环境与社会环境。

1. 自然环境（natural environment） 人类的自然环境由空气、水、土壤、阳光和各种矿物质、植物、动物等环境因素组成。自然环境包括原生环境和次生环境两部分。

（1）原生环境（primary environment）：是指天然形成的、未受或受人为因素影响较小的环境，其中存在着多种对机体健康有利的因素，如清洁并含有正常化学成分的空气、水、土壤、适宜的阳光照射和小气候以及秀丽的风光等都是对人体健康的有益因素。但有些原生环境由于种种原因也会对人体健康产生不利的影响。例如，由于地球结构的原因，造成地球表面化学元素分布的不均匀性，使某一地区的水或土壤中某些元素过多或过少，当地居民通过长期饮水、摄食后，导致体内出现相应元素的过多或过少，最终引起某些特异性疾病，称为生物地球化学性疾病（biogeochemical disease）。这类疾病的发病特点具有明显的地区性，故又称为地方病（endemic disease）。

（2）次生环境（secondary environment）：是指在人类活动影响下，环境中的物质交换、迁移和转化以及能量、信息的传递等都发生了重大变化的环境。这种变化对人类产生有利或有害的影响。人类的活动如能重视环境中的物质、能量的平衡，就会带来良好的影响，如在黄河下游修建大堤，控制河水泛滥，垦殖农田，使华北平原的次生环境优于原生环境。如果在生产过程中不重视环境中的物质、能量平衡，就会使次生环境的质量变劣，给人类带来灾难。近100多年来，随着工农业和交通运输事业的发展，大量排放废水、废气和废渣，严重污染了水、大气和土壤等自然环境，从而在世界范围内发生多起环境污染的严重公害事件（见本章第二节），足以令后人引以为训。

2. 社会环境（social environment） 是指人类在长期的生活和生产活动中所形成的生产关系、阶级关系和社会关系等。人类生活在社会中，社会经济、政治、文化教育、人口、就业、家庭、行为习惯、道德观念等，都与人类生活和健康有直接关系。社会经济、政治及文化传统直接影响人们的心理、价值观念、文化教育水平、行为习惯和卫生服务质量，也决定了对上述自然环境的保护、利用、改造的政策和措施。随着生物-心理-社会医学模式的出现，人们认识到社会因素对人类健康有重要影响，尤其是通过影响人的情绪作用于机体的神经、内分泌和免疫系统，对健康产生影响。

（三）环境的基本构成

人类生存的自然环境主要可划分为三部分：

1. 大气圈 是指围绕地球周围的大气层，共分为对流层、平流层、中间层和逸散层。

2. 水圈 以气态、液态、固态三种形式存在于空气、地表以及地下的水，分别称为大气中水分、地表水和地下水，这三者一起构成了水圈。

3. 土壤岩石圈 土壤是岩石经过生物和风化共同作用形成的地表疏松层，为动植物生存提供了必要的空间和物质。

二、人与环境的关系

人与环境之间的关系是辩证统一的关系，主要表现在以下几方面：

（一）环境物质的统一性

在人类生态环境中，人和环境之间不断地进行着物质、能量、信息交换，保持着动态平衡而成为不可分割的对立统一体。这种统一性是通过新陈代谢与周围环境进行着物质交换来实现的。人类和各类生物都是地壳发展到一定阶段的产物，人体通过新陈代谢和周围环境进行物质交换。物质的基本单元是化学元素，人体各种化学元素的含量与地壳中的化学元素含量相适应。例如，英国生化学家汉密尔顿测试了220名英国人血液和地壳的化学组分及其含量，发现除去两者构成各自的基本元素外，人体血液中的其他60种化学元素含量和岩石中的这些元素含量的分布丰度明显相关（图1-1）。该实验有力地说明了人和周围环境在物质上的统一性。人体内从细胞、原生质、酶到骨骼、肌肉和皮肤等组分都是由自然环境中水、氧、氮、蛋白质、脂肪、碳水化合物、无机盐类等元素和化合物构成。

（二）人体机能与环境的适应性

人体的各种结构和功能是在长期发展的历史中与环境相互作用和制约下形成和发展起来的。这种适应能力经过了由低级到高级的发展，从各器官、系统及其生理功能到完美的神经体液调节功能紧密联系成为一个完整的整体。因此当环境发生异常变化时，人体能通过机体的调节功能对变化的环境产生适应，以保持人体与环境的动态平衡，保障生命的延续和发展。但人体对环境的适应能力是有一定限度的，一旦环境异常变化的程度超出了人体的适应能力，就会使人体某些结构和功能发生异常改变，甚至造成疾病。

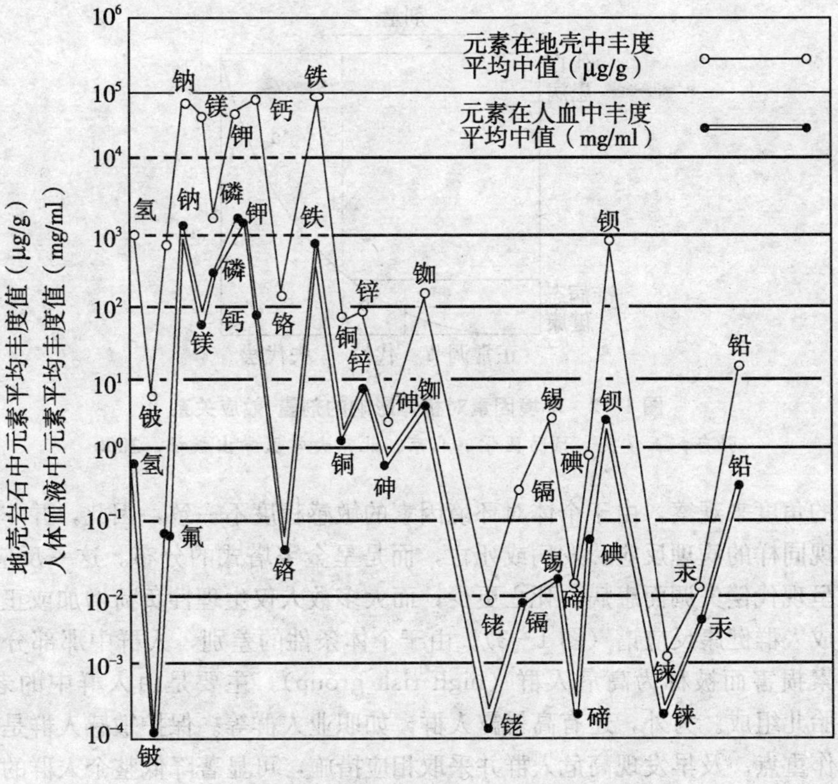

图 1-1　地壳和人体血液中化学元素丰度的一致性

引自：沈志谦．预防医学．3版．北京：人民卫生出版社，1998

长期生活在不同地区的人群对各种异常的外环境变化有着不同的反应性和适应性，任何外环境因素的变化，只有通过机体内环境的改变才能发生相应的效应。

人体对环境组成状态和成分的任何异常改变都会产生不同程度的反应。其反应起始点可以是人体负荷的增加，而反应的极端和终点即死亡，期间由健康向疾病的发展一般历经正常调节、代偿状态、失代偿状态三个连续过程。对于少量环境因素的作用，如果环境的异常改变不超过一定范围，人体可通过生理调节来适应。例如，人体体温调节适应环境气象条件的变化，通过红细胞数和血红蛋白含量的增加而适应慢性缺氧环境等。如果环境的异常变化超出了人类正常生理调节范围，则可引起某些功能和结构的变化，但尚未出现明显的特殊病理损伤、临床症状和体征，这一过程称代偿状态。如果环境因素进一步继续作用，则人体的反应除代偿性变化外，还会开始出现损伤变化。代偿和损伤二者可同时存在，此时如环境因素停止作用，机体可向恢复健康发展；否则代偿功能障碍，机体出现病理反应，从而表现出疾病特有的临床症状和体征，此为失代偿状态（图 1-2）。从预防医学角度来看，处于代偿状态阶段，不能认为是健康，而应视为疾病早期。探索和识别这种疾病前期的亚临床改变，是疾病预防的关键环节。

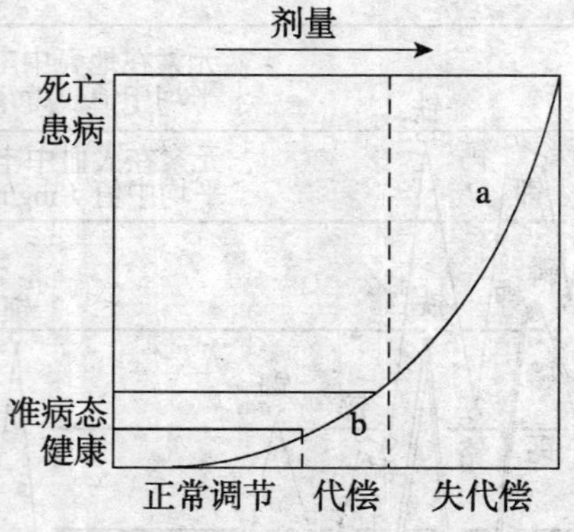

图 1-2　环境因素对机体影响的剂量-效应关系

引自：王学良．预防医学．北京：北京大学医学出版社，2000

从人群的角度来观察，由于个体对环境因素的敏感程度不一致，因此，并非人群中所有人都同时出现同样的病理反应、发病或死亡，而是呈金字塔式的分布。这一反应模式当中，仅有少数人呈现代偿失调而患病，死亡更少，而大多数人仅生理性负荷增加或正常调节。此不同反应构成人群健康反应谱（图 1-3）。由于个体条件的差别，人群中那部分敏感的个体易受环境因素损害而被称为高危人群（high risk group），主要是由人群中的老、幼、病、弱、孕妇、胎儿组成。另外，还有高暴露人群，如职业人群等。保护敏感人群是预防环境因素损害的工作重点。及早发现高危人群并采取相应措施，可显著降低整个人群的发病率和死亡率。

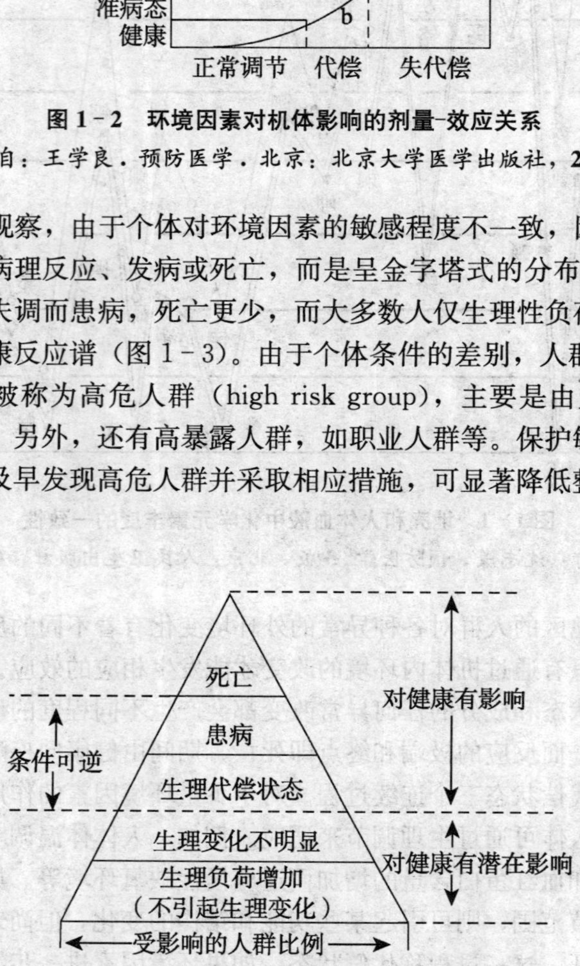

图 1-3　人群对环境异常变化的反应呈金字塔形分布

引自：黄吉武．预防医学．3 版．北京：人民卫生出版社，2005

（三）人与环境构成综合体

平衡是对一个系统而言，生态系统是生物圈的基本功能单元，总是时刻不断地进行物质循环和能量交换，因此，系统内的各个因素都处于动态。在长期的进化过程中，各因素或各成分之间建立起了相互协调、相互制约与相互补偿的关系，使整个自然界保持一定限度的稳定状态。如果一个生态系统的各个因素或成分在较长时间内保持相对协调的稳定状态，这时，该生态系统就处于稳定状态，也就是说该系统中的生产者（绿色植物）、消费者（动物）

和分解者（微生物）之间，或物质和能量的输入和输出之间，存在着相对平衡的关系。该生态系统各部分的结构与功能均处于相互适应与协调的动态平衡之中，此即通常我们所说的生态平衡。因此，衡量一个生态系统是否处于生态平衡，要考虑三个方面，即结构上的协调、功能上的和谐以及输出和输入物质数量上的平衡。一个生态系统具有这三方面的平衡状态，就应认为该系统处于生态平衡阶段。

人类活动范围的日趋扩大，正在直接和间接地影响着生物圈，改变适于人类和生物生存的大生态系统。如果一个生态系统受到的外界干扰、破坏超过了它本身的自动调节能力，就会导致该系统生物种类和数量发生变化，生物数量下降，生产力衰退，结构和功能失调，物质循环和能量交换受到阻碍，造成该系统生态平衡的破坏。人类为了提高生活水平和增加物质生产，运用了包括生态学在内的所有近代科学成就，改善环境和提高自然资源的经济效益，包括建立新型的人工生态系统。现在谈论保持生态平衡，不应该简单地认为是保持自然现状，或对现有的自然资源不加利用，更不应该理解为恢复自生自灭的原始自然状态（自然保护区除外，之所以例外，是着重对原始物种的保护）。自然界物质运动是永恒的，生态平衡是动态的，如不加破坏，它将永远具有生生不已和物质循环不息的功能。

在生态系统内，物质、能量和信息三者的输入、输出和转化始终处于平衡状态，称为生态平衡。生态平衡是生物生存、活动、繁衍得以正常进行的基础。这种生态系统的任何一个环节的异常改变，都会导致与之关联最密切的某些环节发生变化，进而又引起其他环节甚至整个系统的障碍。例如，大气中的 CO_2 主要为绿色植物的光合作用所利用并将之转化成 O_2。如果大量地砍伐林木而使地表森林面积与植被大幅度减少，加之人类又大量消耗石油、煤炭等能源，致使地表大气中 CO_2 浓度将逐年增高。CO_2 吸收太阳辐射热，地球大气温度将升高，这将会造成地球生物圈内众多生物和非生物发生重大改变，如一条河流的严重污染，可直接导致河水及灌溉土壤的组成变化，也使与河流有关的畜牧、农耕、渔产养殖以及生活卫生条件受到损害。其后果将直接或间接地影响到人类健康。

1. 生态系统（ecosystem） 生态系统是指生物群落（包括微生物、动物、植物及人类等）与非生物环境（空气、无机盐等）所组成的自然系统，是指在一定范围内，由生物群落和环境组成的综合体。生态系统是一个广泛的概念，其范围可大可小，在不同的范围内，通常按照自然环境的特征来划分。比如，海洋、森林、湖泊、大陆等都可以看成是一个生态系统，所有这些无数小的生态系统构成了最大的生态系统即生物圈（图 1-4）。

通常来说，生态系统由四部分构成，包括生产者、消费者、分解者和非生物物质。

（1）生产者：是指一部分能进行光合作用的细菌和制造有机物的绿色植物，利用太阳能把某些无机物转化成有机物满足本身需要，并且同时作为消费者的能量来源，由绿色植物、自养菌等组成。

（2）消费者：是指依赖于生产者而生存的生物，主要是指动物。分为一级、二级、三级消费者，其中一级消费者为草食动物，二级消费者为肉食动物，三级消费者为大型肉食动物。

（3）分解者：是指所有具有分解能力的细菌、真菌等微生物。

（4）非生物物质：指阳光、空气、水、土壤、无机盐等。

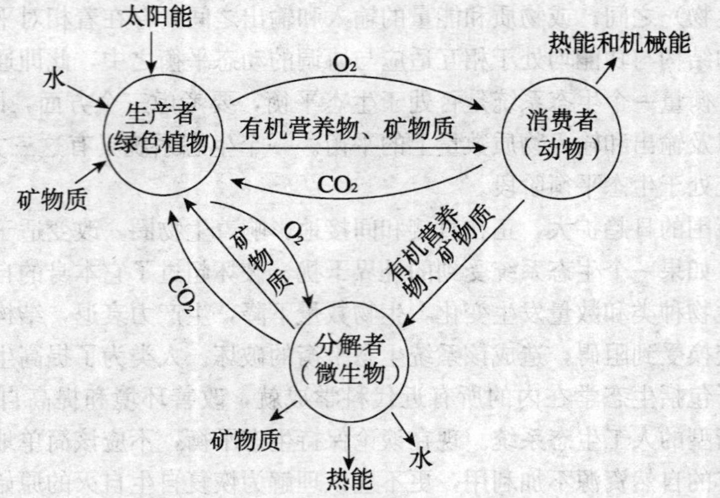

图 1-4 生态系统示意图

引自：王学良．预防医学．北京：北京大学医学出版社，2000

上述各部分通过自身功能保持着生态系统内物质、能量、信息的交流与循环，从而形成一个不可分割的统一体。由于地理位置和空间分布上的差异，在不同的范围内，可有独立存在的大大小小不同的生态系统，例如池塘、森林、湖泊、河流等自然生态系统和城市、工厂、矿区等人工生态系统。无数小生态系统组成了地球上最大的生态系统即生物圈(biosphere)。

2. 食物链和食物网　在生态系统中维系生物种群间物质和能量流动的纽带和渠道是食物链和食物网，即在生态环境中不同营养级的生物以满足生存需要而建立起来的锁链关系。一种生物被另一种生物吞食，后者再被第三种生物吞食，彼此以食物连接起来的锁链关系称为食物链（food chain)。而各种食物链在生态系统中又彼此交错构成食物网。

一切生物为了维持生命都必须从外界摄取能量和营养，以这种能量和营养的联系而形成了各种生物之间的联系。食物链有 4 种类型：

(1) 捕食性食物链：生物间以捕食关系而构成的食物联系，由较小生物开始逐渐到较大生物，后者捕食前者。如：牧草→蚱蜢→田鼠→鹰。

(2) 寄生性食物链：生物间以寄生物与宿主关系而构成的食物联系，由较大生物开始逐渐到较小生物，后者寄生在前者的机体上。如鸟类→跳蚤→原生动物→细菌→滤过性病毒。

(3) 腐生性食物链：腐烂的动物尸体或植物体被微生物利用而构成的食物链。

(4) 碎食性食物链：经微生物分解的野草或树叶的碎片，以及微小藻类组成的碎屑性食物，被小动物、大动物相继利用而构成的食物链。

在自然界，多种动物的食物不是单一的，故食物链之间往往是相互交错关联的，构成食物网络。人们可以在原有食物链中增加新的环节，以扩大其生产效益和经济效益。如引进捕食性的动物，可以控制害虫对农业生产的危害。此外，生物有机体内的污染物浓度还可以随食物链的延长而增大，许多有机氯杀虫剂和多氯联苯等都有明显的生物放大现象，在实践中必须注意防止因生物放大所造成的污染。比如说池塘中的水藻是浮游生物的食物，浮游生物又是鱼虾的食物，鱼虾又是人和水鸟的食物，这样水藻、浮游生物、鱼虾、人和水鸟就形成一条食物链。食物链对环境中物质的转移和蓄积有重要的影响。在自然界中某些不能降解的有害物质，在环境中最初的浓度并不一定很高，但是可通过食物链使浓度逐渐增加，并显著高于环境介质中的浓度。

食物链具有重要作用，在生态系统中的物质迁移、转化以及能量代谢与流动等几乎都是通过食物链实现的。更为重要的是食物链并非简单机械的转运物质和能量，而是在转运传递过程中发生一系列重要变化。

3. 物质转移

(1) 生物放大作用（biological amplification）：重金属毒物和某些难降解的毒物，随着食物链的延长，使处于高位级的生物体内的浓度比处于低位级的生物体内的浓度逐渐增多加大，这种情况称为生物放大作用。环境中的污染物通过食物链的生物放大作用从而损害人类的健康。

(2) 生物蓄积作用（biological accumulation）：一种生物对某种物质的摄入量大于其排出量，随着生物生命过程的延长，该物质在生物体内的含量逐渐增加，称为生物蓄积作用。

(3) 生物浓缩作用（biological concentration）：某种生物摄取环境中的某些物质或化学元素后，在生物体内的某个部位或器官逐步浓缩起来，使其浓度大大超过环境中原有的浓度，称为生物浓缩作用。

生物放大、蓄积和浓缩作用是环境污染物引起慢性危害的基础和条件。在一般情况下，环境污染物是低浓度，甚至是微量的，如果没有生物放大、浓缩和蓄积作用，一般是不会发生危害的。然而，有了上述各种作用，则增加或扩大了污染物危害人体的机会。因此，研究环境质量和物质循环，首先要重视食物链对物质的转化和迁移作用。

第二节　环境污染及其对健康的影响

环境污染（environmental pollution）是指人类活动产生大量的污染物排入环境中，引起环境质量下降而影响人类及其他生物的正常生存和发展的现象。当进入环境的废物浓度或有害于人类及其他生物正常生存和发展的物质总量超过环境自净的能力，就会造成环境污染。环境污染产生的主要原因是资源的不合理使用和浪费，使可用资源作为废物排入环境而造成危害。环境污染不仅能引起急性中毒和慢性危害，而且能对机体的免疫功能产生影响，引起生物体遗传物质的变化。长期接触环境中的致癌因素还可引起恶性肿瘤，称为环境（性）癌。

环境污染按环境要素可分为大气污染 、水体污染和土壤污染等；按污染物的性质可分为生物污染 、化学污染和物理污染；按污染物的形态可分为废气污染、废液污染、固体废物污染、噪声污染、辐射污染等；按污染产生的原因可分为生产污染和生活污染，前者又可分为工业污染、农业污染、交通污染等；按污染物的分布范围又可分为全球性污染、区域性污染和局部性污染等。

有害物质（物理、化学、生物学等因子）进入环境后，污染物的数量、浓度、持续时间超过了环境的自净能力，使环境质量恶化，可对人群或生物造成的直接、间接或潜在的危害称为环境污染。进入环境并能引起环境污染的物质叫做环境污染物（pollutant）。根据污染物进入环境后其理化性质是否改变，可将污染物分为一次污染物（primary pollutant，亦称原生污染物）和二次污染物（secondary pollutant，亦称为次生污染物）。前者是由污染源直接排入环境后，其理化性状未发生改变的污染物，如 SO_2、CO 等；后者是指有些一次污染物进入环境后，由于物理、化学或生物学作用，或与其他物质发生反应而形成的与原来污染物的理化性状完全不同的新的污染物。典型的二次污染物，如汽车废气中的氮氧化物（NOx）和碳氢化合物（HC），在强烈的日光紫外线照射下能形成的光化学烟雾，其中包括臭氧、过氧酰基硝酸酯（PANs）和醛类等多种物质，它们都具有极强的氧化能力，统称它们为“光化学氧化剂”（photochemical oxidant）。

一、污染来源

（一）生产性污染

包括工业生产和农业生产两个方面。

工业生产所形成的“三废”，即通常所说的废气、废水、废渣，如未经处理或处理方法不当即大量排放到环境中去，就可造成空气、水、土壤、食物等环境的污染。工业“三废”数量大，种类繁多，成分复杂，危害也严重。大部分著名的公害事件都是由工业生产引起的。工业“三废”中常见的有害物质及其污染来源见表 1 - 1。

表 1 - 1　工业“三废”中的主要有害物质及其来源

有害物质			污染来源
废气	烟尘及粉尘		火力发电、工业锅炉、交通工具、水泥厂、粮食加工厂
	有毒粉尘 有害气体	铅、砷、锰、氟、磷及其化合物 二氧化硫、氮氧化物、二氧化碳、硫化氢等	金属冶炼及加工工业、磷肥制造等煤燃烧、化工、印染、合成纤维工业
废水	化学毒物	酚、氰、铅、汞、铬、砷、氯及其化合物、有机磷、苯及其化合物、酸、碱等	化工、机械、冶金、印染、采矿、造纸工业
	有机质	油脂、有机悬浮物、细菌及其他病原体	造纸、皮革、屠宰、生物制品、食品加工、制糖、石油化工及医院废水等
废渣	无机废渣	矿石、炉渣、灰烬、含无机毒物的金属矿渣、化工生产废渣等	采矿、冶炼、化工、锅炉等
	有机废渣	食品加工厂的废渣、动植物尸体、动物内脏等	生物制品、屠宰、食品加工、皮革工业等

农业生产中农药（杀虫剂、杀菌剂、除草剂、植物生长调节剂等）的广泛长期应用，造成农作物、畜产品及野生生物中农药残留，空气、水、土壤也可能受到不同程度的污染。例如，日本近 30 年来有机氯农药，特别是“六六六”的用量很大，1970 年以后调查发现大米、牛奶、鱼、蛋、肉制品及河流中均有“六六六”污染，人奶及人体脂肪中也测出“六六六”，甚至在 2 000 米高的山顶上的积雪也受到“六六六”的污染。

（二）生活性污染

生活三废主要包括垃圾、污水和粪便。随着生活水平的逐渐提高，生活三废的性质也发生了变化。如果处理不当，同样对环境造成严重的污染。还有，居民生活炉灶燃煤或生物燃料（包括木材、木炭、农作物秸秆、动物粪便），可造成室内空气污染，还会加重城市取暖季节的大气污染。

生活废弃物的卫生处理不当，也会污染空气、水和土壤等环境。随着人口的增长和消费水平的提高，生活垃圾的量大幅度增加，垃圾的成分也发生了巨大变化，如生活垃圾中塑料等高分子化合物排入环境后的无害化处理非常困难，形成所谓“白色污染”问题。污水中含有大量有机物如纤维素、淀粉、糖类、脂肪、蛋白质等及微生物包括肠道病原体、病毒、寄生虫等，还含有大量无机物如氯化物、硫酸盐、磷酸盐、胺盐、亚硝酸盐、硝酸盐等。近年来大量使用含磷洗涤剂，造成河泊、水库、海洋发生富营养化（eutrophication），而使水质恶化，失去使用价值。粪、尿可作为农作物的肥料，但无害化处理不好时，可产生恶臭、蚊蝇孳生，导致传染病的流行。来自医疗单位的污水，包括病人的生活污水和医疗废水，含有大量病原体及各种医疗、诊断用废弃物，是一类特殊的生活污水，主要是引起肠道传染病等危害。

（三）其他污染

交通运输工具可产生噪声、振动和各种废气，电磁波通讯设备所产生的微波和其他电磁辐射波，医用和军用的原子能和放射性同位素机构所排放的放射性废弃物和飘尘，自然灾害如火山爆发、森林大火、地震等所释放的大量烟尘、废气等，都可使环境受到不同程度的污染，造成不良后果。

二、污染物在环境中的变迁

污染物进入环境后，由于物理、化学和生物学的作用，使污染成分不断稀释、扩散、分解破坏，环境又恢复到污染前的状态。环境这种功能称为自净作用（selfpurification）。污染物进入环境后，随着环境的变化及生态系统中的物质循环，其本身的性质、数量、空间位移和形态经常不断发生变化。污染物在环境中的变化主要有以下几种：

（一）环境自净作用

环境自净作用是指环境中的污染物在物理、化学和生物作用下逐渐降解、转化使其达到自然净化的过程。按其机理可分为物理净化、化学净化和生物净化三类。

1. 物理净化　包括扩散、稀释、沉降、吸附和蒸发等。如工业废气在空气中扩散，工业废水在河流中稀释，空气颗粒物的沉降，土壤对水体中污染物的吸附等，都可使环境中的污染物浓度逐渐降低，恢复到污染前的状况。

通过稀释、扩散、淋洗、挥发、沉降等作用将污染物净化。如含有烟尘的大气，通过气流扩散、降水淋洗和重力沉降达到净化；污水进入江河湖海后，通过吸附、沉淀和水流的稀释、扩散等作用，达到水体净化；土壤中的挥发性污染物如酚、氰、汞等，因挥发作用，其含量逐渐降低。物理净化能力的强弱受自然条件影响，如温度、风速、降水量和地形、水文条件等。

2. 化学净化　进入环境中的污染物，可以通过氧化、还原、中和和水解作用，使其化学结构和理化性状发生改变，大部分有机物可分解为简单化合物达到自净，水体中含氮有机物可以经过氧化生成亚硝酸盐、硝酸盐达到无机化。酸性废水和碱性废水互相中和等。

环境自净的化学反应有氧化和还原、化合和分解、吸附、凝聚、交换、络合等。如有些有机污染物经氧化、还原作用最终生成水和二氧化碳；水中的铜、铅、锌、镉、汞等重金属离子与硫离子化合，生成难溶的硫化物沉淀；铁、锰、铝的水合物，黏土矿物，腐殖酸等对重金属离子的化学吸附和凝聚作用，土壤和沉积物中的代换作用等，均属环境的化学净化。影响化学净化的因素有污染物的化学性质、形态、组分以及环境的酸碱度、氧化还原电势和温度等。

3. 生物净化　进入环境中的污染物，尤其是有机污染物，在微生物的作用下，可以分解成简单化合物使其净化，特别是在有氧环境中，需氧菌可彻底分解有机物最终形成 CO_2、硫酸盐、硝酸盐和水等产物。某些致病微生物也可在微生物的拮抗作用下死亡。其他生物对污染物也有一定的净化作用。生物的吸收、降解作用使污染物浓度和毒性降低或消失。植物吸收土壤中的酚、氰并在体内转化为酚糖苷和氰糖苷，球衣菌把酚、氰分解为 CO_2 和水；绿色植物在光合作用下吸收 CO_2，释放出氧。影响生物净化的主要是生物的科属以及环境的水、热条件和供氧状况等。

（二）污染物的转化

主要指污染物进入环境后，通过物理、化学、光化学和生物学作用，改变了原有的形态和分子结构，以致改变了污染物固有化学性质、毒性及生态学效应。其转化方式主要是生物转化。污染物经生物转化后，大部分有机物毒性降低称为解毒作用，但也有些化学物经过生物转化后毒性增强称为增毒作用。

（三）污染物的迁移

污染物的迁移是指污染物进入环境后从某一地点转移到另一地点，从一种介质转移到另一种介质的过程。如空气污染物从上风向转移到下风向，氟利昂从对流层转移到平流层，水体中的污染物从河流上游转移到下游或从水体转移到水底和水生生物体内，土壤中的有害物质转移到植物体内等。污染物在环境中的迁移，尤其是向生物体内转移往往使生物体内污染物浓度逐级提高，这种现象称为生物富集作用（biological concentration）。通过生物富集作用可使生物体内的污染物浓度比环境中的浓度提高千万倍。据科学研究资料报道：DDT 浓度为 0.00005ppm 的水中生长的藻类，体内 DDT 含量为 0.04ppm（浓集 800 倍），鱼类 DDT 含量为 2.07ppm（浓集 41 400 倍），水鸟类 DDT 含量为 75.5ppm（浓集 151 万倍）。

三、环境污染对人体健康影响的特点

（一）作用广泛性

环境污染物可以通过空气、水源、饮水、土壤和各类食物等多种途径进入人体，对人体产生各种影响和危害。其危害对象是广泛的，不论男女老幼、病弱妇孺、胎儿和新生儿均可受害，影响的地区范围广泛。

（二）低浓度长期性

生活环境的污染与生产环境的污染不同，在绝大多数情况下，环境污染是低浓度的，但危害是长期的。人的一生大部分时间是在家庭及其周围环境度过的，工作和生产时间仅占人生整个时间的五分之一左右。所以环境一旦污染，则会长期对人体产生危害，甚至危害终生。

（三）危害复杂性

众多的环境污染物对机体的危害表现出多样性和复杂性，既有单一环境因素的作用，又有多因素对机体的联合作用；既有局部刺激作用，又有全身毒害作用；既有特异性危害，又有非特异性危害；既可产生急性危害，又可发生慢性影响；既有早期危害，又有远期危害；既有显性危害，又有难以察觉的潜在性危害。因此研究环境污染的危害，要从多方面考虑。

（四）影响多样性

环境污染物在生物体内和在不同环境中可以发生迁移、转归、富集、降解等多种复杂的变化，在物理、化学和生物因素的作用下，可以改变性状、浓度和毒性。多种污染物同时污染环境时，既可显示出某种污染物的主导作用，又可充分表现出多种污染物的综合作用。

四、环境污染对健康的危害

环境污染物（因素）种类极为繁杂，按其属性通常分为三大类，即环境化学性污染物（因素）、环境物理性污染物（因素）和环境生物性污染物（因素）。环境污染对人群健康是一个十分复杂的问题。它表现为：①环境污染物（因素）可通过多种环境介质（水、空气、食物等）、多种渠道进入人体；②受环境污染影响人群的反应个体差异大，包括老、幼、病、弱甚至胎儿及具有遗传易感性的敏感人群；③人群常处于低浓度、长时间暴露状况，探索敏感而特异的反应指标较难；④环境污染物在环境中可通过物理、化学、生物作用而发生转化、降解或形成新的污染物。因此环境污染对人体健康的作用具有多种不同的危害。

当环境污染物突破机体的防御系统，并且在体内达到一定浓度时，就会对机体造成病理性损害，而表现为疾病状态。这种损害主要表现在以下几个方面。

（一）急性作用

当环境污染物在短期内大量作用于人体时，可导致机体的急性或者亚急性中毒。通常其损害表现快速、剧烈，呈明显中毒症状。这种损害多发生于大气污染事件、生产事故性排放、食物中毒等。典型的例子见于世界各国大气污染中毒的公害事件，例如：

1. 光化学烟雾事件　从 20 世纪 40 年代起，已拥有大量汽车的美国洛杉矶市上空开始出现由光化学烟雾造成的淡蓝色烟幕。它刺激人的眼睛、灼伤喉咙和肺部、引起胸闷等，还使植物大面积受害，松林枯死，柑橘减产。1955 年，洛杉矶光化学烟雾引起的呼吸系统衰竭死亡的人数达到 400 多人。这是最早出现的由汽车尾气造成的大气污染事件。

2. 切尔诺贝利核泄漏事件　1986 年 4 月 26 日，苏联基辅市以北 130 公里的切尔诺贝利核电站 4 号反应堆，因管理不善，发生爆炸，引起大火，反应堆内放射性物质外泄，当场死亡 2 人，300 多人受严重辐射，其中 31 人抢救无效死亡。周围还有更多人受到不同程度的辐射，许多人被迫撤离原居住地。放射性尘埃飘落到邻国，瑞士、挪威、芬兰、丹麦等邻国亦在较长时间内受到损害。直到 2000 年，这个反应堆才彻底废弃。

（二）慢性作用

环境污染物长期、低剂量反复作用于人体时，污染物会在体内蓄积，可导致机体的慢性损害。这种损害方式更为常见，且影响较广。

1. 水俣病　日本熊本县水俣湾附近，1956 年发现了一种奇怪的病。这种病症最初出现在猫身上，被称为“猫舞蹈症”，病猫步态不稳，抽搐、麻痹，甚至跳海死去，被称为“自杀猫”。随后不久，此地也发现了患这种病症的人。患者由于脑中枢神经和末梢神经被侵害，轻者呈现出口齿不清、步履蹒跚、面部痴呆、手足麻痹、感觉障碍、视觉丧失、震颤、手足变形等症状，重者则出现精神失常，或酣睡，或兴奋，身体弯弓高叫，直至死亡。当时这种病由于病因不明而被叫做“怪病”。此后人们不断发现，“不知火海”的鱼、鸟、猫等生物变异，有的地方甚至连猫都绝迹了。“怪病”危害了当地人的健康和家庭幸福，使很多人身心受到摧残，经济上受到沉重的打击，甚至家破人亡。这种“怪病”就是日后轰动世界的“水俣病”，是因为工厂把没有经过任何处理的废水排放到水俣湾中，其中含有的大量的汞。当汞在水中被水生物食用后，会转化成甲基汞而引起中毒。

2. 痛痛病　富山县位于日本中部地区，1931年出现了一种怪病，患者大多是妇女，病症表现为腰、手、脚等关节疼痛。病症持续几年后，患者全身各部位会发生神经痛、骨痛现象，行动困难，走起路来像鸭子一样摇摇摆摆，甚至呼吸都会带来难以忍受的痛苦，到了患病后期，患者骨骼软化、萎缩，四肢弯曲，脊柱变形，骨质松脆，就连咳嗽都能引起骨折。患者不能进食，疼痛无比，常常大叫“痛死了”，有的人因无法忍受痛苦而自杀。这种病由此得名为“骨痛病”或“痛痛病”，这是由于矿山废水污染河水，稻田用受污染的河水灌溉，造成稻米含镉（Cd）量增高，当地居民食用含镉量高的稻米引起的镉中毒所致。

环境中的污染物在多数情况下常以微克级存在，慢性危害的特征如下：

（1）可影响机体的生长发育和生理生化功能，可使机体防御功能受到破坏，抵抗力降低，对感染的敏感性增加以及一般健康状况下降，表现为人群中患病率增高，儿童生长发育受到影响。

（2）可直接造成机体某些慢性疾患。如慢性阻塞性肺部疾患（COPD），它是由于大气受到污染，人们经常不断吸入有害气体，长期作用使呼吸道黏膜受损，使纤毛运动受限，甚至使纤毛部分消失，可能逐渐形成COPD。COPD包括慢性支气管炎和肺气肿等。这是大气污染物对机体微小损害逐次累积的典型表现。

（3）有的污染物可通过食物链，以千倍或万倍以上浓度在生物体内蓄积，继而转移到人体，对人体健康产生危害。

（三）远期作用

1. 致癌作用（carcinogenesis）　肿瘤已是目前严重危害人体健康和生命的一种常见病，尽管肿瘤的病因未完全查明，但已肯定，环境中存在着一些致癌因素，包括物理、化学、生物因素。

全世界每年因癌症死亡人数达400万～500万人，我国每年约70万人死于癌症。我国从1957—1995年对部分城市人口死因进行的统计表明，肿瘤的死因构成顺位已从1957年的第七位上升到1995年的第二位，癌症的发病和死亡与环境污染有密切关系，其中主要是化学因素。现已证明的环境致癌因素可分为物理、化学、生物等三类。

（1）物理性因素：如放射性的外照射或吸入放射性物质可引起白血病、肺癌，紫外线高度照射可引起皮肤癌等。

（2）化学性因素：目前已知的化学致癌物约1 000多种，1969年国际癌症研究中心（IARC）经过对各国提供的流行病学资料和致癌实验数据进行审核，最后专家工作组对628种化学因素的致癌性进行总评，并归纳分级为四类。已经确定的一类化学致癌物有苯并（a）芘、β-萘胺、砷化物、氯甲醚、黄曲霉毒素和石棉等；二类致癌物有亚硝胺类化合物及铜等。化学致癌物进入体内，不需要经过代谢活化即可直接产生致癌效应者称为直接致癌物（direct carcinogen），这种致癌物种类不多，但危害甚大。化学致癌物进入体内后必须经过代谢活化才能致癌，称为间接致癌物，化学致癌物多数属于这一类。

（3）生物性因素：如乙肝病毒导致肝癌，EB病毒可诱发鼻咽癌，热带性恶性淋巴瘤是由血吸虫所传播的一种病毒所引起的等。

据统计，环境致癌因素中，物理因素约占5%，生物因素约占5%，而化学性致癌物则占90%。常见环境致癌物见表1-2。

表1-2　常见环境致癌物

	名称	在环境中存在的形态	作用器官	致癌性的根据
化学因素	石棉	主要以粉尘状态污染空气	肺癌、间皮瘤	接触石棉尘工人中发病率升高，动物实验引起间皮瘤
	羰基镍	粉尘状态污染空气	肺癌、上呼吸道癌	接触镍粉尘的工人中发病率高，不溶性镍对多种动物可致癌
	苯并（a）芘	以烟尘污染空气、食物及饮水，液体还可污染皮肤	皮肤癌、肺癌	动物实验证明可致皮肤癌，接触苯并（a）芘工人的肺癌发病率较高
	氯乙烯	主要以蒸气污染空气吸入	常引起肝血管肉瘤	动物实验可引起肾癌、肺癌、肝血管肉瘤，接触氯乙烯的工人肝血管肉瘤发病率高
	亚硝胺	亚硝基化合物在肠道内可与仲胺结合成亚硝胺。亚硝基化合物可污染食品、饮水，经消化道进入人体	作用于各器官	动物实验中证明有致癌作用，对人的致癌性尚需进一步研究
	砷	污染饮水、食物，粉尘污染空气	皮肤癌	动物实验中未能证实。德国、阿根廷、我国台湾地区局部区域饮水中含砷高，居民皮肤癌发病率高
	α-萘胺	粉尘污染空气	膀胱癌	动物试验证实。接触α-萘胺及β-萘胺的工人发病率高
物理因素	放射性物质	粉尘污染空气，废水、废渣污染水源，放射线可照射到人体或吸入、吞入形成内照射	白血病、肺癌、皮肤癌	接触放射性物质的工人发病率高
	X射线及紫外线	可照射到人体	皮肤癌	接触X射线及受紫外线经常照射的工作人员发病率高
生物因素	黄曲霉毒素	黄曲霉污染食物，产生了黄曲霉毒素	肝癌及其他内脏癌	动物实验证明可引起肝、肾、胃、肠、乳腺、卵巢等部位的肿瘤，以肝癌多见
	某些病毒	主要污染食物、饮水，随飞沫及粉尘也可污染空气	血液、肝及鼻咽部肿瘤	在有关肿瘤组织中分离出该种病毒

引自：袁聚祥．预防医学．2版．北京：北京大学医学出版社，2002

2. 致突变作用（mutagensis） 生物细胞内的遗传物质和遗传信息突然发生剧变，称为突变（mutation）。环境化学物引起生物体细胞的遗传物质发生可遗传改变的作用，称为环境化学物的致突变作用（environmental chemical mutagenesis）。凡能引起生物体发生突变的物质，称为突变物或诱变物（mutagen）。突变主要表现在两方面：①基因突变，包括碱基对置换、颠倒、移码异常等。②染色体畸变，主要是染色体数目异常（三倍体 $2n+1$，四倍体 $2n+2$，单体 $2n-1$，缺体 $2n-2$）和结构异常（裂隙、断裂、缺失、倒位、易位等）。突变可由环境中的化学毒物、物理因素和生物因素引起，其中化学致突变物占重要地位。现已证明大部分致癌物都是致突变物，而许多致突变物也是致癌物，二者有密切的关系。因此，对环境污染物进行致突变性检测，是对该污染物致癌作用初步定性的重要步骤。

3. 致畸作用（teratogenesis） 环境因素作用于胚胎引起胚胎致死效应，如重吸收、流产、死胎和整个胚胎或整个器官生长迟缓称为胚胎毒性或胚胎毒作用。引起胚胎发生功能和结构异常称为致畸作用，具有致畸作用的物质称致畸物。放射线照射、某些药物（如“反应停”）以及风疹病毒能干扰胚胎的正常发育，造成胎儿畸形。日本水俣病流行区，某些妊娠妇女本身并无明显中毒症状，但甲基汞可通过胎盘，使胎儿中枢神经系统畸变，出现小头怪胎、先天性麻痹性痴呆等。工农业生产环境中某些毒物、农药等，在动物实验中也发现有致畸作用。美国工业职业安全卫生协会（NISOH）有毒物质登记处所登记的 37 860 种工业化合物中 585 种有致畸性。1996 年 Shepard 编纂的致畸物分类目录中，动物致畸的阳性化学物在 900 种以上，而能确证对人类有致畸作用的各类致畸因子包括放射线、病毒感染、梅毒、弓形虫病、酒精中毒、地方病的呆小症、糖尿病、苯酮尿症、斯耶格伦综合征、碘化物和甲状腺肿等。

（四）免疫功能影响

环境污染对免疫功能的影响主要表现在两方面：

1. 致敏作用 环境污染物可以作为致敏原引起变态反应性疾病。即这些化学物进入体内可与组织蛋白结合，形成具有免疫原性的物质——抗原，刺激机体产生相应的致敏淋巴细胞或抗体，在致敏原第二次接触时，则发生变态反应。如大气中的 SO_2 是哮喘的变态反应原之一，日本四日市哮喘病由大气污染所致；一些洗涤剂可引起过敏性哮喘；铬、镍、甲醛等引起过敏性皮炎；一些花粉、尘螨等为生物性致敏原；一些化妆品也有致敏作用。

2. 免疫抑制作用 某些环境污染物还可能对机体的免疫功能起抑制作用，使机体的免疫反应过程的某一个或多个环节发生障碍。如空气污染可使呼吸道黏膜纤毛的清除能力和巨噬细胞的吞噬能力下降，同时还可以使体液中的补体、溶菌酶含量下降，引起呼吸系统患病率增高。流行病学调查资料证实，大气污染区的儿童一些非特异免疫指标如吞噬指数、唾液溶菌酶的活力、血清中补体的含量较对照组区明显降低，而呼吸道疾病比对照区明显增多。

（五）公害病

公害（public nuisance）通常是指由于人类活动而引起的环境污染和破坏，以至对公众的安全、健康、生命、财产和生活舒适性等造成的危害。公害病（public nuisance disease）一般认为是环境污染引起的地区性疾病。公害病不仅是一个医学概念，而且具有法律意义，须经严格鉴定和国家法律正式认可，是环境污染的严重后果。20 世纪以来环境公害事件屡屡发生（表 1-3）。

公害病的特征如下：

1. 它是由人类生产和生活活动不断发展而造成的环境污染的产物。

2. 危及健康的环境污染因素复杂，有一次污染物和二次污染物，有单因素的作用和多因素的联合影响，污染物往往同时存在，污染物与危害之间一般具有相关关系，确凿的因果关系则往往不易证实。

3. 公害病的流行一般具有长期（十数年或数十年）陆续发展的特征，还可能累及胎儿，危及后代，也可能出现急性爆发型疾病，使大量人群在短时间内发病。

4. 公害病在疾病谱中是新病种，有些病的发病机制至今不清楚，一般尚缺乏特效疗法。

5. 公害病需经医学和法律两方面的确认。

据调查，从1909年到1973年的65年中，世界各国发生了65起公害，近50万人受害，14万人死亡。英国伦敦1873—1962年曾发生过6次重大的大气污染公害事件，美国1961—1976年曾发生过130起水污染事件。日本是研究公害和公害病最早的国家之一，如大气污染引起的四日市哮喘，水污染引起的水俣病，土壤污染引起的骨痛病，食物引起的砷中毒等。公害病是由环境污染所引起的地区性疾病，是自然对人类无节制索取的报复，是人类生产活动和生活活动不断发展而导致环境污染的严重后果。

表1-3　世界上几次重大的公害事件

名称	地点	时间	原因	后果
伦敦烟雾事件	英国伦敦市	从19世纪末以来连续发生数次，1952、1956、1957、1962年较为严重	煤炭燃烧产生的烟尘和SO_2形成烟雾	1952年冬发生烟雾的2周时间造成4 000人死亡
马斯河谷烟雾事件	比利时马斯河谷工业区	1930年12月1～2日	含硫矿石冶炼及炼焦厂排出的有害气体，蓄积在大气中	患病数百人，死亡63人
多诺拉烟雾事件	美国多诺拉镇	1948年10月27～31日	工业生产所造成的空气污染	患病5 900人，死亡20人
洛杉矶光化学烟雾事件	美国洛杉矶市	1943年以来	汽车尾气在日光作用下形成光化学烟雾	影响数千人
痛痛病事件	日本富山县神通川流域	1955年以来	上游的铅锌矿排出的污水污染了下游的水及水稻，导致慢性镉中毒	痛痛病患者数百人，死亡34人
水俣病事件	日本熊本县水俣湾	1956年以来	化工厂含汞的污水排入水俣川及水俣湾，通过生物富集使鱼体内富含甲基汞，人吃鱼而患水俣病	患者数百人，50多人死亡
米糠油事件	日本某食用油厂	1968年	多氯联苯污染了食用油	1万多人受害，16人死亡
四日市哮喘病	日本四日市	1955年以来	化工厂废气污染大气	哮喘病患者800多人

续表

名称	地点	时间	原因	后果
森永奶粉中毒事件	日本	1955年	森永奶粉厂生产的奶粉被As_2O_3污染，食用后引起中毒	2 000多名小儿受害，131人死亡
切尔诺贝利核电站事件	前苏联	1986年4月	核电站事故造成周围放射性污染	13万居民急性暴露，31人死亡，233人受伤
印度博帕尔市毒气泄漏事件	印度博帕尔市	1984年12月3日	某化工企业储料罐泄漏出甲基异氰酸盐毒气45吨	数十万人中毒，5万多人双目失明，3 000多人死亡

引自：王学良．预防医学．北京：北京大学医学出版社，2000

第三节　影响污染物对健康损害的因素

环境污染物对机体健康能否造成损害以及损害的程度，受到许多条件的影响，其中最主要的影响因素为污染物的理化特性、剂量、作用时间、环境条件、健康状况和易感性特征等。

一、污染物的理化性质

1. 化学结构　毒物的化学结构不仅决定化学物的理化性质，而且也决定参与体内生理、生化过程的可能性。一般来讲，同一类有机化合物中，不饱和化合物的毒性大于饱和化合物，如乙炔毒性＞乙烯，乙烯毒性＞乙烷；在氯代饱和烃化合物中，氯取代氢愈多其肝毒性则愈大，$CCl_4 > CHCl_3 > CH_2Cl_2 > CH_3Cl > CH_4$；芳香烃苯环上的氢原子被硝基或氨基取代时，则具有明显的形成高铁血红蛋白的能力等。

2. 物理特性　环境污染物固体微粒的大小（分散度）、溶解度和挥发度对其毒性有较大影响。分散度大即粒子小的固态毒物，不仅其化学活性大，而且随空气进入呼吸道深部，因此毒性作用大。毒物的水溶性和脂溶性对进入人体的途径、作用部位、吸收速度及体内分布均有影响。如氯气、二氧化硫较易溶于水，能迅速引起富含水分的眼结膜和上呼吸道黏膜的损害；而氮氧化物、光气的水溶性较差，可吸入并引起深部呼吸道的损伤；四乙基铅、甲基汞、苯、二硫化碳等脂溶性毒物，易渗透至富含脂质的中枢神经组织而引起损害。毒物的挥发度可影响毒物在空气环境中的浓度，毒物的熔点、沸点越低，则越易挥发，在空气中形成蒸气的浓度就越高，也越容易通过呼吸道和皮肤吸收而引起中毒，如汽油、氨水、二硫化碳等。

二、剂量或强度

剂量是指进入机体的化学物的数量，以mg/kg表示；强度是指物理性有害因素作用于机体的数量，各种物理因素都有其特殊的强度单位。一定的剂量能引起一定的生物效应，这一规律可以从两方面加以表达：①剂量-效应关系（dose - effect relationship），它表示进入机体的剂量与机体呈现出的生物效应强度之间的关系；②剂量-反应关系（dose - response relationship），它是指随着剂量增加，产生某种特定生物学效应的个体数增加，通常以出现特定生物学效应的个体占总测试个体数的百分数来表示，如发生率、反应率等。不同化学物有不同类型的剂量-反应关系，主要有以下两种情况：

1. 有害元素和非必需元素　这些元素因环境污染而进入人体的剂量超过一定程度时可引起异常反应，甚至进一步发展成疾病，对于这类元素主要是研究制定其最高容许量的问题，如环境中的最高容许浓度。

2. 必需元素　这种元素的剂量-反应关系较为更杂，一方面环境中这种必需元素的含量过少，不能满足人体的生理需要时，会使人体的某些功能发生障碍形成一系列病理变化；另一方面，如果环境中这种元素的含量过多，也会引起程度不同的中毒性病变。因此，对于这类元素不仅要研究和制定环境中最高容许浓度，而且要研究和制定最低供应量的问题，其剂量-反应关系曲线则呈另一种形式（图 1-5）。

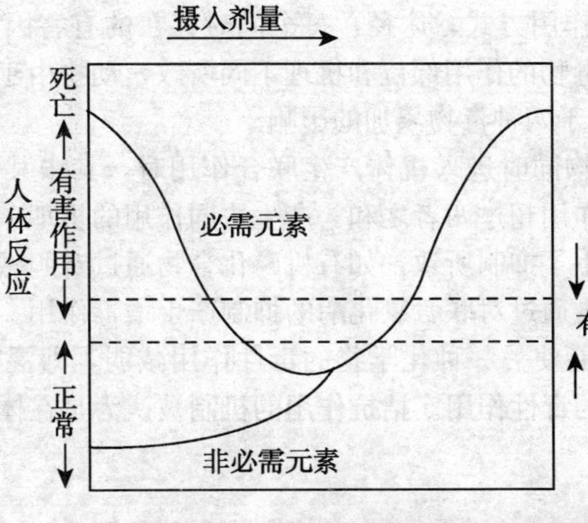

图 1-5　必需元素与非必需元素的剂量-反应关系

引自：王学良．预防医学．北京：北京大学医学出版社，2000

三、作用时间

在研究环境危害因素对人群作用规律时，还须考虑时间这一重要因素，特别是很多具有蓄积性的环境污染物，在体内的浓度随时间而变化，只有在体内蓄积达到中毒阈值才会产生危害。毒物在体内的蓄积量受摄入量、生物半减期和作用时间三个因素的影响。其中摄入量多少主要取决于污染物在环境中的浓度；生物半减期是污染物在生物体内浓度减低一半所需要的时间，某一化学物对某种生物的生物半减期是一个相对稳定的常数。体内最大可能蓄积量可由下式估算：

$$L = A \times t_{1/2} \times 1.44 \qquad (1-1)$$

式中：L 为最大可能蓄积量，A 为摄入量，$t_{1/2}$ 为生物半减期。

在每日摄入量一定的条件下，经过一个生物半减期时，体内蓄积量可以达到最大蓄积量的50%；以后增加的速度逐渐变慢，在第2个生物半减期时，蓄积量达75%；第三个半减期时为87.5%；依此类推，体内毒物蓄积达到最大蓄积量的时间，至少需要6个生物半减期。

四、环境因素的联合作用

人们在生产或生活中所遇到的环境因素不是单一的，多种有害因素常同时作用于人体而产生联合毒性作用，如化学物与化学物的共同作用，化学因素与物理因素（气温、气湿、气流、热辐射、噪声、振动等）或生物因素与物理因素的共同作用。其中比较普遍存在、危害较大的是化学物质的联合作用。化学污染物对人体的联合作用，按其剂量-效应关系的变化有以下几种类型：

1. 相加作用　是指混合化学物质产生联合作用时的毒性为单项化学物质毒性的总和。能够产生相加作用的化学物质，其理化性质往往比较相似或属同系化合物，同时它们在体内的作用受体、作用时间以及吸收、排泄时间基本一致。如CO和氟利昂都能导致缺氧，丙烯腈和乙腈都能导致窒息，因此它们的联合作用特征表现为相加作用。

2. 独立作用　由于不同的作用方式、途径，每个同时存在的有害因素各自产生不同的影响。独立作用主要由于两种毒物的作用部位和机理不同所致，动物由于某单一毒物的作用引起中毒（或死亡），而不是由于两种毒物累加的影响。

3. 协同作用　当两种化学物同时进入机体产生联合作用时，其中某一化学物质可使另一化学物的毒性增强，且其毒作用超过两者之和。产生协同作用的机理一般认为是一个化合物对另一个化合物的解毒酶产生了抑制所致，如有机磷化合物通过对胆碱酯酶的抑制而增加了另外毒物的毒性，氨类化合物通过对联氨氧化酶的抑制产生增毒作用。

4. 拮抗作用　一种化学物能使另一种化学物的毒性作用减弱，即混合物的毒性作用低于两种化学物的任何一种单独的毒性作用。拮抗作用的机制被认为是在体内对共同受体产生竞争作用所致。

第四节　环境污染的防治对策

环境保护是我国的一项基本国策，关系到广大人民健康和造福子孙后代。环境保护的基本方针是“全面规划、合理布局、综合利用、化害为利、依靠群众、大家动手、保护环境、造福人民”。环境污染程度受地区的能源结构、工业结构和布局、人口密度、地形气象等自然因素和社会因素所影响。因此其防治具有区域性、整体性和综合性的特点。为了有效地防止环境污染必须采取多方面的综合措施，因地制宜，采取规划措施，充分利用环境的自净作用和植被净化能力，降低环境中污染物的浓度。环境保护是一项系统工程，必须把环境作为一个有机整体来看待，既要合理开发和利用资源以发展生产，又要尽可能消除或减少污染，全方位综合治理，保护环境，保障人民健康。

我国对环境保护一向高度重视，各级政府都建立了相应的环境保护行政管理和科研机构，先后制定了一系列环境保护法规并取得了一定成就。根据我国国情，主要采取以下综合防治措施。

一、保护环境，强化工业“三废”治理

（一）全面规划，合理布局

这是保护环境、防止污染危害的一项战略性措施。在厂址选择时，积极开展预防性卫生监督，对排放有毒废气、废水的企业，应设在城镇社区最小频率风向的下风侧或河流的下游。一切新建、扩建和改建的企业要将防止“三废”污染的项目和主体工程同时设计、同时施工、同时投产（即“三同时”原则）。

（二）改革工艺、综合利用

这是治理“三废”的根本性措施。厂矿企业要改革生产工艺，加强生产管理，积极开展综合利用、除害兴利等综合措施，将生产过程中排放的“三废”回收利用、化害为利。

（三）净化处理

对于暂时还没有适当方法可以综合利用的工业“三废”，我们应采取行之有效的方法加以净化处理。常用的净化处理方法有：物理方法（如筛滤、沉淀、浮选等）、化学方法（如添加混凝剂、氧化剂、还原剂或与某些化合物反应形成其他化合物等）以及生物方法（主要是利用微生物分解废水中的有机污染物质）。

二、预防农药污染

（一）合理使用农药，减少农药残留

一些有机氯农药（如“六六六”、DDT）和含铅、砷、汞等重金属制剂的农药，残留时间长，危害更大。应当提倡综合防治和生物防治，大力推广高效、低毒、低残留的农药，限制使用毒性大、残留时间长的农药。施用农药要严格按照规定控制使用范围、执行一定间隔期、控制用量，以减少农药在作物上的残留量。对于有致癌及其他毒性作用的农药，则应绝对禁止使用。

（二）加强污水灌溉农田的卫生管理

利用城市污水灌溉农田，既解决了城市污水的处理问题，又为农业生产提供了不可缺少的水、肥。但如果用未经处理的含毒工业废水灌田，则可能带来破坏土壤、污染环境（特别是污染地下水）等不良后果。因此，要求在灌溉前进行预处理，并使水质达到灌溉标准后才能使用。

三、预防生活污水污染

生活污水是指人们日常洗涤废水和粪便污水等。生活污水中99%以上是水，固体物一般不足1%，大多为无毒的有机物，主要为纤维素、油脂、蛋白质及其分解产物等，很适宜多种微生物的繁殖，因此常含有大量细菌和病原体（如肠道致病菌、寄生虫卵等）。生活污水通常进入污水处理厂，经处理后方能排入水体。对于未建污水处理厂的城镇，应在建筑物外的空地上构筑化粪池，以接纳粪便污水和其他生活污水。

常用活性污泥法或生物滤池进行污水处理。化粪池兼有沉淀和消化双重作用，沉淀的杂质，进行厌氧发酵三个月至半年，进行厌氧发酵，进入化粪池的污水应停留12～24小时，降低生化需氧量30%左右，促使病原微生物和寄生虫卵死亡。另外，随着居民生活水平提高，商品消费量迅速增加，垃圾的排放量也随之增加，质量成分也发生了变化，如难以降解

的塑料等高分子聚合物等垃圾比重增大，使垃圾无害化的难度加大，垃圾一定要无害化处理后才能排放或使用。特别应注意医院污水和垃圾的妥善处理，医疗机构的污水垃圾常常被许多病原微生物和一些放射性废弃物污染，需要经过特殊处理才能排放。

四、制定完善的卫生法规，加强环境卫生监督管理

卫生法规是环境保护的行政管理和立法依据。我国先后颁布了《环境空气质量标准》、《大气污染防治法》、《大气污染物标准》、《污水综合排放标准》等，明确了经济建设、城乡建设、环境建设和同步规划、同步实施、同步发展，实施经济效益、社会效益和环境效益统一的环境保护战略方针。卫生部门应根据卫生法规和卫生标准，开展预防性卫生监督，以防止产生新的环境污染，保证各项工程建设符合国家卫生法规并达到卫生学要求。为落实可持续发展战略，应当采取一系列较大规模的、实质性的环境保护行动，加大环境保护的卫生监督工作，加强环境保护的监测、监督和管理，尽快控制和改善环境污染。

（李新）

第二章 生活环境与健康

第一节 大气与健康

大气是人类赖以生存的外界环境因素之一，它的物理、化学和生物学特性与人类的健康有着极为密切的关系。

一、大气圈和大气垂直结构

地球表面包围着很厚的并随着地球旋转的空气层，称为大气圈（atmosphere），其厚度约为 2 000～3 000km 以上。由于随着高度不同大气的物理化学性状有很大的变化，所以可按气温的垂直变化将大气层分为对流层、平流层、中间层、热层和外大气层。

1. 对流层　是大气圈中最靠近地面的一层，平均厚度约为 12km，且夏季较厚、冬季较薄。对流层是天气变化最复杂的层次，集中了占大气总质量 75％的空气和几乎全部的水蒸气量。该层的特点包括：

（1）温度随高度的增加而递减：通常将此现象称为气温递减，主要是由于对流层的大气不能直接吸收太阳辐射的能量，而能吸收地面反射的能量所引起的。

在标准的大气条件下，大气的高度每增加 100m 气温下降 0.65℃，大气温度的这种垂直变化常称为大气温度垂直递减率（Y）。但是，近地层大气的实际情况非常复杂，各种气象条件都会影响到气温的这种垂直分布，通常有以下三种情况：①$Y>0$，气温随高度递减，一般在晴朗的白天且风速较小时出现此情况；②$Y=0$，气温不随高度变化，多见于多雨天或阴天，同时风速较大时；③$Y<0$，气温随高度递增，这种大气温度随高度的增加而增加的现象称为逆温（temperature inversion），此种情况一般出现在无风、少云的夜晚或者冬季。主要是由于冬季或夜间，地面物体的辐射热吸入量小于散出量，使地面温度逐渐低于上层空气的温度，因而形成了气温下低上高。出现逆温时，大气污染物被逆温层覆盖在下方，不能扩散，造成近地面的大气严重污染。历史上各国发生的多次大气污染事件都与逆温的出现有关，如马斯河谷和多诺拉大气污染事件等。

（2）空气具有强烈的对流运动：当贴近地表的空气接受地面的热辐射后膨胀上升，上部的冷空气向地表下降，此时就形成了空气的垂直对流，所以将此层称为对流层。

（3）存在气象条件：该层集中了空气总重量的 3/4 以上，并以垂直运动为主，主要的气象活动也在对流层内变化。由于人类活动排出的大气污染物大部分在对流层聚集，故对流层的状况对人类生活影响最大，与人类关系最为密切。

2. 平流层　位于对流层之上，其上界伸展至约 55km 处，空气以水平运动为主，没有垂直对流。空气稀薄，水汽很少。在平流层的 30～35km 以上，温度随高度升高而升高；而在 30～35km 以下，温度随高度的增加变化不大，恒定在－50～－60℃，故该层又称为同温层。

在平流层中高约 15～35km 处，有一厚度约为 20km 的臭氧层，能吸收太阳的短波紫外线和宇宙射线，保护地球上的各种生物免受这些有害射线的危害，得以生存繁衍。

3. 中间层　位于平流层之上，上界可达 85km，空气更加稀薄。该层的气温随高度的增加而迅速降低，也存在比较明显的空气对流运动。

4. 热层　位于中间层之上，上界至 800km。该层的气体在宇宙射线的作用下处于电离状态，电离后的氧能吸收太阳的短波辐射，使空气迅速升温，所以其气温特点是随高度的增加而增加，昼夜变化也很大。

热层能反射无线电波，对于无线电通讯有着非常重要的意义。

5. 外大气层　又称逸散层，800km 以上的区域，没有明显的上界，是大气圈的最外层。该层气温高，分子运动速度快，地球对气体分子的吸引力小，因此气体和微粒可飞出地球引力场而进入太空。

二、大气的组成及其卫生学意义

自然状态下的大气是无色、无臭、无味的混合气体，在一般情况下，大气的各组成成分几乎是恒定的。氮、氧、氩三种组分占大气总量的 99.96%，分别为 78.10%、20.93%、0.93%；另外，大气中还存在着 0.03%的二氧化碳和 4%以下的水蒸气。

通常一个成年人每昼夜约呼吸 2 万次，吸入空气量 10～15m^3，每小时呼 CO_2 约 22.6L。当空气中氧含量降至 12%时，人体可发生呼吸困难；降至 10%时，可发生智力活动减退；降至 8%以下时，则可危及生命。近年来研究发现，在清洁大气中含有自由基，主要为 OH^- 自由基。其天然来源是臭氧的光化学作用。当臭氧受到波长小于 320nm 的太阳辐射作用时，生成激发态的原子氧和氧气。前者与大气中的水分子作用，生成 2 个 OH^-。此外还有 HO_2^-、RO_2^- 等自由基。自由基有非常强的氧化作用，可使大气中的硫化氢、氨、甲烷等还原性气体被氧化成硫酸、硫酸盐、硝酸、硝酸盐、二氧化碳等氧化态物质。

三、大气的物理性状及其卫生学意义

大气的物理性状包括与人类健康关系密切的太阳辐射、空气离子化、气象因素等。

（一）太阳辐射

太阳是一团炽热的熔融物体，像一个巨大的热核反应堆。在反应过程中，产生大量的辐射能。太阳辐射（solar irradiation）是产生各种天气气象的根本原因，也是地球上光和热的源泉。当太阳辐射透过大气层时，仅有 43%的能量到达地面。太阳辐射中波长小于 290nm 的射线都已被平流层的臭氧层吸收，避免了宇宙射线、短波紫外线等有害射线对地球表面生物的杀伤作用。太阳光谱通常由紫外线、红外线和可视线组成。

1. 紫外线（ultraviolet ray）　波长 100～400nm，不同波长的紫外线生物学作用不同，但在自然环境中，只有 200～400nm 的紫外线具有较强的生物学效应，而 100～190nm 波段的紫外线大多被空气分子所吸收。第二届哥本哈根光学会议根据其生物学效应将紫外线辐射分为三段：

（1）A 段（UV-A）：波长 320～400nm，也称为长波紫外线，其生理学意义较小，主要是产生色素沉着作用。这是人体对光线刺激的一种防御反应。UV-A 可以使人皮肤细胞中的黑色素原通过氧化酶的作用，转变成黑色素而沉着于其中，它可防止短波光线透入皮肤组织，起到保护皮肤的作用。

(2) B段（UV－B）：波长275～320nm，也称为中波紫外线。UV－B具有抗佝偻病的作用，由于皮肤和皮下组织中的麦角固醇和7－脱氢胆固醇在UV－B段紫外线作用下可形成维生素D_2（麦角钙化醇）和D_3（胆钙化醇），以维持正常钙磷代谢和骨骼的正常生长发育，所以这段紫外线具有抗佝偻病作用。此外，UV－B还具有较强的红斑作用，这是人体对UV－B段的特异反应。红斑是皮肤被紫外线照射后，局部出现的皮肤潮红现象。原发性红斑可在紫外线照射后立即发生；继发性红斑在紫外线照射后6～8小时发生。紫外线的照射可使皮肤细胞释放出组胺和类组胺，刺激神经末梢，反射性地引起皮肤毛细血管扩张、血管壁通透性增加，导致皮肤出现潮红、水肿。这段波长的紫外线对机体的生理功能促进作用最大。

(3) C段（UV－C）：波长200～275nm，也称为短波紫外线，具有明显的杀菌作用。UV－C使蛋白质发生变性离解，核酸中形成胸腺嘧啶二聚体，从而使DNA结构与功能受损，导致细菌死亡。不同细菌对不同波长紫外线的敏感性不同，但紫外线波长愈短，杀菌效果愈好。

适量的紫外线照射可以增强机体的免疫力，加速伤口的愈合，但长期大量的紫外线照射对机体可造成危害，如长波紫外线可穿透角膜引起紫外线白内障、电弧光发出的紫外线照射可致电光性眼炎。长期暴露在紫外线中会加速皮肤的老化，使皮肤弹性减弱，严重者可出现白内障和皮肤癌。

2. 红外线（infrared ray）　波长760～1 000nm，又称热射线，其主要的生物学作用是使机体产生热效应。红外线经皮肤吸收后，可使照射部位或全身血管扩张充血、血流速度加快、引起温度升高，促进细胞新陈代谢和细胞增生，并有消毒和镇痛作用。医学上可以利用红外线治疗冻伤、某些慢性皮肤疾患和神经痛等疾病。

过量的红外线照射能引起皮肤组织损伤，体温升高，当皮肤温度到达44～45℃时，则引起烧伤。过强的红外线照射机体还可引起热射病、日射病、红外线白内障等疾病。

3. 可视线（visible light）　波长为400～760nm，为七色光谱，是视觉器官可以感受到的光线，根据波长由短到长分别呈紫、蓝、绿、黄、橙、红等不同颜色。该段光谱综合作用于机体的高级神经系统，能提高视觉功能和代谢功能，平衡兴奋和镇静作用，是生物生存中不可少的条件之一。适宜的照度可以预防眼睛疲劳和近视，提高工作效率；但光线微弱可使视觉器官过度紧张而易引起疲劳。

（二）气象因素

气温、气流、气湿和气压等气象因素（meteorological factor），对机体的冷热感觉、体温调节、心脑血管功能、神经系统功能、免疫功能等多种生理活动都起着综合调节作用。合适的气象条件，可使机体处于良好的、舒适的状态。当气象条件的变化超过机体调节能力的范围，例如酷暑、严寒、高温、低气压、暴风雨等，均能引起机体代偿能力下降，从而引起疾病，如心脑血管疾病、流行性感冒、呼吸系统疾病、关节疾病等。此外，气象因素对大气污染物的扩散，也具有极为重要的作用。

（三）空气离子

空气中的气体分子在一般状态下呈中性。当受到某些外界因素的强烈作用时，如在宇宙射线、雷电、瀑布的冲击作用下，使气体分子或原子失去外层电子，而成为带有正电荷的正离子（阳离子）；游离的电子与另一个中性分子相结合，成为带负电荷的负离子（阴离子），这个使空气形成正、负离子的过程，称为空气离子化。空气离子化的过程中，阴、阳离子是成对出现的。这些空气离子（air ions）可以吸附周围的异性离子和中性分子，如果吸附 10～15 个中性分子，则形成直径大、质量轻的所谓轻离子，轻离子可以进一步吸附空气中的灰尘、烟雾等，形成重离子。空气中轻、重离子数目的变化，与空气的其他污染指标的变化有密切关系。空气污染越严重时，轻离子数目越少，重离子数目越多。自然环境中，重、轻离子数的比值不应大于 50。若比值大于 50，则说明空气污浊。

当空气离子浓度在 $2\times10^4\sim3\times10^5$ 个/cm^3 时，空气阴离子对人体的健康有良好作用，其生物学作用概括起来有：①调节中枢神经的兴奋和抑制功能，缩短感觉时值和运动时值；②刺激骨髓造血功能，使异常血液成分趋于正常；③降低血压，临床上应用空气阴离子吸入治疗高血压、支气管炎、支气管哮喘等疾病；④改善肺的换气功能，促进气管纤毛运动；⑤促进组织细胞生物氧化、还原过程。吸入空气阴离子，可改善睡眠、振奋精神，提高工作能力，同时还有一定的镇静、镇痛作用。而空气阳离子则相反，对机体产生许多不良作用。但是如果空气离子浓度超过 10^6 个/cm^3 时，则无论阳离子或阴离子，均对机体产生不良影响。

夏季雷雨之后空气特别清新令人舒爽；在海滨、瀑布、森林公园处，使人感到空气新鲜，有舒适感。产生这些现象的原因之一，可能与空气中阴离子增多有关。而在城市的闹市区或拥挤的公共场所，使人们易感胸闷、头昏、头痛等，则可能与空气中的阳离子及重离子增多有关。

四、大气污染的来源

大气污染是指由于人为或自然原因，使一种或多种污染物混入大气中，并达到一定浓度，超过大气的自净能力，使大气的正常组成或性状发生改变，对人体健康和生活条件造成危害，以及对动植物产生不良影响的空气状况。

大气污染来源可分为天然来源和人为来源两大类，前者是由于自然界的自身原因所引起的，例如森林火灾、火山爆发引起的大气污染；后者是由于人们从事生产和生活活动而产生的污染，主要来源有以下几种：

（一）工业企业

工业企业是大气污染的主要来源，也是大气卫生防护工作的重点。其排放的污染物主要来自燃料的燃烧和生产过程中排放两个主要的生产环节。

1. 燃料的燃烧　这是造成大气污染最主要的来源。目前我国主要的工业燃料仍然是煤，其次是油。火力发电、冶金、化工、机械、轻工、建材等企业用煤量最大，这些部门用煤量占消耗量的 70%以上。但是燃料除可燃成分外，还含有各种杂质。煤的主要杂质是硫化物，此外还有氟、砷、钙、铁、镉等元素的化合物；石油是烷烃、环烷烃、芳香烃的混合物，主要杂质有硫化物和氮化物，还含有极少量金属元素的化合物。

需具备以下 4 个条件燃料才能够充分燃烧：①充足的氧气；②足够的燃烧温度；③充分的燃烧时间；④保证燃料的每个部分都能具有充分燃烧的条件。燃料燃烧完全时的产物主要有：CO_2、SO_2、NO_2、水汽、灰分等；燃烧不完全产物常见的有 CO、硫氧化物、氮氧化物、醛类、炭粒、多环芳烃等。此外，不同燃烧器的燃烧能力不同，表 2－1 示 3 种不同锅炉燃烧 1 吨煤排放的污染物重量。

表 2-1　燃烧一吨煤排出的各种有害物质的重量（kg）

有害物质	电厂锅炉	工业锅炉	取暖锅炉
二氧化硫	60	60	60
一氧化碳	0.23	1.4	22.7
二氧化氮	9.1	9.1	3.6
碳氢化合物	0.1	0.5	5
灰尘			
一般燃烧情况下	11	11	11
燃烧良好时	3	6	9

引自：杨克敌主编．环境卫生学．5版．北京：人民卫生出版社，2003

2. 生产过程中排出的污染物　在工业生产的各个环节，由原料进厂到成品出厂都可能有污染物排出。污染物的种类与工艺过程、生产性质有关。大型工业企业排出的主要污染物见表 2-2。

表 2-2　各种工业企业排出的主要大气污染物

工业部门	企业名称	排出的主要大气污染物
电力	火力发电厂	烟尘、二氧化硫、二氧化碳、氮氧化物、多环芳烃、五氧化二矾
冶金	钢铁厂	烟尘、二氧化硫、一氧化碳、氧化铁粉尘、氧化钙粉尘、锰
	焦化厂	烟尘、二氧化硫、一氧化碳、酚、苯、萘、硫化氢、烃类
	有色金属冶炼厂	烟尘（含有各种金属如铅、锌、镉、铜等）、二氧化硫、汞蒸气
	铝厂	氟化氢、氟尘、氧化铝
化工	石油化工厂	二氧化硫、硫化氢、氰化物、烃类、氮氧化物、氯化物
	氮肥厂	氮氧化物、一氧化碳、硫酸气溶胶、氨、烟尘
	磷肥厂	烟尘、氟化氢、硫酸气溶胶
	硫酸厂	二氧化硫、氮氧化物、砷、硫酸气溶胶
	氯碱工厂	氯化氢、氯气
	化学纤维厂	硫化氢、二氧化碳、甲醇、丙酮、氨、烟尘、二氯甲烷
	合成橡胶厂	丁间二烯、苯乙烯、乙烯、异戊二烯、二氯乙烷、二氯乙醚、乙硫醇
	农药厂	砷、汞、氯
	冰晶石工厂	氟化氢
轻工	造纸厂	烟尘、硫醇、硫化氢、臭气
	仪器仪表厂	汞、氰化物、铬酸
	灯泡厂	汞、烟尘

续表

工业部门	企业名称	排出的主要大气污染物
机械	机械加工厂	烟尘
建材	水泥厂	水泥、烟尘
	砖瓦厂	氟化氢、二氧化硫
	玻璃厂	氟化氢、二氧化硅、硼
	沥青油毡厂	油烟、苯并（a）芘、石棉、一氧化碳

引自：杨克敌主编．环境卫生学．5版．北京：人民卫生出版社，2003

（二）交通运输

主要是指汽车、火车、飞机、轮船、摩托车、拖拉机等机动交通运输工具。这些交通运输工具大部分使用汽油、柴油等液体燃料，均为石油制品。燃烧后产生的气态物质包括大量NO_2、CO、SO_2、碳氢化合物等，颗粒物里含有炭黑、焦油、多环芳烃、四乙基铅等污染物。

随着我国居民生活水平的提高，汽车的数量日益增多，部分汽车发动机燃油燃烧不完全，大量排出废气，特别是在堵车、减速行驶、空档停车时排出的废气更多，汽车废气已经成为城市大气污染的主要来源。

（三）生活炉灶和采暖锅炉

生活炉灶主要使用煤制品，其次是液化石油气、煤制气和天然气。采暖锅炉一般用煤作为燃料，其污染大气的程度与季节相关。所以说，生活炉灶和采暖锅炉造成大气污染的原因主要是使用煤制品。我国城市生活炉灶和采暖锅炉多集中在居民区内，由于煤含硫量较高、燃点分散、燃烧设备效率低、燃烧不完全、烟囱高度低或无烟囱，使大量污染物低空排放。尤其在采暖季节，用煤量成倍高于非采暖季节，污染物排放量更多，造成居住区大气的严重污染。

此外，地面尘土飞扬、垃圾被风刮起等可能将生物性污染物（如结核杆菌、粪链球菌等）和化学性污染物（如铅、农药等）转入大气层；沥青路面也可由于车辆频繁摩擦而扬起多环芳烃、石棉等有害物质；某些意外事故如工厂爆炸、火灾、油田失火、化学战争、核战争等都能严重污染大气。

五、大气污染物的转归

（一）自净

污染物可以通过大气的自净能力，使浓度降低到无害的程度。大气的自净作用主要是物理作用（扩散、沉降），其次是化学作用（氧化、中和等）和生物学作用（植物吸收等）。

1. 扩散　当气象因素处在有利于污染物扩散的状态下，而且污染物的排出量并不非常大时，扩散作用的效果是很好的。一方面能将污染物稀释，另一方面可将一部分污染物转移出去。

2. 沉降　依靠污染物本身的重力，由空气中逐渐降落到其他环境介质中（水、土壤）。直径大的颗粒，可以自行降落。直径小的颗粒或气态污染物可以吸附在大颗粒上共同降落，也可由若干小颗粒聚集成大颗粒而降落，使大气中的浓度降低。此外尘土也可被雨雪水冲洗降到地面，使大气清洁。

3. 氧化　大气中的氧化合物或某些自由基可以将某些还原性污染物氧化成毒性低的或无毒的化合物，例如 CO 能氧化成 CO_2。

4. 中和　例如大气中的 SO_2 可以与氨或碱性灰尘起中和作用。

5. 植物吸收　有些植物能吸收某些污染物，从而净化了空气。

（二）转移

当大气污染物不能充分自净时，污染物可以转移到其他的环境领域，扩大了污染的范围。污染物的转移去向主要有以下几处。

1. 向下风侧方向转移　由于大气稀释作用不彻底，污染源周围的局部大气可将污染物转移得更远。

2. 向地面水体或土壤转移　例如酸雨，降落到土壤可使土壤酸化。

3. 向平流层转移　很多气体可以垂直性扩散上升，直到平流层。例如氯氟烃、甲烷、CO_2 等都可以进入平流层，或者被超音速飞机带入平流层甚至直接将废气排入平流层，引起平流层的污染。

（三）形成二次污染

有些污染物进入大气环境后，本身并没有消失，一旦转移后的环境发生一些变化，该污染物仍可回到原先的大气环境，对该大气环境造成了二次污染。例如汽车燃烧了含有四乙基铅的汽油，废气中的铅尘降落在公路两旁，一旦被大风刮起，铅尘又进入大气中，再次污染该地区的大气。

（四）污染物转化成二次污染物

各种从污染源直接排出的一次污染物，在大气中受到化学作用或光化学作用，本身产生了化学变化，转变成毒性比一次污染物更大的化学物质，即为一次污染物。例如 SO_2 转变成硫酸雾，NO_2 转变成硝酸雾，以及烃类和 NO_2 转化成光化学烟雾等，后者均比前者的毒性大。

六、大气污染对人体健康的危害

（一）直接危害

1. 急性中毒　当大气污染物的浓度在短期内急剧增高，使周围人群吸入大量污染物可造成急性中毒。通常其危害表现快速、剧烈、呈明显的中毒症状，疾病爆发，甚至死亡。世界上曾经发生过很多起大气污染的急性中毒事件，按其生成原因可分为以下两类：

(1) 烟雾事件：这是大气污染造成急性中毒的主要类型，是由于燃料燃烧产生的烟雾以及生产过程中排出的污染物引起的。根据烟雾形成的原因，又可分为两类。

1）煤烟型烟雾事件：这类烟雾事件是由于煤烟和工业废气大量排放到大气且得不到扩散而引起的。自 19 世纪末开始，世界各地曾经发生过多起大的烟雾事件。如表 2－3 所示，著名的有马斯河谷烟雾事件、多诺拉烟雾事件以及伦敦烟雾事件。

表 2-3　著名的煤烟型烟雾事件

名称	地点	时间	污染物	形成条件	危害
马斯河谷烟雾事件	比利时	1930.12	二氧化硫	高气压、逆温、无风、河谷、低温	60 多人死亡、数千人患呼吸系统疾病
多诺拉事件	美国	1948.10	二氧化硫、硫酸雾	高气压、逆温、无风、河谷	18 人死亡，5 千多人有眼、鼻、喉刺激症状及其他呼吸道疾病
伦敦烟雾事件	英国	1952.12	二氧化硫、一氧化碳、烟尘	高气压、逆温、无风、湿度大、低温	2 周内有 4 千多人死亡

引自：杨克敌主编．环境卫生学．5 版．北京：人民卫生出版社，2003

英国伦敦从 1873 年至 1965 年共发生了 12 次烟雾事件，其中最严重的是发生在 1952 年的伦敦烟雾事件。在 12 月初，伦敦城市上空高压、大雾笼罩，连日无风，而当时正值冬季大量燃煤取暖期，煤烟粉尘和湿气积聚在大气中，使许多城市居民感到呼吸困难、眼睛刺痛，主要表现为肺和心血管系统疾患的患者病情急剧加重，仅 4 天时间内死亡了 4 000 多人，在之后的两个月时间内，又有 8 000 人陆续死亡，这是 20 世纪世界上最大的由燃煤引发的城市烟雾事件。而 20 世纪最早记录下来的大气污染事件是马斯河谷烟雾事件，发生在 1930 年 12 月初比利时的马斯河谷。由于山谷中重型工厂多，排出的二氧化硫、氟化物、粉尘等大气污染物积聚，又恰逢雾日与逆温天气，形成的烟雾在河谷上空无法扩散，使河谷工业区上千人发生胸疼、咳嗽、流泪、呼吸困难等，一周内有 60 多人死亡，多数死于心力衰竭。

综上所述，煤烟型烟雾事件的特点主要包括以下几点：①污染物来自煤炭的燃烧产物及工业生产过程中的污染物；②气象条件为气温低、气压高、风速很小、湿度大、有雾、有逆温产生；③河谷盆地易发生；④多发生在寒冷季节；⑤受害者以呼吸道刺激症状最早出现，咳嗽、胸痛、呼吸困难，伴有头疼、呕吐。死亡原因多为气管炎、支气管炎、心脏病等。对于老年人、婴幼儿、患有慢性呼吸道疾病和心血管疾病等的特殊人群，影响更为严重，死亡率高。

2）光化学烟雾事件：光化学烟雾是汽车尾气中氮氧化物和碳氢化合物在太阳辐射中紫外线作用下经过一系列光化学反应产生光化学氧化剂，蓄积于空气中形成具有强烈刺激作用的一种浅蓝色烟雾。这些烟雾超过一定浓度，具有强烈的刺激性，刺激眼结膜可以引起流泪和红眼症，同时对鼻、咽、喉、气管及肺均有强烈的刺激作用。

从 1943 年到 1955 年，已拥有大量汽车的美国洛杉矶发生过多次光化学烟雾事件，特别是 1955 年发生的光化学烟雾事件，当时气温高达 37.8℃，持续一周多时间，致使哮喘和支气管炎流行。65 岁以上的人群死亡率升高，平均每天死亡 70～317 人。美国的纽约，日本的东京、大阪、川崎，澳大利亚的悉尼也相继发生过光化学烟雾事件。

光化学烟雾事件的特点可以概括为以下几点：①污染物主要来自汽车尾气，经日光紫外线的光化学作用生成强氧化型烟雾；②多发生在南北纬度 60°以下的地区；③气象条件为气温高、天气晴朗、紫外线强烈；④大城市内机动车辆拥挤，高楼林立，街道通风不畅，容易发生此类事件；⑤受害者症状主要是眼睛红肿、流泪、咽喉痛、喘息、咳嗽、呼吸困难、头痛、胸闷、皮肤潮红、心脏功能障碍、肺功能衰竭，尤其是患有心脏病和肺部疾患的人，受害最重。

煤烟型烟雾事件与光化学烟雾事件的发生除了与污染物的种类有关之外，还受到很多其他因素的影响，两类烟雾事件的比较见表2－4。

表2－4　煤烟型烟雾事件与光化学烟雾事件发生条件的比较

	煤烟型烟雾事件	光化学烟雾事件
污染来源	煤和石油制品燃烧	石油制品燃烧
主要污染物	颗粒物、硫酸雾、SO_2	HC_S、NO_X、O_3、SO_2、CO、PANs
发生季节	冬季	夏秋季
气象条件	气温低、气压高、风速很低、有雾	气温高、风速很低、天气晴朗、紫外线强烈
逆温类型	辐射逆温	下沉逆温
地理条件	河谷或盆地易发生	南北纬度60°以下地区易发生
症状	咳嗽、喉痛、胸痛、呼吸困难，伴有恶心、呕吐等，死亡原因多为支气管炎、肺炎和心脏病	眼睛红肿流泪、咽喉痛、咳嗽、呼吸困难、头痛、胸痛和皮肤潮红等，严重者可出现心肺功能障碍或衰竭
易感人群	老年人、婴幼儿以及心、肺疾病患者	心、肺疾病患者

引自：杨克敌主编．环境卫生学．5版．北京：人民卫生出版社，2003

（2）事故性排放引发的急性中毒事件：生产事故造成的大气污染急性中毒的事件虽然不经常发生，但一旦发生，其后果往往非常严重。

1984年12月3日凌晨，印度博帕尔市联合农药厂的一个储料罐进水，罐中的化学原料发生剧烈的化学反应，储料罐爆炸，45吨异氰酸甲酯泄漏，毒气随风自东北向西南扩散，白色的烟雾顺着风向很快笼罩了约$40km^2$地区，居民从熟睡中被剧烈的刺激性气体呛醒，不顾一切地逃命，全城陷入一片混乱和恐怖。在这次惨剧中，52万人受到严重伤害，3 000多人死亡，十多万人终身残废。该厂设在人口稠密地区，不符合有毒工厂选址原则，又缺乏完好设备和良好的科学管理，造成惨重悲剧，给人民健康和社会政治经济造成无法弥补的损失。

由于核工业迅速发展，原子能在工业上的应用逐渐增加。从20世纪70年代以来，在前苏联、美国、日本都先后发生过核泄漏事件，其中最严重的是切尔诺贝利核电站泄漏事件。1986年4月25日凌晨，前苏联切尔诺贝利核电站爆炸，造成自1945年日本广岛、长崎遭原子弹袭击以来世界上最为严重的核污染。反应堆释放出的核裂变产物主要是^{131}I、^{103}Ru、^{137}Cs和少量^{60}Co。周围环境中的放射剂量达200R/h，为人体允许量剂量的2万倍。这些放射性污染物随着当时的东南风飘向北欧上空，污染北欧各国大气，继而扩散范围更广。此次核事故造成13万居民急性暴露，31人死亡，233人受伤，经济损失达35亿美元。3年后发现，距核电站80km范围内的地区，居民中的皮肤癌、舌癌、口腔癌及其他癌症患者增多，儿童甲状腺病患病人数剧增，畸形家畜也增多。尤其在事故发生的下风向，受害人群更多、更严重。

2. 慢性炎症　大气中的SO_2、NO_2、硫酸雾、硝酸雾、盐酸雾、烟尘等污染物，不仅能产生急性刺激作用，而且长期反复刺激机体的感受部位，使这些部位充血、产生炎症，例如咽炎、喉炎、气管炎、眼结膜炎等。呼吸道炎症的反复发作，造成气道狭窄，气道阻力增加，最终形成综合性疾病，称为慢性阻塞性肺部疾患（COPD），包括慢性支气管炎、肺气肿等疾病。

3. 致癌作用　国内外大量资料表明，大气污染程度与肺癌的发病率和死亡率成正比，大城市肺癌的发病率或死亡率高于中小城市，城市肺癌的发病率或死亡率高于农村。我国上海、沈阳、天津等大气污染严重的城市居民肺癌死亡率与大气中苯并（a）芘浓度有明显的相关关系。这些都表明大气污染可致肺癌。

4. 变态反应　除花粉、灰尘等已知变应原外，大气中的某些污染物如SO_2、甲醛、某些石油制品的分解产物、某些洗涤剂具有致敏作用，使机体发生变态反应。如铬可引起过敏性皮炎，轻者出现接触性皮炎、荨麻疹等，严重的出现支气管哮喘。日本四日市哮喘即是以变态反应为主要症状的公害病。四日市从1955年开始修建炼油厂、发电厂等石油联合企业，因使用高硫重油，每年工厂均排出大量的SO_2和粉尘，1960年工厂附近居民出现哮喘病，1961年大量出现，到1970年达到500多人，死亡36人。这类哮喘病很少有感冒、咳嗽等前期症状，说明并非因呼吸道疾病而继发，是由变应原直接引起的。多数病人迁出该地区即可缓解症状，回来后又复发。

5. 降低机体免疫力　在大气严重污染的地区，居民体内的唾液溶菌酶和分泌型免疫球蛋白A（sIgA）的含量均可明显下降，血清中的抗体水平也可下降，说明机体的免疫力降低。

（二）间接危害

1. 影响小气候和太阳辐射　大气污染物中的烟尘能促使云雾形成，影响紫外线的生物学作用，使大气污染严重的地区儿童患龋齿和佝偻病的发病率增加。同时，也有利于病原微生物在空气中的生存和传染病的流行。

2. 产生温室效应（greenhouse effect）　大气层中的某些气体能吸收地表发射的热辐射，使大气增温，从而对地球起到保温作用，称为温室效应。这些气体统称为温室气体，主要包括CO_2（二氧化碳）、CH_4（甲烷）、N_2O（氧化二氮）、O_3（臭氧）、CFC（氯氟烃）、CO等，其中CO_2增加是全球变暖的主要原因。

近年来，由于过度使用矿石燃料、对森林无节制的砍伐、缺乏足够的植物来吸收CO_2造成温室效应，对人类健康会产生很多有害影响，主要有：①气候变暖有利于病原体及有关生物的繁殖，从而引起生物媒介传染病的分布发生变化，扩大流行的程度和范围，加重对人群健康的危害；②在热带、亚热带地区，由于气候变暖对水分布和微生物繁殖产生影响，一些介水传染病的流行范围扩大、强度加大；③可导致与暑热相关疾病的发病率和死亡率增加，在2003年夏季，全世界不少地区气温创百年之最，仅法国因热致死13 632人；④会使空气中的一些有害物质如真菌孢子、花粉等浓度增高，导致人群中过敏性疾患的发病率增加。

3. 形成酸雨（acid rain）　在没有大气污染物存在的情况下，降水的pH值在5.6～6.0之间，主要由大气中的CO_2所形成的碳酸组成。当降水的pH值小于5.6时称为酸雨，包括雨、雪、雹和雾。酸雨主要由大气中的SO_2、NO_X等酸性污染物溶于大气，经过氧化、凝结形成。酸雨污染在世界上范围越来越大，酸度也不断增加。我国酸雨污染主要发生在长江以南地区，以重庆、贵阳等城市最为严重。

酸雨的危害主要表现在以下几个方面：①酸雾可进入呼吸道，引起呼吸道刺激并发生慢性炎症，特别是对婴幼儿影响更大；②在酸雨的作用下，土壤中的营养元素如钾、钠、钙会溶出，使 pH 值降低，受酸雨侵蚀的植物叶片会出现萎缩和果实产量下降；③水体酸化使生物生长受到影响，使浮游生物种类减少，鱼贝类死亡，并影响水体自净。

4. 破坏臭氧层 臭氧层位于平流层底部，几乎可以全部吸收来自太阳的短波紫外线，使人类和其他生物免遭紫外线辐射的伤害。正常情况下臭氧形成与破坏几乎保持动态平衡，但大气中如果存在氯氟烃（CFC_S）、氮氧化物时，则可破坏臭氧层，使臭氧层变薄，甚至形成空洞。CFCs 亦称氟利昂（freon），主要是指一氟三氯甲烷（CFC－11）和二氟二氯甲烷（CFC－12），广泛用作制冷剂、气溶胶推进剂、发泡剂、溶剂和氟树脂原料。

臭氧层受到破坏形成空洞的后果是，减弱了臭氧层遮挡吸收短波紫外线的功能，人群接触过多的短波紫外线可使皮肤老化、免疫系统功能抑制，严重的还会引起皮肤癌、白内障等疾病。

七、大气中常见的污染物及其危害

（一）可吸入颗粒物

颗粒物是大气中的主要污染物之一，与人体健康关系密切的颗粒物有两类：①总悬浮颗粒物（total suspended particles，TSP），是指粒径 0.1～100μm 的包括液体、固体或液体和固体结合存在并悬浮于空气介质中的颗粒物，它是评价大气质量的常用指标；②可吸入颗粒物（inhalable particulates，IP）是指粒径≤10μm 的颗粒物，它易被人体吸入呼吸道细支气管，乃至肺泡，与人体健康的关系更为密切，更能反映出大气质量与人体健康的关系。

1. 理化特点

（1）粒径大小与进入呼吸道的关系：不同粒径的可吸入颗粒物滞留在呼吸道的部位不同。大于 5μm 的多滞留在上部气道，小于 5μm 的多滞留在细支气管、肺泡。颗粒物越小，进入的部位越深。1μm 以下的在肺泡内沉积率最高。但小于 0.4μm 的颗粒物能较自由地进入肺泡并随呼气排出体外，故沉积较少。

（2）IP 的理化特性：因来源不同而异，无机成分可有氧化硅、石棉或金属微粒及其化合物（汞、铅、铁、镉、锰、铬等）。很多燃烧不完全的黑烟都是炭粒，炭粒上除了可吸附很多无机物以外，还吸附很多烃类化合物（尤其是多环芳烃类化合物）、有害气体（如 SO_2、NO_2、甲醛）以及很多病原微生物。

（3）IP 的“载体”作用：很多有害气体和液体可附着在 IP 上而被带入肺脏深处，从而促成多种急慢性疾病的发生。例如 SO_2、NO_2、酸雾、甲醛等均可随 IP 到达肺泡。

（4）催化作用：IP 的金属成分具有催化作用，可使其他有害物质的毒性加强。IP 上的多种化学成分还能起联合作用。

2. 对健康的影响

（1）引起呼吸系统疾病：大量 IP 进入肺部对局部组织有堵塞作用，使局部支气管的通气功能下降，或使细支气管和肺泡的换气功能丧失。尤其是黏稠性较大的 IP，例如石油及其制品的燃烧颗粒，粒径小、黏稠度大，容易聚集在局部组织，不易扩散。加上吸附了有毒气体（如 NO_2、SO_2、F、Cl_2等）的 IP 可以刺激和腐蚀呼吸道黏膜和肺泡壁，在长期作用下，可使呼吸道防御机能受到破坏，引起慢性鼻咽炎、慢性支气管炎、肺气肿、支气管哮喘等疾病。

（2）具有免疫毒性：长期暴露在 IP 污染的大气中，可以引起机体免疫功能下降，如持续暴露在 IP 浓度为 0.47mg/m^3的环境中，小学生的免疫功能受到明显的抑制作用。动物实验也证实，IP 一方面可以影响局部淋巴结和巨噬细胞的吞噬功能，导致免疫功能下降；另一方面又增加动物对细菌等感染的敏感性，导致肺脏对感染的抵抗力下降。

（3）引起化学中毒：颗粒物中含有毒的化学成分，例如含铅的颗粒物可引起铅中毒，含砷的颗粒物可引起砷中毒、含氟化物的颗粒物可引起氟中毒等。

（4）引起儿童佝偻病发病率增加：IP 能吸收太阳的直射光和散射光，影响日光射到地面的强度，特别能减弱富有生物学作用的紫外线的强度和波长范围，使儿童佝偻病发病率增加。

（5）具有致突变性和致癌性：大气中的颗粒物粒径愈小，致突变性和致癌性就越强。流行病学调查表明大气中的颗粒物污染与肺癌的发病率有关。监测结果也显示，颗粒物越小，其所吸附的致癌物苯并（a）芘含量也越高。

（二）二氧化硫

1. 理化特点　SO_2又称亚硫酸酐，为无色气体，有刺激臭味。比重 1.4337，易溶于水，亦可溶于乙醇和乙醚。SO_2在大气中可被自由基氧化成 SO_3，再溶于水汽中形成硫酸雾；也可溶于水汽生成亚硫酸雾，再氧化成硫酸雾。

2. 对健康的影响

（1）对呼吸系统的影响

①对黏膜的刺激作用：SO_2 对眼结膜和鼻咽部黏膜具有很强的刺激作用。当浓度为 0.9～1.0mg/m^3时，尚难明显感觉到气味；当浓度达 9mg/m^3时，有明显的硫样臭。

②引起呼吸道炎症：SO_2 易溶于水，易被湿润的上呼吸道和支气管黏膜吸收，造成该部位的平滑肌内末梢神经感受器产生反射性收缩，使气管和支气管的管腔变窄，气道阻力增加，分泌物增多，严重时可造成局部炎症或腐蚀性组织坏死，是 COPD 的主要病因之一。

③SO_2与烟尘共同存在时的联合作用比 SO_2单独危害作用大得多。吸附在 IP 的 SO_2进入肺深部，其毒性可增加 3～4 倍。IP 中的三氧化铁等金属氧化物，可催化 SO_2氧化成硫酸雾，它的刺激作用比 SO_2大 10 倍。

沉积在肺泡内或黏附在肺泡壁上的 SO_2 和 IP，长期作用会促使肺泡壁纤维增生，形成肺纤维性病变以致发生肺气肿。

（2）致敏作用：吸附 SO_2的 IP 被认为是一种变态反应原，能引起支气管哮喘，例如日本的四日市哮喘。

（3）促癌作用：SO_2和苯并（a）芘联合作用时，实验动物的肺癌发病率高于苯并（a）芘单独作用时的发病率。SO_2可能有促癌作用。动物实验证明 10mg/m^3的 SO_2可以加强苯并（a）芘的致癌作用。

（4）其他作用：SO_2被肺泡吸收后，分布到全身器官，其危害是多方面的，例如 SO_2与血液中的维生素 B_1结合，破坏正常情况下的体内维生素 B_1与维生素 C 的结合，使体内维生素C的平衡失调，从而影响新陈代谢和生长发育。

除上述对健康的影响外，SO_2对树木、谷物及蔬菜等均可造成损害，对牛、马、猪、羊、狗等动物均可引起疾病和死亡。此外，SO_2对于建筑物、桥梁等物体具有腐蚀作用，SO_2形成酸雨，对水生生物和土壤中的生物的生存也会产生严重影响。

（三）氮氧化物

1. 污染来源

（1）自然因素：大气中的氮受到雷电或高温所激活，易合成氮氧化物（nitrogen oxides，NO_X）；火山爆发，森林失火等都会产生NO_X；土壤中的微生物分解含氮化合物可产生NO_X。通过自然界氮的循环过程向大气中释放NO每年约430×10^6吨，约占总排放量的90%；人为活动排出的NO仅占10%。

（2）工业企业：NO_X的排放和污染特点比SO_2复杂得多。NO_X的生成可分为燃烧型和热力型。燃烧型指燃料燃烧时，根据物料平衡计算得到的NO_X的量。热力型是指各种燃料在高温下的燃烧过程中，当温度达到1 500℃以上时，空气中的N_2和O_2可直接结合成NO_X，污染源附近的NO_X可达6160.7mg/m^{3}以上。温度越高，NO_X的生成量越大。其中以火力发电、石油化工、燃煤工业等排放NO_X最多，硝酸、氮肥、炸药、染料等生产过程中排出的废气中也含有大量的NO_X。

（3）交通运输：汽车燃烧大量的汽油、柴油，火车、轮船燃烧柴油和煤，生成和排出大量的NO_X。随着汽车数量的剧增，我国城市大气污染正从煤烟型转向氮氧化物型（即汽车尾气型）污染。以北京为例，1998年汽车保有量为140万辆，比10年前增加100万辆，那时大气污染以煤烟为主，现在则是以氮氧化物为主。

2. 理化特点

（1）NO_X的种类：氮氧化物（NO_X）是NO、N_2O、NO_2、NO_3、N_2O_3、N_2O_4、N_2O_5等含氮气体化合物的总称。其中，造成大气严重污染的是NO_2和NO。

（2）感官性状：NO_2是红褐色气体，有刺激性。比重1.448（20℃）。低于0℃时，NO_2几乎都形成N_2O_4的形式，它是无色的晶体。NO为无色气体，遇氧则变为NO_2。NO_X难溶于水。

（3）光化学烟雾的起始物：NO_X的二次污染物是硝酸雾和光化学烟雾，后者主要由于汽车等机动车辆排出尾气中的NO_X和碳氢化合物经光化学反应而生成。

3. 对健康的影响　近年来的研究证明，人体内存在的微量NO是人体生理活动所必需的，在细胞信息传递中起到第三信使的作用。但大量的NO_X是有害的，NO_2的毒性比NO高4～5倍。

（1）对呼吸道的影响：氮氧化物难溶于水，故对眼睛和上呼吸道的刺激作用较小，而易于侵入呼吸道深部的支气管及肺泡。长期吸入低浓度NO_X可引起肺泡表面活性物质的过氧化，损害细支气管的纤毛上皮细胞和肺泡细胞，破坏肺泡组织的胶原纤维，并可发生肺气肿样症状。它尚能缓慢地溶于肺泡表面的水分中，形成亚硝酸、硝酸，对肺组织产生强烈的刺激及腐蚀作用，引起肺水肿。

（2）对血液及其他系统的影响：NO_X在肺中形成的亚硝酸盐进入血液后，能与血红蛋白结合生成高铁血红蛋白（即变性血红蛋白），降低血红蛋白的携氧能力，引起组织缺氧。当污染物以NO_2为主时，肺的损害比较明显，当污染物以NO为主时，高铁血红蛋白血症及中枢神经损害比较明显，对心、肝、肾以及造血组织等均有影响。慢性毒作用主要表现为神经衰弱综合征。

（四）光化学烟雾

1. 污染来源　光化学烟雾（photochemical smog）属于二次污染物，主要来源于汽车尾气，其原污染物为NO_X、碳氢化合物。

2. 理化特点　光化学烟雾是一种混合物的总称，是由大气中的NO_X、碳氢化合物受太阳紫外线作用发生光化学反应产生的烟雾。主要成分有臭氧、醛类和各种过氧酰基硝酸酯（PAN_S），这些物质统称为光化学氧化物。在各种光化学反应产物中，臭氧（O_3）约占85%以上，过氧酰基硝酸酯（PAN_S）约占10%。而PAN_S中主要是过氧乙酰硝酸酯（PAN），其次是过氧苯酰硝酸酯（PBN）和过氧丙酰硝酸酯（PPN）等。醛类化合物主要是甲醛、乙醛、丙烯醛等。

3. 对健康的影响

（1）对眼睛的刺激：光化学烟雾对眼睛有强烈的刺激作用。主要作用物是PAN、甲醛、丙烯醛、各种自由基及过氧化物等。其中PAN是极强的催泪剂，其催泪作用相当于甲醛的200倍。而PBN的催泪作用更强，比PAN大约强100倍。

（2）对呼吸系统的影响：光化学烟雾对鼻、咽、喉、气管和肺等呼吸器官也有明显的刺激作用。当大气中的O_3浓度为1.07mg/m^{3}时即可引起鼻和喉头黏膜的刺激；O_3浓度在0.21～1.07mg/m^{3}时可引起哮喘发作，导致上呼吸道疾病恶化，同时也刺激眼睛，使视觉敏感度和视力降低，2.14mg/m^{3}以上时则可引起头痛、肺气肿和肺水肿等。

（3）对全身的影响：O_3能阻碍血液输氧功能，造成组织缺氧，并使甲状腺功能受损，骨骼早期钙化。还可引起潜在的全身影响，如诱发淋巴细胞染色体畸变、损害某些酶的活性和产生溶血作用，长期吸收氧化剂会影响细胞新陈代谢，加速人体衰老。

（4）致敏作用：甲醛是致敏物质，能引起流泪、喷嚏、咳嗽、呼吸困难、哮喘等。

（5）致突变作用：臭氧是强氧化剂，可与DNA、RNA等生物大分子发生反应，并使其结构受损。对微生物、植物、昆虫及哺乳动物细胞有致突变作用。

八、室内空气污染

现代人75%以上的时间是在室内活动，特别是老、幼、病、弱者在室内的活动时间更多。根据近年来的一些调查研究表明，室内空气污染与健康的关系更为密切。

（一）室内空气污染的来源

1. 室内人体活动　人体代谢产生的废物主要通过呼气、汗液和大小便排出体外。人的一系列活动对室内空气常可产生重大影响，如人们在谈话、喷嚏、咳嗽时会随飞沫排出呼吸道黏膜表面的病原微生物，污染室内空气；人走路及其他动作会使地面、墙壁上的灰尘、微生物等散播到空气中；人的皮肤、衣物可散发出各种不良气体和碎屑等。

吸烟产生的烟雾也是造成室内空气污染重要的来源。吸烟的烟草烟气中至少含有3 800种化学成分，其中致癌物不少于44种。这一类的污染物主要有呼出的CO_2、水蒸汽、氨类化合物等内源性气态物以及可能含有CO、甲醇、乙醇、苯、甲苯、苯胺、二硫化碳、二甲胺乙醚、氯仿、硫化氢、砷化氢、甲醛等外来物或外来物在体内代谢后的产物。

2. 燃料燃烧和加热　主要指各种燃料的燃烧，以及烹调时食油和食物的加热后的产物。

目前，经常使用的燃料品种有煤（散煤、型煤等）、煤气、石油液化气、天然气、木柴、庄稼秸秆、杂草、畜粪等。这些燃料燃烧时，不同程度地产生有害物质，其主要污染物有二氧化硫、氮氧化物、一氧化碳、二氧化碳、烃类［包括苯并（a）芘等致癌性多环芳烃等］以及悬浮颗粒物等。烹调油烟成分有200余种，动物实验表明具有致突变性，其致突变物来源于油脂中的不饱和脂肪酸的高温氧化聚合反应。

3. 建筑材料和装饰材料　由于现代化的建筑材料和装饰材料的应用，室内空气中的污染物的性质和成分发生了根本性变化，其中特别值得注意的是甲醛和氡。甲醛主要用来生产脲醛树脂等黏合剂和生产泡沫塑料与壁纸，这些广泛用于房屋的防热、御寒、隔音与装饰，在此种材料中往往存在少量未完全化合的甲醛，可逐渐释放出来污染居室空气达到相当高的浓度。氡主要来自砖、混凝土、石块、土壤及粉煤灰的预制构件中，有的地区居室内氡浓度相当高，应当引起重视。

4. 家用化学品　随着人们生活需求的提高，家用化学品不断进入千家万户，如喷洒的洗涤剂、清洁剂、各种黏合剂和除害药物等。由于这些化学品中都含有有毒物质，当居民贮存、使用、管理不当或温度变化时，都会造成室内的空气污染，如苯类、酚类、醛类等。

5. 来自室外　主要来源有两方面，一是来自工业企业、交通运输所排出的污染物可通过门窗、孔隙或其他各种管道缝隙进入室内，如二氧化硫、氮氧化物、一氧化碳、铅、颗粒物等；二是来自植物花粉、孢子、动物毛屑、昆虫鳞片等变应原物质。

（二）室内空气污染对健康的危害

1. 致癌、致突变作用　燃料不完全燃烧排放的苯并（a）芘，进入机体，在体内代谢转化后可诱发肿瘤发生，动物实验已证明苯并（a）芘能诱发皮肤癌、肺癌和胃癌。食用油在加热烹调时产生的油烟是肺鳞癌和肺腺癌的危险因素。烟焦油是香烟烟雾中微粒部分的浓缩物，含有苯并（a）芘等10多种极强的致癌物和致突变物。建筑材料释放的氡及其短寿命子体（^{218}PO至^{214}PO）对人体健康的危害主要是引起肺癌。

2. 刺激作用　主要污染物是甲醛及其他挥发性有机化合物（volatile organic compounds，VOC_s）。甲醛是一种挥发性有机化合物，它不仅大量存在于多种装饰物品中，也可来自建筑材料、化妆品、清洁剂、杀虫剂、消毒剂、防腐剂、印刷油墨、纸张、纺织纤维等。由于甲醛的室内来源很多，造成的室内污染已日益引起各国的重视。甲醛有刺激性，人的甲醛嗅觉阈为$0.06mg/m^3$，达到$0.15mg/m^3$时可引起眼红、眼痒、流泪、咽喉干燥、发痒、喷嚏、咳嗽、气喘、声音嘶哑、胸闷、皮肤干燥发痒、皮炎等。甲醛还可引起变态反应，主要是过敏性哮喘，大量时可引起过敏性紫癜。

挥发性有机化合物是一类重要的室内空气污染物，目前已鉴定出500多种。常见的有苯、甲苯、三氯乙烯、三氯甲烷、二异氰酸酯类等。VOC_S共同存在于室内时，其联合作用是不可忽视的。目前认为VOC_S有臭味，有一定刺激作用，能引起机体免疫水平失调，影响中枢神经系统功能，出现头晕、头痛、嗜睡、无力、胸闷、食欲不振、恶心等，甚至可损伤肝脏和造血系统，出现变态反应等。

3. 病原微生物污染　对呼吸道传染病的传播有重要意义，如流行性感冒、麻疹、流行性腮腺炎、百日咳、白喉、猩红热、结核及军团病等，均可经空气传播导致传染病流行。

4. 对心血管系统的影响　室内空气CO污染与动脉粥样硬化、心肌梗死、心绞痛有密切关系。据调查资料显示，室内CO污染水平与居民血液中碳氧血红蛋白（COHb）含量成正相关，COHb 增加可促进心肌缺氧的发展。

5. 生物性变应原引起的过敏症　变应原又称过敏原，是一种能激发变态反应，即过敏反应的抗原性物质。此种过敏原可通过空气传播引起致敏人群的变态反应性疾病。

（1）花粉病：也称枯草热，是由于具有易感体质的人吸入空气中的致敏花粉所引起的一种呼吸道变态反应性疾病，主要症状是鼻炎、哮喘等。例如我国南京全年 12 个月中都有花粉散布，春季高峰以木本植物花粉为主，如柏科、杨柳科、悬铃本科、松科、胡桃科、桑科等；秋季高峰以草本类花粉为主，如菊科的豚草属、蒿属、大麻科、藜科、车前科及禾木科等。对过敏患者进行皮肤敏感试验表明秋季花粉中以狗尾草、豚草、藜草的阳性率最高，春季花粉中以构树的阳性率最高。

（2）尘螨过敏：是易感者由于长期吸入尘螨致敏成分引起的哮喘、过敏性鼻炎及皮肤过敏等。世界各地家居尘样品中都可检出此种尘螨，称为屋尘螨。近年来某些住宅由于使用空调或封闭式窗户，室内湿度极其适宜，气流极小，以致室内尘螨孳生，尤其在床褥和纯毛地毯下面尘螨最多。

6. 军团菌和军团菌病　1976 年美国宾州地区的美国军团年会上，与会者中爆发了一种主要症状为发热、咳嗽及肺部炎症的疾病，称此为军团病，半年后检出病变组织中有一小杆菌，称为军团菌，因此正式称此病为“军团菌病”。军团菌是一类水生菌群，现已报道有 34 个菌种 53 个血清型，以嗜肺军团菌最常见。主要存在于现代建筑物贮水器的水中，以及冷却塔水、冷凝水、温水箱水、制冰机用水、温水游泳池水、浴池水、水龙头、淋浴喷头、医用喷雾器和空气调湿器的水中，其中空调系统（主要通过冷却塔水）带菌是引起军团菌病流行的常见原因，因此病菌主要通过室内空气传播，此病又被称为“城市文明病”或“空调综合征”。其主要症状表现为呼吸道干燥、鼻塞、头痛、易感冒、关节酸痛，易患风湿病，思想不集中、易疲劳、胸闷、憋气等。

（三）评价居室空气清洁度的常用指标

室内空气污染经常是多种空气污染物的综合污染，通常以一种污染物作为评价空气质量的指标，或者根据几种参数来综合判断空气污染的水平。评价居室空气清洁度的常用指标有以下几种。

1. 二氧化碳　室内二氧化碳主要来自人的呼吸和燃料的燃烧。一般住宅的室内空气不断地和室外空气进行交换，室内空气中二氧化碳的浓度一般不会超过 0.3%。二氧化碳本身即使浓度达到 0.3%，对人体仍是无害的，人体肺泡内二氧化碳浓度经常是在 4%左右。如室内空气不含其他有害成分时，二氧化碳浓度升高到 5%以上时，人们才开始有发闷、不舒适的感觉。但是人们在呼出二氧化碳的同时，也呼出二甲基胺、硫化氢、醋酸、丙酮、酚、氮氧化物、二乙胺、二乙醇胺、甲醇、氧化乙烯、丁烷、丁烯、丁二烯、氨、一氧化碳、甲基乙基酮等数十种有毒物质。人体其他部位也不断排出污染物质，如汗液分解产物、其他挥发性不良气味等。所有这些物质随二氧化碳的增加而相应地增加，当二氧化碳浓度达 0.07%时，少数敏感的人就感觉有不良气味和不适感觉，当二氧化碳浓度达到 0.1%时，空气的其他性状开始恶化，出现显著的不良气味，人们较普遍地有不舒适的感觉。因此二氧化碳浓度在一定程度上可作为居室内空气污染的一个指标。居室内空气中二氧化碳浓度应保持在 0.07%以下，最高不应超过 0.1%。

2. 微生物和悬浮颗粒物　室内微生物（细菌、病毒）的主要来源是人们在室内的生活和活动，使微生物随飞沫与悬浮颗粒物飞扬于空气中。附着于室内悬浮颗粒物和唾液与痰液飞沫的许多致病微生物（溶血性链球菌、结核杆菌、白喉杆菌、肺炎球菌、金黄色葡萄球菌、流感病毒等）在空气湿度大、通风不良、阳光不足的情况下，可保持较长的生存时间和致病性。因此，应该对室内微生物和悬浮颗粒物的污染程度制定数量上的限制标准。

室内的悬浮颗粒物浓度与房间结构、卫生条件、通风方式、居住人口多少和居住者活动情况有关。同时还与室内外风速、湿度相关。室内可吸入颗粒物的卫生要求可参照居住区大气中卫生标准，日平均最高容许浓度为 0.15 mg/m^3。

3. 二氧化硫　室内用煤炉或煤气灶取暖或烹饪时，室内二氧化硫浓度常高于室外浓度。二氧化硫与水结合形成亚硫酸，并可氧化成硫酸，刺激眼睛和鼻黏膜，并具有腐蚀性。二氧化硫在组织液中的溶解度高，吸入空气中的二氧化硫很快会在上呼吸道溶解，造成呼吸道黏膜损伤。参照我国居住区大气卫生标准，日平均最高容许浓度为 0.15mg/m^3。

4. 一氧化碳　在用煤炉或煤气灶烹饪以及人们在室内吸烟时，室内一氧化碳的浓度常高于室外的浓度。人血液中碳氧血红蛋白在 2.5%以下时，人处于正常生理状态，当空气中一氧化碳浓度在 10 mg/m^3以下时，碳氧血红蛋白可维持在此水平。在评价室内一氧化碳污染浓度时，可参考我国居住区大气卫生标准，日平均最高容许浓度为 10mg/m^3。

5. 空气离子　气体分子形成的阳离子和阴离子称为轻离子。轻离子被悬浮颗粒物、烟雾颗粒吸附，形成质量大的阴、阳离子，称为重离子，阴、阳离子也不断地相遇失去电荷成为普通分子。所以空气中的离子不断地在产生，也不断地在消失。

居室内由于人们的活动与呼吸、悬浮颗粒物和燃烧产物等的存在，致使居室内空气污染越严重，轻离子数目越少，重离子数目越多。因此居室中重离子与轻离子的比值（$N\pm/n\pm$）在很大程度上可以代表居室内主要污染物对居室空气污染的综合状况。当重离子与轻离子的比值小于 50 时，空气清洁；比值大于 50 时，空气污浊。

6. 其他有害物质　我国《室内空气中氮氧化合物卫生标准》规定的日平均最高容许浓度为 0.10mg/m^3。甲醛、氡及其子体，近年来也用作评价居室空气清洁程度的指标。

我国于 2003 年 3 月 1 日实施的《室内空气质量标准》对一氧化碳、二氧化硫、气温、气湿、空气流速、二氧化氮、甲醛、总挥发性有机物和氡等指标也都制定了相应的标准值（见表 2-5）。

九、大气卫生标准

（一）基本概念

大气卫生标准是为了保护人群健康和生存环境，对大气中有害物质以法律形式作出的限值规定以及实现这些限值所作的有关技术行为规范的规定。由于大气污染影响范围广泛，接触的人群几乎包括了所有生活在该地区的人群，尤其是老、弱、病、幼、孕、敏感体质等体弱人群，而且都是昼夜长期地持续接触。因此，大气的卫生标准比生产车间空气的卫生标准制定更为严格，空气质量要求更高。

表 2-5 室内空气质量标准（GB/T18883-2002）

序号	参数类别	参数	单位	标准值	备注
1	物理性	温度	℃	22～28	夏季空调
				16～24	冬季采暖
2		相对湿度	%	40～80	夏季空调
				30～60	冬季采暖
3		空气流速	m/s	0.3	夏季空调
				0.2	冬季采暖
4		新风量	m^3/h·人	30①	
5	化学性	二氧化硫	mg/m^3	0.50	1h 均值
6		二氧化氮	mg/m^3	0.24	1h 均值
7		一氧化碳	mg/m^3	10	1h 均值
8		二氧化碳	%	0.10	日平均值
9		氨	mg/m^3	0.20	1h 均值
10		臭氧	mg/m^3	0.16	1h 均值
11		甲醛	mg/m^3	0.10	1h 均值
12		苯	mg/m^3	0.11	1h 均值
13		甲苯	mg/m^3	0.20	1h 均值
14		二甲苯	mg/m^3	0.20	1h 均值
15		苯并（a）芘	mg/m^3	1.0	日平均值
16		可吸入颗粒	mg/m^3	0.15	日平均值
17		总挥发性有机物	mg/m^3	0.60	8h 均值
18	生物性	菌落总数	cfu/m^3	2500	依据仪器定②
19	放射性	氡^{222}Rn	Bq/m^3	400	年平均值（行动水平③）

注：①新风量要求不小于标准值，除温度、相对湿度外的其他参数要求不大于标准值；

②依室内空气中菌落总数检验方法（撞击法）而定；

③行动水平即达到此水平建议采取干预行动以降低室内氡浓度。

1. 标准和基准　标准（standard）和基准（criterion）是两个不同的概念。标准是国家或地方对环境中有害因素提出的限量要求以及实现这些要求所规定的相应措施。基准是通过科学研究得出的对人群不产生有害或不良影响的最大浓度，是根据剂量-反应关系和一定的安全系数而确定的，不考虑社会、经济、技术等人为因素，不具有法律效力。大气卫生标准是以大气卫生基准为主要依据，并且要考虑社会、经济、技术因素，经过综合分析而制定的。

2. 两种最高浓度容许值　大气中有害物质的浓度受生产周期、气象条件等因素的影响而经常变动。各种有害物质对机体产生的有害作用类型也各不相同。因此，我国的大气卫生标准规定了两种浓度的最高容许值（maximum allowable value），即日平均最高容许浓度和一次最高容许浓度。

一次最高容许浓度是指任何一次采样测定结果的最高容许值。有些物质能使人或动植物在短期内（瞬间或 20 分钟内）出现刺激、过敏或中毒等急性危害，则该物质必须制定一次最高容许浓度，这是确保接触者在短期内吸入该物质不至于产生上述任何一种急性危害的上限值。

日平均最高容许浓度是指任何一天多次测定的平均浓度的最高容许值。对一些有慢性作用的物质都应制定此值，亦即经过长时间（数年、数月）的持续作用也不致引起最敏感对象发生慢性中毒或蓄积现象以及远期效应的日平均上限值，在任何 24 小时内均不应超过，以达到防止污染物漫性和潜在性危害的目的。

有些物质既能产生急性危害，又能产生慢性危害，则两种最高容许值都应制定。

（二）制定原则

1963 年 10 月，世界卫生组织在日内瓦召开的区域性大气质量标准和测定方法讨论会上，根据环境污染物的性质和浓度-时间-效应的关系，把空气质量标准定成四级，并且建议各国应力争以第一级容许水平作为标准。

第一级　在小于此种浓度和接触时间内，根据现有的知识，不会观察到直接或间接的反应（包括反射或保护性反应）。

第二级　在大于此种浓度和接触时间内，对人的感觉器官有刺激，对某些植物有损害或对环境产生其他有害作用。

第三级　在大于此种浓度和接触时间内，可使人的生理功能发生障碍或衰退，引起慢性疾病和缩短寿命。

第四级　在大于此种浓度和接触时间内，可使对污染物敏感者发生急性中毒或者死亡。

目前，各国一方面根据本国的空气污染状况和经济技术水平提出制定标准的依据、原则和方法，另一方面也参考上述要求作为制定大气卫生标准的基础。我国制定和修订大气卫生标准的原则具体有以下几个方面：

1. 不引起急性或慢性中毒及潜在的远期危害（致癌、致畸、致突变作用）　大气中的污染物极其复杂，且有污染物浓度低、作用时间长、影响范围广等特点。制定大气卫生标准时，应考虑到保护包括老、幼、病、弱等易感人群在内的全体居民以及居民昼夜持续暴露于大气污染物的特点。

2. 对主观感觉无不良影响　大气中有害物质的最高浓度限值应低于眼睛、鼻、上呼吸道黏膜的感觉阈或刺激作用阈，在此种浓度下人们感觉不到明显的异臭和不良的刺激。

3. 应对人体健康无间接危害　在大气中有害物质的最高浓度限值以下，应不影响居民生活卫生条件、不降低大气透明度和紫外线照射强度、不妨碍植物生长和环境的自净作用。

4. 选用最敏感指标　制定标准时，应从有害物质对机体多方面的有害作用中，选择最敏感或最特异的指标作为其有害作用的限值指标。

5. 经济合理和技术可行　脱离各国、各地的实际情况，过严制定大气卫生标准将会给经济技术造成过重的负担从而降低标准的权威性。

（三）我国的大气卫生标准

我国1982年发布的《大气环境质量标准》对总悬浮颗粒物、飘尘、二氧化硫、氮氧化物、一氧化碳、光化学氧化剂制定了浓度限值，而且每个污染物的标准均分为三级：

一级标准　为保护自然生态和人群健康，在长期接触情况下，不发生任何危害影响的空气质量要求。国家规定的自然保护区、风景游览区、名胜古迹和疗养地等地区应执行一级标准。

二级标准　为保护人群健康和城市、乡村的动植物，在长期和短期接触情况下，不发生伤害的空气质量要求。居民区、商业交通居民混合区、文化区、名胜古迹和广大农村等地区应执行二级标准。

三级标准　为保护人群不发生急、慢性中毒和城市一般动、植物（敏感者除外）正常生长的空气质量要求。适用于大气污染程度比较重的城镇和工业区以及城市交通枢纽、干线等地区。

在1996年，我国修订了《大气环境质量标准》。修订后的标准改称为《环境空气质量标准》，在原有6种污染物限值的基础上，增加了二氧化氮、铅、苯并（a）芘、氟化物的浓度限值，并将飘尘改为可吸入颗粒物，光化学氧化剂改为O_3。

十、大气卫生的防护措施

大气污染受地理、气象、工业生产、生活活动、交通运输等多方面因素的影响。因此，针对大气污染必须坚持综合防治的原则，从规划和工艺两方面着手，控制大气污染，严格遵守并实施大气卫生标准。

（一）规划措施

1. 合理安排工业布局，调整工业结构　应结合城镇规划，全面考虑合理的工业布局。工业项目不宜过于集中，工业建设应多设在小城镇和工矿区，较大的工业城市最好不再新建大型工业企业。如需新建，要建在远郊区，避免在山谷内建立有废气排放的工厂。

2. 加强城市绿化　植物除了能美化环境，还具有调节气候、阻挡、滤除和吸附灰尘、吸收大气中有害气体等功能。行之有效的生物防治措施是建立绿化带，但在建设城市绿化系统时，应注意各类绿地的合理比例。绿地的种类包括公共绿地、防护绿地、专用绿地、街道绿地、风景绿地以及生产绿地等。

3. 加强居住区内局部污染源的管理　各地卫生部门应与有关部门积极配合，对居住区内饭店、公共浴室的烟囱、废品堆放处及垃圾箱等可能污染室内外空气的污染源加强管理。

（二）工艺措施

1. 控制燃煤污染　主要采取的措施有：①改革燃料结构：用无烟燃料取代有烟燃料、用液体或气体燃料取代固体燃料，减少煤烟和二氧化硫的污染；②集中供热：减少分散烟囱，还可以充分利用工业余热资源；③合理选用燃料：应选用含硫和灰分少的燃料，减少污染物的排放量；④改造锅炉：减少燃烧不完全产物的排出量，提高燃烧效率；⑤适当增加烟囱高度：有利于废气的稀释和扩散。

2. 加强工艺措施　主要采取的措施有：①改革工艺过程：以无毒或低毒原料代替毒性大的原料，并且采取闭路循环以减少污染物的排出等；②加强生产管理：防止排放的废气污染大气；③综合利用变废为宝：如电厂排出的大量煤灰可制成水泥、砖等建筑材料。

（王瑞）

第二节　水质与健康

水在地球上分布很广泛，约覆盖地球总面积的71%，其中96.5%是含盐的海洋水，陆生动物和大多数植物所依赖的淡水只占地球总水量的3%，且多储存于冰川、雪盖和750m以下的地层深处，而便于取用的河水、湖泊水及浅层地下水等淡水资源约为地球储水量的0.2%。我国水资源总量为28 124亿m^3，人均水资源仅2 710 m^3，约为世界人均水资源的1/4，位居世界第88位。我国有45%的国土处于干旱和半干旱、缺雨少水的地带，不少地区，特别是华北、西北地区由于淡水资源缺乏而常出现水荒。据统计，目前我国15亿亩耕地中，尚有8.3亿亩是无灌溉设施的干旱地，有14亿亩缺水草场。全国每年有3亿亩农田受旱，在西北大牧区尚有4 000万人口和3 000万头牲畜吃水困难。据对全国324个城市的调查表明，列入水资源匮乏的城市有183个，有40个城市为贫水危机城市。由于人类的某些盲目活动造成植被破坏和严重水土流失，使得我国的黄河每年输沙总量达16亿吨，居世界河流含沙之首，长江的年输沙量达7亿吨，等于亚马逊河、密西西比河、尼罗河的总和。值得注意的是工业废水和生活污水造成的水体污染已严重威胁水资源的质量，加剧水资源紧缺的矛盾。如不及时采取有效措施，水环境污染将导致水资源枯竭，严重影响经济发展和人民生活。

一、水源种类及其卫生学特征

地球上的天然水源分为降水、地表水和地下水三大类。

（一）降水

降水指雨、雪水。降水的特点是矿化度很低，在收集与保存过程中易被污染，且水量没有保证。

（二）地表水

地表水（surface water）包括江、河、湖及池塘等水。因其主要来自降水，故含盐类较少，但在流经地表时，大量杂质混入水中而含有较多的悬浮物质。季节、气候等自然条件对地表水的理化性质及细菌含量有较大影响。

（三）地下水

地下水（underground water）主要来源是渗入地下的降水、河湖塘等地面水。根据它和地壳不透水层的关系及流动情况，地下水可分为浅层地下水、深层地下水和泉水三种。

1. 浅层地下水　浅层地下水系指潜藏在地表与第一个不透水层之间的水。多来自附近渗入地下的降水或湖、河水。因经地层渗滤，大部分悬浮物和微生物已被阻留，水质物理感官性状较好，细菌含量较少，但由于溶解了土壤中各种不同的矿物盐类，致使水质变硬。

2. 深层地下水　位于第一个不透水层以下的地下水被称为深层地下水。往往潜藏在两个不透水层之间。因距地表较深，不易受到地面的污染，水质及水量都比较稳定，水温恒定，水质无色透明，细菌数少，矿化度高，硬度大，是一种比较理想的饮用水水源，故常作为城镇集中式供水水源之一。

3. 泉水　由地表缝隙自行涌出的地下水称泉水。因地质构造不同，泉水分为靠重力流出的和靠压力流出的两种。前者多来自浅层地下水，故水质与浅层地下水相似，较易受污染，水量不稳定。后者来自深层地下水，水质与深层地下水相似。泉水在农村常用作分散式给水的水源。

二、水体污染源及其污染物

（一）水体污染的主要来源

1. 工业废水　工业废水是世界范围内水污染的主要原因。对水体污染影响较大的工业废水主要来自冶金、化工、电镀、造纸、印染、制革企业。

2. 生活污水　是指人们日常生活的洗涤废水和粪尿污水等，污水中含有大量有机物如纤维素、淀粉、糖类、脂肪、蛋白质和微生物包括肠道病原菌、病毒、寄生虫卵等，还含有大量无机物质如氯化盐、硫酸盐、磷酸盐、铵盐、亚硝酸盐、硝酸盐等。近年来由于大量使用含磷洗涤剂，水体受含磷、含氮的污水污染是造成湖泊水质恶化的主要原因之一。雨雪淋洗城市大气的污染物和冲淋建筑物、地面、废渣、垃圾而形成的城市径流，也是生活污水的组成部分。来自医疗单位的污水，包括病人的生活污水和医疗废水，含有大量的病原体及各种医疗、诊断用的物质，是一类特殊的生活污水。

3. 农业污水　是指农牧业生产排出的污水及降水或灌溉水流过农田或经农田渗漏出的水。农业污水主要含氮、磷、钾等化肥、农药、粪尿等有机物及人、畜肠道病原体等。

（二）水体污染物种类

通过各种途径进入水体的污染物种类繁多，一般分为物理性污染物、化学性污染物和生物性污染物（见表2-6）。

表2-6　水体污染分类、污染标志及来源

	污染类型	污染物	污染表征	废水来源
物理性污染	热污染	热的冷却水	升温、缺氧或气体饱和热富营养化	动力电站、冶金、石油、化工等
	放射性污染	铀、钚、锶、铯	放射性污染	核研究生产、试验、核医疗、核电站
	表观污染	泥、沙、渣、屑、漂浮物	浑浊	地表径流、农田排水、生活污水、大坝冲沙、工业废水
		腐殖质、色素、染料、铁、锰	染色	食品印染、造纸、冶金等工业污水和农田水
		酚、氨、胺、硫醇、硫化氢	恶臭	污水、食品、制革、炼油、化工、农肥

续表

	污染类型	污染物	污染表征	废水来源
化学性污染	酸碱污染	无机或有机酸碱	pH异常	矿山、石油、化工、造纸、电镀、酸洗等工业
	重金属污染	汞、镉、铬、铅、锌等	毒性	矿山、冶金、电镀、仪表、颜料等工业的排水
	非重金属污染	砷、氰、氟、硫、硒等	毒性	化工、火电、农药、化肥等工业
	需氧有机物污染	糖类、蛋白质、油脂、木质素等	耗氧、缺氧	食品、纺织、造纸、制革、化工等工业、生活污水、农田排水
	农药污染	有机氯农药、多氯联苯、有机磷农药	严重时水中无生物	农药、化工、炼油等工业、农田排水
	易分解有机物污染	酚类、苯、醛类	耗氧、异味、毒性	制革、炼油、化工、煤炭、化肥等工业、生活污水及地面径流
	油类污染	石油及其制品	漂浮和乳化、增加水色	石油开采、炼油、油轮等
生物性污染	病原体污染	各种病原体	水体致病性	医院、屠宰、畜牧、制革等工业、生活污水、地面径流
	霉菌污染	霉菌毒素	毒性、致癌	制药、酿造、食品、制革等工业
	藻类污染	磷、氮	富营养化、恶臭	化肥、化工、食品等工业、生活污水、农田排水

1. 物理性污染物　主要是指热污染和放射性污染。水体热污染主要来源于工业冷却水，其次为冶金、化工、石油造纸和机械工业。水中放射性物质主要来源于：①天然放射性核素；②核试验沉降物；③核工业的废水、废气、废渣；④核研究和核医疗等单位排放的废水。

2. 化学性污染物　当今水污染最显著的特点是化学性污染，其污染物包括无机物和有机物两大类。最常见的无机污染物如铅、汞、镉、铬、砷、氮、磷、氰化物及酸、碱、盐等；有机污染物如苯、酚、石油及其制品等。有的废水中则含有大量耗氧的无毒有机物，如食品加工、造纸等工艺废水中含有糖、蛋白质、木质素等，可使水中溶解氧减少，水质恶化。据统计从全球水体已鉴别出有机化学物超过 2 000 种。

3. 生物性污染物　生活污水、医院污水、畜牧和屠宰的废水等，以及垃圾和地面径流都可能带有大量病原体和其他污染物。这类生物通过多种途径进入水体后造成水体生物性污染，危害人民健康。

三、水体污染的危害

水体受到含病原体的人、畜粪便、污水污染后，可引起介水传染病的发生和流行；受到有毒化学物质的污染，可使人群发生急、慢性中毒，甚至形成公害病，或者诱发癌症；还有些污染物，虽然对人体不会产生直接危害，但可使水质感官性状恶化和抑制水体微生物的生长与繁殖，从而影响水体的正常利用和水体的自净能力。

（一）生物性污染的危害

水中微生物绝大多数是天然寄生者，大部分来自土壤及大气降尘，对人一般无致病作用。但随垃圾、人和畜的粪便以及某些工农业废弃物进入水体的微生物可包括一些病原微生物（表2-7），对人体有致病作用。

表2-7　经粪便、垃圾可能污染饮水的致病微生物

细菌	病毒	寄生虫
沙门菌属	脊髓灰质炎病毒	溶组织阿米巴
志贺菌属	柯萨奇病毒	结肠小袋虫
致病性大肠杆菌	埃可病毒	蓝氏贾第鞭毛虫
变形杆菌属	呼肠弧病毒	日本血吸虫
克雷伯杆菌属	腺病毒	钩虫
小肠结肠炎耶尔森菌	轮状病毒	蛔虫
空肠弯曲杆菌	肝炎病毒	蛲虫
霍乱弧菌	胃肠炎病毒	鞭虫
ElTOr弧菌（副霍乱）		牛肉绦虫
分枝杆菌属		猪肉绦虫
芽孢杆菌属		
链球菌属		
钩端螺旋体属		

如饮用或接触此种未经消毒的水，则可引起介水传染病流行。WHO的调查资料显示，当前发展中国家有10亿多人受到介水传染病的威胁，每年有500多万人死于水传播的疾病，儿童死亡的半数与饮水有关。1988年春，上海市和江苏、浙江、山东三省发生甲型肝炎爆发流行，患者达40万人，仅上海市1988年1月至4月发病达30余万人。此次甲型肝炎的大流行是由于生食江苏启东地区所产毛蚶引起的，而当地养殖毛蚶水体受到甲型肝炎病毒的污染。到目前为止，致病微生物水污染仍是发展中国家突出的问题，介水传染病时有发生，甚至出现一定范围内爆发流行。在发达国家，水体生物性污染虽已不是严重的问题，但仍受到人们的重视。

介水传染病的流行特点是：①水源一次大量污染后，可出现爆发流行，绝大多数病例的发病日期集中在该病最短和最长潜伏期之间。但如水经常受污染，则病例可终年不断；②病例的分布与供水范围一致，绝大多数患者都有饮用同一水源的历史；③一旦对污染源采取治理措施，加强饮用水的净化和消毒后，疾病的流行能迅速得到控制。

近年来，人们已注意到水体富营养化危害。在富营养化水体中藻类大量繁殖聚集成团块，漂浮于水面，影响水的感官性状，在用作自来水水源时常常堵塞水厂的滤池，并使水质出现异臭异味。藻类产生的黏液可黏附于水生动物的腮上，影响其呼吸，导致窒息死亡。有些赤潮藻大量繁殖时分泌的有害物质如氨、硫化氢等可危害水体生态环境并使其他生物中毒及生物群落结构异常。由于藻类大量繁殖死亡后，在细菌分解过程中不断消耗水中溶解氧，使含氧量急剧降低，引起鱼、贝类等因缺氧大量死亡，造成严重的经济损失。

有些藻类能产生毒素如麻痹性贝毒、腹泻性贝毒、神经性贝毒等，而贝类（蛤、蚶、蚌等）能富集此类毒素，人食用毒化了的贝类后可发生中毒甚至死亡。1981 年印度东部沿岸曾发生过麻痹性贝毒中毒事件，造成 85 人中毒，3 人死亡；1983 年菲律宾发生的贝毒中毒事件使 700 人中毒，21 人死亡；近年的研究发现，微囊藻粗毒素可明显增强 3-甲基胆蒽及有机污染物启动的细胞恶性转化，在第二阶段诱导的细胞转化中能激活 ras 癌基因。藻类毒素对人体健康的影响已受到人们的重视，因为此类毒素一旦进入水中，一般供水净化处理和家庭煮沸都不能使之全部灭活。

（二）化学性污染的危害

水体受到工业废水污染后，水体中各种有毒化学物质如汞、砷、铬、酚、氰化物、多氯联苯及农药等通过饮水或食物链传递使人体发生急、慢性中毒。下面介绍有代表性的汞、酚和多氯联苯三种污染物的危害。

1. 汞和甲基汞

（1）污染来源：汞是构成地球元素之一，自然界中主要以硫化汞的形式存在于岩石中。岩石中的汞可被氧化为金属汞或二价汞离子而进入空气、水、土壤环境中。天然水中含汞量甚微，一般不超过 0.1μg/L。水体受汞污染时，水中汞含量可明显升高。进入水中汞多吸附在悬浮的固体微粒上而逐渐沉降于水底，故底泥中汞含量常较水中为高。

常见的汞污染源主要为氯碱工业、塑料工业、电池工业、电子工业、汞冶炼和含汞农药等排放废水。此外，医院口腔科废水及农田中使用含汞农药也是常见污染源。

（2）危害：污染水体的汞，特别是在底泥中的汞，在微生物的作用下可被甲基化形成有机汞（以甲基汞为主），后者毒性较无机汞增大许多倍，更易为生物体吸收，并可通过食物链在生物体内逐渐蓄积，致使某些水生生物体内汞含量达到令人产生中毒的水平。其中最为典型的例子是日本熊本县水俣湾附近的渔民，由于长期摄入富集在鱼、贝中的甲基汞而引起的甲基汞中毒，即震惊世界的水俣病。

早在 20 世纪 50 年代初期，人们就曾在水俣湾水域目睹一些奇异现象，不少鱼群异常游动，奄奄一息漂浮水面；飞行的水鸟突然坠海；当地居民饲养的猫流涎不止、疯癫发狂、步态不稳、全身痉挛并时有跳海溺死，以致水俣湾地区的猫到了绝迹的程度。1956 年 4 月末，水俣湾一造船木工的 3 岁和 5 岁的两个女儿患有类似脑炎特殊神经症状（步态不稳、言语不清、肢端麻木和狂躁不安等），来到日本氮肥株式会社水俣化工厂附属医院就诊，引起院方的重视，于 5 月初向当地卫生主管部门报告。由于本病最早发现于日本水俣市，故称之为水俣病。后经调查证实，早在 1953 年即有此病发生。1956 年 8 月，主要由熊本大学医学院成员组成的水俣病研究组，着手调查其病因，初步调查发现，本病是由于反复摄入该地区海产品而引起的中毒，并认为毒物与水俣市化工厂排出的废水有关。此后，水俣病研究组从环境调查、临床、病理、动物实验等方面进行研究。发现水俣化工厂废水排放渠污泥中汞含量每公斤湿重达 2 020mg，污泥中汞含量且随排水口距离的延长而降低。1958 年水俣化工厂废水排放改道，直接排入水俣河，导致汞污染范围扩大。以后陆续从水俣化工厂乙酸乙醛反应管排出的汞渣中和水俣湾鱼贝类中提取出氯化甲基汞结晶，用此结晶和从水俣湾捕捞的鱼贝类饲养猫（1mg/kg，甲基汞），在 32～65 天内出现与水俣病类似的症状和体征，动物各脏器（包括脑）中汞含量异常增高。

污染源调查发现，水俣化工厂在生产过程中采用无机汞盐作触媒，用乙炔合成乙醛、乙酸、氯乙烯等，在乙醛合成过程中使用的硫酸汞可生成副产物氯化甲基汞，并且也从该厂排水沟的污泥中提取到了甲基汞。上述事实充分证明水俣病的发生是由于水俣化工厂排出的含甲基汞废水所致。

1959 年 11 月，熊本大学水俣病研究组向日本卫生福利部报告，水俣病是由于该厂废水中所含甲基汞引起的中毒，此结论得到了美国科学家 Kurland 的支持。1965 年日本新泻县阿贺野河下游水俣病再次爆发流行。直到 1968 年日本政府才断定：熊本水俣病是水俣化工厂乙酸乙醛装置内生成甲基汞化合物所致，新水俣病是昭电鹿濑化工厂乙醛制造过程中产生的副产物甲基汞化合物排放到阿贺野河所致。1973 年 5 月在水俣市对面的天草岛御所浦市还发生了含汞废水引起的第三次大规模中毒事件。到 1992 年 3 月日本官方确认的水俣病患者有 2 252 人，其中死亡 1 043 人，12 127 人声称患有水俣病但未得到认可，有 1 968 人正等待水俣病鉴定委员会的检查结果。

水俣病发病机制的研究表明，乙醛生产过程中的无机汞转化成甲基汞污染水体后，通过水生食物链进入人体，在胃酸作用下，生成氯化甲基汞，经肠道吸收率可达 95%～100%。吸收入血液的甲基汞与红细胞内的血红蛋白巯基结合，透过血脑屏障进入脑组织。损害最为严重的是小脑和大脑，特别是枕叶、脊髓后束和末梢神经。甲基汞在大脑的感觉区和运动区含量较高，尤其是大脑后叶蓄积量最高，致使患者视觉、听觉障碍。据估算引发成人（60kg 体重）水俣病最低需汞量为 25mg 或头发中含汞 50μg/g。由于甲基汞可通过胎盘屏障，对胎儿脑组织造成更广泛的损害而成为先天性水俣病，其病情比成人水俣病更为严重。我国的松花江也曾遭受较严重的汞污染，松花江上游化工企业乙酸制造厂是主要污染源，沿江居民和渔民也曾出现甲基汞中毒轻微体征。因此，松花江的汞污染危害应引起我国的高度重视。

2. 酚类化合物　酚类化合物是指芳香烃中苯环上氢原子被羟基取代所生成的化合物。根据苯环上的羟基数目分为一元酚、二元酚、三元酚等，含两个以上羟基的酚类称为多元酚，能与水蒸汽一起挥发的酚类（沸点在 230℃以下）称挥发酚，不能同水蒸汽一起挥发的称不挥发酚。各种酚类的生物氧化分解速率不同，一元酚＞二元酚＞三元酚。

(1) 污染来源：天然水体中含有微量的酚，含酚废水的主要来源有炼焦、炼油制取煤气和利用酚作为原料的工业企业。其次是造纸、鞣革、印染部门及纤维、塑料、橡胶、酚醛树脂炸药、农药、油漆等的生产。工业废水中酚含量可达 1 500～15 000mg/L。此外，生活污水中也含有少量的酚类化合物。

(2) 危害：酚通过皮肤和胃肠道吸收后在肝脏氧化成苯二酚、苯三酚，并与葡萄糖醛酸等结合而失去毒性，然后随尿液排出。被吸收酚在 24 小时内代谢完毕，故酚类化合物的中毒多为急性中毒。如 1991 年湖北省鄂城梁子湖因捕鱼投入五氯酚钠，造成水源污染的事件，使该河下游某小学饮用河水的 162 人全部中毒。

酚是中等强度的化学原浆毒物，可使蛋白质凝固，但并不与之结合，当细胞受到损伤发生坏死破碎后，酚能从中分离出来，继续向深部组织渗透，引起深部组织损伤坏死。急性酚中毒的主要表现为大量出汗、肺水肿、吞咽困难、肝及造血器官损害、黑尿、受损组织坏死、虚脱，甚至死亡，长期饮用低浓度含酚水，可导致记忆力减退、皮疹、瘙痒、头昏、失眠、贫血等慢性中毒症状。五氯酚对实验动物还具有致畸胎作用。

酚污染水体能使水的感官性状明显恶化，产生异臭和异味。酚还能使鱼贝类水产品产生异臭、异味，降低经济和食用价值。水中酚达到一定浓度时可影响水生动植物的生存，高浓度的酚（尤其是多元酚）能抑制水中微生物的生长繁殖，影响水体的自净作用。

3. 多氯联苯

(1) 污染来源：多氯联苯（polychlorinated biphenyls，PCBs）又称氯化联苯，是由一些氯置换联苯分子中的氢原子而形成的化合物，其化学性质的稳定程度随着氯原子数目的增加而增多，具有耐酸、耐碱、耐腐蚀及绝缘、耐热、不易燃等优良性能，被广泛用于工业生产，例如用于生产润滑油、切削油、农药以及在油漆、粘胶剂、封闭剂中作添加剂。如未经处理任意排放，可造成水源污染。

(2) 危害：多氯联苯在环境中极为稳定，在水体中可附着于颗粒物上沉积于底泥，然后缓慢向水中迁移，通过水生物摄取进入食物链系统，发生生物富集作用。藻类的富集能力可达千倍，虾、蟹类为4 000～6 000倍，鱼类可达数万至十余万倍，而后PCBs通过食品这一途径进入人体，贮存于各组织器官中，尤其是脂肪组织含量最高。

PCBs对鱼贝类也有较大影响。幼虾在0.1mg/L的水中48小时全部死亡。当PCBs浓度为5mg/L时会使针鱼和石首鱼体内PCBs含量超过100mg/g，并使50%～60%的鱼死亡。PCBs对禽类也有一定的危害。

PCBs具有雌激素样作用，可明显干扰机体的内分泌状态，特别是对生殖系统激素、状腺激素等产生严重不良影响，出生前接触PCBs可使子代的发育及出生后行为异常。PCBs可通过食物链在体内蓄积，并可通过授乳传递给子代。PCBs等雌激素样化合物可在母乳中浓集，婴儿从母乳摄取的量可达成人接触量的10～40倍，从而使子代受到明显影响。PCBs对人危害的最典型例子是1968年发生在日本的米糠油中毒事件，受害者因食用被PCBs污染的米糠油而中毒。主要表现为皮疹、色素沉着、眼睑浮肿、眼分泌物增多及胃肠道症状等，严重者可发生肝损害，出现黄疸、肝性脑病甚至死亡。孕妇食用被污染的米糠油后，有的出现胎儿死亡，活产新生儿表现为体重减轻、皮肤颜色异常、眼分泌物增多等，即所谓的“胎儿油症”。表明PCBs可通过胎盘进入胎儿体内，也可通过母乳进入婴儿体内而导致中毒。

一些研究发现，多个品种的PCBs可使大鼠肝癌和癌前病变发生率显著增加，含氯54%的PCBs还可诱发胃肠道肿瘤。脂肪组织和血清中高浓度PCBs还与非霍奇金淋巴癌发生有关。并已发现某些PCBs可诱发C-ras、C-jun和C-myc等癌基因的过度表达。

四、生活饮用水与健康

水是人体构成的主要成分。水占体重的比例，成人为65%，胎儿可达90%。水是主要的营养素之一，水中矿物盐也是人体所需的来源。人体内几乎所有的生化过程与生理活动，如体温调节、营养输送、废物排泄等都需要水的参加，成人每日生理需要量约为2～3L。此外，人们日常生活还需大量水。为维持人体内环境的稳定，发挥水在生理和卫生上的作用，需要有充足的水量和良好的水质。水质不良或受到污染，不仅限制其饮用价值，还可引起各种健康损害及疾病。例如，原生地质条件形成的水质硬度过高或苦咸水可引起腹泻，氟或砷含量过高可发生生物地球化学性地方病；来自次生环境的废弃物污染，如砷、汞、铬、镉、酚可引起化学中毒；许多病原体可以介水传播传染病，如霍乱、伤寒、痢疾、病毒性肝炎、脊髓灰质炎、钩端螺旋体病、血吸虫及其他寄生虫病等。据调查，我国约70%的人口未能饮用水质完全符合国家卫生标准的饮用水，还有0.47亿人口严重缺水，故给水卫生是提高人民的生活质量、维持和促进健康的有效途径，应进一步加强。

（一）生活饮用水的基本卫生要求

清洁卫生的饮用水是保障人体健康的重要因素。安全的生活饮用水应符合以下四项基本卫生要求：

1. 感官性状良好　饮用水应该是无色、透明、无臭，适口而无异味，水中不能见到任何肉眼可见物，也不能呈现有特殊颜色和异味，为人们所乐于饮用。

2. 微生物学安全　饮用水不能引发传染性疾病，为实现这一目标，生活饮用水必须进行净化和消毒处理。饮用水不得含有病原微生物和寄生虫卵，地面水生产区外围10米以内不得设置生活居住区和修建任何饲养场、渗水厕所等，以防止介水传染病的发生和传播。

3. 化学组成对人体无害　饮水中应含有适量的人体必需的微量元素。有毒、有害化学物质及放射性物质的含量应控制在安全限值以内，以防止对人体造成急、慢性中毒和任何潜在的远期危害。

4. 水量充足、取用方便　给水应取用便利，水量应能满足居民饮用、食物加工、个人卫生、洗涤清扫等方面总的需要。据Gleik等学者的研究，满足这些最基本需要的总用水量为每人每日50L。居民的用水量还受到气候、卫生设备条件、经济水平、生活习惯等因素的影响。实际给水量，一般按一年内用水量最多的一天来计算。我国居民最高日用水量，粗略估计约为每人40～80L。

（二）生活饮用水的水质规范与检验指标

生活饮用水水质卫生规范是根据其基本卫生要求为原则规定的水质检验与评价的具体要求。它是给水卫生工作的准绳，也是评价饮用水是否可以安全饮用的主要依据。我国卫生部颁布的于2007年7月1日起实施的《生活饮用水卫生标准（GB5749－2006）》规定了38项水质常规检验项目。这些项目分为微生物指标、毒理学指标、感官性状和一般化学指标以及放射性指标四类（表2－8）。

1. 微生物指标

（1）细菌总数：细菌总数是指1ml水样在普通琼脂培养基上，于37℃培养24小时所生长的细菌菌落总数。主要用以评价水质清洁程度和考核净化效果，细菌总数越多说明水污染越严重。但它实际说明的是实验条件下，在人工培养基上适宜生长的细菌数，并非真正的水中所有细菌数；它能表示水被有机物生物性污染的程度，但不能说明污染的来源和有无病原菌的存在。规范以菌落形成单位（CFU）表示细菌总数，规定每毫升水不超过100CFU。

（2）总大肠菌群与粪大肠菌群：总大肠菌群系指一群在37℃培养24～48小时能发酵乳糖产酸产气的革兰阴性无芽孢杆菌。总大肠菌群可作为粪便污染的指示菌。但是水中总大肠菌群不只来自人和温血动物的粪便污染，还能来自植物和土壤的天然存在。仅来源于人和温血动物粪便的大肠菌群称粪大肠菌群，是可在44.5℃培养温度下生长的耐热大肠菌群。检出粪大肠菌群表明饮水已被粪便污染，其意义是有存在肠道致病菌和寄生虫等病原体的危险。水质规范规定在任意的100ml水样中不得检出总大肠菌群或粪大肠菌群。

（3）游离性余氯：为使饮水具有持续消毒能力以确保其饮用安全性，饮水消毒所加入的氯消毒剂，在发挥杀菌作用而消耗之后，应有一定量的剩余，称为游离性余氯。规范规定，加氯消毒持续接触 30 分钟以上，游离性余氯不低于 0.3mg/L，管网末梢不低于 0.05mg/L。

应当指出，上述三项指标都是间接指标，符合标准的饮用水在细菌学上是安全的。但是由于病毒对氯的抵抗力高于细菌，所以在确保防止肠道病毒疾病传播上，以上指标仍存在问题，需进一步研究解决。目前，在我国普遍常规消毒情况下，尚不宜提倡直接饮用自来水。

2. 毒理学指标

(1) 氟化物：适量的氟可预防龋齿发生，水中氟过低龋齿发病率增加；而长期饮用氟水可引起氟斑牙。综合考虑，含量定为不超过 1.0mg/L。

(2) 氰化物、砷、硒、汞、镉、铬、铅、硝酸盐等：此类物质多具有明显毒性，水中含量高且长期饮用可造成明显健康损害，故饮用水水质规范规定了最高容许限量值。

(3) 氯仿、四氯化碳：这两种化合物在生物实验中均具诱发动物肿瘤的致癌性。其中氯仿是饮水加氯消毒后形成三卤甲烷类副产物的代表物。近年来，饮水氯化副产物的诱变与致癌效应及其对人类健康的可能影响得到广泛的重视。氯化副产物是氯消毒剂与水中腐殖质等有机前体物反应形成的。要防止氯仿等副产物的形成，重点应放在氯化消毒前，提高沉淀和过滤等净化措施的效果，防止藻类滋生繁殖，降低原水的浑浊度和有机物污染程度，必要时考虑改用其他消毒剂。参照 WHO 推荐的限量值，我国水质规范分别确定了其上限值。

3. 感官性状和一般化学指标

(1) 色、浑浊度、臭和味：经过常规净化处理后的水，一般色度不超过 15 度，此时视觉为无色。故规范规定色度不超过 15 度，并不得呈现异色。浊度为 10 度时，即可出现肉眼可辨别的浑浊。水的浑浊度高，还将影响消毒效果。要求水浊度应低于 1 度，特殊情况下不超过 5 度。异臭、异味，会引起人们嫌恶而难以接受，更重要的是表明水已被污染，故规定不得有异臭或异味。

(2) pH 值：天然水 pH 值多在 7.2～8.5 之间。酸性水可腐蚀输水管道影响水质，碱性水会降低加氯消毒的效果。水的 pH 值在 6.5～9.5 范围内不致影响人的饮用和健康。规范的 pH 值为 6.5～8.5。

(3) 总硬度：总硬度是指水中钙、镁盐的总量，以 $CaCO_3$ mg/L 表示。硬度的突然变化往往可提示水质污染。水的硬度过高促使水垢形成，对皮肤有刺激性，可引起胃肠暂时性功能紊乱。有人认为，长期饮用高硬度水与泌尿道结石发病率高有关，水的硬度与心血管疾病的死亡率呈负相关，但亦有相反的报道。故规定硬度不超过 450mg/L。

(4) 铝、铁、锰、铜、锌、挥发性酚类、阴离子洗涤剂、硫酸盐、氯化物、溶解性总固体及耗氧量：当这些物质在水中超过一定限量时，可使水呈色、有异味而影响其生活饮用价值。例如，铁、铜或锰可使洗涤的衣物等物品着色；锌超量使水产生金属涩味或浑浊；酚含量过高的水在加氯消毒时，会形成有异臭的氯酚；阴离子洗涤剂含量超标可使水发生泡沫和异味；硫酸盐和氯化物超量则使水具苦味或咸味，并有致腹泻作用。为防止产生此类不良作用分别对其规定了上限值。此外，规定耗氧量限值目的在于限制水中有机物含量，以减少饮水氯化副产物。一般地面水净化处理后不超过 3mg/L，特殊情况为 5mg/L。由于多种铝净化剂的大量使用可能造成污染，为不影响水的感官性状及防止铝对神经系统可能的潜在危害，修订标准对铝的含量作了规定。

4. 放射性指标　水源中可存在微量的天然本底放射性物质。核能的开采、利用和放射性核素的加工、使用等，可使水源遭受放射性废水、废渣的污染，而存在放射性损伤的危险。水质规范规定，总α放射性不超过0.1Bq/L，总β放射性不超过1Bq/L。

表2-8 水质常规指标及限值

指标	限值
1. 微生物指标①	
总大肠菌群（MPN/100ml或CFU/100ml）	不得检出
耐热大肠菌群（MPN/100ml或CFU/100ml）	不得检出
大肠埃希氏菌（MPN/100ml或CFU/100ml）	不得检出
菌落总数（CFU/ml）	100
2. 毒理指标	
砷（mg/L）	0.01
镉（mg/L）	0.005
铬（六价，mg/L）	0.05
铅（mg/L）	0.01
汞（mg/L）	0.001
硒（mg/L）	0.01
氰化物（mg/L）	0.05
氟化物（mg/L）	1.0
硝酸盐（以N计，mg/L）	10（地下水源限制时为20）
三氯甲烷（mg/L）	0.06
四氯化碳（mg/L）	0.002
溴酸盐（使用臭氧时，mg/L）	0.01
甲醛（使用臭氧时，mg/L）	0.9
亚氯酸盐（使用二氧化氯消毒时，mg/L）	0.7
氯酸盐（使用复合二氧化氯消毒时，mg/L）	0.7
3. 感官性状和一般化学指标	
色度（铂钴色度单位）	15
浑浊度（NTU一散射浊度单位）	1（水源与净水技术条件限制时为3）
臭和味	无异臭、异味
肉眼可见物	无
pH（pH单位）	不小于6.5且不大于8.5
铝（mg/L）	0.2

续表

指标	限值
铁（mg/L）	0.3
锰（mg/L）	0.1
铜（mg/L）	1.0
锌（mg/L）	1.0
氯化物（mg/L）	250
硫酸盐（mg/L）	250
溶解性总固体（mg/L）	1 000
总硬度（以 $CaCO_3$ 计，mg/L）	450
耗氧量（COD_{Mn}法，以 O_2 计，mg/L）	3（水源限制，原水耗氧量＞6mg/L 时为 5）
挥发酚类（以苯酚计，mg/L）	0.002
阴离子合成洗涤剂（mg/L）	0.3
4. 放射性指标②	指导值
总 α 放射性（Bq/L）	0.5
总 β 放射性（Bq/L）	1

注：①MPN 表示最可能数；CFU 表示菌落形成单位。当水样检出总大肠菌群时，应进一步检验大肠埃希氏菌或耐热大肠菌群；水样未检出总大肠菌群，不必检验大肠埃希氏菌或耐热大肠菌群。
②放射性指标超过指导值，应进行核素分析和评价，判定能否饮用。

（三）给水的卫生措施

为保证饮水达到水标准要求，必须采取相应的卫生措施。主要包括水源的选择、水源的卫生防护和饮水的净化与消毒三个环节。

1. 水源的选择　天然水的来源有降水、地面水和地下水三类，符合卫生要求的水体可作为饮用水源。一般按泉水、深层地下水、浅层地下水的顺序首选地下水，其次按江河、水库、湖泊、池塘的顺序选择地面水，最后考虑雨、雪水即降水。选择水源时，需在兼顾技术、经济合理和方便群众取用的前提下，依照下列三项基本卫生要求：①水量充足，应能满足居民点总用水量的需求；②水质良好，水源水的毒理学和放射学指标直接符合生活饮用水水质标准，感官性状和一般化学指标经净化处理后符合饮用水水质标准规定，仅加氯消毒即供生活饮用者总大肠菌群应＜200 个/100ml，经净化与消毒后供饮用者总大肠菌群应＜2 000个/100ml；③便于卫生防护，应选择环境卫生状况较好、取水点易于防护的水源。

2. 水源的卫生防护　水源的卫生防护，因给水方式是集中式还是分散式而有所不同。集中式给水是指由水源集中取水，通过输配管网将水送至用户，即自来水。分散式给水是指居民直接由水源分散取水。

（1）地面水的防护：地面水的主要防护措施如下：

1）污染源控制：工业废水、生活污水等必须充分无害化处理，按国家标准和规定排放。

2）设置卫生防护地带：取水点周围 30m 范围内不得有污染源。河水取水点上游1 000m

至下游100m范围为集中式给水卫生防护地带。

3）最佳时空取水：采取分段或分时取水，宜在上游段或清晨取水饮用。设置汲水踏板或取水码头，以便取用远离岸边的清洁水。集中式取水的进水口应设在水面以下1.5m和河床以上1m之间，避免进水浑浊。

（2）地下水的防护：井水的主要防护措施如下：

1）合理选择井址：井址应地势较高，取水方便，周围30m内不得有渗水厕所、粪坑、垃圾堆、畜圈、废渣堆等污染源。

2）完善水井结构：水井应有井台、井栏、井盖、排水沟；井壁上部距地面2～3m范围内应以水泥等嵌封不透水；井底用砂石铺装。应推广密封水井，用抽水机取水。

3）加强水井管理：建立水井管理制度，如保持周围环境清洁，设共用水桶，定期消毒和清掏水井等。

3. 饮水的净化与消毒　水源的选择和卫生防护为保证量足质优的饮用水提供了有利条件，但天然的水源水往往还不能达到饮用水水质标准的要求。因此，尚需进行净化和消毒处理，以改善水的感官性状，除去悬浮物质和有毒、有害物质，并去除或杀灭可能存在的病原体。水的净化包括混凝沉淀和过滤。

（1）混凝沉淀

1）原理：水中细小的悬浮颗粒常含有硅酸、腐殖质等胶体，因表面带负电荷相互排斥，不易集合自然沉淀。在水中加入混凝剂，使之与水中重碳酸盐生成带正电荷的胶状物，则能与悬浮微粒发生电中和，吸附凝集形成絮状物，此絮状物表面积很大，还能吸附水中悬浮物质、细菌及其他溶解物，相互粘结从而加速重力沉降过程，称为混凝沉淀。由于絮状物还能吸附腐败的植物残粒从而使水脱色，可改善水的物理性状。

2）方法：常用的混凝剂有硫酸铝、明矾（硫酸铝钾）、三氯化铁和聚合氯化铝。通常明矾的用量为80～120mg/L。集中式给水需用反应搅拌机、沉淀池、澄清池设备。分散式给水可采用缸水沉淀法，将混凝剂（明矾）碾碎加入水中，单向搅动后，静置半小时，水即可澄清。

（2）过滤

1）原理：过滤是使水通过砂层等多孔滤料截除悬浮物的净水过程。过滤的作用一是筛除作用，即水中大于滤料间空隙的悬浮颗粒不能通过而被机械阻留在滤料表面；二是接触凝聚作用，即细小的胶体微粒、絮状物因与滤料碰撞接触而被吸附。

2）方法：集中式给水系统，可使用各种形式的砂滤池。分散式给水，可在地面水岸边修建砂滤井再行过滤取水。小规模时可采用砂滤缸法，滤料砂粒大小与厚度的要求是，砂粒粒径为0.5～2.0mm，砂层厚为60～80cm。初用时，要反复过滤多次才有效，使用一段时间后滤膜形成则效果渐佳。当砂层日久堵塞严重，滤速减慢时则应及时洗砂后再用。

（3）消毒：饮水消毒可采用物理方法（如热、紫外线、超声波消毒）或化学方法（如氯、碘、臭氧等消毒）。水量不多时，加热煮沸是最简便有效的方法，水温100℃、3～5分钟即可杀灭一般肠道致病菌和寄生虫卵。目前，使用最广泛的是氯化消毒法。

1）氯化消毒的原理：各种氯化消毒剂，在水中均可水解成次氯酸（HOCl）。HOCl是电中性的小分子，易于扩散到带负电的细菌表面并穿透细胞壁进入菌体。HOCl可影响细菌的多种酶体系，造成代谢障碍。同时是强氧化剂，能损害细菌的细胞膜，改变其通透性，而致细菌死亡。次氯酸根（OCl^-）也具有杀菌能力，但带负电难于接近细菌，其杀菌力仅为HOCl的1/80。

2）方法：集中式给水多用液氯，一般用真空加氯机或转子加氯机投氯。分散式给水可用漂白粉［氯化次氯酸钙，Ca（OCl）Cl］或漂白粉精［次氯酸钙，$Ca(OCl)_2$］，这些消毒剂的分子中都有化合价大于－1的氯原子，为具有杀菌作用的部分，称为有效氯。漂白粉含有效氯30%。加入水中的有效氯要超过需氯量，才能保证氯在杀灭细菌、氧化有机物和还原性无机物杂质后还剩下一定量的游离性余氯。余氯量在水质标准中已有规定，而需氯量多少取决于原水水质污染状况，常量氯化消毒法的加氯量一般为1～2mg/L，水质稍差者可达5mg/L。分散式给水是根据井水或缸水水量和常规加氯量计算出应加的漂白粉量，投加时先将漂白粉加水调成糊状，再加水稀释，静置后取澄清液倾入水中，搅动混匀，30分钟后即可取用。必要时应做余氯量测定，以确保消毒效果。

3）影响氯化消毒效果的因素：①pH值：HOCl在水中可解离形成OCl^-使杀菌力减弱，降低pH值可减少HOCl的解离，加强消毒效果，加氯消毒时应使水保持酸性；②水温：水温高杀菌速度快，故水温低时要适当延长消毒时间；③浑浊度：水质浑浊，水中有机物等悬浮杂质多，会耗掉有效氯，细菌包裹在悬浮物内不易被杀灭，同时形成较多的氯化副产物，故浑浊度高的水必须强化混凝沉淀和过滤处理；④加氯量和接触时间：适当增加加氯量和接触时间可提高消毒效果，水质恶劣、污染严重的水可采用超量加氯消毒法，其加氯量可达常规量的10倍。

（黄立娃）

第三节　土壤与健康

土壤（soil）是生物圈的重要组成部分，也是人类生活环境和从事农业生产劳动的基本因素之一，它与人类的日常生活密切相关：土壤的理化性状和构成，能影响微小气候；土壤中的化学元素和有害物质，可通过食物、饮水和空气，影响人体正常的生理功能。因此土壤的卫生状况与人体健康有着密切关系。

一、土壤污染

在人类生活和生产活动中排出的有害物质进入土壤，影响农作物生长，并直接和间接危害到人类健康的现象，称为土壤污染（soil pollution）。进入土壤的有害物质称为土壤污染物。主要分为两类：一类是致病的生物，包括各种细菌、真菌、病毒、寄生虫（卵）、钩端螺旋体等。一类是有毒化学物质，包括铅、汞、铬、镉、砷等有害金属；农业生产中使用的农药和化肥以及放射性核素等。

（一）土壤污染源

1. 工业废水和生活污水　这种污染又称水型污染。主要是未经无害处理的工业和生活污水灌溉农田而污染土壤，污染物一般聚集在土壤的表层，但也可随污水灌溉的量和时间的延长或由于土壤的结构渗水性强，地下水位高的地区容易对地下水造成污染。以金属矿采选业和冶炼加工业以及石油加工业等较为突出，这些企业的污水年排放量大，有害的化学毒物种类多，对土壤污染严重。废水中可含有各种有毒化学物，如铅、汞、镉、氟、有机磷农药、石油、放射性物质以及大量的有机物、致病生物和寄生虫（卵）等，是土壤污染的主要来源。

2. 固体废弃物型污染　主要是工业废渣、生活垃圾、人畜粪便、农药和化肥对土壤的污染。这类污染物对土壤的污染范围一般比较局限，但也可通过风吹雨淋使污染范围扩大。对土壤污染最严重的是化学工业、金属冶炼加工业产生的固体废弃物，其中的污染物为多种有毒害的物质。由于土壤的容纳量有限，如固体废弃物排放量过大或处理不当，可成为致病生物孳生地，破坏环境植被，造成土壤持续的严重污染。

3. 大气污染物的污染　又称大气型污染，是由于大气中的污染物沉降至地面对土壤的污染，主要来自于工业废气、交通干线交通工具排出的废气，这些废气中含有铅、汞、镉、氟、砷等。另外大气中的二氧化硫、氮氧化物可受气象条件影响形成酸雾和酸雨降落到地面，破坏土壤的生态系统，使土壤酸化。

（二）土壤污染的特点

1. 长期性　从土壤污染到导致健康危害的后果，通常要经过一个较长的时间，使人不易察觉。某些重金属毒物在土壤中的分解非常缓慢，要完全分解需要几年甚至几十年的时间。如日本富山县闻名于世的痛痛病，从含镉废水灌溉农田污染土壤，迁移到稻谷并在人体蓄积到致病，经历了漫长的时期。

2. 复杂性　污染物在土壤中的迁移、转归甚为复杂，不仅决定于污染物的理化特性，也决定于气象条件、土壤的结构及其理化特性等因素。如一些重金属毒物进入土壤后，可被吸附或络合为难溶的络盐，可长期存在于土壤之中，增加了其危害性。

3. 综合性　土壤污染对健康的危害往往是间接的综合作用的结果。污染的土壤不仅造成土壤结构、物理、化学和生态特性的破坏，而且污染水体和农作物对人体产生间接影响。通常检查对农作物和水体的影响结果来判断土壤污染的程度。

二、污染物在土壤中的转化

土壤被污染后，其中致病的生物如细菌、病毒、寄生虫（卵）最终死亡，有机物被分解为无机物或腐殖质的过程称为土壤的自净过程。这一过程有机械作用、物理作用和生物转化作用的综合参与，也与土壤的机械构成、化学成分、物理性状，特别是微生物活动等因素密切相关。

（一）致病生物的杀灭

阳光辐射尤其是紫外线的作用、土壤中原有的微生物拮抗作用；某些植物如葱、蒜等根部分泌的植物杀菌素、土壤 pH 值的变化以及土壤温度、湿度（干燥）等因素的综合作用，均可致使致病生物死亡，蛋白质被分解，进一步无机化。

（二）有机物的腐殖化

有机物在土壤中微生物的作用下，不断分解又不断合成的过程，其最终产物是腐殖质。这一过程主要有土壤中微生物参与，如某些真菌、放线菌等。腐殖质形成后，其主要成分是腐殖酸，还有木质素、纤维素、氨基酸、脂肪酸等物质，一般性质稳定，不再腐败、产生臭气、招惹苍蝇，故卫生学上安全。腐殖质还有利于改良土壤的结构，也是农作物的优良有机肥料。这一作用也是土壤净化的一种重要方式。

（三）有机物的无机化

在氧充分的条件下，参与作用的微生物主要是土壤中的嗜氧菌，污染物中的有机物分解速度快，有机物的无机化进行得较为彻底，很快生成氧化状态的简单化合物，一般不再产生有机酸等有害气体，或很少产生。随着有机物的分解，致病微生物和寄生虫及其虫卵也很快死亡。

在氧不充分的条件下，参与净化的微生物主要是厌氧菌，由于氧不充分，氧化不全可形成许多还原性的物质，如有机酸、氨、硫化氢、甲烷等物质。由于有机酸在土壤中聚集，还可抑制土壤中微生物的生长繁殖使其分解速度减慢。因此在氧气不足时土壤的净化速度远比氧气充足时速度为慢。以至形成氨、吲哚及硫化氢等有害气体并产生恶臭，不仅影响土壤的自净过程还可污染空气。

更值得注意的是，目前大量的化学有害物质如农药、石油、塑料及其制品、重金属毒物等污染土壤的问题非常突出，不仅抑制土壤的自净过程，其生物半衰期长，不易降解。有的毒物经土壤微生物的生物氧化作用可生成毒性更强的物质，如汞的甲基化生成的甲基汞，其毒性要比原物质大得多。

土壤是消除环境污染物的重要场所，具有自净功能。但是，它有一定的限度，如超出了这个限度就会造成不良后果，还可危及人类的健康安全。

三、土壤污染对健康的危害

（一）生物性污染的危害

土壤的生物性污染可引起人类的生物性疾病的传播和流行，这种危害仍不容忽视。其主要引起肠道传染病和寄生虫病，如人和动物患有上述疾病，病原体可随粪便排出并污染土壤，又通过土壤污染蔬菜和瓜果，人生吃未彻底清洗或加热的食物而感染患病，如最常见的细菌性、病毒性痢疾和肠道蛔虫等疾病。这些病原体抵抗力强，在土壤中存活时间也长，检出率高，如肠道病毒在土壤可存活 2～4 个月，痢疾杆菌可存活 25～100 天，蛔虫卵可存活 7 年之久。

天然土壤中常存在破伤风杆菌和肉毒杆菌，这种细菌在土壤中可存活一年以上。人在田间从事劳作常出现外伤事故而感染患病。

患钩端螺旋体病或炭疽病的家畜和其他动物，如牛、马、羊、猪、狗等排出的粪便或死亡后掩埋，均可污染土壤，人可通过土壤接触病原体使皮肤黏膜感染而患病，这种情况可在某一地区长期传播此病，此类病原体在土壤中可存活数年以上。

（二）化学性污染的危害

随着社会现代化的进程加快，环境的化学污染问题十分突出，土壤作为环境要素之一当然也不例外，土壤被有害的化学物质污染远比生物性污染要复杂得多，土壤一旦被污染，要消除污染十分困难，对人类健康的危害后果也是严重的。其危害主要是引起急性和慢性中毒性疾病，以及致突变、致畸和致癌作用。这些危害目前大多数尚无特异的诊断和治疗方法，一旦发生，其致残和死亡率高。如日本富山县神通川流域的居民发生的“痛痛病”事件，就是由于使用含镉工业废水长期灌溉农田，致使稻谷等农作物从土壤吸收并浓集可溶性的镉，当地居民长期食用含镉的大米等食物而引起的慢性镉中毒性疾病。研究证实，镉一般不易溶解，在酸性条件下溶解性增强，易被机体和农作物吸收浓集。长期摄入小剂量的镉，可引起肾小管损害为主的肾功能障碍。临床表现为蛋白尿、糖尿，肾小管上皮细胞的进一步退化和坏死，管腔扩大或纤维化，肾脏功能严重受损后可引起钙磷代谢和维生素D代谢障碍，进而引起骨骼病变，如骨组织疏松、骨骼软化。临床表现为全身性骨骼疼痛，患者易发生轻微外伤性骨折，四肢、脊柱骨关节严重变形，行走困难，被迫长期卧床，失去劳动和生活自理能力，严重患者多为40岁以上妇女，发展的结果多为全身耗竭或合并其他疾病而死亡。镉在体内蓄积达到一定程度才发病，镉在体内的生物半衰期为16～33年。WHO建议成人每周摄入量不得超过400～500μg。

国内外报道的化学有害物质污染土壤，直接或间接对人类健康造成危害的事件已屡见不鲜，我们应加强相关研究，从根本上提出防治对策来控制土壤污染对人类的危害。

四、土壤污染的卫生防护原则

（一）工业废渣的处理

主要措施包括：

1. 化学或生物消毒法　如用敌百虫（美曲膦酯）、氨水、尿素等按一定比例加入搅匀，数小时即可见效。生物法可用野生植物如马萃草、鬼柳树叶、鱼藤草根，按一定比例铡碎加入搅匀，数天即可见效。

2. 安全填埋固化法　如含有有害金属等化学毒物的废渣，可做防水、防渗漏的坑洼，再填充有毒的废渣垃圾掩埋处理。

3. 有经济价值废渣的回收利用处理法　对有经济价值的废渣，如热电厂、烧煤锅炉的煤灰渣，冶金工业的洗选厂的煤灰或矿渣，可用其废渣制作混凝剂、水泥等建筑材料或铺设场地、道路、填洼造田等，可参照我国《工业企业设计卫生标准》执行。

（二）粪便、垃圾的处理

人畜粪便和生活垃圾必须要经过有效的无害化处理，才可排放或再利用。对粪便通常可用密封、堆肥、沼气等发酵方法处理，这些方法经济、简便易行，经处理后可有效杀灭致病的生物，消除传染病的危险性。对生活垃圾的处理，可利用分类、压缩、粉碎、焚烧和填埋等方法作无害化处理，有利用价值的废物可再利用。

（三）污水的处理

含有有害毒物的工业废水，必须执行“谁污染谁治理”的基本原则，作有效的无害化处理，达到排放标准后才准许排放；医院污水也是一种特殊的污水，应经专门的消毒处理，达到排放要求后可用于农田灌溉。但是无论哪类污水用于农田灌溉，必须符合我国的《农田灌溉水质标准》后才能利用。

（四）合理使用农药和化肥

应大力提倡使用和开发高效、低毒、低残留的新型农药，尽量使用有机农家肥和利用生物病虫害防治法，以减少有害农药和化肥的使用。对目前高毒和高残留的农药，其用量、用法和使用范围必须科学，且不可任意扩大用量、用法和使用的范围，坚决杜绝盲目滥用现象。

（张永顺）

第四节　地方病

一、概述

（一）地方病的概念与流行现状

地方病（endemic disease）是指具有严格的地方性区域特征的一类疾病的总称。它是一类分布广、病种多、危害大的疾病。大多数发生于广大农村、山区、牧区等偏远贫困的地区，病区呈灶状分布。我国各地都有不同程度的地方病发生，也是世界上地方病较多、区域分布较广、遭受地方病危害较严重的国家之一。国务院公布的592个贫困县中，有一种以上地方病的县就有581个，约占98%。地方病已成为一些地区的居民致病、致残、致贫的重要原因，严重危害了人民的身心健康，成为了阻碍当地人口素质和经济发展的社会问题。我国地方病的病种约有70余种，其中的碘缺乏病、地方性氟中毒、大骨节病、克山病、地方性砷中毒、血吸虫病、鼠疫、布氏杆菌病等，被列为国家重点防治病种。

新中国成立半个多世纪以来，我国各级政府建立了地方病防治机构，开展了大规模的群防群治工作，成效显著。如经长期大规模使用碘盐后，我国的碘缺乏病已得到有效的控制。地方性氟中毒、血吸虫病、大骨节病、克山病等发病率显著下降。应引起关注的是，控制和根治某些地方病与其他疾病的防治相比要困难得多，由于种种原因，近年来在我国的某些地区，某种地方病出现了回升现象，如地方性氟中毒、血吸虫病，因此地方病的防治不容忽视仍须加强。

（二）地方病的分类

地方病按病因可分为地球化学性和自然疫源性两类。

1. 地球化学性地方病（geo - chemical disease）　是由于地球表层的各种化学元素分布不均匀，原生环境的土壤和水中某些化学元素过多、不足或比例失常，再通过食物和饮水使人体摄入量与生理需要量的不相适应而引起的一类疾病。常见的有：①化学元素缺乏性地方病，如碘缺乏病；②化学元素中毒性地方病，如地方性氟中毒、地方性砷中毒等。另外，大骨节病、克山病等，均与化学元素失衡有关，目前病因虽有些学说，但尚无定论，故又称为病因未明地方病。

2. 自然疫源性地方病　其病因是致病微生物和寄生虫，它是一类传染性和人畜共患的生物源性地方病，如鼠疫、森林脑炎、流行性出血热、钩端螺旋体病、血吸虫病、疟疾等，当人进入这些病原体寄生繁殖的生态环境，一定条件下就可以感染上此类疾病，由于此类疾病也具有严格的地方性特征，因此又称传染性地方病。

（三）地方病（病区）的基本特征

地方病病区按上述分类方法，可分别称为地方病疫区（生物性地方病区）和地方病病区（地球化学性地方病区），但是病区内疾病在群体间的流行病学分布特征两者基本相同。

1. 地方病病区的自然环境中存在该病的致病因素并有剂量-反应关系，健康人进入病区后可患同种地方病。

2. 迁出病区的健康人，不会再患该种地方病，潜伏期或已患该病者的症状不再加重或逐渐减轻甚至痊愈。

3. 地方病的病区（疫区）的易感动物也可罹患某种地方病。

4. 彻底根除地方病区自然环境的致病因子后，地方病病区可转为健康地区。

（四）地方病的防治对策

1. 政府干预，加强领导，提高认识，建立健全地方病防治的有效对策和措施，搞好宣传，自我防护与长期防治要常抓不懈，不可间断。

2. 重点抓好第一级预防，消除致病因子。如补充自然环境和机体缺乏的化学元素，限制过量的化学元素进入机体；消灭生物源性地方病的传染源，切断传播途径，提高易感者的免疫力。

3. 加强监测，既要定点检测也要随机抽样检测，掌控地方病的变化动态，依靠科技手段，应用新技术、新方法。如用生物标记法提高地方病致病因子的检出率等。

二、碘缺乏病

碘缺乏病（iodine deficiency disorders，IDD）是指从胚胎发育至成人期由于碘摄入量不足而引起的一系列病症。碘在体内的作用是合成甲状腺素的必需成分，对机体的生长发育具有重要的作用，长期缺乏时，机体可出现异常改变，包括胎儿早产、死胎、先天畸形、聋哑、矮小、痴呆即所谓的克汀病和甲状腺肿。克汀病是在胚胎期至出生早期缺碘造成的严重危害，而儿童期和青春期缺碘主要导致单纯性甲状腺肿。目前因缺碘引起多系统在内的全身性疾病已统称为碘缺乏病，它是人类流行最广的地方病之一。

（一）碘缺乏病的流行特征

1. 地区分布　在我国碘缺乏病除上海等少数地区外，各地几乎都有不同程度的流行，主要分布在东北、西北、华北、西南地区的山区。除上述山区外，一些内陆丘陵和平原地带也有此病的流行，一般认为其分布特点是：山区高于丘陵，而丘陵又高于平原，内陆高于沿海，农村高于城镇。

2. 人群分布　该病可发生于任何年龄。往往在儿童期开始发病，青春期急剧升高，40岁以后逐渐下降。男性发病多在9～15岁之间，而女性多在12～18岁之内。由于女性的生理特点，怀孕、哺乳期内，碘缺乏病的患病率仍保持在一个较高水平。

3. 时间分布　从长期变化趋势看，碘缺乏病随着时间的变化与综合性防治措施的强化程度相关，尤其是碘化食盐的质量和覆盖率，对碘缺乏病在一定时期内的发病水平有重要影响。

（二）碘缺乏病的病因

1. 原生地质环境缺碘　碘是人体必需的微量元素之一，体内的碘主要来源于人类的食物链传递。冰川融化、水土流失是造成世界范围缺碘的主要原因。碘的生理需要量是每人每天大约为100～300μg，世界卫生组织推荐的标准是140μg。而调查资料表明，尿样中碘含量平均值＜5μg时，该地区有可能发生碘缺乏病；当＜2μg时，当地儿童就有患先天性克汀病的危险。

2. 饮水和膳食因素　大量的研究资料认为：水中碘含量与碘缺乏病的发病率有关，二者呈负相关。即饮水中碘含量越低碘缺乏病的发病率越高；人体需要的碘主要来自食物，由于病区经济、交通落后，居民的膳食结构单一，造成低蛋白、低热能、低维生素等营养素比例失衡也可以加重碘缺乏病；另外认为高碘摄入也可抑制甲状腺素的合成而诱发甲状腺肿大。

3. 致甲状腺肿物质

（1）硫氰酸盐和硫葡萄糖苷：①硫氰酸盐可抑制甲状腺对碘的浓集能力，导致甲状腺素合成不足引起甲状腺肿。氰化物进入人体也可合成硫氰酸盐。木薯、杏仁、黄豆、核桃仁中含有该物质。②硫葡萄糖苷：存在于芥菜、卷心菜、甘蓝等蔬菜中，进入体内后在某些肠道酶作用下可合成硫氰酸盐，而引起甲状腺素合成不足。

（2）化学药物：有些药物可致甲状腺肿，如硫脲类抗甲状腺药物，洋地黄可抑制甲状腺对碘的浓集。但多数致甲状腺肿物质在碘缺乏病的流行中只起辅助作用。

（三）主要临床表现与诊断

1. 地方性甲状腺肿（epidemic goiter）：这是碘缺乏病的主要表现之一，其主要症状是单纯性甲状腺肿大，早期无明显症状，经补碘可恢复正常。随着病情发展，甲状腺呈弥漫性肿大，并可触及单个或多个结节，继续发展可出现气管、食管压迫症状，发展的结果可成为不可逆的病变，少数病人可发展为甲状腺功能亢进症。因此本病一定要早发现、早治疗、早诊断及早预防。

我国现行地方性甲状腺肿诊断标准如下：①居住在地方性甲状腺肿病区；②甲状腺肿大超过被检查者拇指末节或拇指末节大小的结节；③排除甲状腺功能亢进、甲状腺炎和甲状腺癌等其他甲状腺疾病者。另外化验检查尿碘降低，肌酐、甲状腺吸碘率明显增加可作为参考指标。

2. 地方性克汀病（epidemic cretinism）　这是碘缺乏病最严重的表现形式。多为孕期、哺乳期和幼儿期严重缺碘，影响到胎儿、幼儿期的神经细胞的分化增殖，使大脑发育不健全，机体生长发育不良而引起身材矮小、智力低下、语言障碍和聋哑，故又称之为地方性呆小症。患儿的典型特征是：机体的生长发育明显落后，身材矮小，第二性征发育迟缓。思维缓慢、迟钝、表情贫乏、淡漠或傻笑，严重者出现运动障碍和克汀病面容（貌似先天愚型的面容），甚者可有不同程度的社会适应困难或失去生活自理能力。

地方性克汀病的诊断标准：①出生居住在严重缺碘病区；②精神、神经和身体生长发育不全，主要表现为不同程度的智力障碍。辅助条件：①甲状腺功能低下的症状，如不同程度的身体发育障碍和不同程度的克汀病形象；②神经系统症状，如不同程度的听力、语言和运动障碍。有上述诊断标准两条，再具备辅助条件中任何一项或一项以上者，同时排除脑性瘫痪、脑炎、分娩损伤及唐氏综合征和垂体性侏儒等，即可诊断为地方性克汀病。

（四）防治措施

1. 一级预防　在缺碘区实行全民补碘，简便易行、安全有效的措施首选食盐加碘。碘盐的加碘水平考虑不同机体生理需要量并控制在 50～500μg/d 的安全范围。对重点人群如孕妇、哺乳期妇女、0～14 岁的儿童，应每年补服一次碘油丸，不能保证供应碘盐的居民区内的重点人群可以选用。

2. 二级预防　应加强防治检测，保证碘盐的质量，食盐的加工生产、贮藏、批发、销售、食用各个环节，都要作好抽查检测；加碘食盐要防潮、防晒、密闭存放。同时对碘缺乏病区居民要定期抽查，分析使用碘化食盐前后病情的动态变化。

3. 预防补碘后的副作用　有的个体补碘后可出现碘性甲状腺功能亢进（多见于 40 岁以上结节型甲状腺肿的病人）、碘过敏、碘中毒。以上副作用减少碘量或停用后可逐渐恢复。

三、地方性氟中毒

地方性氟中毒（epidemic fluorosis） 是由于人们的生活环境中氟元素过多，居民长期摄入过量的氟而引起的一种全身性、慢性、中毒性疾病。其病变以氟斑牙和氟骨症为主要临床特征，同时又可累及神经、内分泌、心血管、胃肠道、肾脏和肌肉等多个系统。氟是地壳中分布较广的，也是人体必需的一种双向阈值化学元素。世界上五十多个国家都有本病的发生和流行。我国的流行区域广泛，主要分布于西部和西南地区，涉及 1 187 个县，受威胁的人口达 3.3 亿，是我国重点防治的地方病之一。

（一）病区分型

由于高氟来源和环境介质不同，根据流行病学调查资料，我国地方性氟病的病区主要分型如下：

1. 饮水型病区　由于饮用高氟水而引起。它的分布最为广泛，也是最主要的病区类型。此型病区的地质环境多为地势较低富含氟的岩石层，由于水循环冲刷地壳的岩层，地下水氟含量很高，一般为 2～5mg/L。该型的特点是饮水中氟的含量越高，氟中毒的患病率越高，病情也越重。

2. 燃煤污染型　由于使用含氟的煤炭取暖做饭，产生的废气污染室内的空气、饮用水和食物，氟元素经呼吸道和消化道进入人体而引起中毒。它多发生于云、贵和川西等海拔较高、气候寒冷潮湿的山区，当地煤藏量丰富，煤质低劣且氟含量很高，又由于当地居民燃煤方式不当，炉火开放又无排烟通风设施，致使室内空气、饮水和食物受严重污染，这是当地居民发生氟中毒的主要原因。

3. 其他类型　某些工业企业排放的工业废气含氟化物，污染周围环境，对居民健康会造成危害。如钢铁厂、磷肥厂、铝厂、砖瓦、玻璃厂等，均能排放含氟废气，污染当地的蔬菜、瓜果、粮谷、茶叶等，也可引起人、畜中毒。根据地方性氟中毒的定义，严格来说，这一类型并不属于地方性氟中毒的范围，但是此种长期持续的污染，氟在环境的蓄积，有可能形成次生性氟地球化学区，值得引起注意。

（二）流行特征

1. 地区分布　地方性氟中毒在世界上广为流行，我国除上海等少数地区以外，全国各地都有不同程度的流行。从病区划分，长白山以西、长江以北的广大地区为浅层高氟地下水病区；渤海湾和沧州等地为深层高氟地下水病区；北京小汤山、广东丰顺、福建龙溪为高氟泉水病区；新疆的温宿、河南方城、贵州贵阳等地区为高氟岩矿病区；湖南、湖北、云南、贵州和四川等 10 余个省的不同地区上百个县为燃煤污染病区，有的地区病情较为严重。

2. 人群分布　生活在病区的儿童、少年均可患氟斑牙，一般在乳牙更换后的恒牙发生。氟骨症多发生于成人，随着年龄的增长患病率也增加，病情也越重。女性由于生理原因，氟骨症患者多于男性，且病情比男性要重，多以骨质疏松或骨质软化为主要表现，男性多以骨关节过度钙化或骨质硬化为主要表现。

3. 时间分布　地方性氟中毒的发病与患者在病区居住的时间有关，在病区居住的时间越久，患病率越高，病情越重。非病区的成年人迁入病区后一般不再患氟斑牙，而氟骨症要比病区的人发病快也较严重，与免疫力有关。20 世纪 50 年代以来，我国地方性氟中毒发病率、致残率都有了显著下降，有的病区已转化为非病区，而病区的患者以轻型病例为多，重症致残病人已不多见。

（三）作用机理

目前对氟毒性的研究在不断深化，地方性氟中毒引起氟斑牙与氟骨症的发病机理简述如下：

1. 破坏钙磷代谢　如每日摄入氟量超过 6mg，过量的氟进入机体与钙结合成氟化钙，主要沉积于骨组织中，少量存在于软骨中，使骨质过度钙化，甚至骨膜、韧带和肌腱等钙化，从而引起一系列症状。由于氟结合大量的血液中的钙使血钙减少，使甲状旁腺分泌增加，溶骨作用加强，久之加速了骨质的疏松和软化，这种现象多见于中年以上的妇女。

2. 抑制酶的活性　因氟与钙、镁结合成难溶的氟化钙和氟化镁，使机体许多需要钙镁辅助的酶的活性被抑制，如琥珀酸脱氢酶等使三羧酸循环障碍，糖原生成不足，可致骨骼营养不良；氟还可抑制骨磷酸化酶活性，均可加重骨骼的病变，促进氟骨症的形成。氟过量摄入还可抑制机体多种酶的活性，从而引起机体多系统的代谢紊乱，并出现多系统的功能障碍。

3. 对牙齿的影响　摄入适量氟，不仅能维持机体的正常钙磷代谢，还有利于维持牙齿的正常功能，适量的氟可使牙釉质中的羟磷灰石形成氟磷灰石，构成牙齿的基本成分，可使牙质光滑、坚硬、耐腐蚀、耐摩擦，还可以抑制口腔中的乳酸杆菌，降低碳水化合物的分解产酸，具有预防龋齿的作用。但是摄入过量时，氟沉积在牙组织中，则可影响牙釉质生成正常的棱状结构，而形成不规则的异常结构斑点，造成牙齿釉质矿化不良，出现釉质缺损等中毒变化。

（四）临床表现

1. 氟斑牙　是氟中毒的早期表现，随着病变的发展，牙齿出现表面粗糙、失去光泽、着色，并呈现出黄色、褐色或黑色，同时牙齿的质量降低，质脆易碎甚至早期脱落。根据氟斑牙的不同程度，又将其分为白垩型、着色型和缺损型三型。

2. 氟骨症　是氟中毒的重要表现，早期患者易疲劳，四肢、躯干肌肉持续酸痛，出现蚁走感或知觉减退等现象。严重者出现脊柱弯曲、骨关节、骨盆变形，并且伴有肌肉挛缩，甚至出现骨性瘫痪，造成残废。影像学表现为：骨质疏松、硬化或软化，骨关节变形、钙化等改变。氟骨症可以分为轻、中、重度三型：①轻度：肌肉、骨关节疼痛，轻微活动受限，能从事正常劳动；②中度：上述症状加重，骨骼变形，活动受限，影响劳动；③重度：驼背，肢体变形，挛缩残废。

（五）防治措施

1. 饮水型地方性氟中毒的预防　加强水中氟的检测和处理，使其符合国家的饮水卫生标准，降低饮水氟含量，这是此型地方性氟中毒的根本预防措施。开发低氟深井水或引用低氟地面水，如地面水缺乏，也可因地制宜修建小型水库或水窖，蓄积天然雨雪作为居民生活饮用水。更换水源困难时，可利用物理化学方法，降低饮水氟含量。可用混凝沉淀法或活性氧化铝吸附水中氟，经沉淀过滤饮水中过量的氟可降至 1mg/L 以下。

2. 燃煤污染型地方性氟中毒的预防　这一类型最主要的预防措施是：更换燃料，不用或少用高氟质劣煤取暖做饭，不得不用高氟煤时则要改良炉灶，改造落后的燃煤方式，安装抽风排烟设施，减少室内空气的污染。另外也要注意改进食物的干燥方法，避免烟熏食品，以控制食物中氟的含量。

另外，病区居民也应注意个人防护，如不用含氟牙膏和药物，合理营养增强机体免疫力。

（张永顺）

第三章　食物营养与健康

第一节　概　述

1. 营养（nutrition）　是指机体通过摄取食物，经过体内消化、吸收和代谢，利用食物中对身体有益的物质作为构建机体组织器官、满足生理功能和体力活动需要的过程。

2. 营养素（nutrients）　是指食物中具有提供能量、构成机体成分和组织修复以及生理调节功能的化学成分。人体的营养素包括蛋白质、脂类、碳水化合物、各种矿物质和维生素5大类（也有将水作为第六类营养素）。由于蛋白质、脂类和碳水化合物的摄入量较大，所以称为宏量营养素；维生素和矿物质的需要量相对较小，称为微量营养素。食物中碳水化合物、脂类和蛋白质经过氧化分解释放出一定的能量，满足人体的需要，故称为三大能量营养素。

3. 营养素需要量（nutritional requirement）　指维持人体正常健康与生长所需营养素的数量，又称营养素生理需要量。包括最低需要量（仅能维持生理平衡或不致发生缺乏病）和最适需要量（指能维持健康，促进生长，保证最高劳动能力）。

4. 膳食营养素参考摄入量（dietary reference intakes，DRIs）　是在每日膳食营养供给量（recommended dietary allowance，RDA）基础上发展起来的一组每日平均营养素摄入量的参考值，包括4项内容：平均需要量、推荐摄入量、适宜摄入量、可耐受最高摄入量。中国营养学会2000年制定了《中国居民膳食营养素参考摄入量》（表3-1、表3-2、表3-3）。

（1）平均需要量（estimated average requirement，EAR）：是某一特定性别、年龄及生理状况群体中50%个体需要量的摄入水平。这一摄入水平不能满足另外半数个体对该营养素的需要。EAR是制订RNI的基础。

（2）推荐摄入量（recommended nutrient intake，RNI）：相当于传统使用的RDA，是可以满足某一特定性别、年龄及生理状况群体中绝大多数（97%～98%）个体的需要。长期摄入RNI水平，可以维持组织中有适当的储备。

（3）适宜摄入量（adequate intake，AI）：在个体需要量的研究资料不足而不能计算EAR，因而不能求得RNI时，可设定AI来代替RNI。AI是通过观察或实验获得的健康人群某种营养素的摄入量。例如纯母乳喂养的足月产健康婴儿，从出生到4～6个月，他们的营养素全部来自母乳，故母乳中的营养素含量就是婴儿的AI。AI与RNI的相似之处是二者都能满足目标人群中几乎所有个体的需要。区别在于AI的准确性远不如RNI，可能高于RNI。

（4）可耐受最高摄入量（tolerable upper intake level，UL）：是平均每日可以摄入某营养素的最高量。这个量对一般人群中的几乎所有个体都不至于损害健康。如果某营养素的毒副作用与摄入总量有关，则该营养素的UL是依据食物、饮水及补充剂提供的总量而定。如毒副作用仅与强化食物和补充剂有关，则UL依据这些来源来确定。

表 3-1 能量和蛋白质的 RNIs 及脂肪供能比

年龄（岁）	能量[①] RNI（MJ）男	能量 RNI（MJ）女	能量 RNI（kcal）男	能量 RNI（kcal）女	蛋白质 RNI（g）男	蛋白质 RNI（g）女	脂肪占能量百分比 %
0～	0.4MJ/kg		95kcal/kg[②]		1.5～3g/（kg·d）		45～50
0.5～							35～40
1～	4.60	4.40	1 100	1 050	35	35	
2～	5.02	4.81	1 200	1 150	40	40	35～40
3～	5.64	5.43	1 350	1 300	45	45	
4～	6.06	5.83	1 450	1 400	50	50	
5～	6.70	6.27	1 600	1 500	55	55	
6～	7.10	6.67	1 700	1 600	55	55	
7～	7.53	7.10	1 800	1 700	60	60	25～30
8～	7.94	7.53	1 900	1 800	65	65	
9～	8.36	7.94	2 000	1 900	65	65	
10～	8.80	8.36	2 100	2 000	70	65	
11～	10.04	9.20	2 400	2 200	75	75	
14～	12.00	9.62	2 900	2 400	85	80	25～30
18～							20～30
体力活动 PAL[③]							
轻	10.03	8.80	2 400	2 100	75	65	
中	11.29	9.62	2 700	2 300	80	70	
重	13.38	11.30	3 200	2 700	90	80	
孕妇		+0.84		+200		+5，+15，+20	
乳母		+2.09		+500		+20	
50～							20～30
体力活动 PAL							
轻	9.62	8.00	2 300	1 900			
中	10.87	8.36	2 600	2 000			
重	13.00	9.20	3 100	2 200			
60～					75	65	20～30
体力活动 PAL							
轻	7.94	7.53	1 900	1 800			
中	9.20	8.36	2 200	2 000			
70～					75	65	20～30
体力活动 PAL							
轻	7.94	7.10	1 900	1 700			
中	8.80	8.00	2 100	1 900			
80～	7.74	7.10	1 900	1 700	75	65	20～30

注：①各年龄组的能量的 RNI 与其 EAR 相同；

②为 AI，非母乳喂养应增加 20%；

③PAL 指体力活动水平。

（凡表中数字缺如之处表示未制定该参考值）

摘自：中国居民膳食营养素参考摄入量．中国营养学会，2000

表 3-2　常量和微量元素的 RNIs 或 AIs

年龄（岁）	钙（Ca）	磷（P）	钾（K）	钠（Na）	铁（Mg）	铁（Fe）	碘（I）	锌（Zn）	硒（Se）	铜（Cu）	氟（F）	铬（Cr）	锰（Mn）	钼（Mo）
	AI	AI	AI	AI	AI	AI	RNI	RNI	RNI	AI	AI	AI	AI	AI
	(mg)	(mg)	(mg)	(mg)	(mg)	(mg)	(μg)	(mg)	(μg)	(mg)	(mg)	(μg)	(mg)	(mg)
0～	300	150	500	200	30	0.3	50	1.5	15（AI）	0.4	0.1	10		
0.5～	400	300	700	500	70	10	50	8.0	20（AI）	0.6	0.4	15		
1～	600	450	1 000	650	100	12	50	9.0	20	0.8	0.6	20		15
4～	800	500	1 500	900	150	12	90	12.0	25	1.0	0.8	30		20
7～	800	700	1 500	1 000	250	12	90	13.5	35	1.2	1.0	30		30
						男　女		男　女						
11～	1 000	1 000	1 500	1 200	350	16　18	120	18.0　15.0	45	1.8	1.2	40		50
14～	1 000	1 000	2 000	1 800	350	20　25	150	19.0　15.5	50	2.0	1.4	40		50
18～	800	700	2 000	2 200	350	15　20	150	15.0　11.5	50	2.0	1.5	50	3.5	60
50～	1000	700	2000	2200	350	15	150	11.5	50	2.0	1.5	50	3.5	60
孕妇														
早期	800	700	2 500	2 200	400	15	200	11.5	50					
中期	1 000	700	2 500	2 200	400	25	200	16.5	50					
晚期	1 200	700	2 500	2 200	400	35	200	16.5	50					
乳母	1 200	700	2 500	2 200	400	25	200	21.5	65					

注：凡表中数字缺如之处表示未制定该参考值。

摘自：中国居民膳食营养素参考摄入量，中国营养学会，2000

表 3-3　脂溶性和水溶性维生素的 RNIs 或 AIs

年龄（岁）	维生素 A	维生素 D	维生素 E	维生素 B_1	维生素 B_2	维生素 B_6	维生素 B_{12}	维生素 C	泛酸	叶酸	烟酸	胆碱	生物素
	RNI	RNI	AI	RNI	RNI	AI	AI	RNI	AI	RNI	RNI	AI	AI
	(μgRE)	(μg)	(mg α-TE*)	(mg)	(mg)	(mg)	(μg)	(mg)	(mg)	(μg DFE)	(mg NE)	(mg)	(μg)
0～		10	3	0.2（AI）	0.4（AI）	0.1	0.4	40	1.7	65（AI）	2（AI）	100	5
0.5～	400（AI）	10	3	0.3（AI）	0.5（AI）	0.3	0.5	50	1.8	80（AI）	3（AI）	150	6
1～	400（AI）	10	4	0.6	0.6	0.5	0.9	60	2.0	150	6	200	8
4～	500	10	5	0.7	0.7	0.6	1.2	70	3.0	200	7	250	12
7～	600	10	7	0.9	1.0	0.7	1.2	80	4.0	200	9	300	16
11～	700	5	10	1.2	1.2	0.9	1.8	90	5.0	300	12	350	20
	男　女			男　女	男　女						男　女		
14～	700	5	14	1.5　1.2	1.5　1.2	1.1	2.4	100	5.0	400	15　12	450	25
18～	800　700	5	14	1.4　1.3	1.4　1.2	1.2	2.4	100	5.0	400	14　13	500	30
50～	800　700	10	14	1.3	1.4	1.5	2.4	100	5.0	400	13	500	30
孕妇													
早期	800	5	14	1.5	1.7	1.9	2.6	100	6.0	600	15	500	30
中期	900	10	14	1.5	1.7	1.9	2.6	130	6.0	600	15	500	30
晚期	900	10	14	1.5	1.7	1.9	2.6	130	6.0	600	15	500	30
乳母	1 200	10	14	1.8	1.7	1.9	2.8	130	7.0	500	18	500	35

注：α-TE 为 α-生育酚当量。

（凡表中数字缺如之处表示未制定该参考值）

摘自：中国居民膳食营养素参考摄入量．中国营养学会，2000

第二节　人体需要的主要营养素

一、蛋白质

（一）生理功能

1. 人体组织的构成成分　蛋白质（protein）约占人体重量的16％。是构成机体组织、细胞的重要成分，人体各组织、器官无一不含蛋白质。人体内各种组织细胞的蛋白质始终在不断更新，每天约有3％的蛋白质被更新，因此只有摄入足够的蛋白质方能维持组织的更新。

2. 构成体内各种重要的生理活性物质　蛋白质是生命和机体的重要物质基础，生命现象总是和蛋白质同时存在的，机体的每一个细胞都要有蛋白质参与，蛋白质具有多种多样的结构，从而有各种生物学功能。如：酶的催化作用，激素的调节作用，抗体的免疫作用，各类物质的运输和交换，胶原蛋白的支架作用，核蛋白及其相应的核酸是遗传的物质基础，此外，血液的凝固、视觉的形成、人体的运动等无一不与蛋白质有关。

3. 供给能量　由于蛋白质中含碳、氢、氧元素，可代谢分解，释放出能量，是能量来源之一。1g食物蛋白质在体内约产生16.7kJ（4.0kcal）的能量。

当机体长期蛋白质摄入不足可出现生长发育迟缓、易疲劳、抵抗力低下、智力发育障碍等，严重时可引起营养不良性水肿等。

人体的蛋白质种类很多，性质、功能也不同，但都是由20多种氨基酸按不同的数量、比例组合而成，并不断代谢更新。其中有8～9种在人体内不能合成或合成的量不足，必须由食物供给，否则不能满足机体需要，故称为必需氨基酸。它们是亮氨酸、异亮氨酸、赖氨酸、蛋氨酸、色氨酸、苏氨酸、苯丙氨酸、缬氨酸和组氨酸。组氨酸是婴儿的必需氨基酸，世界粮农组织（FAO）和世界卫生组织（WHO）在1985年首次列出了成人组氨酸的需要量为8～12mg/（kg·d），但由于人体组氨酸在肌肉和血红蛋白中贮存量很大，而人体对其需要量又相对较少，因此很难直接证实成人体内有无合成组氨酸的能力，故尚难确定组氨酸是否为成人体内的必需氨基酸。

（二）食物蛋白质营养价值的评价

主要是从食物的蛋白质含量、被消化吸收程度和被人体利用程度三方面来全面地评价食物蛋白质的营养价值。

1. 食物中蛋白质含量　这是评价食物蛋白质营养价值的基础。蛋白质含氮量比较恒定，一般用凯氏定氮法测定，将所测得的含氮量乘以6.25即得出蛋白质的含量。

2. 食物蛋白质消化率　是指蛋白质被消化酶分解的程度。消化率高表明该蛋白质被利用的可能性大，其营养价值也高。

$$蛋白质消化率（\%）=\frac{吸收氮}{摄入氮}\times 100\%$$

$$吸收氮=摄入氮-（粪氮-粪代谢氮）$$

3. 食物蛋白质利用率　衡量蛋白质利用率的指标有很多，下面介绍几种常用的指标。

(1) 蛋白质生物学价值：是指蛋白质经消化吸收后，进入机体储存利用的部分。生物学价值越高，表明其被机体利用程度越高，最大值为 100，计算公式如下：

$$蛋白质生物学价值=\frac{储留氮}{吸收氮}\times 100\%$$

$$储留氮=吸收氮-（尿氮-尿内源氮）$$

(2) 蛋白质净利用率：蛋白质净利用率是反映食物中蛋白质被利用的程度，即机体利用的蛋白质占食物中蛋白质的百分比，它包含了食物蛋白质的消化和利用两个方面，因此更为全面。

$$蛋白质净利用率=消化率\times 生物学价值=\frac{储留氮}{摄入氮}\times 100\%$$

(3) 蛋白质功效比值（protein efficiency ratio，PER）：是以体重增加为基础的方法；是用处于生长阶段中的幼年动物，在实验期内体重增加和摄入蛋白质的量的比值来反映蛋白质营养价值的指标。一般选择刚断奶的雄性大鼠，用含 10%被测蛋白质饲料喂养 28 天，逐日记录进食量，每周称量体重，然后按下式计算蛋白质功效比值。

$$蛋白质功效比值=\frac{实验期内动物体重增加量（g）}{实验期内蛋白质摄入量（g）}$$

（三）膳食参考摄入量

成年人每日蛋白质推荐摄入量为 1～1.2g/kg，婴幼儿为 1.5～3g/kg；按热能计算，成人蛋白质热能供给量占总热能的 10%～12%，儿童青少年为 12%～14%。

（四）食物来源

膳食蛋白质的来源有两种：一是动物性蛋白质，如肉、鱼、奶、禽蛋及其制品；二是植物性蛋白质，如谷类、豆类、干果及其制品。动物蛋白和大豆蛋白属于优质蛋白质，与粮食混合食用能发挥互补作用。

二、脂类

（一）分类

脂类（lipids）包括脂肪和类脂。脂肪又称三酰甘油（甘油三酯），是由一分子甘油和三分子脂肪酸结合而成，脂肪酸按其饱和程度分为饱和脂肪酸、单不饱和脂肪酸（碳链中只含一个不饱和双键）和多不饱和脂肪酸（碳链中含两个以上双键）；类脂包括磷脂和固醇类。

（二）生理功能

1. 提供能量　1g 脂肪在体内氧化可产生 37.56kJ（9.0kcal）的能量。

2. 构成生物膜　细胞膜、内质网膜、线粒体膜、核膜、神经髓鞘膜以及红细胞膜是机体的主要生物膜。脂类特别是磷脂和胆固醇是所有生物膜的重要组成成分。

3. 提供必需脂肪酸　必需脂肪酸（essential fatty acid，EFA）是指人体不可缺少而自身又不能合成，必须通过食物供给的多不饱和脂肪酸，包括亚油酸、α-亚麻酸。

4. 其他功能　提供脂溶性维生素并促进其消化吸收；增加食物美味和饱腹感。

脂肪摄入不足时，可出现皮肤干燥、脱发，影响机体的正常生长发育。但摄入过多导致机体肥胖和心血管疾病等。

(三) 营养价值的评价

1. 脂肪的消化率　食物脂肪的消化率与其熔点密切相关，熔点高于50℃的脂肪较难消化，一些动物脂肪多属于此类；含不饱和脂肪酸和短链脂肪酸越多的脂肪，熔点越低，越容易消化，一般植物脂肪的消化率要高于动物脂肪。

2. 必需脂肪酸的含量　一般植物油中必需脂肪酸含量高于动物脂肪，其营养价值优于动物脂肪。但椰子油中亚油酸含量很低，其不饱和脂肪酸含量也少。

3. 提供的各种脂肪酸的比例　机体对饱和脂肪酸、单不饱和脂肪酸和多不饱和脂肪酸的需要不仅要有一定的数量，而且各种脂肪酸之间还要有一定的比例。

4. 脂溶性维生素的含量　一般脂溶性维生素含量高的脂肪营养价值也高。植物油中富含维生素E，动物脂肪几乎不含维生素，而器官脂肪如肝脏脂肪含维生素A、D丰富，鱼类脂肪中也含丰富的维生素A、D。

(四) 膳食参考摄入量

我国推荐的每日膳食脂肪供给量按其能量占总热能的百分比来计算，一岁以内婴幼儿为35%～50%，儿童与青少年为25%～30%，成人为20%～30%。胆固醇的摄入量不得超过300mg。

(五) 食物来源

植物性来源：包括各种植物油，如豆油、花生油等以及坚果类食品。动物性来源：各种动物油脂，畜、禽肉类，蛋类及其制品。植物油中（椰子油例外）以不饱和脂肪酸为主，动物脂肪（鱼油例外）则以饱和脂肪酸为主。

三、碳水化合物

(一) 分类

碳水化合物（carbohydrate）可分为糖、寡糖和多糖三类，如表3-4。

表3-4　主要的膳食碳水化合物

分类（糖分子糖苷键聚合度）	亚组	组成
糖（1～2）	单糖	葡萄糖、半乳糖、果糖
	双糖	蔗糖、乳糖、麦芽糖、海藻糖
	糖醇	山梨醇、甘露醇
寡糖（3～9）	异麦芽低聚寡糖	麦芽糊精
	其他寡糖	棉子糖、水苏糖、低聚果糖
多糖（≥10）	淀粉	直链淀粉、支链淀粉、变性淀粉
	非淀粉多糖（膳食纤维）	纤维素、半纤维素、果胶、亲水胶质物

注：引自FAO/WHO 1998

(二) 生理功能

1. 供给和储存能量　膳食碳水化合物是人类获取能量最经济和最主要的来源，1g葡萄糖在体内约产生16.7kJ（4.0kcal）的能量。糖原是肌肉和肝脏碳水化合物的储存形式，一旦机体需要，肝脏中的糖原将分解为葡萄糖以提供能量。但体内的糖原储存只能维持数小时，必须从膳食中不断得到补充。

2. 构成组织成分的重要物质　如神经组织中的糖脂及细胞膜表面具有信息传递功能的糖蛋白、结缔组织中的黏蛋白，它们都是一些寡糖复合物；另外核糖和脱氧核糖是核酸的重要组成部分。

3. 节约蛋白质作用　当体内碳水化合物供给不足时，机体为了满足自身对葡萄糖的需要，则通过糖原异生作用产生葡萄糖。由于脂肪一般不能转变成葡萄糖，所以主要动用体内蛋白质，甚至是器官中的蛋白质，如肌肉、肝、肾、心脏中的蛋白质，对人体及各器官造成损害。另外，即使不动用机体内蛋白质，而动用食物中消化吸收的蛋白质来转变成能量也是不合理或有害的。当摄入足够的碳水化合物时，可以防止体内和膳食中的蛋白质转变为葡萄糖，即节约蛋白质作用。

4. 抗生酮作用　脂肪在体内彻底被代谢分解需要葡萄糖的协同作用。脂肪酸分解所产生的乙酰基需与草酰乙酸结合进入三羧酸循环而最终被彻底氧化，产生能量。若碳水化合物不足，草酰乙酸则不足，脂肪酸不能被彻底氧化而产生酮体。尽管肌肉和其他组织可利用酮体产生能量，但过多的酮体则可引起酮血症，影响机体的酸碱平衡。而体内充足的碳水化合物就可以起到抗生酮作用。人体每天至少需要 50～100g 碳水化合物才可防止酮血症的产生。

5. 提供膳食纤维（dietary fiber）　膳食纤维是指不能被人体利用的多糖，即不能被人类的胃肠道中消化酶所消化的，且不能被人体吸收利用的多糖。这类多糖主要来自植物细胞壁的复合碳水化合物，也称之为非淀粉多糖。包括纤维素、半纤维素、木质素、果胶、树胶、藻类多糖、抗性淀粉等。膳食纤维能刺激消化腺分泌和肠蠕动，缩短肠内容物通过肠道的时间，有利于顺利排便；能延长胃排空时间，产生饱腹感而减少能量摄入，控制体重和减肥；降低血糖和调节脂质代谢，促进胆酸及中性类固醇的排出，从而降低血清胆固醇含量；适量膳食纤维对预防便秘、肠憩室形成、结肠癌、糖尿病、心血管病具有重要作用。但过多膳食纤维能影响食物消化吸收率，影响营养素的吸收。

（三）膳食参考摄入量

每日碳水化合物的供给量，一般应占总热能的 55%～65%为宜。

（四）食物来源

粮谷类及其制品是其主要来源，粮食中碳水化合物含量达 70%～80%，根茎类食物含量也较高，叶菜类和动物性食品含量较少。食物膳食纤维来自植物性食物如蔬菜、水果、豆类、坚果和各种谷类，尤其是全谷粒和麦麸。

四、矿物质

研究发现，人体内约有 20 余种元素为构成人体组织、机体代谢、维持生理功能所必需。在这些元素中，除碳、氢、氧、氮以有机化合物形式存在外，其余元素均称为矿物质，亦称无机盐或灰分。其中含量大于体重的 0.01%者称为常量元素或宏量元素（macroelement），如钙、镁、钾、钠、硫、磷、氯 7 种；含量小于体重的 0.01%者称为微量元素（microelement）。目前认为，铁、铜、锌、碘、钴、铬、锰、钼、硒、氟等 10 种元素，为维持正常人体生命活动不可缺少的，称为必需微量元素；硅、镍、硼、钒为可能必需微量元素。

矿物质与其他有机营养素不同，不能在体内产生与合成，除非被排出体外，不能在体内代谢中消失。且在新陈代谢过程中每日都有一定量从各种途径排出体外，故必须由食物来提供。根据矿物质在食物中的分布及人体吸收特点，在我国人群中比较容易缺乏的是钙、铁和锌，在特殊地理环境或其他特殊条件下，也可造成碘、硒的缺乏，详见地方病章节。由于某些无机盐在体内的生理作用剂量带与中毒剂量带距离较小，因此过量摄入可发生中毒。

（一）钙（calcium）

钙是人体含量最多的一种元素，成人体内含钙量约占体重的2%，其中99%集中在骨骼和牙齿中，其余1%的钙则以结合或游离的离子状态存在于软组织、细胞外液以及血液中，统称为混溶钙池。

1. 生理功能　构成骨骼和牙齿；维持神经与肌肉活动；促进体内某些酶的活性；参与凝血过程、激素分泌、维持毛细血管的正常渗透压与体内酸碱平衡。

2. 钙缺乏与过量　钙缺乏主要影响骨骼与牙齿的发育，严重缺乏可导致婴幼儿佝偻病、成人骨软化症及老年人骨质疏松症的发生；血清钙离子下降，可使神经肌肉的兴奋性增高而引起抽搐。钙过量可增加肾结石的危险性，可引起奶碱综合征，另外可和其他矿物质相互干扰作用影响铁、锌、镁、磷的生物利用率。

3. 膳食参考摄入量　每日膳食中钙的适宜摄入量（AI）：成人为800mg，孕妇、乳母为1 000～1 200mg，婴幼儿为300～600mg，儿童与青少年为800～1 000mg，老年人为1 000mg。

4. 食物来源　膳食中钙的最好来源是奶及奶制品，不仅含量丰富，且吸收率高；豆类及其制品、虾皮、芝麻酱、海带含钙也较多，一些绿色蔬菜也是钙的良好来源，但有的品种因含草酸较多，可影响钙的吸收。某些物质如蛋白质和维生素D可与钙形成可溶性钙盐，乳糖与钙螯合形成可溶性螯合物均可提高钙的吸收率。

（二）铁（iron）

成人体内含铁4～5g，以特定生理功能形式存在于血红蛋白和肌红蛋白中，约占60%～75%，其余为储存铁，以铁蛋白和含铁血黄素形式存在于肝、脾与骨髓中。

1. 生理功能　铁是构成血红蛋白、肌红蛋白、含铁酶、细胞色素等的主要成分；参与体内氧与二氧化碳的转运、交换和组织呼吸过程，与红细胞形成和成熟有关；还参与抗体的产生、脂类的转运及药物在肝脏的解毒等。

2. 铁缺乏与过量　铁不足可致体内铁储备减少，血清铁蛋白降低，导致血红蛋白生成障碍而出现缺铁性贫血（iron deficiency anemia，IDA），IDA被WHO确定为世界性营养缺乏病之一，亦是我国主要的公共营养问题之一。其主要表现为头晕、气短、心悸、乏力、注意力不集中、脸色苍白等，工作效率降低、学习能力下降、冷漠呆板，儿童易烦躁，抗感染能力下降。铁摄入过量导致体内过多的铁沉积于器官中，对肝脏、心脏等脏器有害。因此，各种铁剂要在医生指导下服用，只有缺铁的人才能服用，而且不能过量。

3. 膳食参考摄入量　每日膳食中铁的适宜摄入量（AI）：成年男性为15mg，女性为20mg，孕妇、乳母为25～35mg，婴儿、儿童及少年按年龄不同为10～25mg。

4. 食物来源　含铁较多的食物是动物肝脏、全血、瘦肉、鱼类、海带、木耳及绿叶蔬菜。

（三）锌（zinc）

人体内含锌2～2.5g，主要存在于肌肉、骨骼、皮肤中。

1. 生理功能 锌是许多金属酶的组成成分或酶的激活剂，参与调节细胞的分化和基因表达，与蛋白质和核酸的合成有关，故可促进生长发育与组织再生；促进维生素 A 正常代谢和生理作用；促进食欲；参与免疫功能。

2. 锌缺乏与过量 缺锌可引起食欲减退或异食癖，生长发育停滞，儿童长期缺乏锌可导致侏儒症。成人长期缺锌可导致性功能减退、精子数减少、胎儿畸形、皮肤粗糙、免疫功能降低等。大剂量补充锌如成人一次性摄入 2g 以上的锌会发生锌中毒，其主要特征之一是锌对胃肠道的直接作用，导致上腹疼痛、腹泻、恶心、呕吐。

3. 膳食参考摄入量 每日膳食中锌的推荐摄入量（RNI）：成年男性为 15mg，女性为 11mg，孕妇、乳母为 20mg，儿童与少年按年龄不同为 10～15mg。

4. 食物来源 动物性食品含锌量丰富，吸收率高，其中以海产品如牡蛎、鱼贝类最好，动物肝脏、畜禽肉、蛋类、奶类次之，蔬菜、水果一般含锌较少。

（四）碘（iodine）

人体内约含碘 20～50 mg，其中 20%存在于甲状腺中，参与甲状腺素的合成，故碘的生理作用也通过甲状腺素的作用表现出来。

1. 生理功能 ①促进生物氧化，参与磷酸化过程，调节能量转换；②促进蛋白质的合成和神经系统发育，碘对胚胎发育期和出生后早期生长发育，特别是智力发育尤为重要；③促进糖和脂肪代谢，包括促进三羧酸循环和生物氧化，促进肝糖原分解和组织对糖的利用，促进脂肪分解及调节血清中胆固醇和磷脂的浓度；④激活体内许多重要的酶，包括细胞色素酶系、琥珀酸氧化酶系等一百多种酶；⑤调节组织中的水盐代谢，缺乏甲状腺素可引起组织水盐潴留并发黏液性水肿。

2. 碘缺乏与过量 成人碘缺乏可引起甲状腺肿，胎儿和新生儿期可影响智力发育，甚至引起克汀病。机体需要的碘可以从饮水、食物以及食盐中获得。远离海洋的内陆地区因水质及食物含碘量较少而发生地方性甲状腺肿，故在食盐中加入碘化物或碘酸盐予以预防。碘摄入过量可引起高碘性甲状腺肿。

3. 膳食参考摄入量 每日膳食中碘的推荐摄入量（RNI）：14 岁以上及成人为 150μg，孕妇、乳母为 200μg，婴儿与儿童按年龄不同为 50～120μg。

4. 食物来源 食物中碘的主要来源为海产品，如海带、紫菜、海鱼、淡菜、海参等。

五、维生素

维生素（vitamin）是维持机体生命活动过程所必需的一大类化学结构与生理功能各不相同的有机化合物。它们都是天然存在于食物中，人体不能合成或合成数量不能满足生理需要，必须由食物供给。维生素各有其特殊生理功能，在体内既不供热也不是机体组织的构成成分，仅有少量即可满足需要。按其溶解性可分为脂溶性维生素（A、D、E、K）和水溶性维生素（B 族维生素、维生素 C）两大类。

（一）维生素 A 与胡萝卜素

维生素 A 也称视黄醇，存在于动物体内；β-胡萝卜素存在于植物中，具有与维生素 A 相似的化学结构，能在体内转化为维生素 A，又称为维生素 A 原。

1. 理化性质 维生素 A 和胡萝卜素对酸和碱稳定，一般烹调和罐头加工不易破坏，但维生素 A 易被氧化和受紫外线破坏，脂肪酸败可引起其严重破坏。但当食物中含有磷脂、维生素E、维生素C和其他抗氧化剂时，视黄醇和胡萝卜素较为稳定。

2. 生理功能　参与视网膜内视紫质的合成与再生以维持正常视觉；维持上皮细胞的生长和分化；增加抵抗力，抗感染、抗肿瘤；促进生长发育等。

3. 缺乏与过量　长期缺乏维生素A可致暗适应能力下降，严重可致夜盲症；结膜干燥角化，形成干眼病；皮肤干燥，毛囊角化；儿童生长发育迟缓，易感染。长期过量摄入可引起维生素A过多症，主要表现为厌食、恶心、呕吐、脱发、皮肤瘙痒、肝大等。

4. 膳食参考摄入量　维生素A推荐摄入量成人为800μg视黄醇当量，孕妇、乳母增至900～1200μg视黄醇当量，婴儿、儿童、少年按年龄不同分别为400～800μg视黄醇当量。

5. 食物来源　维生素A的最好来源为肝脏、鱼肝油、奶类、禽蛋等；胡萝卜素的良好来源是深色蔬菜和水果，如胡萝卜、红心红薯、菠菜、苜蓿、辣椒、杏、芒果等。

（二）维生素D

包括维生素D_2（钙化醇）和维生素D_3（胆钙醇）。分别由植物中麦角固醇和人皮肤中7-脱氢胆固醇经紫外线照射转变而成。从膳食和皮肤两条途径获得的维生素D在肝中被羟化为25-OH-D_3，再在肾中进一步氧化为1，25-$(OH)_2D_3$后方有生物活性。

1. 理化性质　维生素D_3为白色晶体，溶于脂肪和脂溶剂，其化学性质比较稳定，在中性和碱性溶液中耐热，不易被氧化，但在酸性溶液中则逐渐分解，故通常的烹调加工不会引起维生素D的损失，但脂肪酸败可引起维生素D破坏。过量辐射线照射可形成具有毒性的化合物。

2. 生理功能　促进小肠钙吸收转运；促进肾小管对钙、磷的重吸收；促进骨与软骨的骨化；通过维生素D，内分泌系统调节血钙平衡及调节细胞的分化、增殖和生长。

3. 缺乏与过量　缺乏维生素D则影响牙齿钙化，延缓牙齿萌出。严重缺乏时，儿童可患佝偻病，成人患骨质软化症、骨质疏松症及手足痉挛症。如长期过量服用维生素D即可发生中毒，表现为食欲不振、体重减轻、恶心、呕吐、烦渴、易兴奋，甚至有动脉、肾小管、心、肺等处钙化现象。

4. 膳食参考摄入量　维生素D的推荐摄入量必须与钙、磷的供给量一起来考虑，在钙、磷供给充分的条件下，儿童、孕妇、乳母、老年人维生素D供给量均为10μg，成人为5μg。

经常晒太阳是人体获得充足有效的维生素D的最好来源，成年人只要经常接触阳光，在一般膳食条件下不会发生维生素D缺乏症。

5. 食物来源　维生素D主要存在于海水鱼（如沙丁鱼）、肝、蛋黄等动物性食品及鱼肝油制剂中。

（三）维生素B_1

1. 理化性质　维生素B_1也称硫胺素（thiamin），为白色结晶，溶于水，在酸性溶液中比较稳定，加热不易分解。但在碱性溶液中极不稳定，紫外线可使硫胺素降解而失活，铜离子可加快它的破坏。还原性物质如亚硫酸盐、二氧化硫等能使维生素B_1失活，故使用亚硫酸盐作为防腐剂或以二氧化硫熏蒸食物，维生素B_1被分解破坏。

2. 生理功能　维生素B_1是脱羧辅酶的主要成分，参与碳水化合物代谢，也影响某些氨基酸的代谢；此外在维持神经、肌肉特别是心肌的正常功能以及在维持正常食欲、胃肠蠕动和消化液分泌方面起重要作用。

3. 缺乏与过量　硫胺素缺乏症又称脚气病。发病早期出现体弱、疲倦、烦躁、健忘、消化不良或便秘和工作能力下降。根据临床症状分为三型：①干性脚气病：以多发性周围神经炎为主要症状，腓肠肌压痛痉挛，后期感觉消失，肌肉萎缩，共济失调；②湿性脚气病：以循环系统症状为主的脚气病，出现心悸、气促、心动过速和水肿，心电图可见低电压、右心室肥大；③混合型脚气病：特征是既有神经炎又有心力衰竭和水肿。维生素 B_1 过量中毒很少见，有研究表明，摄入量超过推荐量的 100 倍，有可能出现头痛、惊厥、心律失常等症状。

4. 膳食参考摄入量　维生素 B_1 的推荐摄入量与机体热能总摄入量成正比，故供给量常按所需能量确定，成人为 0.5mg/MJ（1 000kcal）。中国营养学会推荐硫胺素的 RNI 成年男性为 1.4mg/d，女性为 1.3mg/d。

5. 食物来源　维生素 B_1 含量丰富的食物有粮谷类、豆类、坚果类，尤其在粮谷类的表皮部分含量更高，故碾磨过细易使维生素 B_1 损失较多。动物内脏（肝、心、肾）、瘦肉、禽蛋类含量也较高。

（四）维生素 B_2

1. 理化性质　维生素 B_2 也称核黄素（riboflavin），呈黄棕色，溶于水，但水溶性较差，在中性和酸性溶液中稳定，遇碱易破坏，游离维生素 B_2 对光敏感，特别是在紫外光照射下可引起不可逆的分解。

2. 生理功能　维生素 B_2 是人体许多重要辅酶的组成成分，在体内通常以黄素单核苷酸（FMN）和黄素腺嘌呤二核苷酸（FAD）两种形式参与氧化还原反应；同时，参与色氨酸转变为烟酸、维生素 B_6 转变为磷酸吡哆醛的过程；核黄素作为谷胱甘肽还原酶的辅酶，参与维持体内还原性谷胱甘肽水平，与机体的抗氧化防御体系密切相关；与视网膜的感光作用和生长发育有关。

3. 缺乏与过量　缺乏时可发生口角炎、唇炎、舌炎、睑缘炎、角膜血管增生、畏光、视力疲劳、阴囊（阴唇）皮炎、鼻翼两侧脂溢性皮炎。长期缺乏还可导致儿童生长迟缓，轻中度缺铁性贫血。一般来说维生素 B_2 不会引起过量中毒。

4. 膳食参考摄入量　每日膳食中维生素 B_2 推荐摄入量与维生素 B_1 相同，成人每 4.2MJ（1000kcal）能量供给 0.5mg，男性为 1.4mg/d，女性 1.2mg/d。

5. 食物来源　维生素 B_2 存在于动物与植物性食物中，不同食物中含量差异较大，动物肝、肾、心、蛋黄、乳类中含量尤为丰富。植物性食品中以绿色蔬菜、豆类含量较高，而谷类含量较少，尤其是谷类加工对核黄素存留有较大的影响，如精白米核黄素存留率只有 11%，小麦标准粉核黄素存留率为 35%。

（五）维生素 C

1. 理化性质　维生素 C 也称抗坏血酸（ascorbic acid），具有很强的还原性，极易氧化，遇 Cu^{2+} 或碱性条件下容易破坏，在酸性条件下稳定，烹调不当易损失。

2. 生理功能　维生素 C 参与体内氧化还原过程，维持组织细胞的正常能量代谢和调节细胞内氧化还原电位；促进体内胶原合成；将血浆运铁蛋白中 Fe^{3+} 还原为 Fe^{2+}，促进铁的吸收；增加对疾病的抵抗力，促进伤口愈合；阻断亚硝胺的合成，具有抗癌防癌作用；与铅、汞、苯、砷等重金属离子络合而减少其毒性作用。

3. 缺乏与过量　维生素 C 缺乏可影响胶原合成，引起毛细血管脆性增加，牙龈肿胀出血，皮肤出现瘀血点与瘀斑，骨钙化不正常，伤口愈合减慢，严重者可患坏血病。但长期服用大量维生素C（每日2g以上）可增加尿中草酸盐排出量，有形成肾结石的可能。

4. 膳食参考摄入量　维生素C的推荐摄入量成人为每日100mg，孕妇及乳母每日130mg，婴儿及儿童按不同年龄组分别为每日40～90mg。

5. 食物来源　维生素C的主要来源为新鲜蔬菜和水果，如辣椒、菠菜、青菜等深色蔬菜，以及柑橘、红果、柚子等水果含量均较高；野生的蔬菜和水果如苜蓿、苋菜、刺梨、沙棘、猕猴桃和酸枣等含量尤其丰富。

第三节　热　能

人类为了维持生命、从事劳动，必须从食物中获取能量，以满足机体的需要。人体所需能量由碳水化合物、脂肪和蛋白质提供，每克碳水化合物可产热16.8kJ，每克脂肪可产热37.8kJ，每克蛋白质可产热16.8kJ。

一、热能单位

过去用千卡（kcal），目前国际上通用千焦耳（kJ）或兆焦耳（MJ）表示。两种能量单位的换算如下：

1kcal＝4.184kJ　　1kJ＝0.239kcal

1 000kcal＝4.184MJ　1MJ＝239kcal

二、人体的热能消耗

人体的热能消耗主要用于三个方面，即基础代谢、体力活动和食物的热效应。在理想的平衡状态下，机体的能量需要等于其能量消耗。

1. 基础代谢　是指维持生命最基本活动所需的能量，即机体处于清醒、空腹、安静状态下维持体温和脏器活动所需的能量。基础代谢受体表面积、性别、年龄、气候等诸多因素影响，与体表面积呈正比，男性基础代谢比女性高，儿童和青少年比成人高，寒冷气候下比温热气候下高。一般成年男性每千克体重每小时基础代谢耗能约4.2kJ或每平方米体表面积每小时约为168kJ，女性比男性约低5％。

2. 体力活动　通常情况下由各种体力活动所消耗的能量约占人体总能量消耗的15％～30％，但随人体活动量的增加，其能量消耗也将大幅度增加。体力活动所消耗能量的多少与三个因素有关：①肌肉越发达者，活动时消耗能量越多；②体重越重者，做相同的运动所消耗的能量也越多；③活动时间越长、强度越大、消耗能量越多。

3. 食物热效应（thermic effect of food，TEF）或食物特殊动力作用（specific dynamic action，SDA）　是指人体在摄食过程中，由于要对食物中营养素进行消化、吸收、代谢转化等，需要额外消耗能量，同时引起体温升高和散发能量。这种因摄食而引起能量的额外消耗称食物热效应。不同的产能营养素其食物热效应不等，如进食脂肪可使能量消耗增加4％～5％；碳水化合物使能量消耗增加5％～6％；蛋白质增加30％。摄入混合性食物其TEF约增加基础代谢的10％。

三、热能供给

能量平衡与否与健康的关系极大。由于饥饿或疾病等原因造成能量摄入不足，可使体力下降、工作效率低下。能量摄入不足致使脂肪贮存太少，身体对环境的适应能力和抗病能力也因此而下降。另一方面，过多的能量摄入已成为引起西方国家居民严重的健康问题的重要原因。这些国家肥胖、高血压、心脏病、糖尿病和某些癌症发病率明显高于其他国家，我国近些年来也有类似的危险趋势。

因此，各个国家都有相应的能量供给量的推荐值，包括三大产能营养素合理的摄入比。中国营养学会制定的中国居民膳食营养素参考摄入量中，不仅对各年龄组人群的能量摄入有具体的推荐量，而且也根据不同的活动强度，按轻体力劳动、中等体力劳动和重体力劳动来推荐能量摄入量。

健康人从膳食中摄入的能量与消耗量应保持平衡，过多或过少则会导致体重减轻或增重，对机体均不利。正常情况下，人体对热能的需要与食欲相适应，食欲得到满足，体重又维持在正常水平，说明所摄入的热量是恰当的。我国大多数地区居民膳食结构以粮谷类为主，动物性食物为辅，这种膳食结构的三大产热营养素占总热能的比例为：蛋白质10%～14%，脂肪20%～30%，碳水化合物55%～65%。

第四节　各类食物的营养价值

食物的营养价值是指食品中所含营养素和热能满足人体营养需要的程度。营养价值的高低取决于食品中所含营养素的种类和数量及相互比例是否合适，食品中的营养素是否容易被人体消化、吸收和利用。营养价值的高低在很大程度上受储存、加工和烹调方法的影响。应选择科学的、合理的方法保存食品中固有的营养素含量，提高其消化吸收率，使食品中各种营养素得到充分利用。

一、谷类

谷类食品包括小麦、稻米、玉米、小米、高粱等。其中以稻米和小麦为主，我国居民膳食中50%～60%的能量、55%的蛋白质、一些无机盐及B族维生素主要来源于谷类食品。

1. 营养特点　谷类蛋白质含量一般在7.5%～15%之间，蛋白质所含的必需氨基酸因组成不平衡，赖氨酸含量少，苏氨酸、色氨酸、苯丙氨酸、蛋氨酸偏低，因此其营养价值低于动物性食物。一般谷类蛋白质的生物学价值为55%～70%，为提高其营养价值，常采用氨基酸强化和蛋白质互补的方法，如谷类与动物性食物或谷类与豆类食品混合食用；或大米用0.2%～0.3%赖氨酸强化后，其蛋白质生物价值可明显提高。谷类脂肪含量低，大米、小麦约为1%～2%，玉米和小米可达4%。谷类碳水化合物主要为淀粉，平均含量为70%，利用率在90%以上，是供给热能经济易得的来源。矿物质含量约为1.5%～3%，主要是磷、钙，多以植酸盐形式存在。谷类也是B族维生素的重要来源，如维生素B_1、维生素B_2、烟酸等。

2. 加工、烹调及储存对营养价值的影响　由于谷类的一些营养素在谷胚（谷粒的发芽部分）及表层内含量较高，故加工精度越高，营养素损失越大，尤以B族维生素损失显著；

烹调过程可使一些营养素损失，如大米在淘洗过程中可使水溶性维生素和无机盐损失，维生素 B_1 损失 30%～60%，维生素 B_2 可损失 20%～25%，无机盐可损失 70%；米、面在制作过程中，B 族维生素有不同程度的损失，烹调方法不当时，如加碱蒸煮、油炸等则损失更为严重；谷类在适宜条件下可较长时间地贮藏，而质量不会发生变化，当贮藏条件改变，如相对湿度增大或温度升高时，谷粒内酶的活性增大、呼吸作用加强，使谷粒发热，促进霉菌生长，导致蛋白质、脂肪、碳水化合物分解产物堆积，发生霉变，失去食用价值，故粮谷类食品应贮存在避光、通风、干燥和阴凉的环境下。

二、豆类及其制品

豆类分为大豆类（黄豆、黑豆和青豆）和其他豆类（包括豌豆、蚕豆、绿豆、小豆、芸豆等）。豆制品是由大豆或绿豆等原料制作的半成品食物，如豆浆、豆腐、豆腐干等。大豆是我国人民膳食中优质蛋白质的重要来源。

1. 营养特点　大豆含有 35%～40%的蛋白质，是植物性食品中含蛋白质最多的食品，其氨基酸组成接近人体需要，而且富含谷类蛋白较为缺乏的赖氨酸，是谷类蛋白质互补的天然理想食品；大豆脂肪含量约为 15%～20%，其中不饱和脂肪酸占 85%，亚油酸含量达 50%以上；大豆含有较多的磷脂、钙、硫胺素、核黄素和维生素 E。其他豆类含蛋白质约 20%；脂肪含量较少，为 1%～2%；含有较多的碳水化合物，约 50%～60%；其他营养素近似大豆。

2. 豆类的合理利用　不同加工和烹调方法对大豆蛋白质的消化率有明显的影响，如整粒熟大豆的消化率仅为 65.3%，加工制成豆浆为 84.9%，豆腐则高达 92%～96%。大豆中含有抗胰蛋白酶因子，它能抑制蛋白酶的消化作用，使大豆难以分解为人体可吸收利用的各种氨基酸，经过加热煮熟后即被破坏，消化率因而提高。

三、蔬菜和水果类

蔬菜和水果在我国居民膳食中的食物构成比分别为 33.7%和 8.4%，是膳食的重要组成部分。蔬菜、水果除含有丰富的维生素和矿物质、膳食纤维、一定量的碳水化合物外还富含各种有机酸、芳香物质和色素等，使它们具有良好的感官性状，对增进食欲、促进消化、丰富食品多样性具有重要意义。

1. 营养特点　蔬菜和水果含有人体所需的多种营养成分，是某些维生素（如维生素 C、胡萝卜素、核黄素）、无机盐和膳食纤维的主要来源。一般深绿颜色蔬菜维生素 C、核黄素含量较浅色蔬菜高，叶菜中的含量较瓜茄类高；胡萝卜素在绿色、黄色或红色蔬菜中含量较多，如胡萝卜、南瓜、苋菜中含量丰富。水果中以鲜枣、草莓、山楂、橘中维生素 C 含量较多，芒果、柑橘、杏等含胡萝卜素较多。水果中含有各种有机酸，主要有苹果酸、柠檬酸和酒石酸等，一方面可刺激消化液的分泌，促进消化；另一方面使食物保持一定的酸度，对维生素 C 的稳定性具有保护作用。蔬菜、水果中含有丰富的钾、钠、钙、镁、铁等无机盐，对维持机体酸碱平衡起重要作用。某些野菜如马齿苋、灰菜、芥菜中的胡萝卜素、抗坏血酸、核黄素、钙和铁含量高于普通蔬菜数倍。野果中如猕猴桃、酸枣、刺梨、沙棘含有大量的维生素 C 和胡萝卜素。蔬菜水果所含的纤维素、半纤维素、木质素和果胶是人们膳食纤维的主要来源。

2. 加工烹调对营养价值的影响　烹调对蔬菜维生素的影响与烹调过程中洗涤方式、切碎程度、用水量、加热的温度及时间有关，如蔬菜煮 5～10 分钟，维生素 C 损失达 70%～90%。蔬菜清洗不合理，如先切后洗或泡在水中维生素 C 会严重丢失，合理做法是先洗后切，维生素 C 在 80℃以上温度快速烹调损失较少，凉拌加醋可减少维生素 C 的损失，尽量避免挤去菜汁和弃掉菜汤的做法。烹调后的蔬菜放置时间过长不仅感官性状有所改变，维生素也会有损失。使用合理加工烹调方法，如旺火急炒、现吃现做是保存蔬菜中维生素的有效措施。

四、畜、禽、鱼类

肉类食品包括牲畜的肌肉、内脏及其制品。肉类食品营养成分齐全，消化吸收率高，饱腹作用强，是食用价值较高的食品。

1. 营养特点　畜肉蛋白质含量约为 10%～20%，其蛋白质含有充足的人体必需氨基酸，而且在种类和比例上接近人体需要，易消化吸收，所以蛋白质营养价值很高，为利用率高的优质蛋白质；畜肉类脂肪含量因动物的品种、肥瘦程度和部位不同有较大差异，低者为 2%，高者达 90%。在畜肉中，猪肉的脂肪含量最高，羊肉次之，牛肉最低。例如瘦猪肉中的脂肪含量为 6.2%，瘦羊肉为 3.9%，而瘦牛肉仅为 2.3%，内脏中含脂肪较少。肉类食品所含脂肪多为饱和脂肪酸。肉类的矿物质含量一般为 0.8%～1.2%，含铁、磷较多。畜肉中 B 族维生素含量较多，肝脏富含维生素 A 和维生素 B_2。

禽肉的营养价值与畜肉相似，不同之处在于脂肪含量较少且熔点较低，含有 20%的亚油酸，易于消化吸收。禽肉蛋白质的氨基酸组成接近人体需要，含量约为 20%，质地较畜肉细嫩且含氮浸出物多，故禽肉炖汤的味道较畜肉鲜美。

鱼类的蛋白质含量为 18%～20%，必需氨基酸比值接近肉类。鱼类脂肪含量约为 1%～10%，大多为 1%～3%，呈不均匀分布，主要存在于皮下和脏器周围，肌肉组织中脂肪含量甚少；鱼类脂肪多由不饱和脂肪酸组成（占 80%），熔点低，常温下为液态，消化吸收率达 95%；鱼类脂肪中含有的长链多不饱和脂肪酸，如二十碳五烯酸（EPA）和二十二碳六烯酸（DHA）具有降低血脂、防治动脉硬化的作用。鱼类的矿物质含量一般为 1%～2%，其中磷占 40%，此外，钙、钠、氯、钾、镁含量也较多，海产鱼类富含碘。鱼肉中维生素 B_2 含量较多，海鱼的肝脏含丰富的维生素 A 和维生素 D。

2. 加工烹调对营养价值的影响　加工过程对这类食品中的蛋白质影响不大，但高温制作时 B 族维生素会有损失。

五、蛋类

1. 营养特点　蛋白质含量约为 12.8%。鸡蛋蛋白含有人体所需的各种必需氨基酸，且组成模式与人体组织蛋白所需模式相近，易消化吸收，生物价在 95 以上，是食物中最优良的蛋白质之一，在评价食物蛋白质营养质量时，常以鸡蛋蛋白质作为参考蛋白。蛋类脂肪绝大部分存在于蛋黄内，大部分为中性脂肪，还有一定量的卵磷脂和较高的胆固醇，脂肪分散成小颗粒故易于吸收。蛋黄又是维生素 A、D 和维生素 B_2 的良好来源，并富含钙、磷、铁。

2. 加工烹调对营养价值的影响　蛋黄中的铁因与磷蛋白结合而吸收率不高。生蛋清中有抗生物素蛋白和抗胰蛋白酶因子，妨碍生物素的吸收和抑制胰蛋白酶活力，经加热后被破坏，故不宜生吃鲜蛋。

六、奶类

奶类是营养成分齐全、容易消化吸收的较好天然食物，最适合于幼儿、老年人和病人食用。奶类食品主要提供优质蛋白质、维生素 A、维生素 B_2 和钙。除牛奶外，还有羊奶和马奶。

1. 营养特点　鲜奶中蛋白质含量平均为 3%，消化吸收率为 87%～89%，属优质蛋白质。脂肪含量约为 3%，含有一定量的低级和中级脂肪酸，是风味好和易于消化的脂肪。奶中矿物质含量约为 0.7%～0.75%，主要为钙、磷、钾。100ml 牛乳中含钙 110mg，且其吸收率高，是钙的良好来源。奶中铁含量低，用牛奶喂养婴儿时应注意铁的补充。奶中含维生素 A、B_2 较多，但维生素 D 含量不高。

2. 加工烹调对营养价值的影响　由于鲜奶水分含量高，营养素种类齐全，有利于微生物生长繁殖，因此须经严格消毒灭菌后方可食用。消毒方法常用煮沸法和巴氏消毒法，煮沸法对营养成分有一定损失，正确地进行巴氏消毒对奶的组成和性质均无明显影响，但对热不稳定维生素如维生素 C 约损失 20%～25%。此外，牛奶应避光保存，以保护其中的维生素。

第五节　特殊人群的营养

人体处于不同生理状态下对营养的需求各异，为适应其生理变化则需要合理调整膳食，以保持机体处于健康状态。

一、孕妇和乳母的营养

妇女妊娠和产后哺乳为需要加强营养的特殊生理时期，此期的合理营养可保证母体健康和胎儿、婴儿的正常发育。

（一）孕妇

妊娠是一个复杂的生理过程，在妊娠期间体内进行着一系列的生理调整，以保证胎儿的正常发育。因此，需按照孕期的生理需求特点提供足够的营养。自妊娠第 4 个月起，各种营养素和热能的需要量都急剧增加，热能比正常妇女所需高出 25%。蛋白质需要量也增多，《中国居民膳食营养素参考摄入量》建议孕中期后能量在非孕基础上增加 200kcal/d，蛋白质在孕早、中、晚期分别增加 5g/d、15g/d、20g/d。

孕妇膳食中可能缺乏的无机盐和微量元素主要是钙、铁、锌、碘等。因胎儿骨骼、牙齿所需的钙来自母体，如供应不足，会导致母体钙代谢的负平衡，易患骨质疏松症，胎儿亦可能发生先天性佝偻病及缺钙抽搐。铁的供应除要满足母体需要及储备相当量以补偿分娩时失血而造成的损失外，还需供给胎儿造血及肌肉组织所需的量，还必须在胎儿肝脏内储存一部分铁以供胎儿出生后 6 个月之内的消耗。妊娠期妇女摄入充足量的锌有利于胎儿生长发育和预防先天性出生缺陷。胎儿对锌的需要量在妊娠末期最高，故在妊娠期应增加锌的摄入量。2000 年 DRI 建议妊娠期妇女每日锌摄入量应由非妊娠妇女的 15mg 增加至 20mg。妊娠期妇女碘缺乏可能导致胎儿甲状腺功能低下，从而引起以严重的智力低下和生长发育迟缓为主要表现的呆小症，尤其是孕早期碘缺乏引起的甲状腺功能低下导致的神经损害更为严重。2000

年 DRI 推荐孕期碘的 RNI 为 200μg/d，UL 值为 1000μg/d。

维生素对保持孕妇生理、促进胎儿正常发育有重要作用。重要的有叶酸、维生素 B_{12}、维生素 B_1、维生素 C、维生素 A、维生素 D。叶酸摄入不足对妊娠结局有多种负面影响，包括低出生体重、胎盘早剥和神经管畸形；妊娠期妇女缺乏维生素 B_{12} 可发生巨幼红细胞贫血，亦可导致胎体的神经系统受损；维生素 B_1 可提高食欲、促进产后乳汁分泌，并有利于分娩时子宫的收缩。当 B 族维生素严重缺乏时，子痫的发生率提高；维生素 C 能增强机体抵抗力；妊娠期妇女摄入足量的维生素 A 有利于胎儿的正常生长发育和维持自身的健康，维生素 A 缺乏可能与早产、发育迟缓以及低体重儿的发生有关。虽然维生素 A 是胎儿所必需，但不可大量摄入，过量不仅可引起中毒，而且有导致先天畸形的可能。

孕妇应以正常妊娠体重增加的规律合理调整膳食，并做些有益的体力活动。孕妇营养低下，使营养物质储备不良，胎儿的生长发育延缓，早产儿发生率增加。但孕妇营养过剩、体重增长过度，易出现巨大儿，增加难产的危险性。再则孕妇体内可能有大量的水潴留、易发生糖尿病、慢性高血压和妊娠高血压综合征。

（二）乳母

母乳中含有婴儿生长发育所必需的各种营养素，所以母乳是婴儿最理想的食品。乳母每天约分泌 500～800ml 的乳汁来喂养婴儿，当营养不足时需动用母体营养储备来维持乳汁成分的恒定，为了母亲的健康和分泌乳汁的需要，必须供给乳母充足的营养。

乳母在孕期所储存的脂肪可在哺乳期被消耗以提供能量，但每日由储存的脂肪提供的能量仅为 0.8MJ，乳母每日膳食中热能的供给量需在正常人基础上增加 2.09MJ，蛋白质需增加 20g。乳汁中含钙量为 34mg/100ml，当膳食摄入钙不足时，则动用母体骨骼钙补充，以维持乳汁中钙含量的恒定，故应增加钙的摄入量，每日需供给钙 1 200mg。

此外，乳母应多吃些动物性食物和大豆制品以供给优质蛋白质，同时多吃海产品以供给充足的碘。

二、儿童青少年营养

合理营养不仅对保障儿童和青少年身心健康、促进体力、智力的良好发展起重要作用，而且与其成年后的体质及健康均有密切联系，许多成年人疾病的预防应从儿童时期抓起。

儿童青少年正处于生长发育阶段，代谢旺盛，所需热能及各种营养素相对比成人高。中国营养学会推荐能量摄入量根据不同年龄、不同性别而异，分别为每日 4.4～12.0MJ。

儿童青少年时期肌肉系统发育最快，所需蛋白质也最多，尤其需要充足的必需氨基酸，并需足够的热能才能充分保证蛋白质的利用。因此，蛋白质的摄入量应与热能相适应，应占总热能的 12%～15%，且优质蛋白质占总蛋白的 50%以上。

儿童青少年时期的膳食应供给充足的钙、铁、锌和适量的碘，我国的儿童青少年钙摄入量普遍不足，为此应每日摄入一定量奶类和豆类食品，以补充钙的不足。缺铁性贫血发病率也较高，故应多吃含铁丰富且吸收率高的食物。机体对碘的需要量虽极少，但对儿童青少年正常生长发育非常重要，碘缺乏对儿童生长和智力发育均有影响，应供给含碘丰富的食品，山区和内陆地区应用碘盐来预防。

维生素 A、维生素 D 和维生素 C 等为提高抗病能力、促进生长发育所必需，应注意补充。

儿童青少年时期应合理食用各类食物，以达到平衡膳食。养成良好的膳食习惯，吃好早餐，保证一日三餐的热量分配合理，不挑食、不偏食、不吃或少吃零食。重视户外活动，参加适量的体育运动。

近年来，我国某些城市的儿童青少年肥胖发生率逐年增长，已达 5%～10%。其主要原因是摄入的能量超过消耗，多余的能量在体内转变为脂肪而导致肥胖。正确的减肥方法是合理控制饮食，少吃高能量的食物如肥肉、糖果和油炸食品；同时应加强体育锻炼，使能量的摄入和消耗达到平衡，以保持适宜的体重。

三、老年人营养

营养状况与老年人健康、疾病和衰老进程有密切关系，合理膳食有助于预防老年性疾病，延缓衰老，达到健康长寿。

老年人的膳食要点：食物要粗细搭配，易于消化。老年人应积极参加适度体力活动，保持能量平衡。

老年人因基础代谢率降低，各器官生理功能不同程度的减退，活动量的减少，每天所需的能量应减少，60 岁以上较青壮年减少 20%，70 岁以上减少 30%。热能的摄入以能维持理想体重为宜。蛋白质的供应能维持正氮平衡，故应补充优质蛋白质，但不宜过多。膳食脂肪应以植物性脂肪为主，少吃胆固醇含量高的食物，但也不必限制过严。碳水化合物应随热能的减少而减少，不宜食含蔗糖高的食品。适当摄入一些膳食纤维有利于预防老年性便秘和改善血糖、血脂代谢等，但不宜吃含纤维素过多的食物。

维生素在调节和控制代谢、推迟衰老方面极为重要，故老年人的膳食中应摄入足够的维生素 E、A、C、D、B_6。充足的无机盐和微量元素对老年人也是很重要的，随着年龄的增长，钙的吸收降低，血清钙降低，易发生负钙平衡，造成骨组织脱钙，甚至骨软化，故应足量供给，补钙的同时增加维生素 D 的供给量。硒可以清除体内自由基以防止衰老，老年人血硒含量随年龄增加而降低，膳食中应有适量供给，但不能过高，否则可造成中毒，一般每日摄取 50μg 是有效和安全的。

第六节 合理营养指导

一、合理营养

（一）概念

合理营养（rational nutrition）是指通过合理的膳食和科学的烹调加工，向机体提供足够的能量和各种营养素，并保持各营养素之间的平衡，以满足人体的正常生理需要、维持人体健康的营养，又称合理膳食或平衡膳食。

（二）合理营养的基本要求

1. 能保证供给用膳者必需的热能和各种营养素，且各种营养素之间的比例平衡。
2. 通过合理加工烹调，尽可能减少食物中各种营养素的损失，并提高其消化吸收率。
3. 改善食物的感官性状，使其多样化，促进食欲，满足饱腹感。
4. 食物本身清洁无毒害，不受污染，不含对机体有害的物质。

5. 有合理的膳食制度，一日三餐定时、定量，比例合适。

二、中国居民膳食指南

中国营养学会 1997 年 4 月 10 日公布的《中国居民膳食指南》是教育人民群众采用合理膳食，以摄取合理营养、促进健康的指导性意见。是根据营养学原则并结合国情制订的，包括下列主要原则：

1. 食物多样，谷类为主　平衡膳食必须由多种食物组成，才能满足人体的各种营养需要，达到合理营养、促进健康的目的，因而要提倡人们广泛食用多种食物。

多种食物应包括五类：①谷类及薯类，如米、面、杂粮，马铃薯、甘薯等；②动物性食物，如肉、禽、鱼、奶、蛋等；③豆类及其制品，如大豆及其他干豆类等；④蔬菜、水果类，如鲜豆、根茎、叶菜、柑橘等；⑤纯热能食物，如植物油、淀粉、食用糖、酒类等。

2. 多吃蔬菜、水果和薯类　这类食物富含维生素、矿物质和膳食纤维。多吃这类食物对保持心血管健康、增强抗病能力、减少儿童发生干眼病的危险及预防某些癌症等有十分重要的作用。

3. 常吃奶类、豆类或制品　奶类除含丰富的优质蛋白质和维生素外，含钙量和利用率较高，故常食用奶类对减少我国婴幼儿佝偻病发病、提高青少年骨密度、延缓老年人骨钙丢失的速度均有很大作用。豆类食物同样含丰富的优质蛋白质、不饱和脂肪酸、钙以及维生素 B_1、B_2、烟酸等。为提高农村人口的蛋白质摄入量及防止城市人口过多消费肉类带来的不利影响，应提倡豆类及其制品的生产和消费。

4. 经常吃适量鱼、禽、蛋、瘦肉，少吃肥肉和动物性油脂　经常吃适量的鱼、禽、蛋、瘦肉等，可较好地解决人体内优质蛋白质、脂溶性维生素和矿物质的来源，有利于补充植物性蛋白质中赖氨酸的不足。肥肉和动物性油脂摄入过多往往引起肥胖，并是某些慢性非传染性疾病的危险因素，故应少吃。

5. 食量与体力活动要平衡，保持适宜体重　主要是注意防止进食量过大而活动量不足，或劳动量与运动量过大而进食量不足，以保持食量与消耗之间的平衡。脑力劳动者要增加适量运动，消瘦儿童应增加食量和油脂的摄入。

6. 吃清淡少盐的膳食　食物不能太油腻，不能太咸，不能吃过多的动物性食物及油炸、烟熏食物。目前，城市居民油脂摄入量越来越高，不利于健康。我国居民食盐摄入量平均值是 WHO 建议值的两倍以上，而流行病学调查表明，钠的摄入量与高血压发病呈正相关。因此，应从幼年就养成吃少盐膳食的习惯。

7. 如饮酒应限量　高度酒含能量高，不含其他营养素。无节制地喝酒，会使食欲下降、食物摄入量减少，易发生多种营养素缺乏和酒精性肝硬化。过量饮酒会增加患高血压、卒中等危险。饮酒者宜少量饮用低度酒为宜。

8. 吃清洁卫生、不变质的食物　选购食物时应注意其外观、色、香、味、保质期及卫生许可证号等。进餐要注意卫生条件，如环境、餐具及供餐者的健康卫生状况。集体用餐实行分餐制，以减少疾病的传播机会。

三、中国居民平衡膳食宝塔

为了帮助大众把膳食指南的原则具体应用于日常膳食实践中，中国居民膳食指南专家委员会针对我国居民膳食的主要缺陷，按平衡膳食的原则，推荐了中国居民各类食物的适宜消费量，并以宝塔的形式表达，以便于群众理解和在日常生活中实行，见图 3－1。

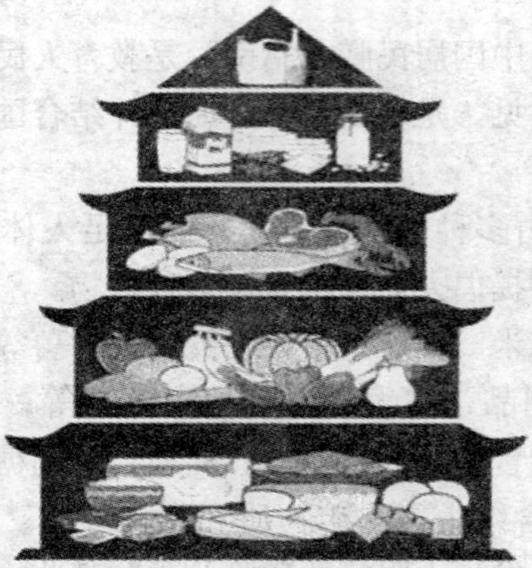

图 3－1　中国居民平衡膳食宝塔

第七节　疾病的营养治疗

营养与人的生命有着非常密切的关系。合理的营养能够增强人体的健康，增加对疾病预防和抵抗的能力。对病人根据病情合理安排膳食，进行辅助治疗，可以起到控制病情，改善机体代谢情况，增强抵抗力，促使疾病好转或痊愈的作用。本节就发病与饮食习惯、膳食营养素摄入有直接关系，发病率高、对人体危害大的几种疾病的饮食治疗作一介绍。

一、高脂血症的营养治疗

（一）目的

高脂血症（hyperlipemia）指血浆脂质浓度超过正常高限。血浆脂质主要有胆固醇和三酰甘油（甘油三酯），两者必须与载脂蛋白构成特殊的复合物——脂蛋白，才能在血液中运送。高脂血症也表现为高脂蛋白血症，脂蛋白根据超速离心和电泳分为 5 型。饮食治疗目的是通过饮食的调理，限制饮食中脂肪、胆固醇的摄入，配合降脂药物的治疗，使血胆固醇、甘油三酯浓度恢复或接近正常。对于高脂血症伴肥胖症患者，还应控制每日的能量摄入，力求使体重达到或接近正常体重。

（二）营养治疗措施

1. 注意热能平衡　部分合并肥胖的高脂血症病人，尤其是高甘油三酯血症合并肥胖者，可通过限制热能，同时增加运动，以促进体脂分解，使能量消耗，血脂下降，达到理想体重。每日碳水化合物占总热能的比例在 55％～65％，具体根据患者的年龄、性别、工作性质而定，一般每天供给热能约 8 400～12 000kJ（2 007～2 868kcal），每天的蔗糖、果糖摄入应限制在 50g 以下。

2. 限制富含高胆固醇膳食　血浆中胆固醇部分来自富含胆固醇食物，如经常食用这些食物，尤其与含饱和脂肪酸较多的食物同时进食时，因甘油三酯能促进胆固醇吸收，其血浓度常增高，每天膳食胆固醇供给量一般在 300mg 以下。富含胆固醇食物有蛋黄、奶油、动物脑、鱼子、动物内脏，特别是肝及脂肪丰富的鱼肉类。

3. 限制高脂肪膳食　食物中的脂肪都是甘油三酯，摄入后 90%由肠道吸收，血浆甘油三酯水平与膳食中脂肪摄入有关，波动也大，每天脂肪摄入量应控制在总热能的 25%以内，约 20～30g 左右。膳食要坚持以不饱和脂肪酸为主，不饱和脂肪酸和饱和脂肪酸的比例应大于 1.5。

二、高血压的营养治疗

（一）目的

高血压（hypertension）是以体循环动脉血压持续性增高为特征的临床综合征，有原发性高血压和继发性高血压。高血压病与食盐的过量摄取、大量的酒精摄取、肥胖、能量过剩等因素有关。通常高血压病接受药物治疗的同时，应重视饮食治疗。其目的是通过营养素的平衡摄入，限制食盐和减少酒精的摄入，使心输出量恢复正常，血管外周阻力下降，降低血压、减少药物用量，最终达到血压恢复正常和减少高血压的并发症。

（二）营养治疗原则

饮食治疗要适当控制能量及食盐量，降低脂肪和胆固醇的摄入水平，控制体重，防止和纠正肥胖，利尿排钠，调节血容量，保护心、脑、肾血管系统功能。采用低脂肪、低胆固醇、低钠、高维生素、适量蛋白质和能量饮食。

（三）营养治疗措施

1. 限制总能量　控制体重在标准体重范围内，肥胖者应节食减肥，体重每增加 12.5kg，收缩压可上升 10mmHg，舒张压升高 7mmHg，说明体重增加，对高血压治疗大为不利。需限制脂肪、糖类，使总热能摄入低于消耗量，增加体力劳动和活动，使体重达到或接近标准体重。

2. 适量蛋白质　蛋白质代谢产生的含氮物质，可引起血压波动，应限制动物蛋白，选用高生物价的优质蛋白，按每日 1g/kg 补给，其中植物蛋白质可占 50%，动物蛋白选用鱼、鸡、牛肉、鸡蛋、牛奶、猪瘦肉等。

3. 限制脂类　减少脂肪，限制胆固醇。脂肪供给 40～50g/d，除椰子油外，豆油、菜油、花生油、芝麻油、玉米油等植物油均含维生素 E 和较多亚油酸，对预防血管破裂有一定作用。

4. 多进食粗粮　进食富含碳水化合物和膳食纤维的粗粮，如糙米、标准粉、玉米、小米等可促进肠蠕动，加速胆固醇排出，对防治高血压有利。

5. 矿物质和微量元素

(1) 限制食盐，适当补钾：人体摄入含钠量较高的食物会增加钠吸收和钠在体内积蓄，导致血容量增加，增加了心脏收缩，做功加强，血管平滑肌细胞反应增强，同时增加了肾脏负荷，需要排出过量的钠和水。当肾脏功能有限时，心脏负荷加强。另外，钠还会增加血管对升压物质的敏感性，引起小动脉痉挛，外周血管阻力增高，而导致高血压及其并发症的发生和发展。

我国人群每天盐的摄入量普遍偏高，尤其在农村，每天摄入的食盐约 10～15g，这对防治高血压很不利。应提倡每天盐摄入量少于 6g，而且需长期坚持，否则降压效果不好。限钠时应注意补钾，钾钠的比例至少为 1.5∶1。有些利尿药可使钾大量从尿中排出，故应供给含钾丰富的食物或钾制剂。含钾丰富的食物有龙须菜、豌豆苗、莴笋、芹菜、丝瓜、茄子等。

（2）补钙补镁：钙与血管的收缩和舒张有关，钙有利尿作用，有利于血压降低。摄入富含钙的食物，能减少患高血压病的可能。镁能使外周血管扩张，镁缺乏时，血管紧张肽和血管收缩因子增加，可引起血管收缩，导致外周阻力增加。增加镁的摄入，能使外周血管扩张，血压下降。尤其在病人使用利尿剂时，尿镁排泄亦增多，更应注意补镁。富含钙的食物有牛奶、虾、鱼类、蛋类。富含镁的食物有香菇、菠菜、豆制品类、桂圆等。

6. 限制饮酒　过量饮酒会增加脑卒中、心力衰竭的危险。应提倡少饮酒或戒酒。

三、糖尿病的营养治疗

糖尿病是由于体内胰岛素分泌绝对或相对不足或外周组织对胰岛素不敏感而引起的以糖代谢紊乱为主的具有遗传倾向的全身性疾病。除糖代谢紊乱外，还伴有脂肪、蛋白质、水及电解质等多种代谢紊乱，从而出现多饮、多食、多尿、体力和体重减少的“三多一少”症状，严重时可发生酸碱平衡失调、酮症酸中毒甚至昏迷。糖尿病病人中晚期常伴有动脉粥样硬化性心脏病及脑血管疾患、糖尿病性肾病变、眼部病变等多种并发症。

（一）营养治疗目标

1. 1型糖尿病患者的营养治疗目标

提供一种含有适当能量和营养组成的健康膳食，必须把食物摄入，尤其是把碳水化合物的摄入与胰岛素注射量和体力活动相协调，使血糖保持在一个可以接受的范围，以免发生严重的低血糖或血糖过高。

2. 2型糖尿病患者的营养治疗目标

达到良好的血糖、血脂、血压和体重控制，适当地的减重以改善血糖、血脂和血压升高的情况。

（二）营养治疗措施

饮食治疗是糖尿病治疗五项治疗方法（饮食、运动、药物、自我监测与教育）中最基本的治疗方法。不论糖尿病类型、病情轻重或有无并发症，也不论是否应用药物治疗，都应严格和长期执行。其具体要求是：

1. 总热能　合理控制总热能是糖尿病营养治疗的首要原则，其供给以维持或低于理想体重为宜，不同劳动强度、不同体重的热能需要量见表3-5。

表3-5　成人糖尿病热能需要与体重的关系

体型	每日热能需要（kcal /kg）			
	卧床休息	轻体力劳动	中等体力劳动	重体力劳动
肥胖（超过标准体重20%）	15	20～25	30	35
正常体重	15～20	30	35	40
消瘦（低于标准体重20%）	20～25	35	40	45～50

2. 碳水化合物　稍高的碳水化合物饮食能改善葡萄糖耐量，提高胰岛素的敏感性，而不增加胰岛素的需要量。但碳水化合物摄入量不宜太高，过高可使血糖升高而增加胰岛负担，太低容易引起脂肪分解，易导致酮症酸中毒。通常碳水化合物占总热能的55%～65%，每日控制在250～350g，约折合主食300～400g。肥胖者酌情可控制在150～200g。关于碳水化合物的类型，根据临床实践及国内外文献报道，均认为应该严格限制单糖及双糖的使用量，因为这些糖类易于水解、吸收。

3. 蛋白质　糖尿病病人由于体内糖原异生作用旺盛，蛋白质消耗量相对增大，故应充分供给，以占总热能的15%～20%为宜。如伴有其他消耗性疾病，也应在肝肾功能及代谢情况允许下增加蛋白质摄入量。合并肾衰竭、尿毒症、肝性脑病患者，则应控制蛋白质摄入量。

4. 脂肪　膳食中脂肪热能应占总热能的20%～25%，宜用不饱和脂肪酸，限制饱和脂肪酸的摄入，胆固醇的摄入量在300mg以下。

5. 无机盐及微量元素　锌、铬对胰岛素生物合成及体内能量代谢起着重要作用。锌能协助葡萄糖在细胞膜上转运。铬对碳水化合物代谢有直接作用，是葡萄糖耐量激活因子的活性成分，并可激活胰岛素，铬缺乏使周围组织对胰岛素的敏感性降低。有人观察给老年患者每日补充含铬酵母8g可改善葡萄糖耐量。含活性铬的食物有酵母、牛肉、肝、蘑菇、啤酒等。

6. 维生素　维生素与糖尿病关系密切，尤其是参与三大营养素代谢的维生素如B_1、B_2、烟酸，此外还有维生素C和维生素A均应在膳食中适当增加。

7. 膳食纤维　流行病学调查以及临床研究都提出膳食纤维有降低空腹血糖和餐后血糖以及改善葡萄糖耐量的作用，可减慢胃排空，改变肠转运时间。可增加胰岛素依赖型糖尿病病人单核细胞上的胰岛素受体结合力，从而减少胰岛素的需要量，同时还可减少口服降糖药物的应用剂量。因此在糖尿病病人的饮食中要增加食物纤维量，每日30～40g，最好与碳水化合物搭配一起食用以发挥它的作用。

第八节　食品污染与腐败变质

食品污染是指外来有害因素混入食品，改变或降低了食品原有的营养价值和卫生质量的现象。防止食品污染是食品卫生工作的重要任务。

一、食品污染

（一）食品污染的种类

食品中可能出现的有害因素，称为食品污染物。按污染物的性质可将其分为下列三类：

1. 生物性污染　包括微生物、寄生虫和昆虫的污染，微生物的污染占有很大比重，危害也较大，主要有细菌与细菌毒素、霉菌与霉菌毒素，以及通过食品传播的寄生虫、虫卵和昆虫的污染。

细菌可通过病人、病畜、器具、人的手等，直接或间接污染食品。寄生虫和虫卵主要是通过病人、病畜的粪便污染水体或土壤后，间接或直接污染食品。粮食贮存中易孳生昆虫而污染食品。

2. 化学性污染 食物化学性污染的来源复杂、种类繁多。主要有：①来自工业排放的废物和各种来源的有害金属；②各种农药、化肥等化学物质施用后残留在食品中；③食品容器、包装材料中的化学毒物污染；④选用不当、用量过多或质量不纯的食品添加剂污染；⑤食品贮存不当、烹调不合理及腐败变质中产生的有害物质等。

3. 放射性污染 食品可吸附或吸收外来放射性核素，其来源主要是放射性物质的开采、冶炼、放射性核废料不正确的排放，特别是半衰期较长的放射性核素污染等。

（二）食品污染的主要危害及预防

1. 黄曲霉毒素对食品的污染

（1）黄曲霉毒素的种类及理化性质：黄曲霉毒素（AF）是黄曲霉菌和寄生曲霉菌产生的一类代谢产物，主要有黄曲霉毒素 B_1、G_1、M_1 等，其中以 B_1 的产量最高、毒性最大、致癌性最强。黄曲霉菌产毒菌株产生黄曲霉毒素的适宜温度为 24～30℃，因而在农作物上，尤其在花生、玉米中最易生长并产生毒素。

黄曲霉毒素难溶于水，可溶于氯仿、甲醇、丙酮等有机溶剂。在中性及酸性溶液中很稳定，在 pH 1～3 的强酸溶液中稍有分解，在 pH 9～10 的强碱中能迅速分解、破坏。耐热性强，一般在烹调加工的温度下破坏很少。在加热至 280℃时，才能完全破坏黄曲霉毒素。

（2）黄曲霉毒素的毒性及致癌性：黄曲霉毒素有很强的急性毒性，以及明显的慢性毒性与致癌性。

黄曲霉毒素对不同种类动物的毒性有很大的差异，其中以鸭雏等最为敏感。人类急性中毒症状主要为发热、食欲不振、呕吐，继而出现黄疸、腹水，部分病例有肝肿大及压痛。尸检可发现肝脏炎症反应、出血、坏死、肝细胞脂肪变性及胆管增生，慢性中毒时可有纤维组织增生。

黄曲霉毒素对动物有强烈的致癌性，可诱发动物肝癌、肾癌、结肠癌、乳腺癌及卵巢癌等。据亚非国家和我国肝癌流行病学调查研究发现，凡食物中黄曲霉毒素污染严重及其摄入量高的地区，其肝癌发病率也高。

（3）预防措施：主要是防霉、去毒、经常性卫生监督，防霉是最根本措施。

2. N-亚硝基化合物对食品的污染

（1）理化性状及其形成：N-亚硝基化合物，包括N-亚硝胺和N-亚硝酰胺两大类，其理化性质不完全相同。亚硝胺类的化学性质较稳定，亚硝酰胺类活性较强、易分解。但两者在紫外线作用下，均可发生分解反应。

N-亚硝基化合物在人、动物体内、食品和环境中，皆可由其前体物质（胺类、硝酸盐和亚硝酸盐）合成。人体内合成亚硝胺化合物的部位主要是胃、口腔及有细菌感染的肠内，膀胱内也可能有亚硝胺的合成。

食品中亚硝基化合物的含量以鱼类食品最高，其次为肉类制品和发酵食品等。

（2）危害：动物实验证明N-亚硝基化合物是致癌性较强的一类化合物。100 多种亚硝基化合物中，动物实验已证实约有 80 多种可诱发多种动物不同组织器官的肿瘤，以肝癌、食管癌、胃癌、肠癌较多见。

（3）预防措施：①严格执行《食品卫生法》，我国规定肉类制品中硝酸钠用量不得超过 0.5g/kg，亚硝酸钠不得超过 0.15g/kg。残留量以亚硝酸钠计，肉类罐头不得超过 0.05 g/kg，肉制品不得超过 0.03g/kg；②尽量低温贮存肉、鱼、贝、蔬菜，尽量少食用腌制和酸渍食品；③豆类食品的干燥要避免直接加热，以减少亚硝胺的形成；生产啤酒用的麦芽，在烘烤时，宜用间接加热法；④提高维生素C、E及胡萝卜素的摄入量，以阻断体内亚硝基化合物的形成；⑤在日光下暴晒，可促使亚硝基化合物光解而破坏，并减少细菌及霉菌，以避免亚硝基化合物的形成。

3. 多环芳烃类对食物的污染　多环芳烃类主要由各种有机物，如煤、汽油及香烟等不完全燃烧而来。目前，已知的多环芳烃类有数百种，常以苯并（a）芘为代表。

（1）污染来源：①烹调加工食品时，烘烤或熏制直接受污染，或经高温热解或热聚所形成；②环境中苯并（a）芘经大气飘尘直接污染，或经沥青路面晾晒粮食、油料种子和不良包装材料污染食物；③植物性食品可吸收土壤及水体中污染的多环芳烃，或水产品受其污染。

（2）致癌性：苯并（a）芘对各种动物的致癌性是肯定的，有试验证明可诱发胃、食管、肠肿瘤等，并可经胎盘使其后代发生肿瘤。

（3）预防措施：防止污染，改进食品加工烹调方法。应当做到：加强环境治理，减少环境对食品的污染；烘干粮食、熏制食品时，应改进燃烧过程和改良烟熏剂，不使食品直接接触炭火；粮食、油料种子不要在沥青路面晾晒，以防沥青污染；机械化生产食品时，要防止机油污染食品。

二、食品腐败变质

食品腐败变质是指食品在一定环境因素影响下，由微生物作用而发生的食品成分与感官性状的各种变化。腐败变质是食品卫生工作中经常需要处理的问题。

（一）腐败变质的原因和条件

食品腐败变质是食品本身、环境因素和微生物三者互为条件相互影响的结果。

1. 微生物作用　这是引起食品腐败变质的重要原因，包括细菌、酵母和霉菌。但在一般情况下细菌常比酵母和霉菌占优势。优势的微生物本身的生理特性是能产生分解食品中特定成分的酶，而使食品发生带有一定特点的腐败变质。微生物所含的酶，一种是细胞外酶，将食物中的多糖、蛋白质水解为简单物质；另一种是细胞内酶，能将已吸收到细胞内的简单物质进行分解，产生的代谢产物使食品具有不良的气味和味道。

2. 食品本身的组成和性质　食品的营养成分组成、水分多少、pH高低和渗透压大小等，对食品中微生物增殖速度、菌相组成和优势菌种有重要影响，从而决定食品的耐藏与易腐以及腐败变质的进程和特征。例如富含蛋白质的肉、鱼、禽、蛋等食品易发生蛋白质腐败；碳水化合物性食品在细菌和酵母的作用下，以产酸发酵为其基本特征；以脂类为主的食品，一般不适于微生物增殖，主要是理化因素引起的酸败。食品中的pH高低是制约微生物并影响腐败变质的重要因素之一。一般来说，酸性食品（pH在4.5以下）可抑制多种微生物，但如菌相组成中包括能分解酸性物质使pH升高的微生物则可为多数微生物增殖创造条件，导致食品腐败变质。食品中的水分是微生物赖以生存和食品成分物质分解的基础，故水分含量是影响食品腐败变质的重要因素。食品本身对腐败变质起作用的其他因素尚有胶态体系的破坏、不饱和脂肪酸、色素、芳香物质等，其变化均可引起食品的色、香、味和外形的不良改变，也属腐败变质。

3. 环境因素　食品所处环境的温度、湿度、阳光（紫外线）的照射等对食品的腐败变质均有直接作用，对食品的保藏有重要影响。

（二）食品腐败变质的化学过程与鉴定指标

1. 食品中蛋白质的分解　肉、鱼、禽、蛋等含蛋白质较多的食品，主要是以蛋白质的分解为其腐败变质的特征。

蛋白质腐败变质的鉴定指标有：①感官指标：对蛋白质的腐败变质，目前仍以感官指标最敏感可靠。由于蛋白质的分解，食品的硬度和弹性下降，组织失去固有的坚韧，产生结构和外形特有的变化或颜色发生改变，而蛋白质分解产物的特有气味是鉴定蛋白质腐败变质的敏感指标；②物理指标：根据蛋白质分解时低分子物质增多这一现象，可使用食品浸出物量、浸出液电导度、折光率、冰点、黏度、肉保水量与膨润量等指标进行判定；③化学指标：测定蛋白质腐败产物如挥发性盐基总氮（TVBN）、三甲胺、硫化氢等物质的量，可判定食品腐败变质的程度，目前我国食品卫生标准中使用了 TVBN。

2. 食品中脂肪酸败　富含油脂食物的腐败主要以脂肪酸败为特征。脂肪酸败受脂肪酸饱和程度、紫外线、氧、水分、天然抗氧化物质以及铜、铁、镍等金属离子的影响，此外油料中的动植物残渣也有促进油脂酸败的作用。油脂酸败的化学过程复杂，但主要是自身氧化过程，其次是加水水解。

脂肪酸败的常用鉴定指标：①过氧化物值上升，这是脂肪酸败最早期的指标；②酸价升高提示已出现酸败；③羰基价、凝固点、比重等指标发生不同程度的改变；④脂肪酸败所特有的“哈喇”味、脂肪变黄等现象，也是鉴定油脂酸败较为敏感和实用的指标。

3. 碳水化合物的分解　富含碳水化合物的食品主要有粮食、蔬菜、水果和糖类及其制品。当这类食品在微生物酶的作用下发生水解，并顺次形成其低级产物，如醇、醛、酮、羧酸，直至二氧化碳和水。这种分解反应常被称为发酵或酵解。

其主要的变化指标是酸度升高，产气，或带有甜味、醇类气味等，如糖、醇、醛、酮含量升高的特有气味。

第九节　食源性疾病与食物中毒

一、食源性疾病

食源性疾病（foodborne disease）是当今世界上分布最广泛、也是最为常见的疾病之一。WHO 给食源性疾病的定义为“食源性疾病是指通过摄食进入人体内的各种致病因子引起的、通常具有感染性质或中毒性质的一类疾病。”即指通过食物传播的方式和途径致使病原物质进入人体并引起的中毒性或感染性疾病。根据 WHO 的定义，食源性疾病有三个基本要素：即食物是传播疾病的媒介；引起食源性疾病的病原物是食物中的致病因子；临床特征为急性中毒性或感染性表现。病原物可概括为生物性、化学性、放射性三大类。其中以生物性病原物种类最多，引起的食源性疾病最为常见。食源性疾病主要包括最常见的食物中毒、经食物而感染的肠道传染病、食源性寄生虫病，以及由食物中有毒、有害污染物所引起的中毒性疾病。

随着人们对疾病认识的深入和发展，食源性疾病的范畴有可能扩大，如食源性变态反应性疾病，由食物营养不平衡所造成的某些慢性退行性疾病（心脑血管疾病、肿瘤、糖尿病等)，由食物中某些新污染物（如“瘦肉精”、“吊白块”、二噁英等）所致的慢性中毒性疾病等。

二、食物中毒

（一）食物中毒概述

1. 概念　食物中毒（food poisoning）指摄入了含有生物性和化学性有毒、有害物质的食品，或把有毒、有害物质当作食品摄入后所出现的非传染性（不属传染病）急性、亚急性疾病。它不包括已知的肠道传染病、寄生虫病、人畜共患传染病以及暴饮暴食等引起的急性胃肠炎型食源性疾病。

2. 发病特点　食物中毒虽然原因不同，种类各异，症状多样，但发病具有以下共同特点：

（1）潜伏期短，发病急，在短时间内出现大批病人，常为集体爆发；

（2）病人的临床表现相似，多以急性胃肠炎症状或神经系统症状为主；

（3）发病与食用某种食物有关，发病范围多局限在食用该种有毒食品的人群，停止食用该食品后发病很快停止；

（4）一般人与人之间不传染。发病曲线呈骤升骤降趋势，一般无传染病流行曲线的余波。

3. 分类　依据病原学分类法，食物中毒通常分为4类：

（1）细菌性食物中毒：是由于吃了含有大量细菌或细菌毒素的食物而引起的中毒，包括沙门菌属、致病性大肠杆菌、副溶血性弧菌、葡萄球菌肠毒素、肉毒梭状芽孢杆菌、李斯特菌等引起的食物中毒。

（2）有毒动植物中毒：指误食有毒动植物或因加工、烹调不当未除去有毒成分的动植物食品而引起的中毒，发病率较高，病死率因动物种类而异。有毒动物中毒，如河豚鱼中毒、鱼类引起的组胺中毒；有毒植物中毒，如毒蕈、木薯、发芽马铃薯、四季豆等中毒。

（3）化学性食物中毒：指误食有毒化学物质或食入被其污染的食物而引起的，发病的季节性、地区性均不明显，发病率和病死率均较高。如某些重金属、类金属化合物、亚硝酸盐、农药等引起的食物中毒。

（4）真菌毒素和霉变食物中毒：指食用被霉菌及其毒素污染的食物而引起的中毒，如霉变甘蔗中毒、赤霉病麦中毒等。

（二）细菌性食物中毒

细菌性食物中毒是食物中毒中最常见的一类，常见的如沙门菌、变形杆菌、葡萄球菌等。大多数细菌性食物中毒，其特点为病程短、恢复快、预后好、病死率低。发病有明显的季节性，5～10月最多。但近20年来出现的一些细菌性食物中毒使某些特点发生了变化，如李斯特菌、小肠结肠炎耶尔森菌、创伤弧菌等引起的食物中毒病死率分别为20%～50%、34%～50%、60%，病程长，病情重，恢复慢，应引起注意。

1. 沙门菌属食物中毒

（1）病原体：沙门菌属是肠杆菌属细菌，现已知有2 000多个血清型，我国已发现255个。其中引起食物中毒的有猪霍乱沙门菌、鼠伤寒沙门菌、肠炎沙门菌等。该菌属为革兰阴性杆菌，不耐热，55℃ 1小时、60℃ 15～30分钟、100℃立即灭活。在水、肉、乳类食品中可生存数周至数月，在20～37℃温度下迅速繁殖。在含食盐12%～19%的咸肉中可存活75天。

（2）引起中毒的食品：多由动物性食品引起，特别是畜肉类及其制品，其次为禽肉、蛋类、奶类及其制品。由于沙门菌属不分解蛋白质，因此被污染的食品通常无感官性状的变化，而容易被忽视。

沙门菌污染的动物性食品可通过生前感染和宰后污染两种途径。生前感染指家畜、家禽在宰杀前已感染原发性或继发性沙门菌病；宰后污染指从屠宰运输到烹调加工各个环节被带菌者粪便、带菌的容器和污水污染。

（3）中毒机理：大量沙门菌随食物进入机体，在肠道内繁殖并经淋巴系统进入血液，出现菌血症，引起全身感染。沙门菌还可在小肠淋巴结和网状内皮系统中被破坏而释放出内毒素，活菌和内毒素共同作用于胃肠道，使黏膜发炎、水肿、充血或出血，使消化道蠕动增强而导致呕吐、腹泻。内毒素不仅毒力较强，还是一种致热源，使体温升高。

（4）临床表现：潜伏期一般为12～24小时，长者可达2～3天。主要症状为恶心、呕吐、腹痛、腹泻，黄绿色水样便，有时带黏液和脓血。体温高达38～40℃，重者出现寒战、惊厥、抽搐和昏迷等。病程3～7天，大多数患者预后良好。但老年人、儿童、体弱者如急救不及时，偶见死亡。

除胃肠炎型外，还可表现为类霍乱型、类伤寒型和类感冒型。

2. 副溶血性弧菌食物中毒

（1）病原体：副溶血性弧菌为革兰阴性杆菌，在30～37℃、pH 7.4～8.2、含盐3%～4%培养基上和食物中生长良好，无盐条件下不生长，故称嗜盐菌。该菌不耐热，80℃ 1分钟或56℃ 5分钟即可杀灭；对酸敏感，1%的食醋处理5分钟或50%食醋1分钟即可灭活。在淡水中存活不超过2天，海水中可存活47天以上。

（2）引起中毒的食品：主要为鱼、虾、蟹、贝类等海产品或腌菜，尤以生食海产品引起的中毒多见。海产品平均带菌率46%～49%，以7～9月份带菌率最高，有时可达90%。引起中毒的原因是受副溶血性弧菌污染的食物，在较高温度下存放，食前不加热（生吃），或加热不彻底（如海蜇、海蟹、黄泥螺、毛蚶等），或熟食品受到带菌者、带菌生食品、带菌容器及工具的污染，食物中副溶血性弧菌可随食物进入人体肠道并生长繁殖，当达到一定数量时，即可引起食物中毒。

（3）中毒机制：随食物摄入大量活菌在肠道内繁殖，侵入肠黏膜上皮细胞，引起黏膜组织充血、水肿。该菌还产生肠毒素和耐热性溶血素，肠毒素可使空肠和回肠淤血或轻度糜烂；溶血素对心脏、肝脏等重要器官均有毒性。

（4）临床表现：潜伏期4～32小时，一般为12～18小时。主要症状为恶心、呕吐、上腹部阵发性绞痛，继而出现频繁腹泻，每日5～6次，多则10余次，开始为洗肉水样便，后转为脓血便，里急后重不明显。部分病人体温可达39℃，重症病人出现脱水、意识不清、血压下降等，病程3～4天，预后良好，中毒程度与食品被污染程度、食入量及个体状态有关。

3. 葡萄球菌肠毒素食物中毒

（1）病原体：葡萄球菌食物中毒是因摄入被葡萄球菌肠毒素污染的食物所引起。葡萄球菌为革兰染色阳性兼性厌氧菌，在28～37℃，pH 6～7.4，水分较高，蛋白质、淀粉丰富的环境中生长良好，并产生肠毒素。引起食物中毒的为金黄色葡萄球菌中血浆凝固酶阳性的菌株，其中约50%可产生肠毒素。肠毒素是一种蛋白质，已知有A、B、C、D、E五种抗原型，A型毒力最强，由此型引起的食物中毒较多。肠毒素耐热性强，一般的食物烹调方法不受破坏，需经100℃加热2小时才可被破坏。

(2) 引起中毒的食品：主要为奶类及奶制品、含奶冷饮、肉类及制品、剩饭等食品。该菌广泛存在于自然界，健康人的皮肤和鼻咽部等处均有寄生，当患有化脓性皮肤疾病和上呼吸道感染时带菌率更高。奶牛患乳腺炎时牛奶中常含有大量葡萄球菌。

(3) 中毒机制：肠毒素引起肠黏膜充血、水肿、脓性渗出、淤血和糜烂等炎症变化，使肠黏膜分泌增加，吸收减少，水、电解质在肠道潴留，刺激肠道运动加快，引起腹泻；肠毒素作用于迷走神经内脏分支而引起反射性呕吐。

(4) 临床表现：潜伏期最短1小时，最长6小时，一般为2～4小时。主要症状为恶心、剧烈反复呕吐、腹痛、腹泻，呈水样便。体温正常或稍高，病程1～2天，预后良好。严重病人因反复呕吐和腹泻可致脱水、虚脱或出现肌肉痉挛。

4. 肉毒梭状芽孢杆菌食物中毒

(1) 病原体：该菌为革兰染色阳性兼性厌氧杆菌，具有芽孢。广泛存在于土壤、淤泥、尘土和动物粪便中，鱼贝类亦可带菌。该菌的芽孢耐热性极强，干热180℃ 5～15分钟或湿热100℃ 6小时才能灭活。在厌氧环境下25～30℃生长良好并产生肉毒毒素，现已发现有A、B、Cα、Cβ、D、E、F、G型毒素，其中A、B、E、F型对人有致病力。我国发生的肉毒毒素中毒大多为A型，其次为B、E型所致。肉毒毒素是一种以神经毒性为主要特征的可溶性剧毒毒素。该毒素不耐热，80℃30分钟或100℃10～20分钟可完全破坏；pH>7时可迅速分解；暴露于日光下迅速失去活力。

(2) 引起中毒的食品：引起中毒的食品因饮食习惯和膳食组成的不同而有差别。国内主要以家庭自制的发酵食品多见，如臭豆腐、豆豉、豆酱、面酱等，其次是罐头食品、腊肉、酱菜等。

(3) 中毒机制：肉毒毒素经消化道入血后，主要作用于中枢神经系统颅脑神经核、神经肌肉接点及自主神经末梢，抑制神经末梢乙酰胆碱的释放，导致肌肉麻痹和神经功能不全。病理可见脑脊髓软膜充血、脑内血栓形成和脑干点状充血等。

(4) 临床表现：潜伏期数小时至数天不等，一般12～48小时，最短者6小时，长者可达8～10天。通常潜伏期越短，病情越重，病死率越高。早期全身疲倦无力、头晕、头痛、步态不稳、视物模糊、眼睑下垂、瞳孔散大、对光反射迟钝，逐渐发展为语言不清、吞咽困难、声音嘶哑等，患者意识清楚，体温正常，经积极治疗可逐渐恢复健康，一般无后遗症。严重时出现呼吸麻痹或呼吸衰竭而死亡。

5. 其他细菌性食物中毒

6. 细菌性食物中毒的诊疗原则与预防措施

(1) 诊断原则：①发病有明显的季节性：多见于夏秋季，肉毒毒素中毒则多见于蔬菜供应淡季；②共同暴露史：往往是共同用餐者一起发病，发病范围局限于食用某种致病食物的人群；③找到引起中毒的食品及其具体原因；④临床诊断：应符合该食物中毒的临床特征；⑤实验诊断：进行细菌学、血清学检查和动物实验，获取实验证据。

表 3-6 其他细菌性食物中毒

中毒名称	病原体	临床表现	中毒食物	预防措施
变形杆菌食物中毒	普通变形杆菌、莫根变形杆菌	潜伏期 12～16h，表现为恶心、呕吐、发冷、发热，头晕、头痛、乏力等，水样便有黏液、恶臭，体温一般在39℃以下	动物性食品，特别是熟肉以及内脏的熟制品。此外，凉拌菜、剩饭、水产品	加强食品卫生管理，严格做到生熟分开
链球菌食物中毒	D 族链球菌中的粪链球菌	潜伏期 6～24h，急性胃肠炎症状，体温略高，偶有头痛、头晕	动物性食品尤其是熟肉制品	防止对熟肉制品再污染
致病性大肠杆菌食物中毒	致病性大肠杆菌	潜伏期 4～48h，表现为急性胃肠炎型、急性菌痢型，体温升高	动物性食品，特别是熟肉制品、凉拌菜	防止对熟肉制品再污染
李斯特菌食物中毒	单核细胞增生李斯特菌及其产生的毒素	侵袭型潜伏期 2～6 周。开始常有胃肠炎症状，最明显表现是败血症、脑膜炎、脑脊膜炎、发热；腹泻型潜伏期 8～24h，表现为腹泻、腹痛、发热	乳及乳制品、肉类制品、水产品，尤以在冰箱中保存时间过长的乳制品、肉制品最为多见	对冰箱冷藏的熟肉制品及直接入口的方便食品、牛乳等，食用前彻底加热
空肠弯曲菌食物中毒	空肠弯曲菌及其产生的毒素	潜伏期 3～5d，以胃肠道症状为主，体温 38～40℃	动物性食品、乳制品	重点为幼儿食品及奶类食品卫生管理
蜡样芽孢杆菌食物中毒	蜡样芽孢杆菌及其产生的肠毒素	呕吐型潜伏期 1～3h，主要表现恶心、呕吐、体温无改变，腹泻型潜伏期 10～12h，主要表现腹泻、腹痛、水样便	剩米饭、米粉、月饼等	加强食品卫生管理

（2）治疗原则：①迅速排出毒物：常用催吐、洗胃法促使毒物排出。对肉毒毒素中毒的早期患者，可用 1∶4 000 高锰酸钾溶液洗胃；②对症治疗：治疗腹痛、腹泻，及时补液以纠正酸中毒和电解质紊乱，抢救循环和呼吸衰竭；③特殊治疗：对细菌引起的中毒感染可合理选用抗生素药物，但对葡萄球菌肠毒素引起的中毒一般不用抗生素，以补液、调节饮食为主。对肉毒毒素中毒的患者应尽早使用多价抗毒素血清（A、B 与 E 型）或单价抗毒素血清，注射前应做过敏试验，并可用盐酸胍以促进神经系统功能的恢复。

（3）预防措施：①防止食品污染：加强对污染源的管理，做好牲畜宰前和宰后的卫生检验，禁止病死禽畜肉上市出售。对海产品要加强管理，防止污染其他食品。防止食品在加工、储存、运输和销售等环节的污染。食品加工场所、厨房、食堂要有防蝇、防鼠设备。食品容器、刀具等应严格做到生熟分开，并做好消毒工作，防止交叉污染。严格遵守饮食行业和炊事人员的个人卫生制度，凡患化脓性皮肤病和传染病者，在治愈前不得参与接触食品的工作。②控制病原体繁殖及毒素的形成：食品加工厂、饮食行业、食堂及食品商店应有冷藏设备，做到食品低温保存或放在阴凉通风处。③彻底加热杀灭病原体和破坏毒素：要彻底杀灭肉类中的病原体，烹调时肉块不应太大，要使肉块内部温度达到 80℃，并持续 12 分钟。蛋类应彻底煮熟。制作发酵食品的原料要高温灭菌，食用前还应加热处理。对可疑有葡萄球菌肠毒素污染的食品应加热至 100℃ 2 小时方可食用。

（三）有毒动植物食物中毒

1. 河豚鱼中毒　河豚鱼又名鲀，是一种味道鲜美但含有剧毒的鱼类，分布在我国沿海和长江下游一带。

（1）毒性：河豚鱼所含主要有毒成分为河豚毒素（tetrodotoxin），是一种毒性极强的神经毒，理化性质稳定，煮沸、盐腌、日晒均不破坏，100℃加热 7 小时，200℃以上加热 10 分钟才被破坏。河豚鱼的肝、肾、卵巢、血液、眼睛、鳃和皮肤等均含有不同量的河豚毒素，尤以卵巢最毒，肝脏次之。新鲜洗净鱼肉一般不含毒素，但如鱼死后较久，毒素可从内脏渗入肌肉中。每年春季 2～5 月为河豚鱼的生殖产卵期，此时含毒素最多，因此春季易发生中毒。

（2）中毒机理：河豚毒素主要作用于神经系统，可阻断神经肌肉间的传导，使神经末梢和中枢神经发生麻痹。初为感觉神经麻痹，继而运动神经麻痹，同时引起外周血管扩张，使血压急剧下降，最后出现呼吸中枢和血管运动中枢麻痹。

（3）临床表现与急救治疗：河豚鱼中毒特点为发病急速而剧烈，潜伏期很短，一般 0.5～1 小时，早期出现手指、口唇和舌刺痛感，以及恶心、呕吐、腹痛、腹泻等胃肠道症状；随后出现以麻痹为特征的症状如口唇、手指、四肢麻木；严重者全身麻痹瘫痪、语言障碍、呼吸困难、血压下降，最后多死于呼吸衰竭。

（4）防治措施：目前尚无特效解毒药，对患者以尽快排出毒物并给予对症治疗。中毒早期可试用解毒剂 L-半胱氨酸盐酸盐静脉滴注。并可用高渗葡萄糖液输液以保护肝脏帮助排毒。

加强宣传教育，防止误食。新鲜河豚鱼应经有关部门统一处理，经鉴定合格后方可出售。

2. 毒蕈中毒　蕈类又称蘑菇，属于真菌植物。野生蕈类品种多，营养丰富，味美可口，很受人们喜欢。在我国目前已鉴定的蕈类中，可食用蕈近 300 种，毒蕈约 100 多种。毒蕈中毒的发生往往由于个人采集野生鲜蘑误食毒蕈而引起。

（1）有毒成分：由于蕈类生长条件不同，不同地区发现的毒蕈种类也不同，且大小形状不一，所含毒素亦不一样。毒蕈的有毒成分复杂，一种毒蕈可含多种毒素，有时多种毒蕈含同一种毒素。

（2）中毒表现：根据毒蕈的有毒成分和引起中毒的临床特点，毒蕈中毒可分为四种类型：①胃肠炎型：潜伏期 0.5～6 小时，以恶心、呕吐、腹痛、剧烈腹泻为特点。经过适当对症处理可迅速恢复，病程 2～3 天，死亡率低。②神经精神型：潜伏期一般为 0.5～4 小时，最短可在食后 10 分钟发病。主要表现为副交感神经兴奋症状，如流涎、流泪、大量出汗、瞳孔缩小、脉缓等，尚有部分胃肠道症状。重患者出现谵妄、精神错乱、幻视、幻听、狂笑、动作不稳等。部分患者尚有迫害妄想，类似精神分裂症。一般病程 1～2 天，死亡率低。③溶血型：潜伏期为 6～12 小时，除胃肠炎症状外，可有贫血、黄疸、血尿、肝脾肿大等。病程 2～6 天，一般死亡率不高，严重者可致死亡。④脏器损伤型：此型中毒最严重，毒素为毒肽类和毒伞肽类，此类毒素为剧毒，可使体内大部分器官发生细胞变性，属原浆毒。潜伏期 6 小时至数天，先出现胃肠炎症状，称为胃肠炎期；以后转为假愈期，病人无明显症状，仅有乏力、食欲减退等，轻度中毒者由此进入恢复期；重者在发病后 2～3 天出现肝、肾、脑、心等实质性脏器损害，以肝肾损害最严重，出现肝肿大、黄疸、肝功能异常、肝性脑病、肾肿大、坏死等，这一类型病死率高。经及时治疗后的患者在 2～3 周后进入恢复期。

（3）防治措施：应及早采用催吐、洗胃、导泻等方法，迅速排出尚未吸收的毒素，并根据中毒症状，合理使用药物对症处理，如神经精神型可用阿托品或山莨菪碱；脏器损伤型可选用巯基类解毒药物，注意保护肝脏；溶血型可给予肾上腺皮质激素治疗及输血。加强宣传教育，提高群众对毒蕈的识别能力，防止误采和误食。

（四）化学性食物中毒

1. 亚硝酸盐中毒　有集体爆发和散在发生两种情况，其原因多由过多食用不新鲜蔬菜、腌制不够充分的蔬菜、放置过久的熟菜和饮用苦水井的水而引起中毒；也可由食用过量的硝酸盐和亚硝酸盐加工过的肉类食品或被亚硝酸盐污染的食物而引起中毒或误将亚硝酸盐当作食盐加入食品。亚硝酸盐的中毒量为 0.2～0.5g，致死量为 1～3g。

（1）中毒机理与临床特点：亚硝酸盐吸收进入机体后，可使红细胞中正常的氧合血红蛋白（低铁血红蛋白）氧化成变性血红蛋白（高铁血红蛋白），使其失去输氧功能，引起组织缺氧以致发生发绀现象。其临床特点为：潜伏期短则 10～15 分钟，长达 2 小时，一般为 1～4 小时。临床主要症状为组织缺氧、口唇、指甲明显青紫，并有头晕、头痛、发热、心慌、呼吸急促、恶心、呕吐、腹胀、腹痛、腹泻等症状。严重者可出现全身皮肤青紫、心律不齐、心率变慢、昏迷、抽搐、休克，甚至呼吸循环衰竭死亡。

（2）急救治疗：中毒发生后，应立即洗胃、催吐和导泻。及早使用特效解毒剂美蓝，可使高铁血红蛋白转变成正常血红蛋白，剂量按 1%美蓝，以 25%～50%葡萄糖液 20ml 稀释后静脉缓慢注射，用量为 1～2mg/kg。大剂量维生素 C 可直接将高铁血红蛋白还原，故美蓝、维生素 C、葡萄糖三者合用效果较好。

（3）预防：注意饮食卫生，不吃存放过久发黄霉烂的蔬菜、腌制不充分的蔬菜和存放过久的熟菜；苦水井的水不宜作为饮用水源；严格执行国家食品卫生标准，限制硝酸盐和亚硝酸盐的使用量；加强对硝酸盐和亚硝酸盐的保管，防止误食。

2. 砷化物中毒　砷的化合物种类很多，常见的为三氧化二砷（俗称砒霜或信石）。砷化物工业上用途很广，农业常拌于粮种内以防治虫害，医药上也较常用。

（1）毒性及中毒机制：砷化物为白色粉末状，易溶于水，三氧化二砷为剧毒物质，成人的中毒量为 5～50mg，致死量为 60～300mg，个体对砷的耐受性不同可使中毒的程度亦有差异。三价砷为细胞原浆毒，在体内可与细胞内含巯基（SH 基）的呼吸酶如丙酮酸氧化酶相结合，使酶失去活性，以抑制细胞的氧化过程，使细胞代谢发生障碍，导致神经细胞、血管舒缩中枢和毛细血管等产生一系列病变。对胃肠道有强烈的腐蚀作用，引起急性炎症、溃烂，对肝、肾等实质性器官亦有损害。

（2）临床特征：急性中毒的潜伏期为 15 分钟至 5 小时。表现为口腔、咽喉及上腹部烧灼感，口中有金属味，恶心、反复呕吐，阵发性腹痛、腹泻、呈米泔样便或血便。由于剧烈吐泻可引起脱水、休克，严重者可出现昏迷、惊厥，可因呼吸循环衰竭死亡。

（3）急救与治疗：对误服引起的中毒应迅速洗胃，洗胃后先给解毒剂氢氧化铁（用

33%硫酸亚铁和20%氧化镁用前等量混合)，每5～10分钟服一汤匙，直至呕吐停止，再用硫酸镁导泻，同时尽早应用特效解毒剂二巯基丙醇。慢性中毒者应注意对症和支持疗法。

3. 其他化学性食物中毒　随着科学技术的不断发展，新的食品污染物也在逐渐增加，对消费者的健康造成一定的损害。现就目前食品中存在较普遍、对人体危害较大的几种新的食品污染物作一简要介绍。

(1) 甲醛次硫酸氢钠中毒：甲醛次硫酸氢钠（$NaHSO_2 \cdot CH_2O \cdot 2H_2O$)，俗称“吊白块”，由锌粉与二氧化硫反应成低亚硫酸锌，再以甲醛和锌粉作用后，在真空蒸发器浓缩，凝结成块而制得。“吊白块”呈白色块状或结晶性粉粒，溶于水，在常温时较为稳定，在高温下可分解成亚硫酸盐，有强还原作用，是一种漂白剂，但不能用于食品漂白，主要用于印染工业上作拔染剂。与国家允许使用的食品添加剂相比，“吊白块”对食品的漂白、防腐效果更明显，价格也更低廉，因此被不良商家在米粉、食糖、面食加工中长期使用。

由于是印染工业染料，其水溶液在60℃以上开始分解出有害物质，在120℃以下分解产生甲醛、二氧化硫和硫化氢等有毒气体，可出现头痛、乏力、食欲减退等症状，人食用掺有“吊白块”的食品后，可引起过敏、肠道刺激、食物中毒，肾脏、肝脏受损等疾病，严重的可导致癌症和畸形病变。一次性食用剂量达到10g就会有生命危险。

(2) 盐酸克伦特罗中毒：盐酸克伦特罗，又称氨哮素、克喘素，是一种可用作兴奋剂的药物，能引起交感神经兴奋，医疗上用作平喘药，在治疗剂量下可治疗哮喘病。80年代初，美国一家公司意外发现适量添加在饲料中，可明显促进动物生长，并增加瘦肉率。这一发现被一些国家应用于养殖业，一般可使猪等畜禽生长速度、饲料转化率、胴体瘦肉率提高10%以上，故称之为“瘦肉精”。后被人利用生猪瘦肉增长剂，以促进蛋白质合成，降低脂肪沉积。人吃了这种猪肉尤其是猪内脏后，会出现心动过速、肌肉震颤、肌肉酸痛、恶心呕吐、头晕目眩、心悸、失眠等中毒症状，人体器官也可能慢慢产生病变，儿童食用后则会导致性早熟。对患有高血压、心脏病、糖尿病、甲亢患者危害很大，严重的可导致死亡。

“瘦肉精”进入体内后具有分布快、消除慢的特点。颜色比普通猪肉鲜艳，后臀尖肌肉饱满凸出，脂肪层不足1厘米的猪肉就有可能是在饲养过程中喂过盐酸克伦特罗的。

(3) 二噁英中毒：二噁英是三环芳香类有机物，化学名称为多氯二苯代二噁英(Polychlorinated Dibenzo - p - dioxins) 简称PCDD。是一种无色针状晶体剧毒物质，可经皮肤、黏膜、呼吸道、消化道进入体内，有致癌、致畸性及生殖毒性。二噁英微量摄入人体不会立即引起病变，但由于其化学稳定性强，在环境中持续存在，称为持续性有机污染物。一旦二噁英进入环境或人体，由于其在脂肪中有高度溶解性，故能在体内蓄积，一旦摄入人体不易排出，在人体内排除一半所用时间（半衰期）平均为7年。

由于二噁英具有高亲脂性，容易存在于动物脂肪和乳汁中。并且这种有毒成分可通过食物链富集，因此，鱼、肉、禽、蛋、乳及其制品最易受到污染。长期食用这些受污染食品对健康有危害，造成人体免疫力下降、内分泌紊乱等，损伤人体的肝、肾，使人发生变应性皮炎及出血并伤及胎儿。

二噁英并不是有意生产出来的，而是在工业生产中产生的部分杂质，由于它耐高温、在环境中很稳定等特性，容易造成污染。目前对于二噁英含量的检测极为困难，由于检测二噁英的设备价格昂贵，操作技术要求极高，只有某些发达国家有能力检测，我国目前只有少数检验机构能检测出奶制品等食品中二噁英的含量。

（五）真菌毒素和霉变食物中毒

1. 赤霉病麦中毒　赤霉病麦食物中毒在我国长江中、下游地区较为多见，东北、华北地区也有发生。是由于误食赤霉病麦等引起的以呕吐为主要症状的一种急性中毒。

（1）中毒原因及有毒成分：赤霉病麦系由于霉菌中的镰刀菌侵染麦子所致。引起中毒的有毒成分为赤霉病麦毒素，已经鉴定的至少有 42 种，其中主要的有雪腐镰刀菌烯醇、镰刀菌烯酮-X、T-2 毒素等。这一类毒素都是属于单端孢霉烯族化合物，是镰刀菌所产生的霉菌代谢产物。赤霉病麦毒素对热稳定，一般烹调方法并不能去毒。

（2）中毒表现：发病者一般多在食后 10～30 分钟发病，长者达 2～4 小时。主要症状恶心、呕吐、腹痛、腹泻、头昏、头痛、流涎、乏力，少数病人有发烧、畏寒等。个别重病例可有呼吸、脉搏、体温及血压波动、四肢酸软、步态不稳、形似醉酒，故有的地方称之为“醉谷病”。

（3）治疗与预防：预后较佳，一般停止食用病麦后 1～2 天即可恢复，对患者可采取对症治疗，严重呕吐者，应予以补液。赤霉病麦中毒重在预防，关键在于防止谷物受到霉菌的侵染和产毒。主要措施有：加强田间和贮藏期间的防霉措施、去除粮食中病粒或毒素。

2. 霉变甘蔗中毒

（1）中毒原因：甘蔗在不良条件下，经过冬季的长期贮存，大量微生物繁殖引起霉变；未完全成熟时即收割的甘蔗，还可因其含糖量较低有利于霉菌生长繁殖产生霉变，均可引起中毒。发病者多见于儿童，病情常较严重甚至危及生命。

（2）中毒机制：从霉变甘蔗中分离出的产毒真菌为甘蔗节菱孢霉，其产生的毒素为 3-硝基丙酸，具有很强的嗜神经性，主要损害中枢神经。

（3）中毒表现：潜伏期短，最短者仅 10 分钟。发病初期为一时性消化道功能紊乱，出现恶心、呕吐、腹痛与腹泻，有的大便为黑色。随后出现神经系统症状，如头晕、头痛、眼发黑出现复视，轻症者可恢复，重症者则出现阵发性抽搐，抽搐时四肢强直、屈曲内旋，手呈鸡爪状，眼球侧向凝视，瞳孔散大，随后可进入昏迷，患者常死于呼吸衰竭。幸存者则留下终身残疾、出现神经系统后遗症，病死率可达 50%左右。

（4）治疗与预防：无特效治疗，主要在于预防，不吃霉变甘蔗。发现中毒后应尽快洗胃、灌肠以排除毒物，并对症治疗。甘蔗必须于成熟后收割，收割后需防冻，防霉菌污染繁殖。贮存期不可过长，并定期对甘蔗进行感官检查，严禁出售已变质的霉变甘蔗。

（六）食物中毒的调查与处理

1. 临床处理原则　对病人要做到“早发现、早报告、早治疗”，以便控制食物中毒的发生和扩大。

（1）及时报告登记：报告内容包括发生食物中毒的单位、时间、地点、发病人数、进食人数、可疑中毒食品、临床表现、病人就诊地点、诊断和治疗情况、交通情况和通讯方式等；报告人要保护现场，留存病人粪便和呕吐物及可疑中毒食物以备取样送检。

（2）诊断原则：根据食物中毒的特点及临床表现、病人和可疑食物的化验检查来判断。

2. 食物中毒的调查　在我国现行的卫生管理体制下，对食物中毒的调查通常是由各级食品卫生监督机构执行。但在该机构人员尚未到达的情况下，所有医护人员有责任对食物中毒事件进行必要的调查。

（1）调查目的：①明确诊断，以利于抢救病人；②确定中毒原因，以利于阻止中毒事件的扩大；③确定中毒食品及污染原因，以利于改进卫生措施；④确定肇事单位和个人责任大小，以便于采取法律措施和行政处罚的量刑；⑤全面总结经验教训，提高食品卫生工作水平。

（2）调查前的准备：包括人员、物质和交通工具的准备。

（3）现场调查：了解中毒发生的时间和经过、中毒人数、分布情况、临床特点，掌握病人发病前48小时所吃食物，确定可疑食物并封存。

（4）现场采样：采集剩余可疑食物、原料、半成品、容器和炊具的洗涤剂、中毒病人呕吐物、排泄物、洗胃水、尿液和血液等送相应部门检验以明确中毒原因和性质。

采样要求：应在调查的同时尽快采样，否则无法采集到所需要的样品或者所采集的样品无多大实用价值。采集病人临床标本要在使用抗菌药物之前，否则不利于致病菌的实验室培养；及时采集并尽快送检洗胃液、病人排泄物和现场的残余食品，以免丧失实验室诊断的时机；采样的数量要能满足各项检验及重复实验的需要，一般固体不得少于200g、液体不得小于100ml，所采集的样品应密封，有条件时应冷藏运送，以避免其变质和再受污染；采样后应做好记录，注明采样地点、时间、名称、数量、送检日期、采样者、送检项目，并尽快送检。

（5）取证：注意证据的客观性、科学性、法律性，利用各种手段客观记录现场情况，必须做好调查笔录。

3. 食物中毒的处理

（1）病人的处理：应迅速、及时、有效地治疗病人。常规治疗原则为及时催吐、洗胃、导泻，并给予支持疗法；根据现场调查分析可能的中毒原因及中毒者的临床特征，采取针对性的救治措施和对症处理；确定中毒原因后，则应迅速应用特效解毒药物。

（2）现场处理：对含毒食物应经消毒后予以销毁。接触过有毒食物的容器、用具等，应经煮沸或用1%～2%碱水煮沸消毒。患者的呕吐物、排泄物，可用20%生石灰乳或漂白粉等消毒处理，被其污染的地面及其他物品可用3%来苏儿溶液消毒。

（3）污染源及其预防性处理：根据引起食物中毒的原因，采取一些必要的处理方法，例如：强制调离近期有传染病病史或病原携带者的从业人员；切断来自可能引起食物中毒的食品供应来源；责令改善有可能导致食物中毒的内外环境，贯彻落实有关卫生制度和采取预防性措施等。

（4）责任处理：根据《中华人民共和国食品卫生法》，视食物中毒事件的严重性和危害程度，考虑肇事单位或个人在事件中的责任和态度，依照处罚条款进行行政处罚，直至追究刑事责任。

（5）资料处理：在食物中毒调查结束后，应对调查的情况及所有资料进行整理和总结，写出专题报告。报告内容包括：中毒发生经过，食用人数、中毒人数、死亡人数、临床特征，中毒人员的年龄、性别、区域分布，检验结果，治疗情况，病人转归状况，中毒原因分析等。各种检验结果、结论以及涉及的所有调查处理过程等有关资料，应存档并按要求逐级上报。

（宁鸿珍　唐咏梅）

第四章　生产环境与健康

第一节　职业性有害因素与职业病

劳动是人类生存和发展的必需手段，劳动与健康相辅相成、相互促进，然而不良的劳动条件，则可影响劳动者的生命质量乃至危及健康，导致职业性病损。劳动条件中的各种职业性有害因素对健康产生的不良影响统称为职业性损害。劳动条件中能产生职业性损害的诸多因素，统称为职业性有害因素。

一、职业性有害因素的来源和分类

职业性有害因素按其来源可分为下列三类：

（一）生产工艺过程中的有害因素

1. 化学因素

(1) 有毒物质：如铅、汞、苯、氯、一氧化碳、有机磷农药等。

(2) 生产性粉尘：如矽尘、石棉尘、煤尘、有机粉尘等。

2. 物理因素

(1) 异常气象条件：如高温、高湿、低温。

(2) 异常气压：如高气压、低气压。

(3) 噪声、振动。

(4) 非电离辐射：如可见光、紫外线、红外线、射频辐射、激光等。

(5) 电离辐射：如 X 射线、γ 射线等。

3. 生物因素　如附着于皮毛上的炭疽杆菌、医务工作者可能接触到的病原微生物或致病生物因素。

（二）劳动过程中的有害因素

1. 劳动组织和制度不合理，劳动作息制度不合理等。

2. 精神（心理）紧张。

3. 劳动强度过大或生产定额不当，如安排的作业与劳动者生理状况不相适应等。

4. 个别器官或系统过度紧张，如视力紧张等。

5. 长时间处于某种不良体位或使用不合理的工具等。

（三）生产环境中的有害因素

1. 自然环境中的因素，如炎热季节的太阳辐射。

2. 厂房建筑或布置不合理，如有毒工段与无毒工段安排在同一个车间。

3. 由不合理生产过程所致环境污染。

在实际生产场所中，往往同时存在多种有害因素并对劳动者的健康产生联合作用。

二、职业性有害因素的致病模式

劳动者接触职业性有害因素不一定发生职业性损害，发生职业性损害必须具备一定的条件，即3个因素（个体、职业性有害因素、作用条件）联系在一起才构成致病的基础。

作用条件包括：①接触机会：如在生产过程中，经常接触或使用某些职业有害因素；②接触方式：职业有害因素可经呼吸道、消化道、皮肤或其他间接途径进入体内；③接触时间：每天或每周甚至一生中累积接触的总时间；④接触的强度（浓度）。后两个条件是决定机体接受危害剂量大小的主要因素。

在同一生产环境从事同一作业的工人中，职业性有害因素所产生的职业性损害的机会和程度有很大的不同，主要取决于以下4个方面：①环境因素：生产环境是否符合卫生条件；②职业卫生服务：定期体检和健全的健康档案资料有助于早期发现职业性损害；③个体感受性：年龄、性别的差异可引起个体对职业性有害因素的敏感性不同；④行为生活方式：如吸烟、酗酒、缺乏锻炼、不合理营养和不注意个人防护等均可增加职业性损害的程度。

三、职业性损害

职业性有害因素所致的各种职业性损害，包括工伤和职业性疾患，涵盖健康损害、伤残或死亡，故必须加强预防。职业性疾患包括职业病和工作有关疾病两大类。

(一) 职业病（occupational disease）

1. 定义和种类　当职业性有害因素作用于人体的强度与时间超过一定限度时，人体不能代偿其所造成的功能性或器质性病理改变，出现相应的临床征象，影响劳动能力的这类疾病通称为职业病。在立法意义上，职业病有其特定的范围即指政府所规定的法定职业病。凡属法定职业病的患者，在治疗和休息期间及在确定为伤残或治疗无效而死亡时，均应按劳动保险条例有关规定给予劳保待遇。

卫生部于1957年首次公布了我国的《职业病范围和职业病患者处理办法的规定》将危害职工健康比较明显的14种职业病，列为国家法定的职业病。2002年卫生部颁布了修改后的职业病名单共有10大类、115种。2001年底全国人大常委会通过了《中华人民共和国职业病防治法》，该法是职业病防治方面的单行法，已于2002年5月1日正式施行。卫生部于2002年3月28日还发布了与《中华人民共和国职业病防治法》相配套的6部规章及3个规范性文件，从源头控制到职业病病人保障及相应的法律责任分别作了明确界定，有了很强的操作性。

10类职业病是：尘肺13种、职业性放射性疾病11种、职业中毒56种、物理因素所致职业病5种、生物因素所致职业病3种、职业性皮肤病8种、职业性眼病3种、职业性耳鼻喉口腔疾病3种、职业性肿瘤8种、其他职业病5种。

2. 职业病发病特点

(1) 病因明确：职业病具有确切的发病因素即职业性有害因素，在控制病因后，可以消除或减少发病。

(2) 存在剂量-反应关系：职业病的病因大多是可检测的，需达到一定的强度（浓度或剂量）才能致病，即存在接触剂量（水平）-效应（反应）关系。短时间接触高浓度的有害物质可导致急性中毒；长期接触低浓度的有害物质，体内积累量达一定水平时可发生慢性中毒。

(3) 群发性：在接触同样的职业性有害因素的人群中常有一定的发病率。

(4) 临床无特效疗法：职业危害如能早期发现并及时处理预后较好，也易恢复，但多数职业病的慢性损伤和一些急性职业危害至今尚无特殊的治疗方法和特效的治疗药物。

(5) 作用部位的特殊性：大多数有害因素，尤其是生产性毒物都具有特殊的作用部位，对效应器官具有选择性。

(6) 发病可以预防：由于职业病的病因明确，因此只要有效地控制和消除病因，就可预防职业病的发生。

3. 职业病的诊断和处理

(1) 职业病的诊断：职业病诊断是一项政策性和科学性很强的工作，需具有职业病诊断权力的机构诊断。诊断必须准确、及时，同时应当综合分析下列因素：①患者的职业史；②职业病危害接触史和现场危害调查与评价；③临床表现以及辅助检查结果等资料作为诊断依据。

患者的职业史和职业病危害接触史是诊断职业病的先决条件，临床表现及辅助检查和现场劳动卫生调查是诊断职业病的重要依据，三者相互联系，互为印证。职业病一经确诊后，诊断机构要出具诊断证明书，《中华人民共和国职业病防治法》中指出“职业病诊断证明书应当由参与诊断的医师共同签署，并经承担职业病诊断的医疗卫生机构审核盖章”。确诊为职业病的，应认真贯彻执行卫生部、劳动人事部、财政部及中华总工会颁发的《职业病报告办法》，做好逐级上报工作。

(2) 职业病的处理：职业病的处理主要有3个方面的工作：一是按照国家有关规定，安排职业病患者进行治疗、康复和定期检查；二是要按照《职业病范围和职业病患者处理办法的规定》，落实职业病患者应依法享受的国家规定的职业病待遇；三是对不适宜继续从事原工作的职业病患者，应当调离原岗位，并妥善安置。

4. 职业病的预防　职业病的病因是明确的，并且大多是可检测和识别的，采取有效预防措施，则可以减少职业性有害因素对工人健康的损害。遵循三级预防原则，即第一级预防为使劳动者尽可能不接触或接触低于“容许浓度”水平的职业性有害因素，对高危人群（population in high risk）制定出就业禁忌证；第二级预防为早期发现病损，早期诊断与及时处理，防止其进一步发展；第三级预防为及时脱离接触职业性有害因素，积极治疗，防止恶化和并发症，促进康复。

(二) 工作有关疾病（work related disease）

由于生产环境及劳动过程中某些不良因素，造成职业人群常见发病率增高、潜伏的疾病发作或现患疾病的病情加重等，这类疾病统称为工作有关疾病。

1. 特点

(1) 工作有关疾病不像职业病那样病因明确，它的病因往往是多因素的，职业因素虽是该病发生发展中的许多因素之一，但不是唯一因素，工作环境中的职业有害因素常与导致职业病的危险因素联合起作用。如不良的劳动组织、工作条件也可以是引起疾病的原因之一；除职业有害因素外，社会、心理、个人行为和生活方式均与发病有关。如慢性非特异性呼吸系统疾病（CNRD）的病因是复杂多因素的，吸烟、个体敏感性、反复呼吸道感染与环境污染在该病的发生上都起着重要的作用，尽管车间空气中有害物质浓度低于容许量，仍能致

CNRD，故一旦发病还是属于工作有关疾病。

（2）职业因素影响了健康，从而促使潜在疾病暴露或病情加重、加速或恶化。如患有病毒性肝炎而未完全康复者，接触四氯化碳等有机溶剂，可能会出现持续的非特异性症状或肝功能异常。

（3）通过控制或改善职业环境，除可消除相应的职业病外，也可减少工作有关疾病，使原有疾病缓解。

工作有关疾病的病种，可在一般人群中出现，特别是一些多因素疾病，如高血压、运动系统的疾病、慢性非特异性呼吸道疾病、胃和十二指肠溃疡以及许多行为失调的疾病的患病率，在某些职业人群中增加。这些病因复杂且其他因素又占相当重要地位的疾病，给工作有关疾病的确定上，常带来更大的复杂性，该病又较职业病更常见，往往成为缺勤率升高的原因之一。按现有规定，工作有关疾病，不能享受劳保待遇，也常给那些因患工作有关疾病而缺勤、部分丧失劳动能力者造成经济上的困难。故对工作环境采取预防措施，在降低这些疾病的发病率上有重要的意义。

2. 常见的与工作有关的疾病

（1）与职业有关的肺部疾病：吸烟、反复呼吸道感染、作业场所空气污染，如空气中二氧化硫、氮氧化物等刺激性气体、粉尘和不良的气象条件常为慢性非特异性呼吸系统疾病的病因或诱发因素。其中吸烟及职业性化学有害因素污染的“联合作用”常是主要致病因素。

（2）与职业有关的心血管系统疾病：长期接触噪声、振动和高温会导致高血压的发生。高度精神紧张的作业、噪声及寒冷均可诱发冠心病；职业接触二硫化碳、一氧化碳、氯甲烷等化学物质，也能影响血脂代谢、血管舒缩功能及血液携氧功能，导致冠心病发病率及病死率的增高。

（3）骨骼及软组织损伤：如腰背痛、颈肩痛等，主要由外伤、提重或负重、不良体位和不良气象条件等因素引起，在建筑、煤矿、搬运工人中更为常见。机器的构造、安置不合适造成颈肩痛和腰背痛。腰背痛常表现为急性腰扭伤、慢性腰痛、腰肌劳损、韧带损伤和腰椎间盘突出症。

（4）生殖紊乱：经常接触铅、汞、砷及二硫化碳等职业危害因素者早产及流产发病率增高。

（5）消化道疾病：重体力劳动者和精神高度紧张的脑力劳动者，同时又吸烟（或酗酒）者，可导致消化道溃疡病的多发。又如高温作业工人，由于在劳动过程中出汗过多，盐分丧失，可导致消化不良及溃疡病的发病率增高。

（6）心理障碍：一般指社会-心理因素在疾病的发生和病程演变中起主导作用，使心理与行为在功能上出现障碍，如：超负荷工作所出现精神紧张而主诉各种躯体不适症状；作业时间不当影响睡眠规律；日常生活无规律、家庭关系紧张引起情绪低落；工作中人际关系紧张而陷于矛盾和烦恼中；因情绪低落而过度吸烟、饮酒或滥用药物等。心理障碍若持续不消失可引发心理疾患或精神疾病；这类疾病反应在神经系统上，可表现为神经性头痛、痉挛性疾病等。

四、工伤

工伤系指工人在从事生产劳动过程中，由于操作者缺乏安全操作知识、缺乏必要的防护措施或违反操作规程而导致机体组织的突发性意外伤害。

（一）事故的类别

直接引起职工伤害的因素可分为机械伤、温度伤、化学伤及电伤等，其种类极多，涉及面很广，严重的头部伤和重要内脏器官的损伤可以致命，眼外伤有时可致盲，上、下肢的严重外伤可致残，即使轻伤也常可引起一时性丧失劳动能力而误工和影响职工健康。

（二）工伤的主要原因

1. 生产设备缺陷　生产设备质量或维修不善，容器管道不严密，工具、附件或设备有缺陷等。

2. 防护设备缺乏或不全　生产设备上缺少安全防护装置，如机器的轮轴、齿轮、皮带、切刀等转动部分缺乏安全防护罩。

3. 劳动组织不合理和生产管理不善　生产设备及安全防护装置无专人管理及定期检修制度；操作规程和制度不健全；对工人技术指导及安全教育不够；个人防护用品缺乏或不适用。

4. 个人因素　健康状况不佳，不适合本人目前所从事的作业；工人的年龄、性别、精神因素、文化水平及个人行为因素等。因此，事故的发生，除了劳动保护部门的原因外，还有心理学和社会学方面的原因。

第二节　生产性毒物与职业中毒

一、概述

毒物（poision）是指在一定条件下，接触较小剂量时可造成生物体功能性或器质性损害的化学物。中毒是指生物体因毒物作用而受到损害后出现的疾病状态。劳动者在从事生产劳动的过程中，由于接触毒物而发生的中毒称为职业中毒。

（一）毒物的存在状态与接触机会

生产性毒物的来源可有多种形式，同一毒物在不同行业或生产环节中又各有差异，可来自于原料、中间产品（中间体）、辅助原料、成品、夹杂物、副产品或废弃物，也可来自热分解产物及反应产物。在生产环境中毒物可以固体、液体、气体或气溶胶的形态存在，但就其对人体的危害来说，则以空气污染具有特别重要的意义。以固体、液体两种形态存在的毒物，如果不挥发，又不经皮进入，则对人体健康的影响很小。

工人在生产过程中可能接触到毒物的操作或生产环节主要有：原料的开采与提炼；材料的搬运与贮藏；材料加工及准备；加料与出料；成品处理与包装；辅助操作，如采取样品、检修设备；生产中使用毒物，如农业生产中喷洒杀虫剂。

（二）生产性毒物进入人体的途径

1. 呼吸道　呈气体、蒸气、气溶胶状态的毒物可经呼吸道进入人体内。经肺泡直接进入体循环，但气态毒物经呼吸道吸收会受到许多因素的影响，接触毒物的水平即毒物在空气中的浓度高，则进入人体内的速度快，进入的量也大；反之，则进入的速度较慢，进入的量也较小。血气分配系数不同的毒物，进入人体的情况有差别。气态毒物的水溶性不同，则进入呼吸道的深度不同，对人体造成损害的类型也不尽相同，一般说来水溶性较大的毒物易被上呼吸道吸收，而水溶性较差的毒物多在深部呼吸道、肺泡吸收。此外，劳动强度、肺通气量、肺血流量及劳动环境的气象条件等因素亦可影响毒物经呼吸道吸收。气溶胶状态的毒物在呼吸道吸收的情况颇为复杂，它们在呼吸道的滞留量与呼吸方式和粒子直径大小、溶解度及呼吸系统的清除功能有关。

2. 皮肤　在生产劳动过程中毒物经皮肤吸收而致中毒者也较常见。某些毒物可透过完整皮肤进入体内。经皮肤吸收途径有两种，一是通过表皮屏障到达真皮进入血液循环；另一种通过汗腺或通过毛囊与皮脂腺，绕过表皮屏障而到达真皮。毒物经皮肤吸收后不经肝脏而直接进入大循环。

由于皮肤结构中有的层适于亲水物质通过，而有的层适于亲脂物质通过，经皮吸收的毒物往往是脂、水两溶的物质。所以了解其脂水分配系数有助于估测经皮吸收的可能性。

此外，毒物的浓度和黏稠度、接触皮肤的部位和面积、生产环境中的温度和湿度、溶剂的种类等，均可影响毒物经皮肤吸收。

3. 消化道　生产性毒物经消化道进入体内而致职业中毒的事例甚少。多由于个人不良卫生习惯摄入被毒物污染的食物所致。有些毒物以难溶性的气溶胶进入呼吸道后，被呼吸系统清除至咽喉部再进入消化道。进入消化道的毒物主要在小肠吸收，经门脉、肝脏再进入体循环。

（三）毒物在体内的过程

1. 分布　毒物被吸收后，在全身分布的情况，很大程度上取决于其通过细胞的能力及与体内各组织的亲和力。大多数毒物在体内呈不均匀分布，相对集中于体内某些组织器官。这种相对集中是动态的，在接触毒物的不同时期会有改变。

2. 生物转化　大多数毒物吸收后在体内酶作用下经受各种生化过程，其化学结构发生一定的改变，称为毒物的生物转化。毒物在体内的生物转化可概括为氧化、还原、水解和结合四类反应。生物转化将亲脂物质最终变为水溶性物质，使之能更快排出体外；同时也使其透过生物膜进入细胞的能力以及与组织成分的亲和力减弱，从而消除或降低其生物效应。但是也有不少毒物在生物转化过程中反而毒性增强，或者由原来无毒成为有毒，如芳香胺、苯并（a）芘等。

3. 排出　进入体内的毒物可经转化后或不经转化而排出。排出的途径有多种。

（1）肾脏：是排泄毒物及其代谢物的主要器官，许多毒物均由此排出。尿中排出的毒物或代谢物的浓度常与血液中的浓度密切相关，所以测定尿中毒物或其代谢物水平可间接衡量体内负荷情况，结合临床征象和其他检查有助于诊断。

（2）呼吸道：气态毒物可以从呼吸道以原形排出，例如一氧化碳、苯等。

（3）消化道：许多金属（如铅、锰、镉等）经胆汁由肠道随粪便排出。有些毒物随胆汁排入肠管后可再被吸收，构成肝肠循环。

（4）其他排出途径：有的毒物可经乳腺排入乳汁，有的经唾液腺及汗腺排出，还有的透过胎盘屏障进入胎儿体内等。头发和指甲并不是排泄器官，但有的毒物富集于此，如铅、砷等。

毒物在排出过程中，也可损害排出器官和组织。经不同途径排出的毒物或其代谢物常可以间接衡量体内吸收或负荷情况。

4. 蓄积　毒物或其代谢产物在接触间隔期内，如不能完全排出，则可在体内逐渐积累，此种现象称为毒物的蓄积（accumulation）。毒物的蓄积作用是引起慢性中毒的物质基础。当毒物的蓄积部位与其靶器官一致时，则易发生慢性中毒。若蓄积部位并非其毒作用部位时，此部位成为该毒物的“储存库”。在储存库内的毒物处于相对无活性状态，故此种蓄积在一定程度上属保护机制，对毒性危害起到缓冲作用。

（四）影响毒物对机体作用的因素

生产性毒物作用于机体并非一定会引起职业中毒。毒物对机体的毒作用受很多因素的影响。

1. 毒物本身的特性

（1）化学结构：化学物质的毒性与其化学结构有一定的关系。例如，脂肪族直链饱和烃的麻醉作用，从丙烷至辛烷，随碳原子数的增多而增强。因而可利用已知规律判断某种化学物质的毒性和毒作用特点。

（2）理化特性：化学物质的理化特性对其进入人体的机会及体内过程有重要影响，化学物质的分散度、挥发性、溶解度的大小与其毒性有密切的关系。

2. 剂量、浓度、作用时间　不论毒物的毒性大小如何，都必须在体内达到一定量才会引起中毒。毒物浓度高，接触时间长，则进入体内的剂量大。降低毒物浓度，减少进入体内的毒物量是预防职业中毒的重要环节。

3. 毒物的联合作用　生产环境中常有数种毒物同时作用于人体。这种联合作用可表现为独立作用、相加作用、增强作用或拮抗作用。对生产环境进行卫生评价时，应考虑不同毒物间的联合作用。尚应注意到生产性毒物与生活性毒物的联合作用。

4. 生产环境与劳动强度　物理因素与毒物的联合作用日益受到重视。在高温环境下，毒物的作用一般比常温条件下明显。高温环境使毒物的挥发增加，机体呼吸、循环加快、出汗增多等，均有利于毒物的吸收；体力劳动强度大时，毒物吸收多，耗氧量大，使机体对导致缺氧的毒物更为敏感。

5. 个体感受性　接触同一剂量的毒物，不同个体所出现的反应可迥然不同。引起这种差异的个体因素很多，如性别、年龄、生理变动期、健康状况、营养、内分泌功能、免疫状态及个体遗传特征等。

二、职业中毒的诊断、治疗和防治原则

（一）职业中毒诊断

职业中毒的诊断具有很强的政策性和科学性，正确的诊断涉及职工的健康和国家劳动保护政策的贯彻执行。但在具体操作过程中，尤其是某些慢性中毒，因缺乏特异的症状、体征及检测指标，不易确诊。所以，职业中毒的诊断应有充分的资料，包括职业史、现场劳动卫生调查、相应的临床表现和必要的实验室检查，并排除非职业性疾病的可能性，综合分析，方可作出合理的判断。

1. 职业史　应详细询问患者的职业史，包括所在车间、工种、工龄、毒物种类、操作方法、防护措施及既往的工作经历，以判断患者接触毒物的可能性与接触程度，此为职业中毒诊断的前提。

2. 劳动卫生学现场调查　深入作业现场，进一步了解患者所在岗位的实际职业接触，空气中的毒物浓度、预防措施等，从而判断暴露者在该条件下，是否可能引起中毒。

3. 症状与体征　按临床表现来判断是否与所接触毒物的毒作用相符。在询问和检查中，尤应注意各种症状发生的时间和顺序及其与接触职业性有害因素的关系。急性职业中毒因果关系较易确立，而慢性职业中毒的因果关系有时还难以确立。对每一种毒物来说，应针对相应的临床表现及其特征，从中分析接触和效应的关系，并应注意与非职业性疾病相鉴别。

4. 实验室检查　对职业中毒的诊断具有重要意义。主要指标有以下两种：

(1) 接触毒物指标：包括测定生物材料中毒物或其代谢物，如尿铅、血铅、尿酚、尿甲基马尿酸等。

(2) 毒物效应指标：如铅对卟啉代谢影响中抑制 δ 氨基- γ 酮戊酸脱水酶；有机磷农药抑制的血液胆碱酯酶等。毒物进入人体，如果量大、时间长、可产生组织器官的损伤，可检查反映毒物所致组织器官病损的指标，如检查血、尿、肝肾功能，镉致肾小管损伤的尿低分子量蛋白 (β_2-微球蛋白)，以及某些其他相关指标等。

上述各项的诊断依据要全面、综合分析，才能作出切合实际的诊断。有时因分析不当、资料不全，可能引起误诊。究其主要原因是忽视职业史、忽视现场调查或未按国家标准进行诊断，如将急性砷化氢所致的溶血而产生的黄疸误诊为急性甲型肝炎。对有些暂时尚不能明确诊断的患者，应先作对症处理、动态观察、逐步深化认识，再作出正确的判断。

(二) 职业中毒的急救和治疗原则

职业中毒的治疗可分为病因治疗、对症治疗和支持治疗三类。病因治疗的目的是尽可能消除或减少致病的物质基础，并针对毒物致病的发病机制进行处理。对症处理是缓解毒物引起的主要症状，促使人体功能恢复。支持疗法是改善患者的全身状况，使患者早日恢复健康。

1. 急性职业中毒

(1) 现场急救：立即将患者搬离中毒环境，尽快将其移至上风向或空气新鲜的场所，保持呼吸道通畅。若患者衣服、皮肤已被毒物污染，为防止毒物经皮吸收，需脱去污染的衣物，用清水彻底冲洗污染处皮肤（冬天宜用温水）。如遇水能发生化学反应的物质，应先用干布抹去污染物后，再用水冲洗。在救治中，应做好对中毒者心、肺、脑、眼等的现场保护。对重症患者，应严密注意其意识状态、瞳孔、呼吸、脉率、血压。若发现呼吸、循环有障碍时，应及时进行复苏急救，具体措施与内科急救原则相同。对严重中毒需转送医院者，应根据症状采取相应的转院前救治措施。

(2) 阻止毒物继续吸收：患者到达医院后，如发现现场紧急清洗不够彻底，则应进一步清洗。对吸入中毒者，可给予吸氧。经口中毒者，应立即采用引吐、洗胃、导泄等措施。

(3) 解毒和排毒：对中毒患者应尽早使用有关的解毒排毒药物，一旦毒物造成严重的器质性损害时，其疗效有时会明显降低。必要时，可用透析疗法或换血疗法清除体内的毒物。常用的特效络合剂和解毒剂如下：

①金属络合剂：主要有依地酸二钠钙 ($CaNa_2$ - EDTA)、二乙烯三胺五乙酸三钠钙 ($CaNa_3$ - DTPA)、二巯基丙醇 (BAL)、二巯基丁二酸钠 (NaD - MS) 等，用于治疗金属类毒物中毒，如铅、汞、砷、锰等。

②高铁血红蛋白还原剂：常用的有美蓝（亚甲蓝），用于治疗急性苯胺、硝基苯类中毒。

③氰化物中毒解毒剂：如亚硝酸钠、硫代硫酸钠，主要用于救治氰化物、丙烯腈等急性中毒。

④有机磷农药中毒解毒剂：主要有氯磷定、解磷定、阿托品等。

⑤氟乙酰胺中毒解毒剂：常用的有乙酰胺等。

(4) 对症治疗：由于针对病因的特效解毒剂的种类有限，因而对症疗法在职业中毒的治疗中极为重要，主要目的在于保护体内重要器官的功能，解除病痛，促使患者早日康复；其治疗原则与内科处理类同。

2. 慢性职业中毒　早期常为轻度可逆性功能性变，而继续接触则可演变成严重的器质性病变，故应及早诊断和处理。

中毒患者应脱离毒物接触，使用有关的特效解毒剂及相应的对症治疗。此外，适当的营养和休息也有助于患者的康复。

(三) 职业中毒的防治

职业中毒的预防应采取综合治理的措施。具体方法有很多，但就其作用可分为以下几个方面。

1. 改革工艺流程根除毒物　从生产工艺流程中消除有毒物质，可用无毒或低毒物质代替有毒或高毒物质，例如用硅整流器代替汞整流器；用无汞仪表代替汞仪表；使用苯作为溶剂或稀释剂的油漆、稀料改用二甲苯等。

2. 降低毒物浓度　减少人体接触毒物水平，是预防职业中毒的关键。其中心环节是要使暴露环境中的毒物浓度降到低于最高容许浓度。因此，要严格控制毒物逸散，避免操作人员直接接触；对逸出的毒物，防止其扩散，并需经净化后排出厂外。

(1) 技术革新：对生产有毒物质的作业，原则上应尽可能采取密闭生产，消除毒物逸散。生产中，应用先进技术和工艺，尽可能采取遥控或程序控制，最大限度地减少操作者接触毒物的机会。例如，手工电焊改为自动电焊；蓄电池生产中，干式铅粉灌注改为灌注铅膏等。

(2) 通风排毒：在有毒物质生产过程中，如密闭不严或条件不允许密闭，仍有毒物逸散入作业环境的空气中时，应采用局部通风排毒系统，将毒物排出，此为预防职业中毒的一项重要辅助措施。按毒物发生源及生产设备的不同特点，采用合适排毒装置。其原则是尽量靠近毒物逸出处，防止毒物扩散而又不影响生产操作，且便于维护检修。经通风排出的毒物，必须加以净化处理后方可排出，并可回收综合利用。

3. 个体防护　个体防护在预防职业中毒中虽不是根本性的措施，但在有些情况下，例如在狭小船舱中、锅炉内电焊，维修、清洗化学反应釜等，个体防护是重要辅助措施。个体防护用品包括防护帽、防护眼镜、防护面罩、防护服、呼吸防护器、皮肤防护用品等。选择个人防护用品应注意其防护特性和效能。在使用时，应对使用者加以培训；平时经常保持良好的维护，才能很好发挥效用。

在有毒物质作业场所，还应设置必要的卫生设施如盥洗设备、淋浴室及更衣室和个人专用衣箱。对能经皮吸收或局部作用危害大的毒物还应配备皮肤清洗和冲洗眼的设施。

4. 工艺、建筑布局　生产工序的布局不仅要满足生产上的需要，而且应符合卫生上的要求。有毒物逸散的作业，区域之间应区分隔离，以免产生叠加影响；在符合工艺设计的前提下，从毒性、浓度和接触人群等几方面考虑，应呈梯度分布。有害物质发生源，应布置在下风侧。对容易积存或被吸附的毒物如汞，或能发生有毒粉尘飞扬的厂房，建筑物结构表面应符合卫生学要求，防止沾积尘毒及二次飞扬。

5. 安全卫生管理 管理制度不全、规章制度执行不严、设备维修不及时及违章操作等常是造成职业中毒的主要原因。所以应做好管理部门和作业者职业卫生知识的宣传教育工作。

6. 职业卫生服务 健全的职业卫生服务在预防职业中毒中极为重要，除上面已提及的之外，应定期或不定期监测作业场所空气中毒物浓度，对接触有毒物质的职工，实施上岗前和定期体格检查，排除职业禁忌证，发现早期的健康损害，以便及时处理。此外，对接触毒物的人员，合理实施有毒作业保健待遇制度，适当开展体育锻炼，以增强体质，提高机体抵抗力。

第三节 常见职业中毒及防治

一、铅

（一）理化特性

铅（lead）为一种质地较软、具有易锻性的蓝灰色金属。比重 11.3，熔点 327℃，沸点 1 525℃。加热至 400～500℃时，即有大量铅蒸气逸出，在空气中氧化成氧化亚铅（Pb_2O），并凝集为铅烟。随着熔铅温度升高，还可逐步生成氧化铅（密陀僧，PbO）、三氧化二铅（黄丹，Pb_2O_3）、四氧化三铅（红丹，Pb_3O_4）。所有铅氧化物都以粉末状态存在，并易溶于稀酸。

（二）接触机会

1. 铅矿开采及冶炼 采矿时，呼吸和消化道接触均为重要途径。在铅冶炼时，混料、烧结、还原和精炼过程中均可接触。在冶炼锌、锡、锑等金属和制造铅合金时，亦存在铅危害。

2. 熔铅作业 均可接触铅烟、铅尘或铅蒸气。

3. 铅化合物 铅氧化物常用于制造蓄电池、玻璃、搪瓷、景泰蓝、铅丹、铅白、油漆、颜料、釉料、防锈剂、橡胶硫化促进剂等。铅的其他化合物如醋酸铅用于制药、化工工业，铬酸铅用于油漆、搪瓷等工业。碱式硫酸铅、碱式亚磷酸铅、硬脂酸铅等用作塑料稳定剂，砷酸铅用作杀虫剂、除草剂等。

（三）毒理

铅化合物可通过呼吸道和消化道吸收。生产过程中，呼吸道吸入是主要途径，其次是消化道，无机铅化合物不能通过完整皮肤，四乙基铅可通过皮肤和黏膜吸收。铅经呼吸道吸收较为迅速，吸入的氧化铅烟约有 40%进入血液循环，其余由呼吸道排出。铅尘的吸收取决于颗粒大小和溶解度。消化道摄入的铅化合物约有 5%～10%通过胃肠道吸收。缺铁、缺钙及高脂饮食可增加胃肠道对铅的吸收。

进入血液的铅大部分与红细胞结合，其余在血浆中。血浆中的铅主要与血浆蛋白结合，少量形成磷酸氢铅。血循环中的铅早期主要分布于肝、肾、脑、皮肤和骨骼肌中；数周后，铅由软组织转移到骨，并以难溶的磷酸铅形式沉积下来。铅在骨内先进入长骨小梁部，然后逐渐分布于皮质。人体内 90%～95%的铅储存于骨内，比较稳定，铅在体内的代谢与钙相似，当缺钙或因感染、饮酒、外伤、服用酸性药物等改变体内酸碱平衡以及骨疾病（如骨质疏松、骨折）时，可导致骨内储存的磷酸铅转化为溶解度增大100倍的磷酸氢铅而进入血液排出。血铅还可通过胎盘进入胎儿体内，乳汁内的铅也可影响婴儿。

目前认为，卟啉代谢障碍是铅对机体影响较为重要和早期变化之一，铅通过抑制卟啉代谢过程中一系列酶的活性，导致血红素的合成障碍。由于血红蛋白合成障碍，导致骨髓内幼红细胞代偿性增生，血液中点彩红细胞、网织红细胞、多嗜性红细胞增多。

（四）临床表现

铅中毒是常见的职业中毒之一，生活性铅中毒也屡有发生。在工业生产中，急性中毒极为罕见。职业性铅中毒基本上均为慢性中毒，早期表现为乏力、关节肌肉酸痛、胃肠道症状和神经衰弱综合征等。

1. 慢性中毒　铅对全身各系统和器官均可产生毒作用，以对神经系统、消化系统和血液系统的损害为主。除此之外，铅尚可造成肾脏的损害，表现为尿中可出现蛋白、红细胞及管型。女性患者出现月经不调、流产及早产等。

（1）神经系统：神经衰弱症候群是铅中毒的早期常见的症状，主要表现为头痛、乏力、肌肉关节的酸痛、失眠和食欲不振等，随着病情的进展，可出现周围神经炎，有感觉型、运动型和混合型。表现为肢端麻木、呈手套或袜套样感觉、伸肌无力、握力下降，重者可出现伸肌瘫痪、腕下垂。严重铅中毒病例，可出现铅中毒性脑病，主要表现为癫痫样发作、精神障碍或脑神经受损的症状。铅中毒引起的腕下垂和中毒性脑病，在我国已很少见。

（2）消化系统：口内有金属味、食欲不振、恶心、腹胀、腹隐痛、腹泻或便秘是常见症状。口腔卫生较差者在门齿、犬齿牙龈边缘有蓝黑色“铅线”。中等或较重中毒病例，可以出现铅绞痛（lead colic），多为突然发作，呈持续性绞痛，阵发性加剧，部位多在脐周，少数在上腹部或下腹部，发作时患者面色苍白、出冷汗、多伴有呕吐、烦躁不安、手压腹部疼痛可缓解；检查时腹部柔软平坦，可能有轻度压痛，但无固定压痛点，肠鸣音减弱。

（3）血液系统：血液系统的改变是铅中毒较为主要的影响之一。常表现为低血色素性贫血，多属轻度，周围血中可见点彩红细胞、网织红细胞及多嗜性红细胞增多。

（4）其他：尿铅和血铅增高，尿中粪卟啉与δ-氨基乙酰丙酸（δ-ALA）增加。部分患者可出现肾的损害，女工可引起月经失调、流产等。

2. 急性中毒　多为经消化道吸收而引起中毒，其临床表现为：口内有金属味、恶心、呕吐、腹胀、阵发性腹绞痛、便秘、腹泻、头痛、血压升高、面色苍白（铅容），重者可发生中毒性脑病，出现抽搐，少数可出现高热、谵妄、昏迷，还可出现中毒性肝病、中毒性肾病和严重的贫血、周围神经炎进展较快。

（五）诊断及处理原则

职业性铅中毒诊断必须依据职业史、劳动卫生学调查、临床症状及化验检查结果进行综合分析诊断。我国2002年颁布的现行诊断标准见表4-1。

表 4-1 职业性慢性铅中毒诊断分级及处理原则

铅中毒分级	诊断标准	处理原则
观察对象	有密切铅接触史，但无铅中毒临床表现，尿铅≥0.34μmol/L（0.07mg/L）或 0.48μmol/24h；或血铅≥1.9μmol/L（0.4 mg/L）；或诊断性驱铅试验后尿铅≥1.45μmol/L（0.3 mg/L）而<3.84μmol/L（0.8μg/L）者	可继续原工作，3～6 个月后复查一次
轻度中毒	①血铅≥2.9μmol/L（0.6mg/L）或尿铅≥0.58μmol/L（0.12mg/L）具有下列一项者：a. 尿δ-氨基-γ酮戊酸≥61.0μmol/L（8mg/L）；b. 血红细胞游离原卟啉（PEP）≥3.56μmol/L（2mg/L）；c. 红细胞锌原卟啉（ZnPP）≥2.91μmol/L（13.0μg/gHB）；d. 有腹部隐痛、腹胀、便秘等症状。②经诊断性驱铅试验尿铅≥3.86μmol/L（0.8mg/L）或 4.82μmol/24h（1mg/24h）	驱铅治疗后，可恢复工作，一般不必调离铅作业
中度中毒	在轻度中毒的基础上，具有下列表现之一者：①腹绞痛；②贫血；③轻度中毒性周围神经病	驱铅治疗后，不必调离铅作业
重度中毒	具有下列一项表现者：①铅麻痹；②中毒性脑病	必须调离铅作业，给予积极治疗和休息

引自：《中华人民共和国国家职业卫生标准》（GBZ37-2002）

（六）治疗

1. 驱铅治疗　首选药物为依地酸二钠钙（$CaNa_2$-EDTA）0.5～1g 加入 10％葡萄糖 250～500ml 静脉滴注，每日一次，3～4 天为一疗程。间隔 3～4 天重复用药。根据驱铅情况决定疗程。长期用药可出现“过络合症候群”，患者自觉疲劳、乏力、食欲不振等，要注意观察，必要时给病人适当补充铜、锌等必需微量元素。

2. 对症治疗　铅绞痛发作时，可静脉注射葡萄糖酸钙或肌肉注射阿托品，可缓解铅绞痛。

3. 一般治疗　适当休息，合理营养，补充维生素等。

（七）铅的预防控制

1. 控制铅的接触水平

（1）用无毒或低毒物代替铅：如以锌钡白代替铅白造漆，电瓶以聚乙烯代替铅封口等。

（2）改革生产工艺：实行自动化生产，密闭化作业；控制熔铅温度，减少铅的蒸发；加强铅烟尘局部吸出和回收利用，控制铅对周围环境的污染。

（3）加强预防保健与健康教育：定期进行环境监测与健康监护，推动和监督卫生法规的实施，严格执行职业禁忌证，有下列疾病患者或情况之一者均不宜从事铅作业：①明显贫血；②神经系统器质性疾病；③明显的肝、肾疾病；④心血管器质性疾病；⑤妊娠和哺乳期妇女。教育群众提高自我保健意识，如不用“锡壶”烫酒。

2. 铅中毒筛检　对铅接触密切人群或高危人群，选用能反映铅慢性接触早期损害且测定方法简便易行的指标，如红细胞锌原卟啉、血红细胞游离原卟啉、尿粪卟啉等，进行筛检，早期检出铅中毒患者。

二、汞

（一）理化特性

汞（mercury，Hg），又称水银。熔点38.7℃、沸点357℃，在自然界以HgS的形式存在，易溶于硝酸，汞在常温下即可蒸发，20℃时汞蒸气饱和浓度可达15mg/m^3。汞蒸气较空气重6倍。金属汞表面张力大，溅洒地面或桌面后立即形成很多小汞珠，增加蒸发的表面积，汞蒸气易被墙、地面、天花板、工作台、工具及衣服所吸附，成为持续污染空气的来源。

（二）接触机会

汞矿开采及冶炼；仪器、仪表和电气器材的制造或维修，如水银温度计、气压计、汞整流器、荧光灯、石英灯、X线球管等；化学工业中用汞作阴极；电解食盐生产烧碱和氯气；冶金工业用汞齐法提取金、银等；口腔医学中用银汞合金补牙；军工生产中，雷汞为重要发爆剂；此外汞化合物还应用于照相、医学和农业等。

（三）毒理

金属汞主要以蒸气形式经呼吸道进入人体。汞蒸气具有高度弥散性和脂溶性，易透过肺泡吸收，经呼吸道吸收的汞可占吸入量的75%以上。金属汞经消化道吸收量极少，约为摄入量的0.01%。汞盐除以气溶胶形式经呼吸道吸收外，还可经完整皮肤和消化道吸收。但有机汞由肠道吸收可达90%，同时也易经呼吸道和皮肤吸收。

汞进入血液后，无机汞大部分与血浆蛋白结合。有机汞90%与红细胞结合，以后分布于全身各器官中。以肾脏含汞量最高，其次是肝、心和中枢神经系统。肾脏中汞可与多种蛋白结合，特别是与金属硫蛋白结合成汞硫蛋白贮存于皮质近曲小管上皮细胞。随着进入机体的汞量增加，肾内金属硫蛋白的含量均见增高，待这种低分子蛋白与汞结合而耗尽时，汞即可对肾脏产生毒害，尿排泄量也随之降低。有机汞则主要作用于中枢神经系统，对胎儿也有较强毒性。

由于汞蒸气高度的扩散性及亲脂性，故其易透过血脑屏障及胎盘，因此金属汞对中枢神经系统及胎儿的毒性远较无机汞化合物为强，进入脑组织的汞不易排出，生物半衰期可达一年，人体内半减期约60天。

汞主要经肾由尿排出，约占总排出量的70%，少量汞随唾液、汗腺、乳汁、粪便、月经等排出。

汞中毒的机制尚未完全清楚。金属汞氧化成二价汞离子后，由于Hg^{2+}具有高度亲电子性，故对体内含有硫、氧、氮等电子供体的基团如巯基、羰基、羧基、羟基、氨基等具有很强的攻击力。上述基团均是体内重要的活性基团，与Hg^{2+}共价结合后即失去活性，而对机体的生理生化功能产生重大影响。尤其Hg^{2+}对蛋白质巯基有高度亲和力，与其结合成稳定的汞的硫酸盐。一般认为Hg－S反应是汞产生毒作用的基础，它可抑制多种含巯基酶的活性，影响机体代谢。

（四）临床表现

1. 慢性中毒　长期接触汞蒸气可导致易兴奋征、汞性震颤、口腔炎等临床表现。

（1）易兴奋征：开始主要表现为神经衰弱综合征，如乏力、头痛、头昏、记忆力下降、多梦等。然后出现精神症状，表现为易激动、不安、失眠、无故烦躁、易发怒、爱哭等，或呈抑郁状态，表现为胆小、害羞、感情脆弱、忧虑、沉默等。

（2）汞性震颤：主要为神经性肌肉震颤，早期见于眼睑、舌、手指，以后可发展至腕、上肢甚至下肢。一般为非对称性的无节律细微震颤，逐渐发展成为粗大的意向性震颤，即在集中注意力做精细动作时震颤明显，而在安静或睡眠时震颤消失。全身性震颤出现较晚，是病情加重的表现。

（3）口腔炎：表现为流涎、牙龈酸痛、牙齿松动或脱落，口腔黏膜、舌肿胀及溃疡，牙龈红肿、压痛、溢脓、易出血，沿牙龈可见暗蓝色色素沉着，即汞线，但口腔卫生好者不一定出现。

除上述临床特征外，汞中毒患者可出现胃肠功能紊乱和脱发，肾功能损害而出现低分子蛋白尿、氨基酸尿，尿中管型、红细胞等。

有机汞中毒主要表现为神经精神症状，早期多为神经衰弱综合征，少数严重者病情持续发展，可出现精神症状，甚至神志障碍、谵妄、昏迷、锥体外系受损，如小脑受损可出现步态不稳、书写困难，脑神经受损则可出现视听障碍。其他系统如肾脏、心脏、肝脏也可能受到损害。在日本发生的水俣病就是典型的慢性有机汞中毒。

2. 急性中毒　短时间内吸入高浓度的汞蒸气（$>1mg/m^3$）数小时后即可发病。起病急骤，开始有头痛、头昏、乏力、失眠、多梦和发热等神经系统及全身症状；明显的口腔炎，如流涎、口内金属味；牙龈红肿、酸痛、糜烂、出血、牙根松动等；急性胃肠炎，表现为恶心，腹痛、腹泻、水样便或大便带血等；部分病人可于发病1～3天后出现汞毒性皮炎，多为红色斑丘疹，四肢及头面部较多，可有融合倾向；少数严重病人可出现间质性肺炎，X线胸片检查可见广泛性不规则阴影；尿汞增高，尿中可出现蛋白、红细胞、管型，严重者则进展为急性肾衰竭。

口服汞盐中毒多见于误服、自杀，主要表现为急性腐蚀性胃肠炎、汞毒性肾炎和急性口腔炎。汞毒性肾炎严重者可出现少尿或无尿，多因急性肾衰竭而死亡。

（五）诊断及处理原则

根据我国2002年颁布的《中华人民共和国国家职业卫生标准》（GBZ89-2002）处理，见表4-2。

表4-2　职业性慢性汞中毒诊断分级及处理原则

汞中毒分级	诊断标准	处理原则
观察对象	尿汞增高，无汞中毒临床表现	根据具体情况，可进行驱汞治疗
轻度中毒	具备下列表现之三者：①脑衰弱综合征；②口腔炎一牙龈炎；③眼睑、舌或手指震颤；④尿汞增高	应予驱汞治疗，原则上不必调离原工作
中度中毒	具备下列表现之二者：①出现精神性格改变；②粗大震颤；③明显肾脏损害	应积极予以驱汞治疗，适当安排工作与休息，治疗后一般应调离汞作业
重度中毒	具备下列表现之一者：①小脑共济失调；②精神障碍	必须调离汞作业，给予积极治疗

慢性汞中毒尿汞含量波动较大，宜根据多次测定结果才比较可靠。目前规定尿汞正常上

限值为双硫腙法 250nmol/L（0.05mg/L），冷原子吸收法为 100nmol/L（0.02mg/L）。根据职业史及临床表现，怀疑有慢性中毒但尿汞不高者，可进行驱汞试验以帮助诊断。方法是肌肉注射 5%二巯基丙磺酸钠 250mg 或静脉注射二巯基丁二酸钠 1.0g；注射后收集 24h 尿样进行汞含量测定，如果尿汞排出量超过正常值上限者即有辅助诊断价值。

（六）治疗

驱汞治疗的药物主要为巯基络合剂，既可保护人体含巯基酶不受汞的毒害，又可解救与汞作用而失去活性不久的酶。药物中巯基与汞结合后，可由肾脏排出。首选的药物是二巯基丙磺酸钠，剂量为 0.25g，每日肌注 1～2 次，连用 3～4 天，间歇 3～4 天，再重复用药。二巯基丁二酸钠剂量为 0.5～1.0g，每日静注 1～2 次，疗程同上。该药应现用现配，不能久置空气中。

口服汞盐患者不应洗胃，需尽快灌服鸡蛋清、牛奶或豆浆，以便汞与蛋白质结合，以保护胃壁。也可用 0.2%～0.5%的活性炭吸附汞。

（七）汞的预防控制

改革工艺及生产设备，控制工作场所空气中汞的浓度；防止汞的污染和沉积，车间内装修和操作台宜用不吸附汞的光滑材料，操作台和地面应有一定倾斜度，以便清扫与冲洗，低处应有储水的汞吸收槽等；加强个人防护，建立卫生操作制度，防止有职业禁忌证人员从事汞作业，妊娠和哺乳期女工应暂时脱离汞接触。

三、苯

（一）理化特性

苯（benzene）在常温下为带特殊芳香味的无色液体，分子式为 C_6H_6，沸点 80.1℃，极易挥发，蒸气比重为 2.77。易着火，微溶于水，易溶于乙醇、氯仿、乙醚、汽油、丙酮、二硫化碳等有机溶剂。

（二）接触机会

苯在工农业生产中被广泛使用：①作为有机化学合成中的一种常用原料，如制造苯乙烯、苯酚、药物、农药、合成橡胶、塑料、洗涤剂、染料、炸药等；②作为溶剂、萃剂和稀释剂，用于生药的浸渍、提取、重结晶，以及油漆、油墨、树脂、人造革、粘胶和喷漆制造；③苯的制造，如焦炉气、煤焦油的分馏、石油的裂化重整与乙炔合成苯；④用作燃料，如工业汽油中苯的含量可高达 10%以上。

（三）毒理

1. 生物转运和转化　苯在生产环境中以蒸气形式由呼吸道进入人体，皮肤吸收很少，经消化道吸收完全，但实际意义不大。苯进入人体后，主要分布在含类脂质较多的组织和器官中。当一次大量吸入高浓度的苯时，在大脑、肾上腺与血液中的含量最高；中等量或少量长期吸入时，骨髓、脂肪和脑组织中含量较大。

进入体内的苯，约有 50%以原形由呼吸道排出，约 10%以原形贮存于体内各组织，40%左右在肝脏代谢。

2. 毒作用机制　苯代谢产物被转运到骨髓或其他器官，可能表现为骨髓毒性和致白血病作用。迄今为止，苯的毒作用机制仍未完全阐明，目前认为主要涉及：①干扰细胞因子对骨髓造血干细胞的生长和分化的调节作用；②氢醌与纺锤体纤维蛋白共价结合，抑制细胞增殖；③损伤DNA，其机制有二，一是苯的活性代谢物与DNA共价结合；二是代谢产物引发氧化性应激，对DNA造成氧化性损伤。通过上述两种机制诱发突变或染色体的损伤，引起再生障碍性贫血或因骨髓增生不良，最终导致急性髓性白血病；④癌基因的激活：肿瘤的发生往往并非单一癌基因的激活，通常是两种或两种以上癌基因突变的协同作用。苯致急性髓性白血病可能与ras，c-fos，c-myc等癌基因的激活有关。

（四）毒作用表现

1. 急性中毒　急性苯中毒是由于短时间吸入大量苯蒸气引起。主要表现为中枢神经系统的麻醉作用。轻者出现兴奋、欣快感、步态不稳，以及头晕、头痛、恶心、呕吐、轻度意识模糊等；重者神志模糊加重，由浅昏迷进入深昏迷状态或出现抽搐；严重者导致呼吸、心跳停止。实验室检查可发现尿酚和血苯增高。

2. 慢性中毒　长期接触低浓度苯可引起慢性中毒，其主要临床表现如下：

（1）神经系统：多数患者表现为头痛、头昏、失眠、记忆力减退等症状，有的伴有自主神经系统功能紊乱，如心动过速或过缓，皮肤划痕反应阳性，个别病例有肢端麻木和痛觉减退表现。

（2）造血系统：慢性苯中毒主要损害造血系统。有近5%的轻度中毒者无自觉症状，但血象检查可发现异常。重度中毒者常因感染而发热，常见牙龈、鼻腔、黏膜与皮下出血，眼底检查可见视网膜出血。最早和最常见的血象异常表现是持续性白细胞计数减少，主要是中性粒细胞减少，白细胞分类中淋巴细胞相对值可增加到40%左右。血液涂片可见白细胞有较多的毒性颗粒、空泡、破碎细胞等，电镜检查可见血小板形态异常。中度中毒者可见红细胞计数偏低或减少；重度中毒者红细胞计数、血红蛋白、白细胞（主要是中性粒细胞）、血小板、网织细胞都明显减少，淋巴细胞百分比相对增高。

慢性苯中毒的骨髓象主要表现为：①不同程度的生成降低，前期细胞明显减少；轻者限于粒细胞系列，较重者涉及巨核细胞，重者三个系列都减低，骨髓有核细胞计数明显减少，呈再生障碍性贫血表现；②形态异常，粒细胞见到毒性颗粒；空泡、核质疏松，核浆发育不平衡，中性粒细胞分叶过多，破碎细胞较多等；红细胞有嗜碱性颗粒；嗜碱红细胞、核浆疏松、核浆发育不平衡等；巨核细胞减少或消失，成堆血小板稀少；③分叶中性粒细胞由正常的10%增加到20%～30%，结合外周血液中性粒细胞减少，表明骨的释放功能障碍。此外，约有15%的中毒患者，一次骨髓检查呈不同程度的局灶性增生活跃。

苯可引起各种类型的白血病。苯与急性髓性白血病密切相关，国际癌症研究中心（IARC）已确认苯为人类的A类致癌物。

（3）其他：经常性接触苯，皮肤可脱脂、变干燥、脱屑以至皲裂，有的出现过敏性湿疹、脱脂性皮炎。苯还可损害生殖系统，苯接触女工月经血量增多、经期延长，自然流产及胎儿畸形率增高；苯对免疫系统也有影响，接触苯的工人血IgG、IgA明显降低，而IgM增高。此外，职业性苯接触工人染色体畸变率可明显增高。

（五）诊断

根据短期大量或长期密切的职业接触史和以麻醉作用或造血系统损害为主的临床表现，参考作业环境调查和现场空气中苯浓度测定资料，进行综合分析，排除其他疾病所引起的中枢神经系统功能和血象改变，方可诊断急性或慢性苯中毒。国家诊断标准为（GBZ68-2002）。

1. 观察对象　常有神经衰弱综合征的表现，若检查发现有以下改变之一，并在一个月内经过复查仍无变化者，可列为观察对象：①白细胞数波动于（4～4.5）$\times 10^9$/L；②血小板数波动于（80～100）$\times 10^9$/L，兼有出血倾向者；③红细胞计数，男性低于 4×10^{12}/L，女性低于 3.5×10^{12}/L。

2. 慢性轻度中毒　除上述症状外，化验检查经过一段时间观察，一般在1～3个月内检查3次，白细胞数基本低于 4×10^9/L，或中性粒细胞数基本低于 2×10^9/L，可诊断为慢性轻度中毒。如白细胞数波动于（4～4.5）$\times 10^9$/L，结合下列辅助指标之一，也可诊断为慢性轻度中毒：①血小板数低于 80×10^9/L，并伴有出血倾向；②中性粒细胞碱性磷酸酶活性明显升高，按生化定量法大于120单位，或按组织化学法积分值大于60；③中性粒细胞胞浆中毒性颗粒明显增多，积分值大于20或大于当地正常值。

3. 慢性中度中毒　多有慢性中毒症状，并有易感染和（或）出血倾向。具有下列情况之一时，可诊断为慢性中度中毒：①白细胞数低于 4×10^9/L 或中性粒细胞数低于 2×10^9/L 伴血小板数低于 60×10^9/L；②白细胞数低于 3×10^9/L 或中性粒细胞数低于 1.5×10^9/L。

4. 慢性重度中毒　经血象及骨髓象检查，确定出现下列之一者，可诊断为慢性重度中毒：①全血细胞减少症；②再生障碍性贫血；③骨髓增生异常综合征；④白血病。

5. 急性中毒　短期内吸入大量苯蒸气，症状较轻者主要表现为兴奋或酒醉状态，伴有黏膜刺激症状，以及头晕、头痛、恶心、呕吐、步态蹒跚等；严重者发生昏迷、抽搐、血压下降，以至呼吸和循环衰竭。必要时可测定尿酚、血苯等，以明确诊断。

（六）处理原则

1. 急性中毒　应立即移至空气新鲜处，脱去被苯污染的衣服，清除体表污染物，误服苯者应及时洗胃，可用1∶4 000的高锰酸钾液或温水反复洗胃。若呼吸抑制，应给予氧气和辅以人工呼吸。忌用肾上腺素或麻黄碱。静脉注射大剂量维生素C和葡萄糖醛酸，有辅助解毒作用。

2. 慢性苯中毒　治疗的关键是增升白细胞，可采用中西医疗法，给予多种维生素、核苷酸类药物以及皮质激素、丙酸睾酮等。发生再生障碍性贫血或白血病者，可按内科治疗原则进行治疗。

苯中毒一经确诊，应调离接触苯作业，积极治疗，并根据病情适当安排休息。

（七）苯的预防控制

1. 以无毒或低毒的物质代替苯　如喷漆作业中改用无苯稀料，制药工业以酒精代替苯作萃取剂，印刷工业中以汽油代替苯作溶剂。用对血液系统影响不明显的甲苯、二甲苯代替作溶剂，但高浓度的甲苯、二甲苯对中枢神经的麻醉作用和黏膜刺激作用均较苯强烈。

2. 改革生产工艺　某些制鞋行业中用含苯80%左右的氯丁胶作粘胶剂是重度苯中毒高发的主要原因，因此应改用无苯胶，改革生产方式，以达到工作人员不接触或少接触苯的目的。对喷漆业，根据具体情况采用静电喷漆、自动化淋漆、浸漆等。

3. 通风排毒　使用苯的操作在排毒罩内进行，进出的气体要进行回收处理，以防污染大气环境。

4. 卫生保健措施　对苯作业现场进行定期的劳动卫生调查和空气中苯浓度的测定。对劳动防护设备加强管理，注意维修及更新，以防失效。在特殊作业环境下无法降低空气中苯浓度的工作带，应教育工人加强个人防护，戴防苯口罩或使用送风式面罩。

5. 对企业管理人员和工人要加强宣传教育，使他们了解苯的毒性及预防苯中毒的基本知识，增强自我保健意识，切忌不恰当地使用苯，禁止在印刷行业用苯作为清洗手上油墨的清洁剂等。

6. 苯作业工人进行定期检查，制定就业前及工作后定期体检制度，重点在血液系统指标的检查，对具有从事苯作业的职业禁忌证者，如血象指标低于或接近正常值下限者、各种血液病、严重的全身性皮肤病、月经过多或功能性子宫出血，又如患有中枢神经系统性疾病、精神病、血液系统疾病及肝、肾器质性病变者，都不宜从事接触苯的工作。

第四节　生产性粉尘与尘肺

粉尘（dust）是指直径很小的固体微粒，在自然状态中天然生成，或在生产和生活中由于人为原因而生成。生产性粉尘是指在生产过程形成的，并能长时间漂浮在空气中的固体微粒。机体长期吸入能引起以肺部组织纤维化改变为主的尘肺（pneumoconiosis）。

一、生产性粉尘

（一）生产性粉尘的来源与分类

1. 来源　生产性粉尘来源广泛。如矿山开采、爆破、筑路；冶金工业中的材料准备、矿石粉碎；机械制造工业中的原材料处理；配料、清砂等；玻璃、水泥、陶瓷等工业的原材料加工；皮毛、纺织工业的原材料处理；化学工业中固体原材料加工处理，由于防、降尘措施不够完善，均可产生大量的粉尘，污染生产环境。

2. 分类　生产性粉尘种类多，按其性质分为以下三类：

（1）无机性粉尘（inorganic dust）：包括：①金属性粉尘：如铅、锰、铁、铍、锡、锌等及其化合物；②非金属的矿物性粉尘：如石英、石棉、滑石、煤等；③人工无机粉尘：如水泥、玻璃、金刚砂等粉尘。

（2）有机性粉尘（organic dust）：包括：①动物性粉尘：如皮毛、丝、骨粉尘；②植物性粉尘：如棉、麻、谷物、亚麻、甘蔗、木、茶粉尘；③人工合成材料粉尘（synthetic material dust）：如塑料热解产生聚氨基甲酸酯类、环氧树脂等粉尘。

（3）混合性粉尘（mixed dust）：指上述各类粉尘两种或几种混合存在的粉尘。常见的如硅尘和煤尘、金属粉尘和硅尘混合存在的粉尘等。

（二）生产性粉尘的理化特性及其卫生学的意义

粉尘的理化特性不同，对人体危害的性质和程度亦不同，所以其理化特性有重要的卫生学意义。

1. 粉尘的化学成分、浓度和接触时间　作业场所空气中粉尘的化学成分和浓度是直接决定其对人体危害性质和严重程度的重要因素。根据化学成分不同，粉尘对人体可有致纤维化、刺激、中毒和致敏作用。如二氧化硅粉尘致纤维化，但游离型和结合型、结晶型的作用各异。

粉尘浓度是单位体积空气中的粉尘量，单位用 mg/m^3 表示。粉尘浓度愈高，暴露时间越长，对工人的危害也愈大。尘肺病理解剖材料分析发现肺内粉尘量与矽肺的期别成正比。

2. 粉尘的分散度　分散度是指物质分散的程度。以粉尘粒径大小（μm）的数量组成百分比来表示。粒径小的颗粒愈多，分散愈高；反之，则分散度低。粉尘的分散度与其在呼吸道阻留有关。粒径 1～2μm 左右的粉尘，可较长时间地悬浮在空气中，被机体吸入机会也更大，危害性相对大。

3. 粉尘的硬度　坚硬并外形尖锐的尘粒可能引起呼吸道黏膜机械损伤；而进入肺泡的尘粒，由于质量小，肺泡环境湿润，并受肺泡表面活性物质影响，对肺泡的机械损害作用可能并不明显。

4. 粉尘的溶解度　铅、砷等有毒性的粉尘可在呼吸道溶解吸收，其溶解度越高，对人体毒作用越强；石英粉尘很难溶解，可在体内持续产生危害作用。

5. 粉尘的荷电性　物质在粉碎过程和流动中相互摩擦或吸附空气中离子而带电。同性电荷相斥增强了空气中粒子的稳定程度，异性电荷相吸使尘粒撞击、聚集并沉落。荷电尘粒在呼吸道内易被阻留。

6. 粉尘的爆炸性　煤、面粉、糖、亚麻、硫黄、铅、锌等可氧化的粉尘，在适宜的浓度下，一旦遇到明火、电火花和放电时，会发生爆炸，导致重大人员伤亡和财产损失事故。

（三）生产性粉尘的致病作用

所有不溶解或难溶解的粉尘对身体都是有害的，生产性粉尘根据其理化特性和作用特点不同可引起不同的疾病。

1. 呼吸系统疾病

（1）尘肺：是在生产环境中长期吸入粉尘导致的以肺纤维化为主的一类疾病。

（2）粉尘沉着症：有些生产性粉尘（如锡、钡、铁等）吸入后，沉积于肺组织中，呈现一般异物反应，可继发轻微的纤维性改变，对健康无明显危害，脱离粉尘作业后，病变无发展，X 线胸片阴影可逐渐消退。

（3）有机粉尘引起的肺部病变：吸入棉、亚麻、大麻等粉尘可引起棉尘症（byssinosis）；吸入被霉菌、细菌或血清蛋白污染的有机粉尘可引起职业性变态反应性肺泡炎（occupational allergic alveolitis）；吸入聚氯乙烯、人造纤维粉尘可引起非特异性慢性阻塞性肺炎（chronic obstructive pulmonary disease）等；某些粉尘还可引起粉尘性支气管、肺炎、哮喘性鼻炎、支气管哮喘等。

2. 局部作用　粉尘作用于呼吸道黏膜，早期引起其功能亢进、黏膜下毛细血管扩张、充血，黏液腺分泌增加，阻留更多粉尘，久之酿成肥大性病变，然后由于黏膜上皮细胞营养不足，造成萎缩性病变，呼吸道抵抗能力下降。

3. 中毒作用　吸入铅、砷、锰等粉尘可在呼吸道黏膜很快溶解吸收，导致中毒。

4. 粉尘的致癌作用　已确认能致癌的粉尘有棉、铬、砷、镍和放射性矿尘。其中石棉引起的支气管肺癌和间皮瘤已列入我国职业病名单。对煤尘、矽肺与肺癌的关系尚需进一步证实。

5. 其他作用　铬酸盐尘可致鼻中隔穿孔；金属和磨料硬质尘粒可损伤角膜；沉积在皮肤的粉尘可堵塞皮脂腺；沉积在皮肤的沥青粉尘在太阳照射下可产生光照性皮炎；粉尘在上呼吸道可引起咽炎、鼻炎、耳炎和耳咽炎等。

二、尘肺

尘肺（pneumoconiosis）是在生产过程中长期吸入粉尘发生的以肺组织纤维化为主的疾

病。粉尘是有害的，长期吸入不同种类的粉尘可导致不同类型的尘肺或肺部疾患。尘肺是我国的职业病中对工人健康危害非常严重的一类疾病。按病因可将尘肺分为：①矽肺(silicosis)；②硅酸盐肺（silicatosis）；③炭尘肺（carbon pneumoconiosis）；④混合性尘肺(mixed dust pneumoconiosis)；⑤金属尘肺（metallic pneumoconiosis）。在我国，矽肺占主要比例，下面主要介绍矽肺。

矽肺是由于在生产过程中长期吸入游离二氧化硅含量较高的粉尘而引起的以肺组织纤维化为主的疾病。我国矽肺病例占尘肺总病例接近50%，位居第一，是尘肺危害最严重的一种。矽肺也称硅沉着病。

（一）矽肺的病因

矽肺发病与粉尘中游离二氧化硅含量、二氧化硅类型、粉尘浓度、分散度、接尘时间(接尘工龄)、防护措施、接触者个体因素有关。

1. 粉尘中游离二氧化硅含量越高，发病时间越短，病变越严重。

2. 矽肺的发生发展及病变程度还与肺内粉尘蓄积量有关。肺内粉尘蓄积主要取决于粉尘浓度、分散度、接尘时间和防护措施。空气中粉尘浓度越高，分散度越大，接尘工龄越长，防护措施差，吸入并蓄积在肺内的粉尘量就越大，越易发生矽肺，病情越严重。

3. 混合型粉尘的联合作用：如煤矿粉尘中除包括游离二氧化硅外，还有煤和其他元素。

4. 工人的个体因素和健康状况对尘肺的发生也起一定作用。既往患有肺结核、尤其是接尘期间患有活动性肺结核、其他慢性呼吸系统疾病易罹患矽肺。

矽肺发病一般比较慢，接触较低浓度游离二氧化硅粉尘多在15～20年后发病。但发病后，即使脱离粉尘作业，病变仍可继续发展。少数由于持续吸入高浓度、高游离二氧化硅含量的粉尘，经1～2年即发病者，称之为“速发型矽肺”（acute silicosis）。还有些接尘者，虽接触较高浓度矽尘，但在脱离粉尘作业时，X线胸片未发现异常，或发现异常但尚不能诊断为矽肺，在脱离接尘作业若干年后被诊断为矽肺，成为“晚发型矽肺”（delayed silicosis）。

矽肺一般分三型：①普通型（classic silicosis）：接触一定浓度游离二氧化硅粉尘，一般在开始后20年以上发病；②激进型（accelerated silicosis）：接触较高浓度游离二氧化硅粉尘，开始接尘后5～10年发病；③速发型（acute silicosis）：接触极高浓度游离二氧化硅粉尘，在很短时间，甚至在一年内就发病，病理改变以肺泡内矽性蛋白沉积为主，常导致死亡。

（二）矽肺的病理表现

矽肺的基本病理变化是肺部进行性、结节性纤维化及弥漫性肺间质纤维化。其中矽结节是矽肺的特征性改变。典型的矽结节为圆形或椭圆形，纤维组织成同心圆状排列类似洋葱头切面。在结节外围及纤维束之间，因胶化不同可见数量不等的粉尘颗粒、尘细胞、成纤维细胞。结节愈成熟，细胞成分愈少，最终可发展为玻璃样变及钙盐沉着。如果吸入的矽尘量少或粉尘中游离的二氧化硅含量低时主要以弥漫性肺间质纤维化为主。其病理特点是肺泡和肺小叶间以及小血管和呼吸性支气管周围纤维组织呈弥漫性增生。

（三）矽肺的发病机制

进入肺内的矽尘被巨噬细胞吞噬，吞噬了粉尘的巨噬细胞，称为尘细胞，大部分尘细胞随痰咳出，小部分经阿米巴样运动进入肺泡间隙。一般认为，矽尘在细胞内部分溶解并聚合成聚合硅酸，并向胞质释放一系列水解酶，造成巨噬细胞的自溶、崩解死亡。崩解释放的游离粉尘再次被另一个巨噬细胞吞噬、破裂、游离，如此反复上述过程，引起肺组织破坏、修复，并循环往复。崩解产物中的非脂质部分（致纤维化因子）能刺激成纤维细胞增生，还会刺激成纤维细胞产生胶原纤维。因此，巨噬细胞破坏越多，纤维组织增生越明显。崩解时释放的脂蛋白则可成为自身抗原，能刺激网状内皮系统增生，产生抗体，抗原抗体的复合物沉积于胶原纤维上发生透明变性。相邻的结节可融合成大结节，逐步发展成大的纤维团块。

（四）矽肺的临床表现

1. 症状和体征　矽肺患者早期无明显症状和体征，随着病程进展，尤其在出现并发症后症状、体征才渐趋明显。最常见的症状是气促、胸痛、咳嗽、心悸，并逐渐加重和增多。体征可有干湿啰音、哮鸣音等。

2. X线发现　比较典型的有类圆形、不规则形小阴影及大阴影，是矽肺诊断的重要依据。其他表现如肺纹理、肺门、胸膜等改变对硅沉着病诊断有重要参考价值。

（1）阴影呈圆形或近似圆形：边缘整齐或不整齐，直径小于10mm。按直径大小又可约略分为p（直径＜1.0mm）、q（1.5～3.0mm）、r（3.0～10mm）3种类型。早期多分布于肺中、下肺区，随病情进展，数量增多，直径增大，密集度增加，波及双肺上区。

（2）不规则形小阴影：是指粗细、长短、形状不一的致密阴影，密度＜10mm。多见于游离二氧化硅含量低或混合性粉尘所致矽肺。按宽度大小又可略分为s（宽度＜1.5mm）、t（宽度1.5～3.0mm）、u（宽度约3.0～10mm）3种类型。多见于双肺中、下肺区，随病情进展，数量增多宽度增大，密集度增加，波及双肺上区。

（3）大阴影：是指其长径超过20mm、宽度超过10mm的阴影。为晚期硅沉着病的重要X线表现。形态为长条形、椭圆形和圆形，多出现在双肺中、上肺区，多对称呈八字形。

（4）其他：主要为胸膜、肺门、肺气肿、肺纹理等的变化。胸膜粘连增厚，以肋膈角变钝或消失最常见。其中以肺结核最常见。一旦出现并发症，则往往促进病情进展，使病情恶化。并发症也是矽肺患者的主要死亡原因。

（五）矽肺的诊断

以接触粉尘的职业史为前提，技术质量合格的X线后前位胸片改变为依据，结合现场劳动条件资料，参考临床症状、体征等，连续观察，综合分析，按国家尘肺X线诊断标准（GBZ70－2002）进行诊断。国家颁布《尘肺X线诊断标准及处理原则》，适用于国家现行法定《职业病名单》中的各种尘肺。

1. 无尘肺（代号0）

（1）0：X线胸片无尘肺表现。

（2）0^{+}：X线胸片表现尚不够诊断为“Ⅰ”者。

2. 一期尘肺（代号Ⅰ）

（1）Ⅰ：有总密集度Ⅰ级的小阴影，分布范围至少达到两个肺区。

（2）$Ⅰ^{+}$：有总密集度Ⅰ级的小阴影，分布范围超过4个肺区或有总密集度2级的小阴影，分布范围达到4个肺区。

3. 二期尘肺（代号Ⅱ）

（1）Ⅱ：有总密集度2级的小阴影，分布范围超过4个肺区；或有总密集度3级的小阴影，分布范围达到4个肺区。

(2) Ⅱ⁺：有总密集度 3 级的小阴影，分布范围超过 4 个肺区；或有大阴影，但尚不够“Ⅲ”者。

4. 三期尘肺（代号Ⅲ）

(1) Ⅲ：有大阴影出现，其长径不小于 20mm，短径不小于 10mm。

(2) Ⅲ⁺：单个大阴影的面积或多个大阴影的面积总和超过右上肺区面积者。

（六）矽肺的治疗

目前尚无根治办法，我国学者多年来研究了数种治疗矽肺药物，如克矽平（P204)、柠檬酸铝、汉防已甲素、羟基哌喹、磷酸哌喹，在动物模型上看到了有抑制胶原纤维增生、保护肺泡巨噬细胞的作用；在临床试用中也观察到某种程度上的减轻症状、延缓病情进展的疗效，但有待继续观察和评估。积极对症治疗和预防并发症尤为重要，还应注意增强营养、生活规律化和适当的体育锻炼。临床上基本的治疗原则是积极预防并发症和对症治疗，以延缓病情进展，增强抵抗力，减轻痛苦，延长寿命。一般采用综合疗法。

1. 支持疗法　主要采取加强营养，兼用健身体育运动和呼吸锻炼，特别注意预防呼吸道感染。适当安排劳动和休息，保持生活规律化。同时还应帮助患者树立战胜疾病的信心。

2. 对症疗法　按一般内科治疗方法对气促、胸痛、咳嗽及并发症进行治疗。

3. 药物疗法　克矽平（P204)、抗矽 14 号（磷酸哌喹)、汉防已甲素、磷酸羟基哌喹等被认为对硅沉着患者有一定效果。目前，大容量双肺灌注疗法收到良好疗效。

（七）矽肺患者安置原则

主要处理原则：凡确诊为矽肺的患者均应调离粉尘作业；劳动能力在正常范围或只有轻度减退者，应安排轻体力工作；劳动能力显著减退者应在劳动条件良好的环境中，从事力所能及的工作；劳动能力丧失者，不担负任何生产活动，并给予积极的医疗照顾。

1. 尘肺已经确诊，不论期别，均应及时调离接尘作业。不能及时调离的，必须报告当地劳动、卫生行政主管部门及工会，设法尽量调离。

2. 伤残程度轻者（六级、七级)，可安排在非接尘作业，从事劳动强度不大的工作。

3. 伤残程度中等（四级)，可安排在非接尘作业，做些力所能及的工作，或在医务人员的指导下，从事康复活动。

4. 伤残程度重者（二级、三级)，不担负任何工作，在医务人员的指导下从事康复活动。

（八）矽肺的防治

1. 矽肺的预防　因为矽肺是最主要的一类职业病，所以预防是职业卫生的一项主要任务。多年来，我国各级厂矿企业和卫生防疫机构，在防尘工作中总结出了非常实用的“革、水、密、风、护、管、教、查”防尘八字方针，并取得了巨大的成就。“革”是指工艺改革和技术革新；“水”是指湿式作业；“密”是指密闭尘源；“风”是指通风除尘；“护”是指个人防护；“管”是指组织和制度管理；“教”是指宣传教育；“查”是指定期检查评比、总结，定期健康检查。

2. 接尘工人健康检查　根据《粉尘作业工人医疗预防措施办法》规定，从事粉尘作业工人必须进行就业前和定期健康检查，脱离粉尘作业时还应做脱离粉尘作业检查。

(1) 就业前检查：在从事接尘作业（含转岗准备接尘）之前，必须参加就业前检查。检查项目有职业史、自觉症状和既往病史、结核病接触史、一般临床检查、拍摄胸大片以及必要的其他实验室检查。不满18岁以及有下列疾病者不得从事接尘作业：①活动性肺结核；②严重的慢性呼吸道疾病，如萎缩性鼻炎、鼻腔肿瘤、支气管哮喘、支气管扩张、慢性支气管炎等；③严重影响肺功能的胸部疾病，如弥漫性肺纤维化、肺气肿、严重的胸膜肥厚与粘连、胸廓畸形等；④严重的心血管系统疾病。

（2）定期检查：目的是及时发现尘肺患者并观察病情变化。检查项目应包括职业史、自觉症状和拍摄后前位胸大片。根据有关卫生法规，由地方卫生主管部门参考粉尘性质和接触严重程度确定检查间隔，原则是重度接触者1～2年检查一次，轻度接触者2～3年检查一次，接触更轻者可3～5年检查一次。但对于一些近年来兴起的高危险度的特殊行业，如某些珠宝加工业，由于其作业工人在接尘3～5年即有发生Ⅲ级矽肺者，应加强检查力度，大大缩短检查间隔。发现患有不宜再从事接尘作业的疾患者，应及时调离，并在脱尘前进行一次健康检查，记载职业史，拍摄胸片。这样既可了解脱尘时的健康状况，也为以后随访观察存留档案资料。

（3）对于已脱离粉尘作业的职工，可根据接触粉尘性质确定检查间隔，致纤维化作用强的工种间隔短一些。尘肺患者复查一般每年一次，可视病情适当缩短或延长；诊断“0^+”者需每年复检一次。

（梁龙彦）

第五章　社会心理环境与健康

第一节　社会环境与健康

一、概述

随着社会和科学的发展，人类认识到健康不仅受自然环境影响，同时也受社会环境影响。在生物医学模式转变为生物-心理-社会医学模式的今天，与人类健康密切相关的心理-社会环境日益得到普遍的重视。人类的社会环境（social environment）包括一系列与社会生产力、生产关系有密切联系的因素，即以生产力发展水平为基础的经济状况、社会保障、人口、科学技术等，以及以生产关系为基础的政治、文化、社会关系、卫生保健等。在此基础上，人类社会任何时候都呈现出一定的结构形式，存在各种各样的群体，每个具体的人都是社会群体的成员，并在一定的社会层次中活动。所以，人的环境就是生活于其中的自然环境、人口和文化环境，以及所属的社会群体。人的健康受到社会因素的强有力影响，人群的健康水平变化亦会影响社会的发展。

社会环境影响健康的特点是：作用具有广泛性、持久性和累积性；社会环境作用于人类健康常以交互作用的方式产生效应，这是由于其因果关系的多元性所决定的。社会因素主要通过心理认知的中心环节产生作用。当心理因素被人的感知觉系统纳入，经过中枢神经系统的调节和控制，形成心理折射，产生心理反应，发生行为、社会适应和躯体机能的变化。因此，深入探讨社会因素与心理因素的关系，对于控制和预防疾病、提高人类健康水平有着重要的意义。

二、社会经济状况与健康

经济发展是人类社会发展的主体形式，也是人类生存和保持健康的决定力量。物质资料的生产创造出越来越丰富的物质财富，为人们采取维护和增进健康的措施提供了最重要的基础。经济发达的国家和地区，能为其居民提供更多的健康资源，即丰富的食品、安全的饮水、清洁的居室和劳动场所、良好的教育和卫生服务等。因此其居民的健康水平也较高。经济发展水平与居民健康水平间呈正相关关系。社会经济状况（socioeconomic status）一般包括收入、社会/职业等级、声望和受教育程度等因素。收入（income）水平反映了一个人的消费能力、住房条件、营养状况和医疗保健状况。职业（occupation）可以反映一个人的社会地位、责任感、体力活动情况和工作相关的健康风险情况。受教育程度（educational attainment）代表了一个人获取积极的社会、心理和经济资源的能力。这些指标相互关联，但从不同的侧面反映了一个人在社会阶级结构中的地位，并共同影响着人的健康。

（一）收入差距

经济因素对人群健康的影响是多方面的，也是错综复杂的。由于没有能力提供基本的生存条件和基本的卫生保健服务，比如营养、居住条件、水和医疗保健等，贫穷严重影响人群的健康。但是，在许多高收入国家中，并没有发现随着经济的发展，健康状况得到进一步的提高。其中最重要的影响因素是该国家人口中社会地位和经济享有的公平程度；如果社会中富人和穷人之间的收入水平、受教育程度和生活条件存在明显的差距，即使这个国家总体上健康状况比较好，但社会仍然广泛地存在着健康的不公平。如果上述差距明显减小，社会中的健康不公平性也会显著降低。在过去 20 年里中国居民的收入差距扩大，城镇居民基尼系数（在全部居民收入中用于不平均分配的百分比）由 0.16 提高到了 0.33；农村居民基尼系数由 0.24 提高到了 0.37；全国总体的基尼系数由 0.24 上升到 0.45。收入差距对健康的影响需通过一定的时间才可能反映出，比如影响了医疗的公共投入，影响了人们的行为（吸烟、酗酒）。收入差距对健康效应的影响意味着收入的两极分化会导致健康状况的分化，尤其在收入差距高的农村地区，农村低收入群体易受到收入的负向冲击，其健康状况更易有恶化的趋势。根据国家卫生服务调查，1998 年，农村的“因病致贫”率达到 21.6%，在贫困地区甚至达到 50%以上，“因病致贫”和“因病返贫”的现象愈加恶化。因此，并不是收入的绝对水平，而是一个社会中收入的公平性决定了社会经济状况对健康的影响程度。如果只专注于经济的增长，忽略了收入差距就会对健康产生有害的影响。

（二）社会地位

研究发现，社会地位较低的体力劳动者阶层的年龄调整死亡率比最高级的行政管理人员高出 3.5 倍，死亡率呈现从高层次到低层次人员逐步上升曲线，而且这些差异不能用贫困或极度贫困来解释。贫穷本身并不是最重要的危险因素，现存的从社会经济阶梯的顶部到底部的疾病梯度变化曲线才是最重要的危险因素。另外对种族间不同健康状况的研究也发现，种族歧视、低于法定标准的住房条件、不良的教育、不平等的医疗保健和失业是种族间健康差别的重要原因。为什么那些社会地位低，只受过普通教育的人的死亡率要高于那些社会地位高，受过更多教育的人呢？原因之一在于不平等所造成的心理效应：一个人在社会中的地位将取决于他对生活和周围环境的控制权有多少，而这种感觉会深深地影响这个人的健康。美国加州大学洛杉矶分校的医学心理学教授南希·阿德勒（Nancy Adler）认为，人们对自己社会地位的看法才是影响健康的关键因素。她经过长期调查发现：在拥有同等社会地位的美国白人妇女中，将自身地位看得高一些的人要比那些不这样想的人健康。还有一些科学家认为，社会地位影响健康的根本原因是压力。

（三）受教育程度

在经济水平比较一致的情况下，受教育水平不同的人可能会采用不同的生活方式，由此对健康产生的影响也是不一样的。人们的生活方式取决于什么样的生活才算好的价值取向和如何实现良好生活的知识范畴。教育正是通过传播这两方面的知识，对人的生活方式提供可以借鉴的类型。受教育程度不同的人，其生活方式也有差别。一般说来，一个人受教育的程度越高，其理性化也会越高，可能会更偏重于生活、工作条件的改善及精神生活的丰富，把闲暇时间作为增长知识的机会，能采用比较健康合理的方式安排其生活。教育程度较高者，由于获取信息的渠道更多，相比较而言获取健康知识的能力越强，更容易采取健康行为。有人将国民平均教育水平不同的国家进行比较，发现平均期望寿命有显著差异。人们在很长一个时期里把受教育水平和健康联系起来，尤其是在发展中国家。从健康的角度看，教育程度影响着人们采取健康生活的能力及方式，诸如自我保健能力的提高、良好的生活习惯、正确的求医行为等都与教育水平有着密切的关系。母亲受教育水平与儿童死亡之间的关系已经被清楚地确立。起初认为，受教育程度越高，经济状况也提高得越快。但是最近的一些研究对受教育程度的单独影响与收入水平进行了区分。1985年联合国一项对15个发展中国家的研究表明，母亲受教育的时间每增加1年，将会使儿童死亡率下降3.4%。这个影响比增加1倍的收入、饮用自来水、改造厕所以及从农业转向白领工作的作用总和还要大。一个人受教育的机会增大后，将不仅使他们在青年和中年时期可能获得更高的工资，而且还可能增加他们退休后对健康期望寿命有价值的投资。受教育程度可能通过知识对生产力的影响、对健康服务更合理的使用、获得更健康的生活方式（如控制吸烟与饮酒）以及社会的凝聚力等影响健康。

（四）经济对健康的负性作用

社会经济水平低下影响人们的收入和开支、营养状况、居住条件、接受科学知识和受教育的机会，以及风俗习惯、宗教信仰、职业和婚姻状况等，形成特定的不良社会环境，在此环境中人们的机体、器官功能状态及社会行为方面容易失去平衡，继而引起疾病的发生。社会经济水平决定医疗条件，若没有良好的医疗条件，不能及时对疾病临床症状和亚临床症状实施有效的治疗，则可能贻误治疗，造成无法逆转的疾患。在疾病发生后，若社会康复功能健全，能及时给予康复治疗，就可以减少残疾的发生。不能否认，经济发展在解决以往健康问题的同时，也带来一些新的健康问题。消极影响包括产生与社会现代化、物质文明高度发展有关的一系列现代社会病，如高血压、冠心病、恶性肿瘤、肥胖症、糖尿病、空调综合征和过敏性疾病等；还由于经济发展促进了社会生产方式改变和高技术的应用，使人们工作紧张、人际关系复杂、心理紧张因素和应激事件增加，造成现代社会的心身疾病和精神疾病。同时，经济发展带来的环境污染是当前人类面临的重大问题，环境污染破坏了生态平衡和人们正常的生活条件，对人体健康产生直接、间接或潜在的有害影响。

三、公共政策与健康

健康促进的《渥太华宣言》，其第一个优先领域即为制定健康的公共政策。人们越来越意识到只有重视制定行之有效的健康公共政策，动员一切积极因素，才能有效地预防疾病和伤害，提高健康水平。

公共政策（public policy）是社会公共权威在一定的历史时期为达到一定目标而制定的行动方案和行为依据，它是一定社会的成员集体的行为准则和依据。由于资源的有限性，政府选择公共政策是建立在价值的优先顺序上的。例如，考虑将公共资金用于治理生产和生活污水以减少污染，还是用于设置更多的警察机构和配备更多装备精良的警力以防止犯罪？是将有限的资金用于增加高度现代化的医院还是用于加强公共卫生设施和专业技术队伍的建设？

健康的公共政策（healthy public policy）是指由国家和地方政府制定的法令、条例、规定、标准，以及部门和单位制定的制度、规章和规范，用以保护对健康起重要影响的经济和社会环境条件。法规是非常重要的公共政策。

健康公共政策的制定本质是一种政治行为。制定健康公共政策的目的，并不是使健康问题成为其唯一目标，而是在政策议程上，将健康提高到新的高度，意识到政策对人民的健康后果并需对其负责，从而有利于制定促进健康或对健康无负面影响的政策，创造良好的生活环境，引导人们建立健康的生活方式。

在制定健康的公共政策时必须考虑到健康与平等。任何人，无论其年龄、性别、经济和社会地位，都享有同样的健康权利，政府应一视同仁地保护这种平等权利。社会应创造健康支持性环境，使人们能够拥有更安全、更健康的商品和服务；使人们在更清洁、更愉悦的环境里健康地生活；并教育和引导人们选择健康的生活方式。健康公共政策是确保健康先决条件存在的关键性机制。

显然，制定有利于健康的政策，仅仅依靠卫生部门是远远不够的，它需要政府的努力和多个部门的参与。比如，要在公共场所禁止吸烟以及不向少年儿童售烟，就涉及烟草专卖机构、商政部门、卫生部门、警察机关、零售商等多个方面。而有些公共卫生问题，例如艾滋病防治和“非典”防治、兴奋剂及烟草和酒精的生产销售，已不再局限于地区或国家范围内，而是全球性问题，要解决这些问题需要不同国家和地区的协作。

从公共卫生和医学部门的角度推动有利于健康政策的制定，以各级领导人和社区领导为对象的健康教育是必不可少的措施。

四、文化与健康

（一）文化的涵义

广义的文化（culture）指物质文化和精神文化的总和；狭义的文化包括人们的信仰、价值观、行为规范、历史传统、风俗习惯、生活方式、地方语言和特定表象等，即包括意识形态在内的一切精神产品。此节主要从狭义的文化概念出发，讨论文化对人群健康的影响。

（二）风俗与健康

风俗（custom）是特定地域的特定人群在长期日常生产、生活中自然形成的、世代沿袭与传承的习惯性行为模式，是一种最普遍、最广泛的行为规范。其作用是潜移默化的，然而却又是很强大的。说明风俗体现于人之行为，影响人之思维，并与环境相关。

习俗对健康有正负两方面的影响。由于习俗是人们在千百年的生活实践中逐渐形成的，因而包括大量有利于健康的成分，例如，我国人民长期以来遵从的优良习俗：“黎明即起，洒扫庭除，要内外整洁”，“器具质而洁，瓦缶胜金玉，饮食约而精，园蔬逾珍馐”以及端午赛龙舟，重阳登高，春节前清扫房屋等。但习俗中有部分因时代的局限，是不利于身心健康的。如我国不少地区盛行宴请宾客时强制性地敬酒，且必须一饮到醉，否则不足以体现“诚意”和“友谊”，此种行为实属陋习，既严重危害自己也严重伤害他人健康。

（三）思想意识与健康

思想意识是人们对客观世界认识的理性化产物，表现为观点、信念等。思想意识的核心是世界观。个体思想意识的形成，一方面来源于其生活经历和实践，另一方面受社会观念的影响，因此思想意识具有个别性和社会普遍性。某种思想意识引起的健康相关行为也表现出个别性和社会倾向性。健康的、积极的思想意识带来促进健康行为。一个有着崇高理想和明确生活目标、朝气蓬勃、积极进取、充满乐观精神、敢于承担责任与义务、不怕困难与挫折、富于理性的人，必定选择有利健康的行为并身体力行。一个大力提倡健康、公益、积极、进取、集体主义的思想意识的社会，其成员的基本行为取向必定倾向于促进健康的行为。相反，一个颓废的、思想意识混乱的、急功近利的、丧失崇高的远大理想的社会，其成员中必定存在大量危害健康的行为。吸毒、性乱、自杀等社会病态现象即是与反文化思潮有关的危害健康的行为群。这种思潮倡导利己主义、享乐主义和虚无主义，宣扬逃避责任和义务、极端的自私自利和追求物质享受与感官刺激。受这种思潮影响，一些社会成员认为感官刺激的快乐是人生的目的，因而采用毒品以造成欣快虚幻感，这是一种严重的危害健康的行为。吸毒可以损害人体多个器官直至死亡。追求刺激和不负责任，导致一些人性淫乱，从而造成性传播疾病流行和社会结构畸变，对行为者自身和他人的身心健康带来严重后果。极端的利己主义和虚无主义、集体意识淡薄、缺乏正确的自我意识和宽广胸怀、缺少有效的社会支持系统等因素，是某些社会成员选择自杀的重要原因。自杀是危害健康的终极表现，它彻底地否定生命与健康。

（四）宗教与健康

宗教（religion）是人类在自然和社会压迫的条件下产生的信仰体系和实践体系，以对超自然力的崇拜为根本特征，以宗教意识、宗教组织和宗教规范为 3 大要素。其信仰的超自然力实际上是支配人们的社会力量或自然力量在教徒头脑中的反映。其宗教意识可分为两个层次，一是理性形态，指系统的教义教理；二是感情形式，指群众性的宗教心理，包括宗教情绪、情感、态度、行为意向等。其宗教规范也是一种社会行为规范，是以神的崇拜和神的“意旨”为核心的信仰与行为准则的总和。宗教强烈地影响着人们的心理过程，在一定社会环境和历史时期中是维持社会秩序的巨大精神力量。

宗教对健康的影响是多方面的，既有正面的影响，也有负面的影响。

五、社会关系与健康

人是生活在由一定社会关系结合而成的社会群体之中，包括家庭、邻里、朋友、工作团体等，这些基本社会群体共同构成社会网络（social network）。人在社会网络中的相互协调、相互支持，不仅是影响健康的因素，而且是健康的基本内容。

（一）社会支持

社会支持（social support）指一个人从社会网络所获得的情感、物质和生活上的帮助。社会支持包括 4 个维度：第 1 个维度称为物质支持，是个人从社会网络中获得的实际的、具体的帮助，包括物质帮助、劳务帮助等；第 2 个维度是情感支持，是从社会网络中获得的友谊、爱、关心等非物质的支持，主要来自于社会网络中较密切的成员；第 3 个维度是信息支持，是指从社会网络中获得的各种个人需要的信息；第 4 个维度是评价性支持或肯定性支持，是指从社会网络中获得的对个人价值的观念、对问题看法的认同，也包括对问题解决方式的参谋。从对个人的影响角度分析，社会支持包括客观支持和主观感知的支持。客观支持是指社会网络提供的实际支持，包括上述社会支持的 4 个方面。而主观支持是指个人体验到的来自社会网络中的支持。社会支持的这两个方面并不总是一致的。只有体验的或感知到的支持才会对个体产生积极的影响。社会支持是社会网络的一个独特的功能，它通过缓冲紧张，尤其是人们处于特殊的生活事件状态时所得到的心理支持来影响健康。一定的社会支持将减少个体对压力事件严重性的感知，减少负性情绪，降低压力事件对个体心身健康的危害性，而且社会支持可提供应对压力的策略，减轻压力的危害性。因此，社会支持对维持人的心理健康有重要作用。

影响健康的社会网络的其他功能还包括社会影响的方式、社会参与、人际的接触。能够促进对各方面有利于协调和合作的网络、习俗和信任的社会组织的特点称为社会资本

(social capital)，其中合作与信任是社会资本的核心内容。一般以居民之间相互信任的程度、互惠标准和居民参与各类志愿者组织的活跃程度来衡量社会资本。社会资本与物质资本和人力资本一样，既是增加个体生产力的一个经济因素，也是促进健康的一个重要因素。影响社会支持的因素主要有人际关系、社会网络和社会凝聚力。人际关系是人类社会中人与人之间相互联系与作用的过程，融洽的人际关系不仅可以获得情感上的支持，而且是获得其他社会支持的基础；社会网络结构的健全或合理性是人们获取社会支持的基本条件；社会凝聚力是人们思想道德观念、社会责任感及对社会的信心的综合反映。社会凝聚力在社会生活中是社会支持发生作用的重要决定因素。在研究亚文化群体的时候，我们还应该注意社会网络与社会支持对健康的负面的影响，一些亚文化群体的成员为了获得群体的支持而采用对健康有负面影响的群体规范，如一些青少年吸烟就是为了获得其他群体成员的认同。

(二) 家庭与健康

家庭是以婚姻和血缘关系为基础组成的社会基本单位，是社会的细胞。家庭是人出生后首先接触的社会，是人们日常活动的主要场所，对个体的成长及身心健康有着深刻的影响。家庭关系是重要的社会关系。家庭结构、功能和关系处于完好状态有利于增进家庭成员的健康。

1. 家庭的类型　包括核心家庭、扩大家庭和异常家庭。

(1) 核心家庭 (nuclear family)：是由一对夫妇与其未婚子女组成的家庭。这种家庭仅由两代人组成，只有一个权利中心，关系较为简单。仅一对夫妇而无子女的家庭、一对夫妇和未婚的领养子女组成的家庭或由父母中某一方与未婚子女组成的家庭也可归入此种家庭。

(2) 扩大家庭 (extended family)：是由两个或更多的住在一起的核心家庭组成。扩大家庭又可以分为主干家庭和联合家庭两种。主干家庭又称直系双偶家庭，是由父母和一个已婚子女共同组成的家庭，是扩大家庭的最典型形式，除有一个主要权利中心外，尚有一个次要中心，关系比核心家庭复杂。联合家庭是由一对夫妇(或一方)与两对及两对以上的已婚子女及其未婚子女所组成的家庭。我国传统的几世同堂家庭就属于这种家庭。这种家庭可能有多个权利中心，关系复杂，结构松散而不稳定。

(3) 异常家庭：指鳏、寡、孤、独等一个人的家庭；还包括未婚同居、群居家庭、同性恋家庭等。

2. 家庭功能　家庭主要有六个方面的功能：①性爱功能；②生育功能；③教育功能；④情感功能；⑤保障功能(赡养，为病患伤残者提供支持)；⑥经济功能。此外尚有社会地位、宗教和政治功能。这些功能与社会生活的各个方面息息相关，也与每个人的发育成长、事业爱好、生老病死息息相关。因此家庭与健康有着密切的关系。

3. 家庭对健康的影响　家庭是健康影响因素(环境、认知、遗传等)的汇集之处。“家庭聚集现象”指家庭成员之间健康影响因素的相似程度大于非家庭成员，无论这种相似是否由遗传因素引起。所以除遗传因素外，家庭环境通过交互影响同样作为涉及家庭成员健康的重要因素。家庭支持是社会支持中最基本的形式。一项对晚期家居癌症病人社会支持的调查结果表明，80%的患者认为家庭是度过癌症终末期最舒适的地方，在渴望得到社会关爱的同时，更希望得到亲人，尤其是配偶的关爱。若家庭关系不良，则会对健康造成损害。

第二节　心理因素与健康

一、心身疾病

（一）概念

社会心理因素对健康影响的研究始于20世纪20年代前后的“心身医学”(psychosomatic medicine)。心身医学亦称心理生理医学，是一门研究社会、心理等因素与人体健康关系的跨学科的边缘科学，是医学领域内研究心身相关的一个医学分支。关于心身医学的基本概念有狭义和广义两种。狭义的心身医学，是主要研究心身疾病的病因、病理、临床表现、诊治和预防的学科；广义的心身医学是研究人类和疾病斗争中一切心身相关的现象，涉及医学、生物学、心理学、教育学和社会学等多门学科。社会心理因素较为复杂，人是生活在社会环境中的有各种心理活动的高级动物，社会环境中的各种因素必然要影响人的一切心理活动，导致情绪变化，对健康产生影响。

心身疾病（psychosomatic disease）或称心理生理疾患（psychophysiological diseases)，是心身医学的主要研究对象与重要组成部分。狭义的心身疾病是指心理社会因素在发病、发展过程中起重要作用的躯体器质性疾病，例如原发性高血压、溃疡病。至于心理社会因素在发病、发展过程中起重要作用的躯体功能性障碍，则被称为心身障碍（psychosomatic disorders)，例如神经性呕吐、偏头痛。广义的心身疾病就是指心理社会因素在发病、发展过程中起重要作用的躯体器质性疾病和躯体功能性障碍。显然，广义的心身疾病包括了狭义的心身疾病和狭义的心身障碍。

（二）心身疾病的特点

1. 基本特征　心身疾病以躯体症状为主，有明确的器质性病理过程和已知的病理生理过程，具有与躯体症状相关的体征。

2. 病因特征　心身疾病的发病原因是社会心理因素或主要是社会心理因素；同样强度、同样性质的社会心理因素影响，一般人只引起正常范围内的生理反应，而对心身疾病易感者则可引起病理生理反应；遗传和个性特征与心身疾病的发生有一定的关系，不同个性特征的人对心身疾病易患性不同；有些病人可以提供较准确的社会心理因素致病过程，大部分病人不了解社会心理因素在发病过程中的作用，但能感到某种心理因素加重自己的病情。

（三）心身疾病的分类

心身疾病是累及人体的各个器官和系统的一类疾病，国内外学者对其范围有不同的见解。随着心身医学的发展，心身疾病的概念被广泛接受，范围扩大到几乎包括人类的所有疾病，大致可分为：

1. 心血管系统　原发性高血压、冠心病、心律失常、神经性心绞痛等功能性心脏病。

2. 呼吸系统　支气管哮喘、过度呼吸综合征、神经质呼吸综合征等。

3. 消化系统　消化性溃疡、溃疡性结肠炎、结肠过敏、消化不良等。

4. 内分泌系统　甲状腺功能亢进、肾上腺皮质机能不全、糖尿病、低血糖等。

5. 泌尿生殖系统　阳痿、阴道痉挛、男女性功能障碍、月经失调、经前期紧张症等。

6. 神经系统　头痛综合征、偏头痛、肌紧张性头痛、痉挛性斜颈、自主神经功能性失调、植物性神经综合征等。

7. 皮肤系统　荨麻疹、瘙痒刺激、内源性湿疹、肛门瘙痒、牛皮癣、神经性皮炎、斑秃等。

8. 肌肉骨骼系统　类风湿性关节炎、心身假性脊椎综合征、慢性关节炎、慢性脊背疼痛等。

9. 恶性肿瘤、系统性红斑狼疮等。

10. 心理生理疾病　过度进食和肥胖症、神经性厌食、神经性贪食症、神经性呕吐、原发性失眠症、醒觉不全综合征、嗜睡症、睡行症、恐怖症等。

（四）心身疾病的危险因素

1. 社会因素　紧张工作对人体心身健康的影响在现代生活中居于最突出的地位。几十年前，溃疡病和高血压病患病呈男性高于女性，约为 4∶1；而近年来男女患病比例已逐渐接近，溃疡病约为 3∶2，高血压病已接近 1∶1。据分析可能是由于愈来愈多的妇女参加了工作和社会活动，因而增加了社会心理刺激的结果。另一项流行病学调查表明，发病机会最多者是中层社会中经济条件偏低者，为了竞争以获得较好的生活条件，他们要付出较多的努力，但他们的个人要求和需要并非经常可以得到满足，因而这种个人需求和社会压力之间的冲突就可以引起心身疾病。

人们对社会因素的应激可使血浆肾上腺素活性升高，如焦虑、紧张、陌生情况可增加肾上腺素分泌，恐惧、愤怒、挫折均可使血压升高，对有高血压素质（生理始基）者，血压持续增高的倾向更强。愤怒似乎与收缩压增高有关，如果愤怒被阻抑，或对自己的行为感到内疚，则可引起交感神经功能亢进，延续下去可发展为以血浆肾上腺素和去甲肾上腺素含量增高为特征的原发性高血压。

2. 心理因素　一般能引起人产生损失感、威胁感和不安全感的心理刺激最易致病。人的心理活动通常与某种情绪活动相关联，如愤怒、恐惧、焦虑、忧愁、悲伤、痛苦等情绪虽然是适应环境的一种必要反应，但强度过大或时间过久，都会使人的心理活动失去平衡，导致神经系统功能失调，对健康产生不良影响。如果这些消极情绪经常反复出现，引起长期或过度的精神紧张，还可产生如神经功能紊乱、内分泌失调、血压持续升高等病变，从而导致某些器官、系统的疾病。流行病学调查表明，伴有心理上损失感的刺激，对健康的危害最大。根据对居丧的 903 名男女长达 6 年的追踪观察，发现居丧第一年的死亡率高达 12%，第二年为 7%，第三年为 3%，而对照组分别只有 1%、3%和 2%。另一项调查表明，中年丧偶者更为严重，比较他们与同年龄组的死因，以 8 种疾病的差异最为显著，脑血管病为对照组的 6.2 倍，冠心病为 4.6 倍，非风湿性心脏病为 3.4 倍，高血压性心脏病为 8.2 倍，全身动脉硬化为 7.1 倍，肺结核为 7.8 倍，肺炎和流感为 5.5 倍。其他如恶性肿瘤、糖尿病等疾病的差异也比较显著。

在人的精神活动中，情感有极其重要的作用，情绪良好使人精神振奋，干劲倍增，思考敏捷，效率提高，反之则使人精神萎靡，思考迟钝，效率下降。常见的情感障碍有焦虑、忧郁和应激性。

有些心身疾病具有特殊的人格特征。对癌症的医学心理学研究表明，长期处于孤独、矛盾、抑郁和失望情境下的人易患癌症。如有人对 1 337 名医学生进行追踪观察，发现有 48 名癌症患者都具有共同的人格特点，即内向、抑郁、隐藏着愤怒和失望。有学者对 100 多名企业人员作长期观察中发现，约有75%的人冠心病发作的主要原因是过度操劳和精力消耗，他们在紧张工作期间血中脂质水平明显升高。还发现大多数病人属于A型行为模式或称为“冠心病易患行为模式”。A型行为类型与冠心病之间存在着明确的关系，而且其胆固醇、甘油三酯、去甲肾上腺素、促肾上腺皮质激素及胰岛素对葡萄糖的反应都增高，凝血时间缩短。经常出现抑郁的冠心病患者更易患心肌梗死。

3. 生理因素

（1）生理始基（analogue）：即心身疾病患者在患病前的生理特点。为什么同样的心理社会刺激，如地震、洪水、战祸、灾荒等波及大量人口的刺激，其中只有少数人得了心身疾病？为什么这些患者的心身疾病又不都是一种病？这主要是由患者的生理特点不同所致，因而使他们具有对不同心身疾病有着不同的易患性（vulnerability）。

现已发现，高甘油三酯血症是冠心病的生理始基，高尿酸血症是痛风症的生理始基，高蛋白结合碘者则为甲状腺功能亢进症的生理始基。对生理始基的研究不仅对了解心身疾病的发病机制有重要意义，而且对这些疾病的预防也提供了极为重要的线索。

（2）中介机制（mediator）：社会心理因素以各种信息影响大脑皮层的功能，而大脑皮层则通过自主神经系统、内分泌系统、神经递质系统和免疫系统这些重要的生理中介机制，影响内环境的平衡，使靶器官产生病变。心理应激引起的情绪变化，可通过边缘系统、下丘脑使自主神经功能发生明显改变，并引起有关脏器的功能活动过度或使之受到抑制。自主神经反应一般具有防止机体受损而起保护作用的特点，但若这种变化过于持久或强烈不能适应，就有可能导致这些脏器产生器质性的损害。

内分泌系统在维持内环境稳定方面起着重要作用。各种内分泌腺参与机体的各种代谢过程，它们本身的功能又受到下丘脑所分泌的相应激素的调节和控制。同时，各种内分泌的活动，还可通过反馈作用影响上一层的调节系统，形成了相互制约和不断平衡的复杂联系。

在情绪应激时都伴有中枢儿茶酚胺浓度的升高，而5-羟色胺的水平下降。中枢神经递质的改变，可以继发地导致自主神经功能和内分泌腺活动的改变，并可相互影响、相互制约，这些改变在心身疾病的发生发展过程中都起到一定的作用。

在心理应激下，机体的免疫功能会发生变化。动物实验和人体临床试验均证明，处于应激状态下，免疫功能有下降趋势。在血循环中，肾上腺皮质激素水平升高的同时，抗体和免疫球蛋白的水平却下降，巨噬细胞的活力减弱，T细胞成熟的速度延缓，致使机体对疾病的抵抗能力削弱。在发病过程中，上述各种因素是互相交织在一起的，共同影响着机体内环境的稳定，若防御机制遭受破坏则可导致疾病。

（3）遗传：现代研究发现心身疾病与遗传有一定的联系。患心身疾病如冠心病的家族中，患同类疾病的几率比一般人群高10倍，他们往往具有共同的性格和生理素质。此外，冠心病家庭成员多有高脂肪膳食、吸烟、饮酒、缺少体力活动等相似的生活方式。

二、应激与健康

（一）应激的概念

应激（stress）是指机体在受到各种强烈因素（即应激原）刺激时所出现的以交感神经兴奋和垂体-肾上腺皮质分泌增多为主的一系列神经内分泌反应以及由此而引起的各种机能和代谢的改变。

（二）心理应激的主要来源

1. 重大的群集性事件　是指在同一时间内，对所有个体都产生打击的重大事件，有自然灾害（如洪水、地震、飓风），人为的灾难（如战争、恐怖袭击、大规模的社会动乱），大规模的政治和宗教迫害和重大交通事故等。

2. 日常生活中的变故和刺激　即生活事件（life event），指在童年期家庭教养和境遇、青年期学校教育和社会活动、成年期社会环境和生活环境中遭受的各种事件。生活事件同样需要付出努力来适应，以免给人的心理和躯体造成压力而导致应激反应。包括恋爱、婚姻与家庭内部问题（如父母离异、亲子关系恶劣、家庭成员之间关系紧张、子女远离父母形成“空巢”状态、家中重大经济困难、家庭成员死亡等）；与工作或学习有关的问题（如工作负担过重、兼职过多形成角色冲突、事业上成就很少、升学竞争、学习负担过重、各种考试压力、人际关系不融洽等）；个人特殊遭遇（如身患绝症，因遗传或疾病所致体形、容貌等方面不同于常人的残疾体征而遭受社会歧视，受到暴力侵犯等）。

（三）应激对健康的作用

应激的正性作用是可动员机体非特异性适应系统，发挥缓冲作用，产生对疾病的抵抗，增强体质与适应能力。应激的负性作用是由于适应机制失调会导致不同程度的心理、行为和躯体障碍，使人产生焦虑、恐怖、抑郁等情绪；情绪不稳、易激惹、易疲劳等会造成注意力分散、记忆力下降、工作效率降低等不良后果。

三、情绪与健康

（一）情绪的概念

情绪（emotion）是人对客观事物是否符合自身需要所产生的体验和反应。符合自己需要的事物会引起愉快或积极的体验和反应；反之，则引起不愉快或消极的体验和反应。积极、愉快的体验称为正性情绪，如高兴、兴奋、愉快、激动等；消极、不愉快的体验称为负性情绪，如痛苦、焦虑、紧张、抑郁、烦躁、愤怒等。情绪的形成是外界客观事物与个人内部需要相互作用的结果。

（二）情绪对健康的作用

1. 负性情绪对健康的一般影响　负性情绪既可以导致整体健康水平的降低，也与各种疾病的发生相关。其中负性情感特征和情绪表达抑制对健康的损害作用较明显。负性情感特征是各种负性情绪相互影响、相互作用而形成的一种情绪特征，类似于人格特质中的神经质。负性情感特征带来更多的生活事件和应激，产生不利于健康的消极应对方式，降低社会支持的来源和利用，形成不利于健康的生活方式（如酗酒、吸烟），从而导致整体健康水平的降低。负性情绪表达抑制同样对健康产生损害作用。有学者认为，不适当地表达自己的愤怒情绪是高血压和冠心病的发病原因之一，抑制自己的愤怒情绪是某些恶性肿瘤的危险因素。

2. 负性情绪对健康的特殊影响　大量研究表明，愤怒和敌意是导致死亡的重要的、独立的危险因素之一。有关冠心病的研究发现，控制了已知的危险因素（如高血压、吸烟、高血脂等），敌意/愤怒与冠心病的发生、发展和转归仍然有统计学意义的联系。抑郁情绪与自杀行为的关系得到了广泛的证实。自杀是抑郁症的重要表现之一。抑郁不仅是很多躯体疾病的发病原因，而且是导致很多疾病死亡的重要危险因素。焦虑情绪常常以躯体症状的形式表现出来，临床上所见的慢性疼痛、心慌、心悸、出汗、手抖、心率加快、呼吸困难、尿急、尿频、尿痛等病症在很多情况下由焦虑情绪所致。

3. 情绪对健康的保护作用　正性情绪与健康之间的联系没有消极情绪与健康之间的联系那么强。高水平的正性情绪有利于个体获得社会支持，有利于负性情绪的释放和缓解，从而对健康起保护作用。其中乐观情绪是健康的保护因素，乐观者比悲观者体验到更多的正性情绪。研究表明，与悲观者比较，乐观者的寿命更长，更健康，生活质量更高。

第三节　行为和生活方式与健康

一、概念

人的行为（behavior）指具有认知、思维能力并有情感、意志等心理活动的人对内外环境因素刺激所作出的能动的反应。行为是人类为了维持个体的生存和种族延续，在适应不断变化的复杂环境中作出的反应。人的行为既受外部自然环境和社会环境因素的影响，也受个人心理特征的影响，因此人的行为千差万别。从医学角度，人的行为可以分为外显与内隐行为。外显行为是可以被他人直接观察到的行为，如言谈举止。内隐行为是不能被他人直接观察到的行为，如意识、思想等，即通常所说的心理活动。但一般可通过观察人的外显行为，而了解其内隐行为。外显行为和内隐行为，如吸烟酗酒及“七情六欲”，都可能对人自身或他人的健康产生影响。

生活方式（life style）是人们日常生活和职业活动中的行为习惯及其特征，它以经济为基础，以文化为导向。

二、行为与健康的关系

国内外的研究均显示，行为与生活方式因素在疾病的发生发展中占据了突出地位。世界卫生组织 1992 年估计，全球 60％的死亡主要归因于不良行为和生活方式。目前导致我国人群死亡的前十位疾病的病因和疾病危险因素中，行为与生活方式因素占了 37.73％，人类生物学因素占 31.43％，环境因素占 20.04％，卫生保健因素占 10.80％。由饮食、睡眠、运动等日常行为和吸烟、饮酒等疾病危险行为与健康和疾病的联系及由“七情六欲”可以致病，可知外显行为和内隐行为都可能起这种中介作用。而且，在 4 类因素中，行为与生活方式因素显然最活跃，目前也相对容易使之发生变化，针对性干预活动的耗费也较低。

个体或团体的与健康或疾病有关联的行为称为健康相关行为（health - related behavior）。按行为对行为者自身和他人健康状况的影响，健康相关行为可分为促进健康的行为和危害健康的行为两大类。

（一）促进健康的行为

促进健康的行为指个体或团体客观上有利于自身和他人健康的行为。促进健康的行为可分为 5 大类：

1. 日常健康行为　指日常生活中有益于健康的基本行为，如合理营养、充足的睡眠、适量运动、饭前便后洗手等。

2. 避开环境危害行为　指避免暴露于自然环境和社会环境中的有害健康的危险因素，

如离开污染的环境、不接触疫水、积极调适以应对各种紧张生活事件等。

3. 戒除不良嗜好　指戒烟、戒酒、戒除药物滥用等。

4. 预警行为　指对可能发生的危害健康的事件的预防性行为并在事故发生后正确处置的行为，如驾车使用安全带，火灾、溺水、车祸等的预防以及意外事故发生后的自救与他救行为。

5. 合理利用卫生服务　指有效、合理地利用现有卫生保健服务，以实现三级预防，维护自身健康的行为，包括定期体检、预防接种、患病后及时就诊、遵从医嘱、积极配合医疗护理、保持乐观向上的情绪、积极康复等。

（二）危害健康的行为

危害健康的行为是指不利于自身和他人健康的一组行为。危害健康的行为可分为4大类：

1. 不良生活方式　不良生活方式是一组习以为常的、对健康有害的行为习惯，如吸烟、酗酒、不良饮食习惯（饮食过度、高脂高糖低纤维素饮食、偏食、挑食、好吃零食、嗜好长时间高温加热或烟熏火烤食品、进食过快、过热、过硬、过酸等）、缺乏体育锻炼等。不良生活方式与肥胖、心脑血管疾病、早衰、癌症等的发生有密切关系。不良生活方式对健康的影响具有潜伏期长、特异性差、协同作用强、个体差异大、广泛存在等特点。

2. 致病性行为模式　导致特异性疾病发生的行为模式，国内外研究较多的是A型行为模式和C型行为模式。

A型行为模式是一种与冠心病的发生密切相关的行为模式。A型行为又叫“冠心病易发性行为”，其行为表现为做事动作快，想在尽可能短的时间内完成尽可能多的工作（具有时间紧迫感），大声和爆发性的讲话，喜欢竞争，对人怀有潜在的敌意和戒心。其核心行为表现为不耐烦和敌意。A型行为者的冠心病发病率、复发率和病死率均比非A型行为者高出2～4倍。

C型行为模式是一种与肿瘤的发生有关的行为模式。C型行为又称“肿瘤易发性行为”。其核心行为表现是情绪好压抑，性格好自我克制，表面上处处依顺、谦和善忍、回避矛盾，内心却是强压怒火，爱生闷气。研究表明C型行为可促进癌前病变恶化。C型行为者宫颈癌、胃癌、食管癌、结肠癌和恶性黑色素瘤的发生率比非C型行为者高3倍左右，并易发生癌的转移。

3. 不良疾病行为　指在个体从感知到自身患病到疾病康复过程中所表现出来的不利于健康的行为。不良疾病行为的常见表现：疑病、瞒病、恐病、讳疾忌医、不及时就诊、不遵从医嘱、求神拜佛、自暴自弃等。

4. 违规行为　反法律法规、道德规范并危害健康的行为，如药物滥用、性乱等。违规行为既直接危害行为者个人健康，又严重影响社会健康。

（刘宝花）

第二篇

医学统计基本原理和方法

第六章　医学统计概述

第一节　医学统计学的意义与基本内容

一、医学统计学的概念

医学统计学（medical statistics）是以医学理论为指导，运用概率论和数理统计的基本原理和方法，研究资料的收集、整理和分析的一门应用学科。具体地讲，就是将收集到的资料按要求进行整理和分析，通过众多偶然的、次要的因素阐明事物客观存在的规律性，辨别事物间在数量上的差别是否属于偶然现象，从而作出较为正确的结论。总之，统计学是描述、归纳、处理数据中变异性的科学与艺术。

二、医学统计学的意义

随着科技的进步，计算机的普及，统计学显得越来越重要。为了总结经验，获得信息，发掘知识、实现科学管理与决策，几乎所有的科学技术都需要应用统计学知识。

（一）统计学是科学研究工作的重要组成部分

现代统计已不仅仅是对观察、测定的记录情况做一些整理归纳，更重要的是根据现有资料的信息，作出科学的推断和决策，并对其结果给予恰如其分的评价和解释。只有合理的选择统计方法，以独特的统计思维方式，才能不断地修正我们对生物医学信息的认识，科学地揭示大量数据中所蕴藏的内在规律。例如：在研究某种新药（疗法）对某种疾病的治疗效果时，将涉及一系列的统计学知识，如：研究对象如何分组？哪些对象作为新药（疗法）的治疗组，哪些作为对照组？每组至少需要多少人？假如治疗 10 例，有 8 例有效，能说明是80%有效吗？有效的结果是否受到时间、环境等因素的变化而产生呢？在缺少具有可比性的对照组时，该“阳性”结果就值得怀疑。根据对我国一些国家级医学期刊上近 10 年公开发表的科研论文所作的调查表明：统计学错误的频率并未随时间而下降，粗略估计约有 70%的文章出现误用和错用统计方法的现象。2001 年和 2002 年北京大学医学部七年制学生对一些国内外著名医学杂志的论著中所用的统计方法进行了分析，发现统计问题最多的是那些最常用、最基本的统计学方法，如：不设立对照组或对照组不合理；常见混淆因素（年龄、性别、病情等）未作控制使资料不具有可比性；三种平均数应用条件掌握不好；用构成比代替率；发病率与患病率、病死率与死亡率相混淆；非参数资料误用 t 检验；等级资料误用 χ^2 检验；统计表和统计图使用不规范及误用；统计结果解释与专业解释相混淆等。

（二）统计学是对比分析资料必需的手段之一

科学研究是一种探索未知的认识活动，医学研究的对象是人，人是世界上最复杂的生命体，不但有生物性，而且还有社会性；不但有生理活动，还有心理活动，因此个体间的变异总是客观存在的。在医学实际工作中，我们常常是通过比较来揭示事物内部的联系，只有比较才能有鉴别。回到前述的某新药疗效上，由于我们不可能将新药用于全球的某病患者进行观察，只能应用于部分患者。这种抽样研究必然存在着抽样误差，即使是得到两组的数值或有效率不同（新药组 80%，对照组 50%），也不能得出新药组疗效优于对照组的结论，必须要通过适当的统计方法进行比较（假设检验）才能得知。另外，当接受观察的人数较少时，两组之间的差异可能显现不出来，这时也不能认为新药组和对照组效果一样。有人曾对发表在《Lancet》等著名医学杂志上阴性结果的论文作出分析。只有在样本含量足够的前提下，正确采用统计方法才有可能得出正确的结果或结论。

（三）统计学是一门应用学科

医学统计学不是数学，不能像数学那样钻研理论，不必掌握公式的来源、推导和证明，当然计算公式也无需记忆，甚至计算过程和结果都可以借助统计软件加以实现，不要因数学基础差就产生畏难情绪。统计学也不是医学，不能像医学那样事事眼见为实，不需要记忆很多细节。统计学概念和原理并非神秘莫测，它来源于现实生活，要结合生活经验与医学实际来学习。只要能正确区分资料，选用适当的分析方法，按照一定的步骤，在医学专业知识的指导下，对数据结果作出合理的解释。所以理解概念，动手实践是最重要的。应用是根本目的，所以它是一门应用学科。

三、医学统计学的基本内容

（一）医学研究设计

1. 观察性研究设计　包括现场调查设计、病例对照研究设计、队列研究设计等。

2. 实验性研究设计　包括临床试验设计、实验室研究设计、动物研究设计等。

不同的研究设计内容各有不同，具体内容参看其他书籍。

（二）统计学基本原理和方法

包括收集资料、整理资料和分析资料的基本内容和方法，统计描述各指标的计算，参数估计、假设检验，分析结果的表达及各指标间相关的分析（详见 7～12 章）。

（三）医学统计学的应用

包括医学人口统计、生命统计以及常用的综合评价方法（参看其他书籍），医学统计软件的应用与分析（详见 13 章）。

第二节　医学统计工作的基本步骤

医学统计工作包括研究设计、收集资料、整理资料和分析资料。科学与严谨的设计是收集准确、可靠资料的保证，完整、准确、及时地收集资料与恰当的整理资料是统计分析资料的基础，选择正确的分析方法才能得出科学的结论。总之，这四步是紧密联系、不可分割的整体，任何一个环节有缺陷都将导致医学研究工作的失败。

一、研究设计

研究设计（research design）是医学统计工作的第一步。它既是医学科研工作的重要内容，又是统计工作成败的关键。研究设计是指对医学研究工作过程、内容及具体实施方法和步骤的总体设想和安排。根据设计的内容分为：

（一）专业设计

专业设计是反映研究者对专业知识掌握的程度和能力，主要与科研课题或项目的深度和广度及水平有关。它主要包括研究目的及意义、可行性和预期结果的分析等。

（二）统计设计

统计设计是反映研究者对统计知识和技术正确应用的程度，主要与科学研究工作的质量有关。它主要包括确定调查对象、是否施加干预措施、需收集哪些分析指标、采用何种方式获取原始资料、怎样进行资料的整理和分析、如何控制误差、预期分析结果有哪些、提出详尽的分析思路和技术路线、做出周密的考虑和安排等。统计学先驱 Fisher 曾多次强调，统计学家与科学研究者的合作应该从实际设计阶段开始，而不是在需要数据处理的时候，实验完成后再找统计学家，实际上就是为实验进行“尸体解剖”，统计学家或许只能告诉他实验失败的原因。

二、收集资料

收集资料（collection of data）是统计工作的基础，它直接关系到科研工作的质量。收集资料是指研究人员按科研设计要求，获取准确、可靠、有用的原始数据。若该资料不准确、不完善，后期使用任何“科学”的加工方法所得出的结果，只能是虚假的甚至是错误的。收集资料要遵循准确、完善、及时的原则：准确是指观察、测量、记录或计算的数据均无虚假差错之处，尽量做到界限明确，真实可靠，不造成混淆；完整是指研究分析的项目没有遗漏、重复和缺失；及时是指资料在一定条件下，按规定要求的时间完成填表和调查登记等。

（一）资料的来源

1. 常规保存的工作记录　如人口登记，职工流动，工伤、疾病、死亡登记，体检、手术记录，电子病历档案，化验、检查记录报告单，经常性的卫生监测与医疗设备耗材记录等，它是医学研究资料的一个重要来源，也是省时、经济、易获的数据。但由于这些资料不都是为专门研究所收集，常作为回顾性研究的资料来源，因此分析时应注意其局限性。

2. 医学统计工作报表　它是由医疗卫生机构根据国家规定逐级上报的统一表格，如法定传染病报表、职业病报表、恶性肿瘤报告卡、医疗工作报表及疫情报告表等。

3. 专项调查与实验研究资料　一般是指为解决某个（些）问题或验证某个（些）假说所进行的专项研究资料。

4. 外源资料　指为工作需要取自外来的数据与信息，如已公开发布的报告、专业参考文献、商业性数据库，人口、公安、计划生育等与医学相关的统计资料等。

（二）资料的收集

1. 收集资料的人员　应选择高素质、工作热情高、责任心强、有相关专业基础并按要求统一严格培训的人员，他们是保障收集资料准确、完整、及时的关键。

2. 收集资料的方式　常用的方式有直接观察、采访、填表和通信，前两种方式是由调查人员亲自参与并记录，所获资料质量较高；后两种方式是由被调查者自己填写，所获资料的误差较大。

三、整理资料

整理资料（sorting data）是按设计的要求将一些分散的、表现个体特征的原始数据系统化、条理化，以便进一步计算指标并揭示所研究事物内部的规律性。

（一）原始数据的检查与核对

检查核对原始数据有无错漏，以及数据间的相互关系是否合乎逻辑，并给予必要的补充、修正。除收集资料的调查员自查之外，可采取调查员间互查或专业人员协查的方法。这一过程是保证和提高数据分析质量的首要条件。

1. 数据的常规检查　主要包括对原始记录的数据有无错误和遗漏的检查，调查项目是否按要求填写；出现异常值必须核准，如在“结婚年龄”填写 15 岁时一定要核准是真实情况还是某环节出现错误。

2. 数据间逻辑关系检查　逻辑检查主要是查明资料项目之间是否有矛盾现象。例如：某一位被调查者的年龄项目填写“31 岁”，饮酒史项目填写“36 年”，表明在胚胎未形成前就开始饮酒，显然不符合逻辑，这就必须要进一步核实是哪个项目填错了，及时加以修正。

（二）数据的分组和归纳

一般应根据研究目的、资料性质、观察单位数多少和习惯用法来设计分组，从而来反映事物的特征。主要有以下两种分组方式：

1. 质量分组　按事物的性质或类别分组，这种分组方法多适用于分类变量资料或等级资料。如病人按性别作为分组变量；疗效按治愈、好转和无效作为结局变量。有时也可根据实际需要将数值变量资料转化为分类变量资料进行资料分组。如：舒张压＜12kPa（90mmHg）为正常血压，舒张压≥12 kPa 为高血压，这样就将测定到的血压值（数值变量资料）转化为正常与非正常这种两分类的分类变量资料。

2. 数量分组　按研究指标所测的观察值数量大小进行分组，这种分组方法多适用于数值变量资料，如年龄分组、身高分组、临床上各项化验指标的分组等。大多数情况下分组的组距应相等，分多少组应根据研究内容和分析目的而定。

在实际工作中也可将质量与数量分组结合使用，如按性别分组后再划分不同性别下的各年龄组，以便于在分析时更为直观和简明。

四、分析资料

分析资料（analysis of data）亦称统计分析，是统计学的核心和主体。包括统计描述与统计推断两个方面。

（一）统计描述

统计描述是按研究设计的要求，结合资料的类型，计算相应的统计指标，如平均数、标准差、发病率等，选用适当的统计图或统计表来表达和描述资料的数量特征和分布规律，阐明事物现象的水平及内在联系。

（二）统计推断

统计推断是根据抽样原理，在概括样本信息的基础上，对所研究的总体特征进行推断，也是由样本数据对其相应的总体做出估计或决策的过程。

1. 参数估计　是指通过样本统计量（已知）来估计总体参数（未知）。如用置信区间估计总体均数与总体率。

2. 假设检验　首先假设样本对应的总体参数与某个已知参数相同，然后根据样本统计量的抽样分布规律，判断样本信息是否支持这种假设并对假设做出取舍抉择，从而判断两个或多个总体指标之间是否相同或不同。

第三节　医学统计中常用的基本概念

一、同质与变异

研究对象具有相同的背景、条件、属性称为同质（homogeneity），即性质相同。同质是统计资料分析的前提，任何非同质的、杂乱无章的数据组在一起并不能为科学研究提供信息，只能作为数字游戏。

同质的事物中不同个体某研究指标的观测值间经常存在不确定性，我们将自然状态下个体值之间参差不齐的情况称为变异（variation）。变异是客观存在的，又是绝对的，是无法消除的，而同质却是相对的。

统计学的任务就是在变异的背景下描述同一总体的同质性，揭示不同总体的异质性。例如：调查某地 2003 年 20 岁健康女大学生的体重时，同质是指同一地区、同一年份、同一年龄的所有健康女大学生；每位学生所测定的体重值有的相同，有的不同，她们体重值之间的差异就是变异。

二、总体与样本

数据研究目的确定的、同质的全部研究对象称为总体（population）。研究对象中的个体又称之为观察单位，它可以是一个人、一只动物、一份样品等。任何一项研究都有特定的研究对象，因此首先要确定观察单位，才能明确总体范围。根据总体中观察单位数（个体数）是否可知，分为有限总体和无限总体。有限总体是指总体中观察单位数是有限的或可知的总体，如 2005 年某地区 2 级高血压的病人总体，无论我们是否已知其总数，但总可以调查得到该时间和空间内的数据，则可认为该总体是一个有限总体。无限总体是指总体中的观察单位数是无限的或不可知的总体，如研究糖尿病人的空腹血糖值，由于对时间和空间未加限定，全部糖尿病人的空腹血糖值就是一个无限总体。

根据随机化的原则从总体中抽出的有代表性的一部分观察单位称为样本（sample）。样本中的观察单位数目称作样本含量。按随机化的原则抽出的样本简称为随机抽样，但并不是随意选取。所谓随机是指研究总体中每个观察单位按其在总体中的分布情况，被抽到样本中的机会均等且互不影响。必须强调指出：样本与总体不能按照样本含量的多少来判断，必须是由研究目的来确定。如欲了解 2000 年内蒙古自治区的人口情况时，普查所得到的近 2400 万人口资料就是总体；但若知当年全国人口情况时，近 2400 万的人口资料就是样本了。

医学研究中总体往往会很大，甚至是无限总体。一个不漏地观察其中的所有个体常常是不可能的；有时即使可能，也没有必要，因获取特大量的数据既费时、费力，而且还容易产生误差。科学的办法是从研究总体中随机抽样，通过样本的数据（信息）对所研究总体的规律进行推断和说明。既然是由样本推断总体，统计学上的结论从来就不是完全肯定或完全否定的。能不能成功达到样本说明总体的目的，关键是抽样的方法、样本的代表性和推断的技术，这些是统计学的重要内容。

三、变量与统计资料的类型

变量（variable）就是可以反映个体特征或属性的量。总体中个体的特征总是通过一个或多个数量来描述，由于观察单位（个体）之间存在着变异性，因此决定了我们必须对变异做出正确的处理。识别变量的类型非常重要，因不同类型的变量需要用不同的统计学技术和方法去分析。

（一）变量的类型

根据变量的观察结果不同，分为数值变量和分类变量。

1. 数值变量（numerical variable） 其变量值表现为大小不等的数值，一般带有度量衡单位，通常由仪器、工具或其他定量方法测定而得到。这是统计分析中最常见的变量。根据变量的可能取值之间有无“缝隙”，又分为连续变量和离散变量。可以在某一区间取任何值的变量是连续变量，如年龄（岁）、身高（cm）、体重（kg）、血压（kPa）等；数据之间存在“缝隙”的变量是离散变量，如呼吸次数（次/分）、脉搏跳动（次/分）、红细胞计数（个/L）等。

2. 分类变量（categorical variable） 其变量值表现为不同的属性、特征或类型，一般没有度量衡单位，通常由清点不同类别中的例数而得到。根据变量类别之间是否有程度上的差别又分为无序分类变量和有序分类变量。在类别间无顺序或无程度大小的变量是无序分类变量，也叫名义变量，如检验结果（阳性、阴性）、治疗效果（有效、无效）、性别（男、女）、职业（工人、农民、学生）、血型（A、B、AB、O）等；在类别间出现顺序关系或程度大小的变量是有序分类变量，如检验结果（－、＋、＋＋、＋＋＋）、治疗效果（康复、有效、无效、恶化）、疫情（轻、中、重度）等。分类变量根据分组类别的多少，又可分为两分类变量和多分类变量。

（二）变量的转换

根据分析的需要，数值变量和分类变量之间可以互相转换。

1. 数值变量的性质化 是指数值变量转换为分类变量。例如：一组成年人的血压实际测定值为数值变量，如按舒张压分期，＜90mmHg 为正常，90～99mmHg 为 1 级高血压，100～109mmHg 为 2 级高血压，≥110mmHg 为 3 级高血压，以此标准对血压实测值进行整理得到的结果就是有序分类变量；如果只按≥90mmHg 为异常来整理资料就转化为无序分类变量了，也称二项分类变量（正常与异常）。

2. 分类变量的数量化 是指对分类变量赋值所进行的转换。统计数据经常需要计算机处理，为了便于计算机的识别和运算需要赋值。例如：性别（疾病、结局等）属于无序分类变量，可将男女分别赋值为 0 和 1，所取值 0 和 1 之间没有量的区别，只是一种“代码”，也不能计算。如果文化程度按小学、初中、高中、大学分组，属于有序分类资料，可分别赋值为 1、2、3、4，这些取值之间不仅是一种“代码”，而且也有量的差别。

为了数据分析的方便，可以将一种类型的变量转化为另一种类型。但变量只能由高级向低级转化：连续性→有序→分类→二值。由分类变量无法再转化为原来的数值变量，因此在收集资料时应尽可能获取数值变量，它所含信息比分类变量的数据更加丰富。

（三）医学统计资料的类型

根据变量的不同情况将医学统计资料分为数值变量资料、分类变量资料和等级资料。

1. 数值变量资料　是由一组同质的数值变量值所组成的资料。其变量值取值范围可以是实数轴上的一个连续区间。在同组变量值之间没有质的不同，只有量的区别。这类资料也可称为计量资料或定量资料。

2. 分类变量资料　是按事物的属性特征分组后，清点各组的观察单位数而得到的资料。变量值是定性的，是由一组分类无序变量值所组成的资料。同组变量值间无量的区分，异组变量值间性质互不相容。这类资料也可称为计数资料或定性资料。

3. 等级资料　是按事物的等级或类别分组后，清点各组的观察单位数而得到的资料。是由一组分类有序变量值所组成的资料。变量值间不仅有类别的不同，而且不同组间也有顺序或量的差别，也称之为半定量资料。

在统计工作中，由于资料类型的不同，在整理、分析资料时要用的方法也各不相同，所以正确识别资料的类型是至关重要的一环，也是学习医学统计的首要任务。

四、参数与统计量

描述总体统计特征的指标称为参数（parameter）。总体一旦确定下来，参数便是固定不变的常量。一般情况下，参数是未知的，需用统计量去估计。

描述样本统计特征的指标称为统计量（statistic）。统计量是通过样本获得的，个体的变异性使得从不同样本所得到的统计量会有所不同，由此认为统计量也是一个变量。同一总体内各样本彼此之间的差异具有一定的规律性，通常可以用统计量去推断参数。

总之，统计学关心的常常是总体参数的大小，其依据却是统计量及其性质。

五、误差

误差（error）泛指实测值与真实值之差。任何研究总是期望对总体做出客观、可靠、真实的评价。但在实际工作中，调查结果可能会受到机遇和偏倚的干扰与影响而偏离真实情况。按其产生的原因主要分为随机误差和系统误差两种。

（一）随机误差

1. 随机测量误差　是指同一样品的测定值在不同的观察者之间、相同观察者的若干次测定值之间都不完全相同的现象。在实际工作中，即使是测量仪器和方法再精密，随机测量误差也无法避免，可以采用各种方式使其控制在一定的允许范围内。

2. 抽样误差　是指在同一总体中随机抽样研究时，因抽样而引起的样本统计量与总体参数之间的差距。其大小随样本不同而改变，抽样误差也是客观存在且无法避免的。增大样本含量可以使该误差减少。抽样误差是统计学研究和处理的重要内容。

随机误差的出现是随机的，其值可正可负、可大可小，分布也是有规律的，呈现正态分布。这类误差可以通过统计方法进行估计或定量说明。

（二）系统误差

系统误差是因测量仪器或人为因素等导致的误差，也称为偏倚。理论上这种误差可贯穿于整个研究过程，往往具有方向性且数值稳定。由于产生的原因复杂，对结果影响较大，不能单独用统计方法加以控制和估计，必须依靠科学的研究设计和资料的收集、整理，正确地进行资料的分析和计算，将其减少或控制（参看相关流行病学书籍）。

六、概率与频率

概率（probability）是指某随机事件发生的可能性大小的数值，常用 P 来表示，取值在 0 到 1 之间，也可用百分数表示。医学研究的事件或现象绝大多数属于随机的，一般随机事件的概率 $0<P<1$。P 越接近 1，表明某事件发生的可能性越大；P 越接近 0，表明某事件发生的可能性越小。统计研究中，很多结论都是带有概率性的。当随机事件发生的概率 $P\leqslant 0.05$ 时，统计学上习惯地称之为小概率事件。统计学正是以此为理论依据，作为一条重要原理来实现统计学推断（小概率原理）。

频率（frequency）是指在相同条件下，进行有限 n 次独立重复试验，某事件 A 出现次数 f 与 n 次实验的比值（f/n）。实际研究中，随机事件的总体概率往往是未知的，人们常用样本中事件的实际发生频率来估计总体概率，这种实际发生率称为频率。

概率是对总体而言，频率是对样本而言。样本频率总是围绕总体概率随机地左右波动；样本含量 n 较大时，样本频率波动幅度较小，此时样本频率接近总体概率；在 n 较小时，频率波动性很大，用此估计总体概率是不可靠的。

（宿庄）

第七章　数值变量资料的统计描述

数值变量资料亦称计量资料，常用来描述数值变量特征的统计指标有反映集中趋势和离散趋势的指标。数值变量资料统计描述的第一步是编制频数分布表。

第一节　数值变量资料的频数表

频数是指相同变量值的个数，频数分布是指变量值在其取值范围内的分布情况。当变量值数量较多时，应先编制频数分布表，简称频数表（frequency table），以了解变量的分布情况，再选择适当的分析指标进行分析。

一、频数表的编制

例 7-1　某大学 110 名 19 岁男大学生身高（cm）资料如下，试编制频数表。

177.3	170.2	164.1	171.0	164.3	173.0	175.0	168.4	173.2	170.6	171.2
168.4	174.4	170.3	175.7	165.6	170.8	163.2	189.3	174.8	180.5	165.4
177.3	172.6	172.3	168.6	181.2	178.0	172.4	182.8	164.2	185.4	151.8
183.6	173.4	182.7	164.0	173.2	180.0	171.4	167.5	165.3	186.6	155.2
171.1	170.6	173.0	174.5	181.8	170.3	170.4	171.8	176.0	166.4	170.2
171.3	159.5	175.8	174.0	178.8	170.5	176.4	171.2	171.4	166.5	173.3
175.0	172.5	181.5	168.0	160.7	170.4	171.0	165.7	170.3	167.5	162.3
176.0	175.0	167.4	183.6	173.6	176.2	179.6	169.6	166.4	178.4	173.3
178.4	169.4	170.9	173.4	170.0	167.0	171.6	166.2	176.5	171.4	176.3
177.0	176.8	182.3	162.7	170.0	171.2	175.0	165.5	167.3	172.4	167.3

频数表的编制方法如下：

1. 求全距（range）　找出观察值中的最大值和最小值，两者之差即为全距（或极差）。本例最大值为 189.3 cm，最小值为 151.8cm，全距＝189.3－151.8＝37.5（cm）。

2. 确定组数、组距和组段　编频数表的目的是为了了解变量值的分布情况，组数过多或过少都不行，组数过多计算麻烦，组数过少则计算误差较大。要根据观察值的数量多少来定，一般多取 8～15 组。

根据组数和全距确定组距（class interval），组距＝全距/组数。本例拟分成 10 个组，全距为 37.5cm，则组距应为 37.5/10＝3.75（cm），为方便分组，组距取整数为 4cm。

3. 划分组段　按照以下要求确定：组距一般应相等（有时也可不等），组间界限应清楚、不应相互重叠。第一组段的下限应包括资料中的最小值，本例为 151.8cm，故第一组取 151.0（略小于最小值的整数），表示为“151.0～”，意为所有身高≥151.0cm 且＜155.0 cm 的观察值均属该组；第二组取 155.0，表示为“155.0～”，意为所有身高≥155.0 cm 且＜159.0 cm 的观察值均属该组，依此类推。最后一个组段应标出上限值，如本例应为 187.0～191.0cm（包含了本例最大值 189.3cm）。

4. 列表划记归组　列出频数分布表，见表 7－1。表中第（1）栏为组段，用划“正”字的方法将观察值分别归入各组段，得第（2）栏。清点各组段内的观察值个数得第（3）栏频数（f），各组段频数之和为总频数。

表 7－1　某大学 110 名 19 岁男大学生身高频数分布表

组段（cm）（1）	划记（2）	频数（f）（3）
151.0～	一	1
155.0～	一	1
159.0～	𠄌	4
163.0～	正正𠄌	14
167.0～	正正正正正一	26
171.0～	正正正正正正	30
175.0～	正正正正	20
179.0～	正𠄌	9
183.0～	𠄌	4
187.0～191.0	一	1
合 计		110（$\sum f$）

二、频数表的作用

1. 从频数表可看出变量值分布有两个特征：

（1）集中趋势：从表 7－1 可以看出这 110 名男大学生身高大多集中在 171.0cm～组段（均数所在组段）左右，这一特征称为变量值的集中趋势。

（2）离散趋势：从表 7－1 还可以看出这 110 名男大学生的高矮参差不齐，从最矮的 151.8cm 到最高的 189.3cm，且从中间向两侧逐渐减少，数据的这种分布特征称为变量值的离散趋势（或叫离散程度、变异程度）。如果将这种分布特征绘制成频数分布图，则更加直观（见图 7－1）。

2. 分布的类型　频数分布可分为对称分布和偏态分布两种类型。

（1）对称分布：是指观察值向中央部分集中，以中等数据居多，左右两侧分布大体对称的分布。

（2）非对称分布：是指观察值偏离中央部分而集中于小的一侧（称正偏态或左偏态），或集中于大的一侧（称负偏态或右偏态），见图 7－2。不同类型的分布，应采用不同的统计分析方法。例 7－1 资料的分布属对称分布。

3. 有无可疑值　通过对频数分布表的分析，可发现某些特大或特小的离群值、可疑值。例如，有时在频数表的两端，出现连续几个组段的频数为 0 后，又出现一些特大或特小的值，使人怀疑这些数据是否准确，需进一步核查。

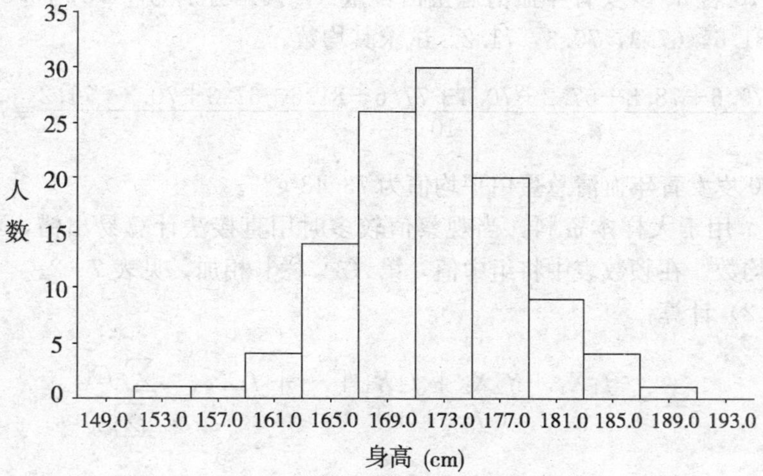

图 7-1　某大学 110 名 19 岁男大学生身高的频数分布

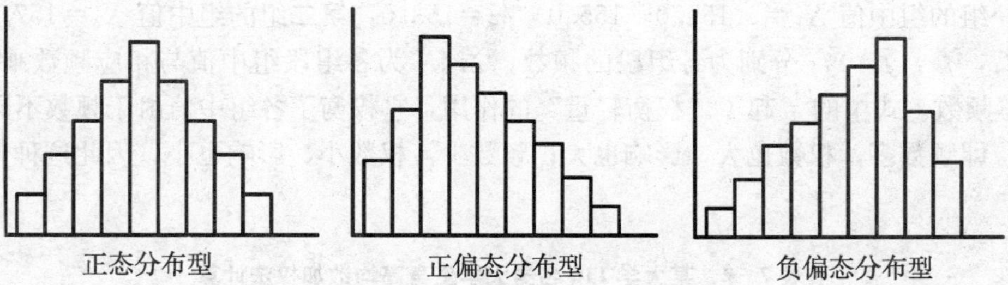

图 7-2　几种不同类型的频数分布示意图

第二节　集中趋势的统计描述

平均数（average）是反映数值变量资料集中趋势的统计指标，是一组同质观察值的代表值。医学研究常用的平均数指标有算术均数、几何均数、中位数等。

一、算术均数

算术均数（arithmetic mean）简称均数，习惯上用 μ 表示数值变量的总体均数，用 $\overline{X}$ 表示数值变量的样本均数。算术均数常用于描述对称分布，尤其是正态分布或近似服从正态分布的数值变量的平均水平，常用的计算方法有两种。

1. 直接法　用于小样本，当变量值数量不多时，可将各变量值相加再除以变量值的个数。按式（7-1）计算。

$$\overline{X}=\frac{X_1+X_2+X_3+\cdots+X_n}{n}=\frac{\sum X}{n} \tag{7-1}$$

式中：$\sum$为求和符号；$\sum X$为各观察值的总和；n为观察值个数。

例 7-2　10 名 20 岁女青年血清总蛋白含量（g %）分别为 74.3，75.6，78.8，67.2，70.4，77.6，81.6，67.3，70.3，71.2。试求其均数。

$$\overline{X}=\frac{74.3+75.6+78.8+67.2+70.4+77.6+81.6+67.3+70.3+71.2}{10}=73.43\ (g\%)$$

即 10 名 20 岁女青年血清总蛋白平均值为 73.43 g%。

2. 加权法　用于大样本资料，当观察值较多时用直接法计算易出错，可利用频数表，用加权法计算均数。在频数表中将组中值［第（3）栏］相加，见表 7-2。

按式（7-2）计算：

$$\overline{X}=\frac{f_1X_1+f_2X_2+f_3X_3+\cdots+f_kX_k}{f_1+f_2+f_3+\cdots+f_k}=\frac{\sum fX}{\sum f} \tag{7-2}$$

式中：X_1，X_2，$X_3\cdots X_k$ 分别为各组段组中值，即各组段下限值与相邻较大组段的下限值相加除以 2，如表 7-2。

第一组的组中值 $X_1=(151.0+155.0)/2=153.0$，第二组的组中值 $X_2=157.0$，以此类推；f_1，f_2，$f_3\cdots f_k$ 分别为各组段的频数；$\sum fX$ 为各组段组中值与相应频数乘积之和；$\sum f$ 为总频数。式中的 f 起了“权衡轻重”的作用，它权衡了各组中值由于频数不同对均数的影响，即频数多，权数也大，影响也大；频数少，权数小，影响也小。因此这种方法称为加权法。

表 7-2　某大学 110 名男大学生身高均数加权法计算

组段（cm）(1)	频数 f (2)	组中值 X (3)	fX (4) = (2) × (3)
151.0～	1	153.0	153.0
155.0～	1	157.0	157.0
159.0～	4	161.0	644.0
163.0～	14	165.0	2310.0
167.0～	26	169.0	4394.0
171.0～	30	173.0	5190.0
175.0～	20	177.0	3540.0
179.0～	9	181.0	1629.0
183.0～	4	185.0	740.0
187.0～191.0	1	189.0	189.0
合计	110 ($\sum f$)	—	18946.0 ($\sum fX$)

例 7-3　用加权法求表 7-1 资料的均数，按式 7-2 计算：

$$\overline{X}=\frac{1\times153+1\times157+4\times161+\cdots+4\times185+1\times189}{110}=172.24\ (\text{cm})$$

即该 110 名 19 岁男大学生平均身高为 172.24cm。这与直接法求得的均数 172.12cm 略有出入，但影响不大，直接法更准确。

3. 均数的应用　均数能反映全部观察值的平均数量水平，因而应用甚广。但均数只适用于对称分布（尤其是正态分布）的资料，因为这时的均数能反映分布的集中趋势，其值位于分布的中心。对偏态分布的资料，均数则不能较好地反映分布的集中位置，这时需要求助于几何均数或中位数。

二、几何均数

在医学研究中收集的资料并非都呈正态分布，有些资料呈对数正态分布或近似对数正态分布；有些资料变量值呈倍数或近似倍数关系，用算术平均数表示平均水平因少数特大或特小数据的影响，使均数偏向一边而缺乏代表性，此时宜用几何均数（geometric mean）表示平均水平。几何均数用 G 表示，常用的计算方法也有两种。

1. 直接法　将 n 个观察值 X_1，X_2，X_3，…，X_n 的乘积，再开 n 次方，按式（7-3）计算：

$$G=\sqrt[n]{X_1\cdot X_2\cdot X_3\cdots X_n} \tag{7-3}$$

或按式（7-4）计算：

$$G=\lg^{-1}\left(\frac{\lg X_1+\lg X_2+\lg X_3+\cdots\lg X_n}{n}\right)=\lg^{-1}\left(\frac{\sum\lg X}{n}\right) \tag{7-4}$$

例 7-4　5 人的某血清抗体滴度分别为 1∶2，1∶4，1∶8，1∶16，1∶32，求平均滴度。

由于数据间呈倍数关系，所以计算几何均数为宜。按式（7-3）或（7-4）计算：

$$G=\sqrt[5]{2\times4\times8\times16\times32}=8$$

或

$$G=\lg^{-1}\left(\frac{\lg2+\lg4+\lg8+\lg16+\lg32}{5}\right)=\lg^{-1}0.903=8$$

故平均滴度为 1∶8。

2. 加权法　当资料中观察值较多时先编频数表，按式（7-5）计算：

$$G=\lg^{-1}\left[\frac{\sum f\lg X}{\sum f}\right] \tag{7-5}$$

例 7-5　某地 55 人接种某疫苗后抗体滴度见表 7-3，求平均滴度。

$$G=\lg^{-1}\left[\frac{\sum f\lg X}{\sum f}\right]=\lg^{-1}\left(\frac{86.6962}{55}\right)=37.7$$

故该 55 人的平均抗体滴度为 1∶37.7。

表 7-3　某地 55 人平均抗体滴度计算

抗体滴度（1）	人数 f（2）	滴度倒数 X（3）	$\lg X$（4）	$f\lg X$（5）＝（2）×（4）
1∶4	4	4	0.6021	2.4084
1∶8	8	8	0.9031	7.2248
1∶16	7	16	1.2041	8.4287
1∶32	10	32	1.5051	15.0510
1∶64	11	64	1.8062	19.8682
1∶128	9	128	2.1072	18.9648
1∶256	5	256	2.4082	12.0410
1∶512	1	512	2.7093	2.7093
合计	55	—	—	86.6962

3. 几何均数的应用

（1）几何均数常用于对数正态分布的资料或等比数列资料，如抗体的滴度、平均效价、卫生事业发展速度、人口的几何增长等。

（2）应用几何均数时，观察值中不能有 0，因为 0 不能取对数。

（3）观察值中不能同时有正值和负值。若全是负数，计算时每个数都乘以－1，算得几何均数后再乘以－1。

三、中位数与百分位数

中位数（median）用 M 表示，是将一组观察值从小到大按顺序排列，位次居中的观察值就是中位数。因而在全部观察值中，大于和小于中位数的观察值的个数相同。

百分位数（percentile）用 P_X 表示。一个 P_X 将总体或样本的全部观察值分为两个部分，理论上有 $X\%$的观察值比 P_X 小，有（$100-x$）%的观察值比 P_X 大，故百分位数是一个分布数列的一百等份分割值。显然，P_{50} 即是中位数。因此，中位数是一特定的百分位数。

1. 直接法　将观察值从小到大按顺序排列，按式（7-6）或（7-7）计算：

当 n 为奇数时　$$M=x_{\left(\frac{n+1}{2}\right)} \tag{7-6}$$

当 n 为偶数时　$$M=\left[x_{\left(\frac{n}{2}\right)}+x_{\left(\frac{n}{2}+1\right)}\right]/2 \tag{7-7}$$

式中：n 为观察值例数；$\left(\frac{n+1}{2}\right)$，$\left(\frac{n}{2}\right)$，$\left(\frac{n}{2}+1\right)$为观察值按顺序排列后的位次；$x$ 为相应位次上的观察值。

例 7-6　9 名沙门菌食物中毒患者的潜伏期（小时）分别为 2、5、9、12、14、15、18、24、60，求中位数。

本例 $n=9$，为奇数，则中位数为第 5 个数据。

$$M=x_{\left(\frac{9+1}{2}\right)}=x_5=14\text{（小时）}$$

例 7-7　8 名患菌痢治愈者的住院天数分别为 4、9、10、12、14、20、24、61（天），求中位数。

本例 $n=8$，为偶数，数据按从小到大的顺序排列，按式（7-7）计算：

$$M=[x_{(8/2)}+x_{(8/2)+1}]/2=[x_4+x_5]/2=(12+14)/2=13（天）$$

2. 频数表法　样本含量较多时直接法计算很不方便，可按频数表法计算中位数和百分位数。

例 7-8　157 名患菌痢治愈者的住院天数如表 7-4 第（1）、（2）栏所示，试计算中位数 M、P_{25}、P_{75}。

步骤如下：

（1）列频数表：见表 7-4，由小到大计算累计频数（3）和累计频率（4）。

（2）找出 P_x 所在的组段，本例中位数在第三组段“10～”，该组有 49 个数据，累计频率为 57.3%；P_{25} 在第二组段“5～”，该组有 38 个数据，累计频率为 26.1%；P_{75} 在第五组段“20～”，该组有 13 个数据，累计频率为 80.9%。

表 7-4　157 名患菌痢治愈者的住院天数

住院天数（1）	治愈人数（2）	累计频数（3）	累计频率（%）（4）
0～	3	3	1.9
5～	38	41	26.1
10～	49	90	57.3
15～	24	114	72.6
20～	13	127	80.9
25～	8	135	86.0
30～	7	142	90.4
35～	4	146	93.0
40～	4	150	95.5
45～	1	151	96.2
50～	1	152	96.8
55～	2	154	98.1
60～	1	155	98.7
65～	1	156	99.4
70～	0	156	99.4
75～	1	157	100.0

（3）按式（7-8）计算，求中位数和百分位数：

$$P_x=L_x+\frac{i_x}{f_x}(n\cdot x\%-\sum f_L) \qquad (7-8)$$

式中：P_x 为第 x 百分位数；L_x 为 P_x 所在组段的下限值；i 为所在组段的组距；f_x 为 P_x 所在组段的频数；$\sum f_L$ 为小于 L 各组段的累计频数。本例利用公式分别计算得：

$$P_{25}=5+\frac{5}{38}（157\times25\%-3）=9.8（天）$$

$$M=10+\frac{5}{49}（157\times50\%-41）=13.8（天）$$

$$P_{75}=20+\frac{5}{13}（157\times75\%-114）=21.4（天）$$

3. 中位数和百分位数的应用

（1）中位数常用于描述偏态分布资料的集中位置，反映位次居中的观察值的水平。它和均数、几何均数不同，不是由全部观察值的数量值综合计算出来的，只受居中变量值波动的影响，不受两端极值的影响。因此，当资料分布末端无确定数据、呈偏态分布或分布不清楚时，用中位数描述集中趋势较 $\bar{X}$、G 更为合理。中位数和均数在对称分布的资料中，两者的数值在理论上是相同的。

（2）百分位数用于描述样本或总体观察值序列在某百分位位置的水平，最常用的百分位数是 P_{50}，即中位数（M），多个百分位数结合应用时，可全面地描述总体或样本的分布特征。

（3）百分位数常用于确定医学参考值的范围（详见本章第五节）。

（4）一般分布在中间的百分位数比较稳定，具有较好的代表性，靠近两端的百分位数，只在样本例数足够多时才比较稳定。因此，当样本例数不够多时，不宜取太近两端的百分位数。

第三节　离散趋势的统计描述

离散趋势的统计描述是对一组观察值之间存在的变异程度的描述。对于数值变量资料只有反映集中趋势的指标是不够的，请看例 7-9。

例 7-9　有三组数据如下，试分析其集中趋势和离散趋势。

甲组	26	28	30	32	34	$\bar{X}_{甲}=30$
乙组	24	27	30	33	36	$\bar{X}_{乙}=30$
丙组	26	29	30	31	34	$\bar{X}_{丙}=30$

从集中趋势看三组数据的均数相同，然而这三组间数据的参差不齐程度（即离散或变异程度）是不一样的。因此，仅仅用反映集中趋势的指标来描述数值变量资料的特征，显然是不够全面的，还应考虑观察值的离散趋势。描述观察值离散趋势的常用指标有极差、四分位数间距、方差、标准差和变异系数。

一、极差

极差（range）亦称全距，用 R 表示，是一组数据中最大值与最小值之差。极差越大，说明变异程度越大，各观察值越分散，均数的代表性越差。计算上述三组数据的极差，分别

为 $R_{甲}=8$，$R_{乙}=12$，$R_{丙}=8$，说明甲组和丙组的数据较集中，而乙组的数据较为分散。这样，甲、乙、丙三组数据在变异程度上的差别在一定程度上反映出来了。用极差反映观察值变异程度的大小简单明了，常用以说明传染病、食物中毒等疾病的最短、最长潜伏期。

但用极差反映离散程度有如下缺点：

1. 除了最大值和最小值外，不能反映组内其他数据的变异程度。如 $R_{甲}=R_{丙}$，但两组数值内部的变异程度是不同的，极差没能很好地反映这一特征。

2. 不稳定，尤其在样本例数较多时，抽到较大或较小的观察值的可能性很大，因而极差也可能越大，故在样本例数相差悬殊时，不宜比较极差。

二、四分位数间距

四分位数间距（quartile interval，Q）用 Q 表示，是将全部观察值分成四等份后其中间两份的极差，即 P_{75} 与 P_{25} 之间的差。P_{75} 为上四分位数，记为 Q_U；P_{25} 为下四分位数，记为 Q_L，在此之间包含了全部观察值的一半（中间的一半）。其意义与极差相似，Q 大说明变异程度大，Q 小说明变异程度小。用四分位数间距反映变异程度的大小比极差稳定，但仍未考虑全部观察值的离散程度。在分析中常和中位数结合使用。

三、方差

方差（variance）是离均差平方和的平均值，总体方差用 σ^2 表示。总体方差的公式为：

$$\sigma^2=\frac{\sum(X-\mu)^2}{N} \tag{7-9}$$

式（7-9）中：$\sum(X-\mu)^2$ 称为离均差平方和，是每个变量值 X 与总体均数 μ 之差的平方和，方差是离均差平方和除以变量值的总和 N 得到的。这样就考虑到了每一个观察值的离散情况，因此，用方差描述观察值的离散程度代表性更好。方差越大说明观察值的离散程度越大，方差越小说明观察值的离散程度越小。

日常工作中常用样本方差作总体方差的估计值，样本方差用 S^2 表示。样本方差的公式为：

$$S^2=\frac{\sum(X-\bar{x})^2}{n-1} \tag{7-10}$$

在实际工作中用样本均数 $\bar{x}$ 代替总体均数 μ，用样本例数 n 代替总体例数 N。这样求得的 S^2 小于实际的 σ^2。统计学家提出用 $n-1$ 代替 n 来校正，于是得到式（7-10）。式中的 $n-1$，在统计学中称自由度（degree of freedom）。意为当 $\bar{X}$ 确定后在 n 个变量值（X）中只有 $n-1$ 个 X 可以自由变动。统计学中自由度常用希腊字母 ν 表示。

四、标准差

1. 标准差（standard deviation）的意义　方差虽然能全面地反映一组观察值的离散程度，但在计算中使原观察值的度量单位也平方化了，这不利于进一步统计分析，故将方差开平方根得标准差。标准差全面地反映了一组观察值的离散程度，在两组同质观察值比较离散程度时，如果两组均数相近，则标准差大的一组观察值的离散（变异）程度大，说明该组观察值围绕均数分布较离散，其均数的代表性差；而另一组观察值的离散（变异）程度小，即观察值多集中在均数周围，均数的代表性好。

总体标准差用 σ 表示，公式为：

$$\sigma=\sqrt{\frac{\sum(X-\mu)^2}{N}} \tag{7-11}$$

样本标准差用 S 表示，公式为：

$$S=\sqrt{\frac{\sum(X-\bar{x})^2}{n-1}} \tag{7-12}$$

2. 标准差的计算

(1) 直接法：数学上可证明 $\sum(X-\bar{x})=\sum X^2-(\sum X)^2/n$，故式（7-12）可写为：

$$S=\sqrt{\frac{\sum X^2-\frac{(\sum X)^2}{n}}{n-1}} \tag{7-13}$$

例 7-10　求例 7-9 中三组数据的标准差。

甲组：$n=5$，$\sum X=26+28+30+32+34=150$

$\sum X^2=26^2+28^2+30^2+32^2+34^2=4540$

$$S_{甲}=\sqrt{\frac{4540-\frac{150^2}{5}}{5-1}}=3.1623$$

依此类推，乙组、丙组的标准差分别为 $S_{乙}=4.7434$，$S_{丙}=2.9155$。三组标准差的关系为 $S_{乙}>S_{甲}>S_{丙}$，说明乙组数据的变异程度最大；而甲组和丙组虽然极差相同，但标准差不同，因此甲组数据的变异程度大于丙组。

(2) 加权法：频数表资料计算标准差可用加权法，公式如下：

$$S=\sqrt{\frac{\sum fX^2-\frac{(\sum fX)^2}{\sum f}}{\sum f-1}} \tag{7-14}$$

式中：$\sum fX$ 为各组段的组中值与该组频数乘积的总和，$\sum fX^2$ 为各组段组中值的平方与该组频数乘积的总和。

例 7-11　求例 7-1 资料 110 名 19 岁男大学生身高的标准差。

由表 7-2，得 $\sum f=110$，$\sum fX=18946$，再用（3）、（4）相乘后相加，得 $\sum fX^2=3267398$，代入式（7-14），得

$$S=\sqrt{\frac{\sum fX^2-\frac{(\sum fX)^2}{\sum f}}{\sum f-1}}=\sqrt{\frac{3267398-\frac{18946^2}{110}}{110-1}}=6.21(\text{cm})$$

用直接法计算得结果为 $S=6.28\text{cm}$，两者稍有出入，直接法更为精确。

3. 标准差的应用

(1) 表示观察值的离散程度。标准差越大，观察值分布越分散，均数的代表性越差，反之，标准差越小，观察值分布越集中，均数的代表性越好。

(2) 结合均数描述正态分布特征，根据正态分布曲线下的分布规律，可以概括地描述变量值的分布情况及估计医学参考值范围。

(3) 用于计算变异系数和标准误。

五、变异系数

变异系数（coefficient of variation）用 CV 表示，亦称离散系数，是标准差与均数之比，常用百分数表示。公式为：

$$CV=\frac{S}{\bar{x}}\times 100\% \qquad (7-15)$$

极差、四分位数间距和标准差都是有单位的，其单位与原观察值的单位相同，这不便于单位不同资料间的比较。变异系数是相对数，没有单位，因此克服了这一缺点。变异系数主要用于：

1. 度量衡单位不同的几组资料间的比较

例 7-12　某地 20 岁男子 100 人，其身高的均数为 171.06cm，标准差为 4.95cm；体重的均数为 61.54kg，标准差为 5.02 kg。试分析身高和体重哪种的变异程度大？

由于身高和体重的单位不同，不能直接比较标准差，而应比较其变异系数，代入式（7-15）计算得：

$$CV_{身高}=\frac{4.95}{171.06}\times 100\%=2.89\%$$

$$CV_{体重}=\frac{5.02}{61.54}\times 100\%=8.16\%$$

可见体重的变异大于身高的变异。

2. 均数相差悬殊的几组资料间的比较

例 7-13　表 7-5 为四个不同年龄组儿童身高的均数、标准差和变异系数。试问用何种指标分析变异程度比较合适？

四组资料变量值的单位相同，从标准差看，儿童身高的变异随年龄的增加而增大。但不同年龄组儿童的平均身高相差较大，在比较时不宜用标准差衡量变异程度，应选用变异系数比较。通过变异系数比较可以看出，四个年龄组儿童身高的变异程度随年龄的增加而减小，是符合儿童发育规律的。

表 7-5　四个不同年龄组儿童身高的变异程度比较

年龄组	人数	均数（cm）	标准差（cm）	变异系数（%）
1～2 月	100	56.3	2.1	3.7
5～6 月	120	66.5	2.2	3.3
3～3.5 岁	300	96.1	3.1	3.2
5～5.5 岁	400	107.8	3.3	3.1

第四节　正态分布

一、正态分布的概念

正态分布（normal distribution），又称高斯分布（Gaussian distribution）是一种中间高，左右对称，两侧逐渐降低但又不与横轴相交的倒钟形分布。

在医药卫生领域中，有许多变量的频数分布属于这类分布。从例 7-1 资料绘制成的直方图（见图 7-1）可以看出 110 名 19 岁男大学生身高的频数分布近似正态分布，在均数（172.13cm）附近人数最多，两侧越远离均数人数越少，且基本对称。可以设想，如果将观察人数逐渐增多，组距不断分细，则图形的顶端就会逐渐近于光滑，对称性也会越来越好。具有这种频数分布特点的资料，称为变量值服从正态分布，因此可以利用正态分布理论来分析描述。

二、正态分布的图形

根据正态分布的密度函数式 $f(x)$，可以绘制出正态分布的图形。

$$f(x)=\frac{1}{\sigma\sqrt{2\pi}}e^{-(x-\mu)^2/(2\sigma^2)} \tag{7-16}$$

式中：μ 为均数；σ 为标准差；π 为圆周率，即 3.14159；e 为自然对数的底，即 2.71828。以上均为常量，仅 x 为变量。当 x 确定后，就可由此式求得其密度函数 $f(x)$，即相应的纵坐标高度。所以已知 μ 和 σ，就能按式（7-16）绘出正态曲线的图形。

为了应用方便，常将式（7-16）作 u 变换，即将原来的正态分布转换为 $\mu=0$，$\sigma=1$ 的标准正态分布。

$$u=\frac{X-\mu}{\sigma} \tag{7-17}$$

于是式（7-16）可转化成

$$\varphi(u)=\frac{1}{\sqrt{2\pi}}e^{-u^2/2} \tag{7-18}$$

式中：$\varphi(u)$ 为标准正态分布的密度函数，即纵坐标高度。根据 u 的不同取值，可按式（7-18）绘出标准正态分布的图形。

三、正态分布的特征

1. 正态分布曲线在横轴上方均数处最高。

2. 正态分布以均数为中心，左右对称。

3. 正态分布有两个参数，即均数 μ 和标准差 σ。μ 是位置参数，σ 是形状参数。当 σ 恒定时，μ 越大，则曲线沿横轴越向右移动；反之，μ 越小，则曲线沿横轴越向左移动，见图 7－3；当 μ 恒定时，σ 越大，表示数据越分散，曲线越“胖”；σ 越小，表示数据越集中，曲线越“瘦”，见图 7－4。可见有了 σ 和 μ，就把正态分布确定下来了。

4. 正态曲线与横轴所夹面积等于100％或1。

5. 正态曲线下面积分布有一定规律。

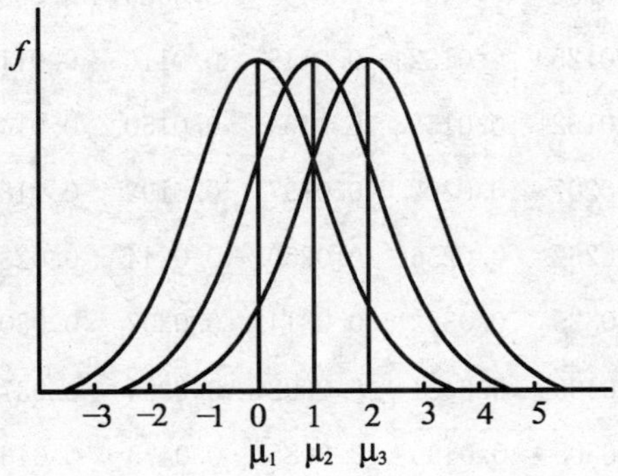

图 7－3　不同均数 μ 时的正态分布示意图

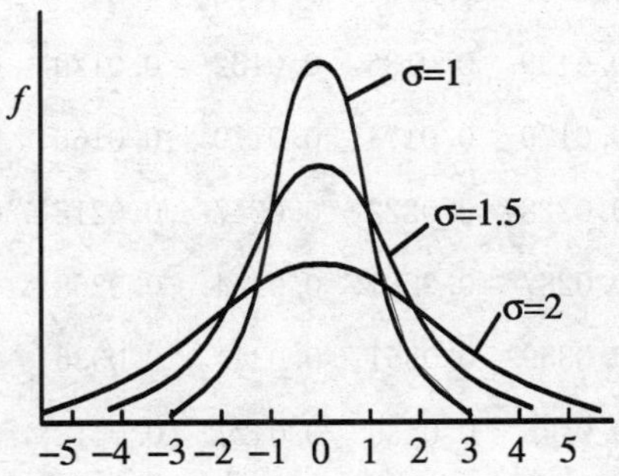

图 7－4　不同标准差 σ 时的正态分布示意图

四、正态曲线下面积的分布规律

正态曲线下一定区间的面积可通过式（7－16）和式（7－18）的积分形式求得（公式略）。为了省去计算的麻烦，统计学家已按式（7－18）编制成了“标准正态分布曲线下的面积表”（表 7－6），通过查表可以方便地求出正态曲线下某一区间的面积，用以估计该区间出现的变量值例数占总例数的百分比（频率），或变量值落在该区间的概率，以便于日常工作中使用。查表时应注意：

1. 由于标准正态曲线对称于 0 区间的面积相等，故区间（$-\infty$，-1.96）与区间（1.96，∞）的面积相等。因此，表中只列出了曲线左侧 $-\infty$ 到 u 之间面积的数值；

2. 当 μ、σ 已知时，须先按式（7－17）求 u 值［$u=(X-\mu)/\sigma$］。再查 u 值表，得出面积占总面积的比例。

表 7-6　标准正态曲线下面积，φ（$-u$）值

u	0.00	0.01	0.02	0.03	0.04	0.05	0.06	0.07	0.08	0.09
−3.0	0.0013	0.0013	0.0013	0.0012	0.0012	0.0011	0.0011	0.0011	0.0010	0.0010
−2.9	0.0019	0.0018	0.0018	0.0017	0.0016	0.0016	0.0015	0.0015	0.0014	0.0014
−2.8	0.0026	0.0025	0.0024	0.0023	0.0023	0.0022	0.0021	0.0021	0.0020	0.0019
−2.7	0.0035	0.0034	0.0033	0.0032	0.0031	0.0030	0.0029	0.0028	0.0027	0.0026
−2.6	0.0047	0.0045	0.0044	0.0043	0.0041	0.0040	0.0039	0.0038	0.0037	0.0036
−2.5	0.0062	0.0060	0.0059	0.0057	0.0055	0.0054	0.0052	0.0051	0.0049	0.0048
−2.4	0.0082	0.0080	0.0078	0.0075	0.0073	0.0071	0.0069	0.0068	0.0066	0.0064
−2.3	0.0107	0.0104	0.0102	0.0099	0.0096	0.0094	0.0091	0.0089	0.0087	0.0084
−2.2	0.0139	0.0136	0.0132	0.0129	0.0125	0.0122	0.0119	0.0116	0.0113	0.0110
−2.1	0.0179	0.0174	0.0170	0.0166	0.0162	0.0158	0.0154	0.0150	0.0146	0.0143
−2.0	0.0228	0.0222	0.0217	0.0212	0.0207	0.0202	0.0197	0.0192	0.0188	0.0183
−1.9	0.0287	0.0281	0.0274	0.0268	0.0262	0.0256	0.0250	0.0244	0.0239	0.0233
−1.8	0.0359	0.0351	0.0344	0.0336	0.0329	0.0322	0.0314	0.0307	0.0301	0.0294
−1.7	0.0446	0.0436	0.0427	0.0418	0.0409	0.0401	0.0392	0.0384	0.0375	0.0367
−1.6	0.0548	0.0537	0.0526	0.0516	0.0505	0.0495	0.0485	0.0475	0.0465	0.0455
−1.5	0.0668	0.0655	0.0643	0.0630	0.0618	0.0606	0.0594	0.0582	0.0571	0.0559
−1.4	0.0808	0.0793	0.0778	0.0764	0.0749	0.0735	0.0721	0.0708	0.0694	0.0681
−1.3	0.0968	0.0951	0.0934	0.0918	0.0901	0.0885	0.0869	0.0853	0.0838	0.0823
−1.2	0.1151	0.1131	0.1112	0.1093	0.1075	0.1056	0.1038	0.1020	0.1003	0.0985
−1.1	0.1357	0.1335	0.1314	0.1292	0.1271	0.1251	0.1230	0.1210	0.1190	0.1170
−1.0	0.1587	0.1562	0.1539	0.1515	0.1492	0.1469	0.1446	0.1423	0.1401	0.1379
−0.9	0.1841	0.1814	0.1788	0.1762	0.1736	0.1711	0.1685	0.1660	0.1635	0.1611
−0.8	0.2119	0.2090	0.2061	0.2033	0.2005	0.1977	0.1949	0.1922	0.1894	0.1867
−0.7	0.2420	0.2389	0.2358	0.2327	0.2296	0.2266	0.2236	0.2206	0.2177	0.2148
−0.6	0.2743	0.2709	0.2676	0.2643	0.2611	0.2578	0.2546	0.2514	0.2483	0.2451
−0.5	0.3085	0.3050	0.3015	0.2981	0.2946	0.2912	0.2877	0.2843	0.2810	0.2776
−0.4	0.3446	0.3409	0.3372	0.3336	0.3300	0.3264	0.3228	0.3192	0.3156	0.3121
−0.3	0.3821	0.3783	0.3745	0.3707	0.3669	0.3632	0.3594	0.3557	0.3520	0.3483
−0.2	0.4207	0.4168	0.4129	0.4090	0.4052	0.4013	0.3974	0.3936	0.3897	0.3859
−0.1	0.4602	0.4562	0.4522	0.4483	0.4443	0.4404	0.4364	0.4325	0.4286	0.4247
0.0	0.5000	0.4960	0.4920	0.4880	0.4840	0.4801	0.4761	0.4721	0.4681	0.4641

注：$\varphi(u)=1-\varphi(-u)$

3. 当 μ、σ 未知时，常分别用样本均数 $\bar{x}$ 和样本标准差 S 来估计 u 值 [$u=(X-\bar{x})/S$]，再查 u 值表。

4. 正态分布曲线下的面积分布有以下三个区间，应用最多，应记住：

(1) 标准正态分布时区间（-1，1）或正态分布时区间（$\mu-1\sigma$，$\mu+1\sigma$）的面积占总面积的 68.27%。

(2) 标准正态分布时区间（-1.96，1.96）或正态分布时区间（$\mu-1.96\sigma$，$\mu+1.96\sigma$）的面积占总面积的 95.00%。

(3) 标准正态分布时区间（-2.58，2.58）或正态分布时区间（$\mu-2.58\sigma$，$\mu+2.58\sigma$）的面积占总面积的 99.00%。如图 7-5。

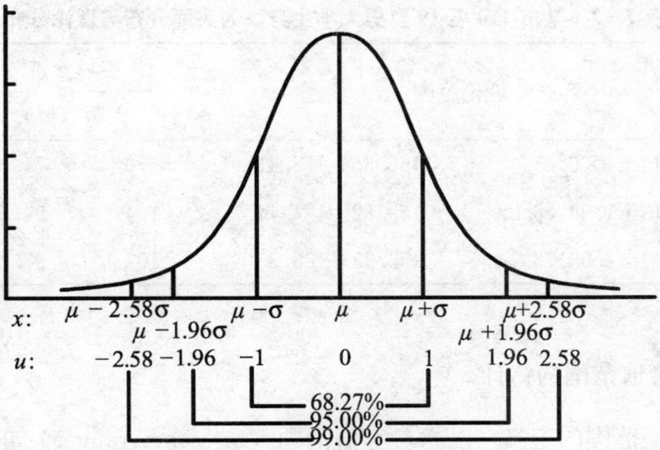

图 7-5　正态曲线下面积分布

第五节　正态分布的应用

医学领域中，许多现象服从正态分布或近似正态分布，如正常人某些生理、生化指标的频数分布（如体温、脉搏、血细胞计数等）、实验室内对同一样品多次重复测定结果的频数分布等。这类资料可利用正态分布规律进行统计分析。某些资料呈偏态分布，如环境中某些有害物质的浓度、食品中农药残留量、抗体的滴度等资料。虽然不能直接应用正态分布规律作统计处理，但其中有些资料经变量变换常能使资料服从正态分布，如对变量值作对数变换（$X\rightarrow \lg X$）有时可使变量 X 服从对数正态分布，此时亦可用正态分布规律处理。

一、估计频数分布

在实际工作中常用样本均数 $\bar{X}$ 作总体均数 μ 的估计值，用样本标准差 S 作总体标准差 σ 的估计值，利用正态曲线下面积的分布规律对某事件的频数分布作出概括的估计。

例 7-14　某市 110 名 19 岁男大学生平均身高 $\bar{X}=172.13$cm，标准差 $S=6.28$cm，试求：

1. 估计 19 岁男大学生身高在 158.0cm 以下者占 19 岁男大学生总数的百分比。

已知：$\overline{X}$=172.13（cm），S=6.28（cm），按式（7-17）求u值

$$u=\frac{158.0-172.13}{6.28}=-2.25$$

查表7-6，在表的左侧找到-2.2，在表的上方找到0.05，二者相交处为0.0122=1.2%，即19岁男大学生身高在158.0cm以下者，约占1.2%左右。

2. 求$\overline{X}\pm 1S$，$\overline{X}\pm 1.96S$，$\overline{X}\pm 2.58S$范围内19岁男大学生的实际百分数，说明与理论百分数是否接近。

计算结果见表7-7，可见本资料的实际分布与理论分布是很接近的。说明用正态分布规律对近似正态分布资料作频数分布情况的估计是可靠的。

表7-7　某市110名19岁男大学生身高的实际分布与理论分布比较

$\overline{X}\pm S$	理论范围		实际分布		理论分布（%）
			人数	（%）	
$\overline{X}\pm 1S$	172.13±1×6.28	165.85～178.41	79	71.28	68.27
$\overline{X}\pm 1.96S$	172.13±1.96×6.28	159.82～184.44	104	94.55	95.00
$\overline{X}\pm 2.58S$	172.13±2.58×6.28	155.93～188.33	107	97.27	99.00

二、医学参考值范围的估计

1. 医学参考值范围的定义　医学参考值范围（reference ranges）亦称医学正常值范围，是指正常人群的解剖、生理、生化指标的波动范围。这里所说的“正常人”是指排除了对所研究指标有影响的疾病和因素的同质人群。所谓“正常人”并非一切健康，如一个肱骨外科骨折的病人不是健康人，但这对于肝功正常值的研究来说并无影响，因此对于这项研究来说他可算“正常人”。

2. 参考值范围有单双侧之分　这要根据专业知识来定，对于过高过低都异常的指标应制定双侧参考值范围。如血压、血红蛋白等医学参考值范围就要确定上、下界。而对于只有过高或过低才异常的指标，只需确定上界或下界。如发汞含量的医学参考值范围只需定上界，肺活量的医学参考值范围只需定下界。

3. 医学参考值范围的估计方法　这里所指的方法只是制定医学参考值范围中所用的统计方法。常用的有正态分布法和百分位数法，现归纳如表7-8。

表 7-8　医学参考值范围的制定

界限	范围（%）	正态分布法	百分位数法
双侧界限	90	$\overline{X}\pm1.64S$	$P_5 \sim P_{95}$
	95	$\overline{X}\pm1.96S$	$P_{2.5} \sim P_{97.5}$
	99	$\overline{X}\pm2.58S$	$P_{0.5} \sim P_{99.5}$
	90	$\overline{X}-1.28S$	P_{10}
单侧下界	95	$\overline{X}-1.64S$	P_5
	99	$\overline{X}-2.33S$	P_1
	90	$\overline{X}\pm1.28S$	P_{90}
单侧上界	95	$\overline{X}\pm1.64S$	P_{95}
	99	$\overline{X}\pm2.33S$	P_{99}

三、质量控制

在实验室工作中常利用正态分布规律进行质量控制（参见有关书籍）。

四、正态分布是很多统计方法的理论基础

后面将要讨论的 χ^2 分布、t 分布与 F 分布等都是在正态分布的基础上推导出来的。某些分布，如二项分布、Poisson 分布等在极限情况下也呈正态分布，在一定条件下，均可按近似正态的原理来处理。常用的 u 检验，就是以正态分布为理论基础的。

（郭艳萍　柳春波）

第八章　数值变量资料的统计推断

抽样研究是科学研究工作的基本方法。应用中我们不仅要关心样本指标的水平，更重要的是利用样本所提供的信息来推断总体特征，我们把这种统计分析的方法称为统计推断（statistical inference）。本章重点介绍数值变量资料的统计推断。

第一节　均数的抽样误差与标准误

一、抽样误差

抽样误差（sampling error）是指在抽样过程中产生的样本统计量与总体参数间的差异。例如，某大学 110 名 19 岁男大学生的平均身高（$\overline{X}=172.13$cm）不会恰好等于 19 岁男大学生身高的总体均数（μ）。现在假设在这个总体中再随机抽取 100 个含量 $n=110$ 人的样本（即 $n_1=n_2=n_3=\cdots=n_{100}=110$ 人），即使我们严格地遵循随机抽样的原则，所得到的 100 个样本均数之间以及这些样本均数与总体均数之间也不会恰好完全相等。

造成抽样误差的原因是个体差异。由于生物间的个体差异是客观存在的，因此在抽样研究中，抽样误差是不可避免的。但是抽样误差具有一定的规律性，可用特定的指标描述抽样误差大小。

二、标准误

标准误（standard error）是描述样本统计量与总体参数间变异程度的指标。用于描述样本均数（或样本率）抽样误差的大小。试想，上面假设抽取到的 100 个样本均数，虽不会恰好相等但却不会相差很大（因为来自同一总体）。这些样本均数（$\overline{X}$）也会像变量值（X）围绕总体均数（μ）一样呈正态分布。这一点已被数理统计学所证明。均数标准误记作 $\sigma_{\overline{X}}$，可按下式计算：

$$\sigma_{\bar{x}}=\frac{\sigma}{\sqrt{n}} \qquad (8-1)$$

式中：σ 为总体标准差；n 为样本含量。

统计学中将样本均数的标准差称为标准误，以便与反映观察值变异程度的标准差相区别。由式（8－1）可看出样本均数的标准误 $\sigma_{\bar{x}}$ 与标准差 σ 成正比，与样本含量的平方根$\sqrt{n}$成反比。由于在实践中往往不知道总体标准差 σ 的大小，故用样本标准差 S 来代替，于是式（8－1）变为：

$$S_{\bar{x}}=\frac{S}{\sqrt{n}} \qquad (8-2)$$

例 8－1　计算某大学 110 名 19 岁男大学生身高的样本均数的标准误。

已知 $S=6.28$（cm），代入式（8－2）得：

$$S_{\bar{x}}=\frac{S}{\sqrt{n}}=\frac{6.28}{\sqrt{110}}=0.599$$

均数标准误的用途有三个：

1. 衡量样本均数的可靠性　样本均数的标准误愈小，说明抽样误差愈小，样本均数的可靠性愈好；反之，样本均数的标准误愈大，说明抽样误差愈大，样本均数的可靠性愈差。

2. 估计总体均数的可信区间（详见本章第三节）。

3. 用于均数的假设检验（详见本章第四节）。

第二节　t 分布

一、t 分布的概念

通过以上各节的介绍可知道两个问题，一是对于正态变量 X，通过 $(X-\mu)/\sigma$ 变换，可将一般的正态分布变换为标准正态分布；二是不管总体是否为正态分布，只要样本含量 n 足够大，样本均数仍然服从正态分布。因此，对于正态变量 $\bar{X}$ 当然也可以采用 $(\bar{X}-\mu)/\sigma_{\bar{x}}$ 变换，使之变换为标准正态分布，即 u 分布。但实际工作中 $\sigma_{\bar{x}}$ 往往是未知的，常用 $S_{\bar{x}}$ 来代替，此时当 n 较小时，$(\bar{X}-\mu)/S_{\bar{x}}$ 就不是服从标准正态分布，而是服从 t 分布了，即：

$$t=\frac{\bar{X}-\mu}{S_{\bar{x}}}\quad \nu=n-1 \tag{8-3}$$

二、t 分布的图形及特征

由图 8-1 可以看出 t 分布曲线有以下特点：

1. t 分布同标准正态分布一样，是以 0 为中心的对称分布；

2. 同标准正态分布曲线不同，t 分布曲线不是一条而是一簇曲线；

3. 曲线的形态随自由度不同而变化。自由度 ν 较小时，曲线的高峰低于标准正态曲线，两侧尾部翘得高；当自由度逐渐增大时，t 分布曲线逐渐逼近标准正态分布曲线；当自由度趋近于无穷大时，t 分布曲线与标准正态曲线完全重合。

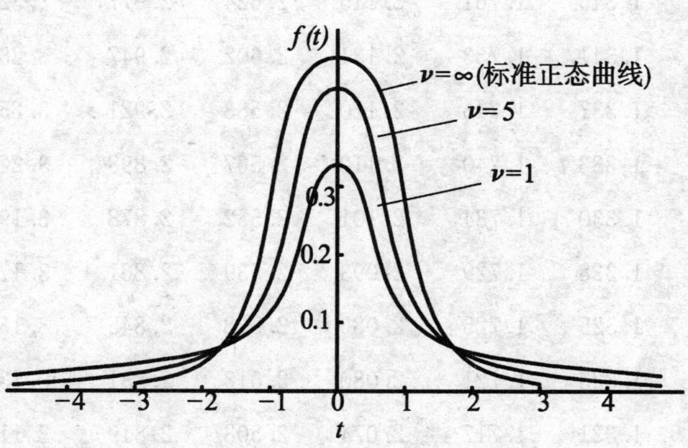

图 8-1　自由度分别为 1，5，∞ 时的 t 分布

三、t 分布的规律

t 分布曲线下的面积分布有一定规律，当自由度 ν 确定后，t 分布曲线下双侧尾部面积 $P_{(双侧)}$ 或单侧尾部面积 $P_{(单侧)}$ 为指定 α 时（即 $P=\alpha$），横轴上相应的 t 的界值，记作 $t_{\alpha,\nu}$，称为 t 分布的分位数。

注意 t 分布在不同的自由度 ν 的情况下，相同的尾部面积有不同的 t 界值。为了使用方便，统计学家已编成在不同自由度 ν 和不同 α（或 P）时 t 界值表（表 8-1）。

表 8-1　t 界值表

自由度 ν	概率 P								
	单侧 0.25	0.10	0.05	0.025	0.01	0.005	0.0025	0.001	0.0005
	双侧 0.50	0.20	0.10	0.05	0.02	0.01	0.005	0.002	0.001
1	1.000	3.078	6.314	12.706	31.821	63.657	127.321	318.309	636.619
2	0.816	1.886	2.920	4.303	6.965	9.925	14.089	22.327	31.599
3	0.765	1.638	2.353	3.182	4.541	5.841	7.453	10.215	12.924
4	0.741	1.533	2.132	2.776	3.747	4.604	5.598	7.173	8.610
5	0.727	1.476	2.015	2.571	3.365	4.032	4.773	5.893	6.869
6	0.718	1.440	1.943	2.447	3.143	3.707	4.317	5.208	5.959
7	0.711	1.415	1.895	2.365	2.998	3.499	4.029	4.785	5.408
8	0.706	1.397	1.860	2.306	2.896	3.355	3.833	4.501	5.041
9	0.703	1.383	1.833	2.262	2.821	3.250	3.690	4.297	4.781
10	0.700	1.372	1.812	2.228	2.764	3.169	3.581	4.144	4.587
11	0.697	1.363	1.796	2.201	2.718	3.106	3.497	4.025	4.437
12	0.695	1.356	1.782	2.179	2.681	3.055	3.428	3.930	4.318
13	0.694	1.350	1.771	2.160	2.650	3.012	3.372	3.852	4.221
14	0.692	1.345	1.761	2.145	2.624	2.977	3.326	3.787	4.140
15	0.691	1.341	1.753	2.131	2.602	2.947	3.286	3.733	4.073
16	0.690	1.337	1.746	2.120	2.583	2.921	3.252	3.686	4.015
17	0.689	1.333	1.740	2.110	2.567	2.898	3.222	3.646	3.965
18	0.688	1.330	1.734	2.101	2.552	2.878	3.197	3.610	3.922
19	0.688	1.328	1.729	2.093	2.539	2.861	3.174	3.579	3.883
20	0.687	1.325	1.725	2.086	2.528	2.845	3.153	3.552	3.850
21	0.686	1.323	1.721	2.080	2.518	2.831	3.135	3.527	3.819
22	0.686	1.321	1.717	2.074	2.508	2.819	3.119	3.505	3.792

续表

自由度 ν		概率 P								
	单侧	0.25	0.10	0.05	0.025	0.01	0.005	0.0025	0.001	0.0005
	双侧	0.50	0.20	0.10	0.05	0.02	0.01	0.005	0.002	0.001
23		0.685	1.319	1.714	2.069	2.500	2.807	3.104	3.485	3.768
24		0.685	1.318	1.711	2.064	2.492	2.797	3.091	3.467	3.745
25		0.684	1.316	1.708	2.060	2.485	2.787	3.078	3.450	3.725
26		0.684	1.315	1.706	2.056	2.479	2.779	3.067	3.435	3.707
27		0.684	1.314	1.703	2.052	2.473	2.771	3.057	3.421	3.690
28		0.683	1.313	1.701	2.048	2.467	2.763	3.047	3.408	3.674
29		0.683	1.311	1.699	2.045	2.462	2.756	3.038	3.396	3.659
30		0.683	1.310	1.697	2.042	2.457	2.750	3.030	3.385	3.646
31		0.682	1.309	1.696	2.040	2.453	2.744	3.022	3.375	3.633
32		0.682	1.309	1.694	2.037	2.449	2.738	3.015	3.365	3.622
33		0.682	1.308	1.692	2.035	2.445	2.733	3.008	3.356	3.611
34		0.682	1.307	1.691	2.032	2.441	2.728	3.002	3.348	3.601
35		0.682	1.306	1.690	2.030	2.438	2.724	2.996	3.340	3.591
36		0.681	1.306	1.688	2.028	2.434	2.719	2.990	3.333	3.582
37		0.681	1.305	1.687	2.026	2.431	2.715	2.985	3.326	3.574
38		0.681	1.304	1.686	2.024	2.429	2.712	2.980	3.319	3.566
39		0.681	1.304	1.685	2.023	2.426	2.708	2.976	3.313	3.558
40		0.681	1.303	1.684	2.021	2.423	2.704	2.971	3.307	3.551
50		0.679	1.299	1.676	2.009	2.403	2.678	2.937	3.261	3.496
60		0.679	1.296	1.671	2.000	2.390	2.660	2.915	3.232	3.460
70		0.678	1.294	1.667	1.994	2.381	2.648	2.899	3.211	3.435
80		0.678	1.292	1.664	1.990	2.374	2.639	2.887	3.195	3.416
90		0.677	1.291	1.662	1.987	2.368	2.632	2.878	3.183	3.402
100		0.677	1.290	1.660	1.984	2.364	2.626	2.871	3.174	3.390
200		0.676	1.286	1.653	1.972	2.345	2.601	2.839	3.131	3.340
500		0.675	1.283	1.648	1.965	2.334	2.586	2.820	3.107	3.310
1000		0.675	1.282	1.646	1.962	2.330	2.581	2.813	3.098	3.300
∞		0.6745	1.2816	1.6449	1.9600	2.3263	2.5758	2.8070	3.0902	3.2905

从 t 界值表可看出两点：

1. 在自由度 ν 一定时，P 越小，t 界值的绝对值越大。

如当 $\nu=10$ 时，$P_{(双侧)}=0.05$，$t=2.228$；$P_{(双侧)}=0.02$，$t=3.169$。

2. 在尾部面积 P 值一定时，ν 越大，t 界值的绝对值越小。

如当 $P_{(双侧)}=0.05$ 时，$\nu=9$，$t=2.262$；$\nu=10$，$t=2.228$。

第三节　总体均数的估计

统计推断包括两个重要的方面，即参数估计和假设检验。参数估计（parameter estimation）是用样本统计量去估计总体参数的大小。其估计方法有两种：

1. 点估计（point estimation）　是指把样本统计量直接作为总体参数的估计值。如在服从正态分布的总体中随机抽取样本，可以用样本均数 $\overline{X}$ 作总体均数 μ 的估计值。如例 7－1 资料以样本均数 $\overline{X}=172.13$cm 作为 19 岁男大学生身高总体均数 μ 的估计值。点估计方法简单易行，但未考虑抽样误差，因此不同的样本可以对总体参数做出不同的点估计。

2. 区间估计（interval estimation）　是指考虑抽样误差的大小，按预先给定的概率（$1-\alpha$）来确定可能包括未知总体参数所在的范围。这个范围称为总体均数 $1-\alpha$ 的可信区间（confidence interval，CI）。区间估计通常有 t 分布和 u 分布两种方法。

（1）σ 未知时，按 t 分布法，公式为

$$(\overline{X}-t_{\alpha/2,\nu}\cdot S_{\bar{x}}<\mu<\overline{X}+t_{\alpha/2,\nu}\cdot S_{\bar{x}})\text{ 或 }(\overline{X}\pm t_{\alpha/2,\nu}\cdot S_{\bar{x}}) \tag{8-4}$$

例 8－2　在某人群中随机抽取 20 人，用某批号的结核菌素作皮试，平均浸润直径为 10.9mm，标准差为 3.86mm，问这批结核菌素在该人群中使用时，皮试的平均浸润直径的 95%可信区间是多少？

本例 $n=20$，$\nu=n-1=19$，$\alpha=0.05$，查 t 界值表得 $t_{0.05/2,19}=2.093$。代入式（8－4）得：

$$(10.9-2.093\times\frac{3.86}{\sqrt{20}},\ 10.9+2.093\times\frac{3.86}{\sqrt{20}})\text{，即（9.1，12.7）}$$

即估计该人群用此批号结核菌素，皮试的平均浸润直径的 95%可信区间为 9.1～12.7mm。本例若求 99%的可信区间，则取 $t_{0.01/2,19}=2.861$，仿此算得结果为 8.4～13.4mm。

（2）σ 已知或 σ 未知，但 n 足够大（$n>50$）时，按 u 分布法，公式为

σ 已知：

$$(\overline{X}-u_{\alpha/2}\cdot\sigma_{\bar{x}},\ \overline{X}+u_{\alpha/2}\cdot\sigma_{\bar{x}}) \tag{8-5}$$

σ 未知但 n 足够大：

$$(\overline{X}-u_{\alpha/2}\cdot S_{\bar{x}},\ \overline{X}+u_{\alpha/2}\cdot S_{\bar{x}}) \tag{8-6}$$

两式的区别在于式（8－5）是根据正态分布导出，式（8－6）是根据当 n 足够大时 t 分布近似正态分布导出，式（8－6）更为常用。

例 8－3　根据表 8－1 资料估计 19 岁男大学生身高均数的 95%可信区间。

本例 $n=110$，足够大，用式（8－6）计算，已知 $\overline{X}=172.13$cm，$S=6.28$cm，$\alpha=$

0.05，$u_{0.05/2}=1.96$。

$$\left(172.13-1.96\times\frac{6.28}{\sqrt{110}},\ 172.13+1.96\times\frac{6.28}{\sqrt{110}}\right)，即（170.96，173.30）$$

即19岁男大学生身高的总体均数的95%可信区间为170.96～173.30cm。

第四节 假设检验的基本思想和步骤

一、假设检验的基本思想

在抽样研究中经常遇到样本指标（样本均数或样本率等）与已知总体参数（总体均数或总体率等）不等或两个及多个样本指标互不相等的情况。如已知正常成年男子脉搏平均数为72次/分（总体参数），抽查某山区25名成年男子脉搏平均数为74.3次/分，标准差为6.0次/分（样本指标）。再如某医生比较两种疗法治疗急性心肌梗死的疗效，结果甲疗法生存率为77.3%，乙疗法生存率为59.2%。这两个例子中前者是样本指标与已知总体参数的差别，后者是两个样本指标之间的差别。对于这些“差别”，在统计学中常用假设检验的方法做出推论。

假设检验是基于这样一种思想推理的，即造成“差别”的原因不外乎有以下两种：

1. 由于抽样研究中抽样误差是不可避免的，所以抽样误差是可以引起“差别”的；

2. 由于处理因素不同引起的差别。如环境不同或疗效不同，所以各组间必然存在“差别”。

怎样判别呢？我们知道，来自同一总体的多个样本均数 $\overline{X}$ 虽各不相同，但却仍然以 μ 为中心呈正态分布。如果对这些样本均数做正态变换，即 $u=(\overline{X}-\mu)/\sigma_{\bar{x}}$ 变换，则这些 u 值也必然服从标准正态分布。根据正态分布理论，则应有95%的 u 值分布在正态曲线下以0为中心，区间（－1.96～1.96）之间，出现在此区间之外的 u 值最多不会超过5%。即 $|u|\geqslant1.96$ 的概率 $P\leqslant0.05$。如果做的是 t 变换，即 $t=(\overline{X}-\mu)/S_{\bar{x}}$，则应有95%的 t 值出现在 $-t_{0.05(\nu)}\sim t_{0.05(\nu)}$ 之间，出现在此区间之外的 t 值最多不会超过5%。即 $|t|\geqslant t_{0.05,\nu}$ 的概率 $P\leqslant0.05$。那么当我们做一次抽样研究时，根据样本资料求得的 $|u|<1.96$（或 $|t|<t_{0.05,\nu}$）的概率 $P>0.05$，则表明从该总体中抽得此样本的可能性将大于5%（记为 $P>0.05$），此时就比较有理由认为造成“差异”的原因可能是第一种，即抽样误差所至，样本很可能是来自同一总体；若算得的 $|u|\geqslant1.96$，则表明从该总体中抽得此样本的可能性很小，最多等于5%（记为 $P\leqslant0.05$），这是一个小概率。根据小概率事件在一次实验中基本不发生原理，则有理由认为单纯由第一种原因，即单纯由抽样误差的原因不太可能得到如此大的 u 值（或 t 值）。造成此“差别”的原因很可能是第二种，样本很可能来自不同总体。以上所述就是统计推断中所遵循的基本思想。由此可见假设检验是以两种假设为前提，以抽样误差的分布规律为基础，以小概率原理为判断依据来进行统计推断的。

二、假设检验的一般步骤

1. 建立假设，选择单侧或双侧检验及确定检验水准

(1) 建立两种假设：一种是检验假设（亦称无效假设），用 H_0 表示；另一种是备择假设，用 H_1 表示。H_0 是假设两总体参数相等，例如，假设正常成年男子和山区成年男子的脉搏均数相同；或两种疗法治疗急性心肌梗死的生存率相同。H_1 与 H_0 是相对立的假设，H_1 是假设两总体均数不等，如：假设正常成年男子和山区成年男子的脉搏均数不同；假设两种疗法治疗急性心肌梗死的生存率不相同。

(2) 选择单侧检验或双侧检验：要根据专业知识和研究目的要求来确定。例如，比较甲、乙两种药物疗效时，研究者不知两药谁好谁差时，应选择双侧检验；当研究者根据经验或专业知识，已知甲药疗效不会低于乙药，或只关心甲药疗效是否高于乙药时，则可选择单侧检验。

表 8-2　两均数间比较时假设检验的符号表示形式

检验的单、双侧	未知 μ 与已知 μ_0 的比较			未知 μ_1 与未知 μ_2 的比较		
	目　的	H_0	H_1	目　的	H_0	H_1
双侧检验	是否 $\mu \neq \mu_0$	$\mu = \mu_0$	$\mu \neq \mu_0$	是否 $\mu_1 \neq \mu_2$	$\mu_1 = \mu_2$	$\mu_1 \neq \mu_2$
单侧检验	是否 $\mu > \mu_0$	$\mu = \mu_0$	$\mu > \mu_0$	是否 $\mu_1 > \mu_2$	$\mu_1 \neq \mu_2$	$\mu_1 > \mu_2$
	是否 $\mu < \mu_0$	$\mu = \mu_0$	$\mu < \mu_0$	是否 $\mu_1 < \mu_2$	$\mu_1 = \mu_2$	$\mu_1 < \mu_2$

(3) 确定检验水准：亦称显著性水准，用 α 表示，是人为预先设定的概率值，作为判定小概率事件的标准，一般取 $\alpha = 0.05$（或 0.01）。但并非是固定不变的，而是结合具体研究目的来确定。

2. 计算统计量　根据研究的目的、资料的类型选用适当的检验方法计算统计量。例如，数值变量常选 t 检验或 u 检验；分类变量多选用 u 检验或 χ^2 检验等。

3. 确定 P 值　P 值是指由 H_0 所规定的总体做随机抽样，获得等于及大于（或等于及小于）依据现有样本信息所计算得到的统计量值（如 t 或 u、χ^2 值等）的概率。根据 P 值的大小作出判断。以 t 检验为例，我们知道 t 分布的规律，当 $|t| \geqslant t_{\alpha,\nu}$ 时，则 $P \leqslant \alpha$；当 $|t| < t_{\alpha,\nu}$ 时，则 $P > \alpha$。

4. 判断结果　当 $P \leqslant \alpha$ 时，结论为按所取检验水准 α，拒绝 H_0，接受 H_1，可以认为两总体不等。因为在 H_0 成立的条件下，出现等于及大于该检验统计量的概率很小，即现有样本不支持 H_0，因而拒绝它。当 $P > \alpha$ 时结论为按所取检验水准 α，不拒绝 H_0，尚不能认为两总体不相等。因为在 H_0 成立的条件下，出现等于及大于该检验统计量的概率较大，即现有样本支持 H_0，因而无充分理由拒绝它。

第五节　t 检验

t 检验常用于两均数间的比较，对于单个小样本均数与已知总体均数间比较的 t 检验，要求样本应是来自正态分布总体的随机样本；对于两个小样本均数 $\overline{X}_1$ 与 $\overline{X}_2$ 作比较时，除了要求两个样本均来自正态分布总体的随机样本外，还要求其各自的总体方差相等（即 $\sigma_1^2 = \sigma_2^2$）。但在实际应用时，与上述条件略有偏离，对结果影响不大，仍可应用。

一、样本均数与已知总体均数比较的 t 检验

是样本均数代表的未知总体 μ 和已知总体 μ_0 的比较。μ_0 通常指公认的理论值、标准值或经大量调查所得到的稳定值。公式为：

$$t=\frac{|\overline{X}-\mu_0|}{S_{\bar{x}}}=\frac{|\overline{X}-\mu_0|}{S/\sqrt{n}} \quad \nu=n-1 \tag{8-7}$$

例 8-4　30 名四乙基铅中毒的成年男子的脉搏均数为 67 次/分，标准差为 6.6 次/分。已知正常成年男子脉搏的均数为 72 次/分，问四乙基铅中毒的成年男子的脉搏均数是否与正常成年男子的脉搏均数不同？

1. 建立检验假设和确定检验水准

H_0：四乙基铅中毒的成年男子脉搏均数与正常成年男子脉搏均数相同，即 $\mu=\mu_0$

H_1：四乙基铅中毒的成年男子脉搏均数与正常成年男子脉搏均数不相同，即 $\mu\neq\mu_0$

$\alpha=0.05$

2. 计算 t 值

$$t=\frac{|\overline{X}-\mu_0|}{S_{\bar{x}}}=\frac{|\overline{X}-\mu_0|}{S/\sqrt{n}}=\frac{|67-72|}{6.6/\sqrt{30}}=4.15$$

3. 确定 P 值

按 $\nu=n-1=30-1=29$，查 t 界值表得 $P<0.001$。

4. 判断结果

按 $\alpha=0.05$ 检验水准，拒绝 H_0，接受 H_1。故可以认为四乙基铅中毒患者脉搏均数与正常成年男子脉搏均数的差别有统计学意义，中毒患者低于正常成年男子。

二、配对资料的 t 检验

配对设计有三种形式：

1. 配对实验中同对受试对象分别给予两种不同处理的效果比较；
2. 同一受试对象处理前后的比较（即自身比较）；
3. 同一受试对象分别接受两种不同处理结果的比较。

计算公式为：

$$t=\frac{|\bar{d}-0|}{S_d/\sqrt{n}}=\frac{|\bar{d}|}{S_{\bar{d}}} \quad \nu=n-1 \tag{8-8}$$

式中：$\bar{d}$：差值的样本均数；S_d：差值的标准差；$S_{\bar{d}}$：差值的标准误；n：对子数。

例 8-5　某医师用一种中药治疗高血压患者，观察患者治疗前后舒张压（kPa）变化，如表 8-3，问该中药是否对高血压患者舒张压有影响？

本例为同一受试对象治疗前和治疗后舒张压差值的比较。若该中药对高血压舒张压没有影响，则理论上应当是每个患者治疗前后舒张压差值 d 的总体均数为 $\mu_d=0$。这时检验统计量 t 的计算按式（8-8）计算。

检验步骤如下：

1. 建立检验假设和确定检验水准

H_0：该中药对舒张压没有作用，即 $\mu_d=0$

H_1：该中药对舒张压有作用，即 $\mu_d \neq 0$

$\alpha=0.05$

2. 求统计量 t 值

本例 $n=12$，$\sum d=21.1$，$\sum d^2=57.55$，$\bar{d}=\sum d/n=1.76$

计算得：

$$S_d=\sqrt{\frac{\sum d^2-\frac{(\sum d)^2}{n}}{n-1}}=\sqrt{\frac{57.55-\frac{21.1^2}{12}}{12-1}}=1.363$$

$$S_{\bar{d}}=\frac{S_d}{\sqrt{n}}=\frac{1.363}{\sqrt{12}}=0.3935$$

$$t=\frac{\bar{d}}{S_{\bar{d}}}=\frac{1.76}{0.3635}=4.47$$

表 8-3　某中药治疗高血压前后对舒张压的影响

病人编号 (1)	舒张压 (kPa)		差值 (d)
	治疗前 (2)	治疗后 (3)	(4) ＝ (2) － (3)
1	14.7	12.0	2.7
2	15.3	15.5	−0.2
3	16.4	13.5	2.9
4	16.4	17.5	−1.1
5	16.8	14.7	2.1
6	14.4	12.0	2.4
7	14.7	12.3	2.4
8	17.7	13.9	3.8
9	18.7	16.8	1.9
10	13.8	11.7	2.1
11	16.0	15.0	1.0
12	16.0	14.9	1.1

3. 确定 P 值

按 $\nu=n-1=12-1=11$ 查 t 界值表，得双侧 $t_{0.001,11}=4.437$，现 $t>t_{0.001,11}$，$P<0.001$。

4. 判断结果

按 $\alpha=0.05$ 检验水准拒绝 H_0，接受 H_1。可认为高血压患者使用该中药对舒张压治疗有统计学意义，该中药有降压作用。

例 8-6　某科研单位研究含水解蛋白与含酪蛋白的饲料与大白鼠体重的关系，将同种属大白鼠按同性别、年龄、体重相近者配成对子，共8对，并将每对中的两只动物随机分配到两组中，喂养四周后测定其体重（g）增加情况，结果见表8-4。问不同饲料对大白鼠体重增加有无影响？

本例为同质受试对象分别给予两种不同处理，比较效果的差异。

检验步骤如下：

1. 建立检验假设和确定检验水准

H_0：$\mu_d=0$，不同饲料对大鼠体重增加的影响无差别

H_1：$\mu_d\neq0$，不同饲料对大鼠体重增加的影响有差别

$\alpha=0.05$

表8-4　大白鼠四周内体重（g）增加情况比较

对别（1）	酪蛋白组（2）	水解蛋白（3）	差值 d（4）
1	66	28	38
2	82	24	58
3	74	29	45
4	73	21	52
5	76	38	38
6	78	28	50
7	90	37	53
8	82	20	62
合 计	—	—	$\sum d=396$

2. 计算 t 值

本例 $n=8$，$\sum d=369$，$\sum d^2=20134$，$\bar{d}=\sum d/n=49.5$，计算得：

$$S_d=\sqrt{\frac{\sum d^2-\frac{(\sum d)^2}{n}}{n-1}}=\sqrt{\frac{20134-\frac{396^2}{8}}{8-1}}=8.72$$

$$t=\frac{|\bar{d}|}{S_d/\sqrt{n}}=\frac{49.5}{8.72/\sqrt{8}}=16.07$$

3. 确定 P 值

按 $\nu=n-1=8-1=7$ 查 t 界值表，得双侧 $t_{0.001,7}=5.048$，现 $t>t_{0.001,7}$，$P<0.001$。

4. 按 $\alpha=0.05$ 水准，拒绝 H_0，接受 H_1。可认为两种饲料对大白鼠体重的影响差别有统计学意义，喂饲含酪蛋白饲料比喂饲含水解蛋白饲料大白鼠体重增加快。

三、两样本均数比较的 t 检验

配对设计虽有优点，但在临床研究中，多数情况下很难进行配对设计研究。因为找到条件相同或相似的受试病例配成对子很难。因此，只能分别从两个总体中抽取样本，对两个样

本均数作比较，因而又称为成组设计的两个样本均数的比较。目的是推断两个样本各自所属总体的总体均数 μ_1 和 μ_2 是否有差别。公式为：

$$t=\frac{|\overline{X}_1-\overline{X}_2|}{S_{\bar{x}_1-\bar{x}_2}} \quad \nu=n_1+n_2-2 \tag{8-9}$$

式中：$S_{\bar{x}_1-\bar{x}_2}$ 为两个样本均数之差的标准误，计算公式为：

$$S_{\bar{x}_1-\bar{x}_2}=\sqrt{S_C^2\ (\frac{1}{n_1}+\frac{1}{n_2})} \tag{8-10}$$

式中：S_C^2 为合并方差，计算公式为：

$$S_C^2=\frac{[\sum X_1^2-\frac{(\sum X_1)^2}{n_1}]+[\sum X_2^2-\frac{(\sum X_2)^2}{n_2}]}{n_1+n_2-2} \tag{8-11}$$

当 S_1 和 S_2 已知时 S_C^2 可写为：

$$S_C^2=\frac{S_1^2\ (n_1-1)\ +S_2^2\ (n_2-1)}{n_1+n_2-2} \tag{8-12}$$

则式（8-9）可写为：

$$t=\frac{|\overline{X}_1-\overline{X}_2|}{\sqrt{\frac{S_1^2(n_2-1)+S_2^2(n_2-1)}{n_1+n_2-2}(\frac{1}{n_1}+\frac{1}{n_2})}},\quad \nu=n_1+n_2-2 \tag{8-13}$$

例 8-7　某克山病区测得 10 例急性克山病患者与 12 名健康人的血磷值（mol/L）如下，问该地急性克山病患者与健康人血磷值有无不同？

病　人：0.84　1.05　1.20　1.20　1.39　1.53　1.67　1.80　1.87　2.07

健康人：0.54　0.64　0.64　0.75　0.75　0.81　1.16　1.20　1.34　1.35　1.48　1.56

检验步骤如下：

1. 建立检验假设和确定检验水准

H_0：$\mu_1=\mu_2$，即该地克山病患者与健康人血磷值相同

H_1：$\mu_1\neq\mu_2$，即该地克山病患者与健康人血磷值不同

$\alpha=0.05$

2. 计算 t 值

本例 $n_1=10$，$\sum X_1=14.62$，$\sum X_1^2=22.77$，$\overline{X}_1=\sum X_1/n_1=1.46$

$n_2=12$，$\sum X_2=12.22$，$\sum X_2^2=13.92$，$\overline{X}_2=\sum X_2/n_2=1.02$

计算 S_C^2，代入式（8-11）得：

$$S_C^2=\frac{[\sum X_1^2-\frac{(\sum X_1)^2}{n_1}]+[\sum X_2^2-\frac{(\sum X_2)^2}{n_2}]}{n_1+n_2-2}$$

$$=\frac{\left[22.77-\frac{14.62^2}{10}\right]+\left[13.92-\frac{12.22^2}{12}\right]}{10+12-2}$$

$$=0.1436$$

计算 $S_{\bar{x}_1-\bar{x}_2}$，代入式（8-10）得：

$$S_{\bar{x}_1-\bar{x}_2}=\sqrt{S_C^2\ \left(\frac{1}{n_1}+\frac{1}{n_2}\right)}=\sqrt{0.1436\ \left(\frac{1}{10}+\frac{1}{12}\right)}=0.1623$$

计算 t 值，代入式（8-13）得：

$$t=\frac{|\bar{X}_1-\bar{X}_2|}{S_{\bar{x}_1-\bar{x}_2}}=\frac{|1.46-1.02|}{0.1623}=2.711$$

3. 确定 P 值

按 $\nu=n_1+n_2-2=10+12-2=20$，查 t 界值表，得双侧 $t_{0.05,20}=2.086$，现 $t>t_{0.05,20}$，$P<0.05$。

4. 判断结果

按 $\alpha=0.05$ 水准，拒绝 H_0，接受 H_1。可认为该地区急性克山病患者与健康人的血磷值差别有统计学意义，患者血磷值较高。

第六节　假设检验应注意的问题

一、在同质的前提下进行比较

假设检验的资料应具有可比性，即要在同质的前提下做比较。所谓同质是指在对比的组间，除被比较的因素（如用药不同，分甲药组与乙药组）外，其他影响结果的有关因素（如年龄、性别、病情轻重等）都应尽可能相同或基本相同。

二、选择符合条件的检验方法

假设检验的方法很多，每种方法都有自己的应用条件，在使用中要根据资料的特点和分析目的，选择符合条件的检验方法。例如，数值变量资料常用 t 检验、u 检验或方差分析等方法；分类变量常用的有 u 检验、χ^2 检验等方法。而上述的每一种检验方法，又都有各自不同的要求。在学习中要特别注意各种方法的适用条件。

三、正确理解差别有无显著性的涵义

在统计学中，当假设检验得出“拒绝 H_0”的结论时，习惯上称为“差别有显著性”，对此不要误认为相差很大，或在医学上一定有重要的价值；反之，“不拒绝 H_0”，习惯上称“差别无显著性”，对此也不应认为相差不大，或一定相等。这里的显著或不显著是统计术语，其涵义与一般用语不同。现在主张用“差别有或无统计学意义”来表述统计结论，而不用“显著或不显著”。

四、假设检验的结论不能绝对化

假设检验的结论是根据 P 值的大小做出的，不是百分之百正确。假设检验的结论是否拒绝 H_0，不但取决于被研究事物有无本质的差异，还取决于抽样研究中的误差大小以及所取检验水准 α 的高低。当 $P \leqslant \alpha$ 时，认为样本差别单纯由抽样误差引起的可能性不大，更可能是因处理因素不同所致，因而才拒绝 H_0，接受 H_1。这并非意味 H_0 肯定不成立，只表明在 H_0 成立的条件下，获得该样本的概率很小，而不是不存在这种可能性。同理，不拒绝 H_0 也不能认为 H_0 肯定成立，只表明在 H_0 成立的条件下，获得该样本的概率较大而已。可见，统计推断的结论是具有概率性质的，不管是拒绝 H_0 还是不拒绝 H_0，都有可能犯判断上的错误。因此，统计结论要结合专业知识来分析判定其实际意义。

五、假设检验中的两类错误

如上所述，统计结论是具有概率性的。因此，在每次做出统计推断的时候都可能犯两种错误（见表 8-5），统计学中称之为Ⅰ型错误和Ⅱ型错误。

表 8-5　假设检验中可能发生的两类错误

客观实际	假设检验的结果	
	拒绝 H_0	不拒绝 H_0
H_0 成立	Ⅰ型错误（α）	推断正确（1－α）
H_0 不成立	推断正确（1－β）	Ⅱ型错误（β）

Ⅰ型错误（typeⅠerror）亦称第一类错误，是指拒绝了实际上成立的 H_0，这是一种"弃真"性的错误，类似于把阴性错误地判断为阳性，所以又称为假阳性错误。其出现的概率为 α。如确定 $\alpha=0.05$，意味着当拒绝了 H_0 时，则理论上平均每 100 次抽样中发生这样的错误有 5 次，即犯第一类错误的概率为 0.05。

Ⅱ型错误（typeⅡerror）亦称第二类错误，是指接受了实际上不成立的 H_0，这是一种"存伪"性的错误，类似于把阳性错误地判断为阴性，所以又称为假阴性错误。其出现概率为 β。β 只有与特定的 H_0 结合起来才有意义，但 β 值的大小很难确切估计，仅知样本数确定时，α 愈小，β 愈大；反之，α 愈大，β 愈小。$1-\beta$ 称为检验效能或把握度，意味着两总体确有差别，是按 α 水准能发现它们有差别的能力。如 $1-\beta=0.9$，意味着若两总体有差别，则理论上平均每 100 次抽样中，有 90 次能得出有差别的结论。

六、报告结论应明确

在报告结论时，应具体列出由样本算得的检验统计量值，采用的是单侧检验还是双侧检验，并写出 P 值的确切范围，以便信息使用者利用。

（郭艳萍　柳春波）

第九章 统计表与统计图

统计表与统计图是统计工作中必不可少的内容之一，是统计描述的重要工具，也是统计结果表述的一种形式。统计表与统计图的主要用途是将繁琐而零散的资料直观化、条理化、形象化、简明化，可以生动地描述资料在数量方面的大小、变动的趋势、分布的情况以及相互间的关系，便于阅读、分析、计算和比较。在科研书刊（特别是医学资料）中，正确合理地运用统计表与统计图使资料得以准确表达，使读者印象清晰、一目了然，从而收到较满意的效果。本章重点讲述常用统计表和统计图的种类、结构、列表制图的原则和要求。

第一节 统计表

统计表（statistical table）是用简明的表格形式，将被说明的事物及统计指标表达出来，有条理地陈列数据，替代冗长的文字叙述，把大量信息浓缩于表格之中，方便阅读和比较。统计表制作是否合理，将对资料分析质量有重要影响。统计表在收集资料、整理资料和分析资料时均可使用，但习惯上我们讲的统计表主要指统计分析表。

一、统计表的结构与制表要求

（一）统计表的结构

统计表的外观由标题、标目、线条、表值（数字）四部分组成。见图 9－1。

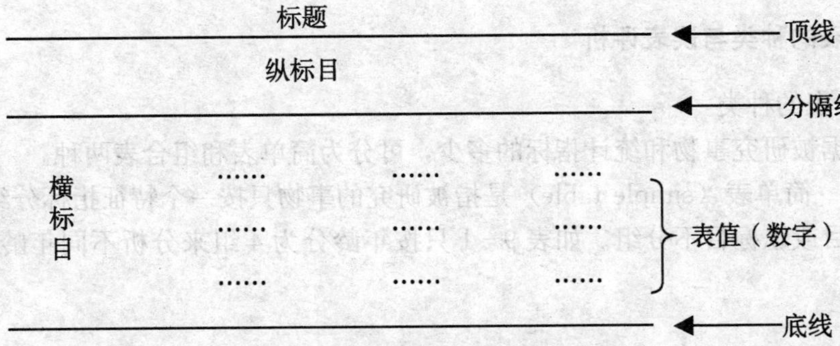

图 9－1 统计表结构图

（二）制表原则

1. 重点突出，简单明了 即一张统计表一般只表达一个中心内容，避免把过多的内容用一张大表来表示。必要时可分解为几张表分别说明，使读者一目了然。标题和标目的文字要围绕研究的目的尽量精炼，单位符号不要重复，与分析无关的项目不要列入。

2. 主谓分明，层次清楚 即主语和谓语的位置要合理地安排，要符合逻辑，不要错乱，应恰当地运用分组方法，使分组层次清楚，便于比较且符合专业知识结构要求。

（三）基本要求

1. 标题　应简明扼要地表达表中的主要内容，必要时需注明资料的时间、地点，标题应写在统计表的最上方中央。标题一般还包括表的序号，文中只有一张表时，则为“附表”，如果有两张及两张以上表时，则应顺序写为表 1，表 2，表 3……，并位于标题的前面。

2. 标目　用来说明表中数字（表值）的含义，因此是统计表中的关键内容。根据作用分为横标目和纵标目。

(1) 横标目：位于表的左侧，表明被研究事物的主要特征，是表的主语位置。一般将统计表所叙述的事物列在横标目上。

(2) 纵标目：位于表内的上方，表明各项统计指标的内容，是表的谓语位置。一般将被叙述事物的各统计指标列在纵标目上。

横纵标目连贯起来应能读成一句比较完整而通顺的话，标目的排列顺序一般应按时间的先后、事物的重要性、数字的大小或习惯排列，以便于对比分析。有单位的标目应用括号注明单位，根据需要横纵标目可设合计栏。

3. 线条　一般统计表称为“三线表”。即由标题下的顶线、表格下的底线和纵标目下与数字的分隔线（标目线）三条通长（与表格相同长度）的横线来组成。不允许使用竖线和斜线。当需要在横标目中用横线将合计隔开，或纵标目有分层时，也只能加若干条短的横线，不能用通长的线。表的顶线和底线一般画成粗、浓线，其余的线条画成细、淡线。

4. 数字　表内数字应准确无误，一般用阿拉伯数字表示。同一指标的小数位保留、单位、精度应一致，上下位次要对齐，表内不能留有空格。数据暂缺或未记录的可用“…”表示，数据不可能得到时用“—”表示，数据是“0”时，必须填写“0”。

5. 备注　备注不是统计表的必备部分，一般不列入表内。当表中的标题、标目及数字需特殊说明时，就在它们的右上角用标号（※、△、☆等）标出，将解释或说明的文字写在统计表底线的下面（见表 9－1）。

二、统计表的种类与误表评析

（一）统计表的种类

统计表根据被研究事物和统计指标的多少，可分为简单表和组合表两种。

1. 简单表　简单表（simple table）是指被研究的事物只按一个特征指标分组的统计表，故表中的横标目或纵标目不分组。如表 9－1 只按年龄分为 4 组来分析不同年龄组蛔虫感染率的情况。

表 9－1　2002 年某小学不同年龄组蛔虫感染率

年龄组（岁）	调查人数	感染人数	患病率（%）
6～	151	45	29.80*
8～	231	125	54.11
10～	248	67	27.02*
12～	172	45	26.16*
合计	802	282	35.16

*与 8～岁组相比，$P<0.05$。

2. 组合表　组合表（combinative table）是指被研究的事物按两个或两个以上的特征分组的统计表，故表中的横标目或纵标目需分组。如表 9－2 按年龄和性别结合起来分组后分析年龄与性别相关联的蛔虫感染率的情况。

表 9－2　2002 年某小学不同年龄、性别蛔虫感染率

年龄组（岁）	男性			女性		
	调查数	感染数	感染率（%）	调查数	感染数	感染率（%）
6～	81	25	30.86	70	20	28.57
8～	121	68	56.20	110	57	51.82
10～	130	36	27.69	118	31	26.27
12～	94	25	26.60	78	20	25.64
合计	426	154	36.15	376	128	34.04

（二）误表评析

在实际工作中，错误使用统计表屡见不鲜，如果统计表设计不合理，就不能发挥其作用，甚至有可能得到错误的信息。请对表 9－3 加以检查、评析与改进。

表 9－3　某地各种职业中男性与女性高血脂的患病统计情况

职业	性别	例数	发病率	
			例数	（%）
工人	男	102	3	2.9
	女	80	20	25
	合计	182	23	12.6
农民	男	77	7	9.1
	女	86	2	2.3
	合计	163	9	5.5
职员	男	107	18	16.8
	女	91	10	11
	合计	198	28	14.1

1. 统计表的检查　统计表的目的是为了清晰地表达统计数据，便于比较和分析，不一定局限于某一种格式，应根据制表的原则和要求逐一检查。

（1）标题是否正确、重点是否突出且简单明了。

（2）横标目和纵标目安排是否合理，能否反映它们之间的关系。

（3）线条是否符合要求且层次是否清楚。

（4）表内数字能否说明被研究事物的情况及书写是否规范。

2. 评析与改进　经检查表 9－3 存在很多不足之处：①标题繁琐，重点不突出；②横标目和纵标目层次太乱，组合重复且主谓语无对应关系；③线条过多，不符合“三线表”的要求，不应出现竖线；④数字中的小数位数不一致；⑤发病率应改为患病率。

按照制表原则及要求进行修改后得表 9－4。

表 9－4　某地不同职业高血脂患病率比较

性别	工人			农民			职员		
	调查数	患病数	患病率（%）	调查数	患病数	患病率（%）	调查数	患病数	患病率（%）
男	102	3	2.9	77	7	9.1	107	18	16.8
女	80	20	25.0	86	2	2.3	91	10	11.0
合计	182	23	12.6	163	9	5.5	198	28	14.1

第二节　统计图

统计图（statistical chart）是利用几何图形中线段的升降、直线的长短、点的位置、面积的大小或颜色的不同等，把被研究事物的数量关系形象化地表达出来，使资料生动、通俗、易懂，便于分析比较。由于统计图比统计表更直观、易理解，又能提高读者的兴趣，因此应用颇广。但统计图对数量的表达比较粗略，所以经常与统计表配合使用。统计图又是进行卫生宣传教育的重要工具之一。

一、统计图的结构与绘制原则

（一）统计图的结构

统计图的形式多种多样，结构也不尽相同。通常由以下 5 部分组成。

1. 标题　应简明扼要地说明图的主要内容，必要时注明时间、地点，标题位于图域的下方中央。标题的前面包括图序（与表序一样）。

2. 图域　即制图空间。图形绘制要准确、美观，图域的长宽比例一般为 7∶5 或 5∶7（从视觉角度）。

3. 标目　统计图一般有横轴和纵轴。在纵轴的左侧和横轴的下方分别置放纵标目和横标目，并指明两轴所代表的指标和单位。横轴尺度从左向右，纵轴尺度从下向上，数值一律由小到大且等距标明。

4. 刻度　常用算术尺度和对数尺度，刻度值一般标注于纵轴外侧和横轴内侧。

5. 图例　用来说明图中不同线条、图案、颜色所表达的事物。图例位于横标目下方与标题上方之间。

（二）绘制原则

1. 合理、精确　不同类型的统计图适用条件和反映的信息各不相同，所以应根据各种类型和分析目的合理地选用统计图。尽管统计图在数量表达上较粗略，但只要正确遵循不同统计图绘制的具体要求或用计算机软件绘图，是可以提高精确度的。

2. 简明、协调　在同一个图中，比较的事物不要太多，切忌图形太花哨，尽量突出主题。另外，统计图应满足视觉美观的要求，如大小适度，图域比例适中等。

二、统计图的种类及绘制要求

按照图示的形式统计图可以分为：条图、直方图、百分条图、圆图、散点图、线图、统计地图以及在探索性分析时用的茎叶图、残差图、箱式图，判别分析的类别分布图，聚类分析的谱系图等。在此只介绍在教学中常见的统计图及其绘制要求。

（一）条图

条图（bar chart）又称直条图，是用相同宽度直条（柱）的长短来表示资料数值的大小，适用于按性质分组的、彼此相互独立的、无连接关系的资料间相同指标的比较。绘图要求：条图的数值轴（纵轴）尺度必须从“0”开始，才能正确反映资料数值的对比关系；各直条宽度应相等且直条间的距离应一致。

1. 单式条图　所描述的对象只有一个分组因素，如图 9-2，肺结核、心脏病、恶性肿瘤这三种疾病的死亡率不会相互影响，所以可以采用直条图来比较它们的死亡率的大小。

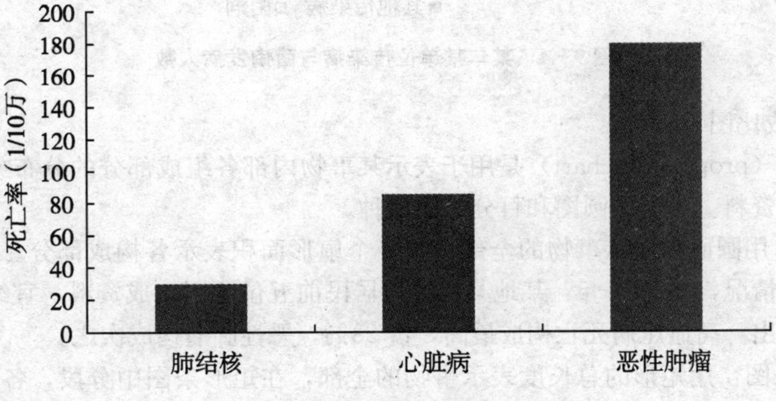

图 9-2　某年某地三种疾病的死亡率

2. 复式条图　所描述的对象有两个分组因素并进行比较，如图 9-3，所比较的三种不同职业高血脂患病率在男性和女性之间的不同，需绘制复式条图。

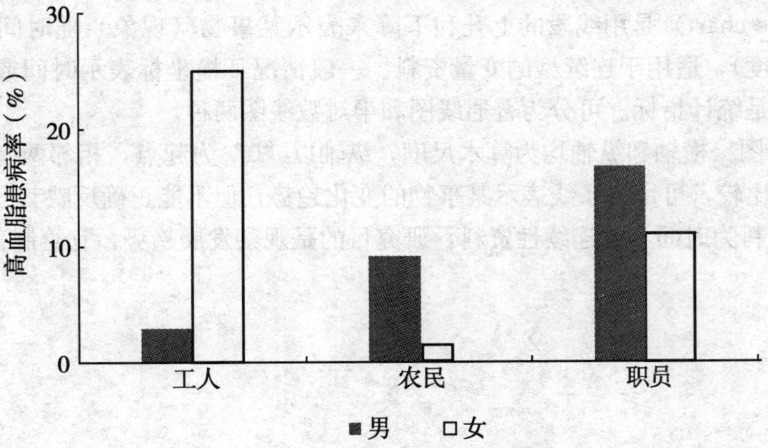

图 9-3　某地不同职业男女高血脂患病率

3. 分段条图　所描述的对象有两个分组因素且统计指标间呈隶属关系时，可用分段条图表达，如图 9-4，各条下半段表示其他（非菌痢）传染病发病人数，上半段表示菌痢发病人数，全条的高度表示传染病的发病总人数。

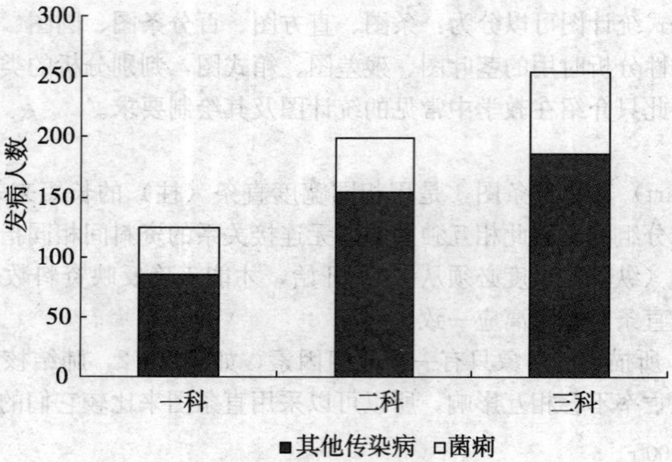

图 9-4　某年某单位传染病与菌痢发病人数

（二）构成比图

构成比图（proportion chart）是用于表示某事物内部各组成部分的分布或所占的比重，适用于构成比资料。可分为圆图和百分条图两种。

1. 圆图　用圆面积表示事物的全部，用各个扇形面积表示各构成部分。主要用于单一构成比的分布情况，如图 9-5，某地某年男性居民前五位死因构成资料，宜绘制圆图表示。从图中可以看出：高血压病死亡构成最高，占 23%，恶性肿瘤构成次之。

2. 百分条图　用矩形的总长度表示事物的全部，在矩形条图中分段，各段的长度与构成比相对应。主要用于多个构成比的比较。如图 9-6，某地某年女性吸毒组和对照组母亲教养方式的比较，宜用百分条图表示。从图中可以看出：对照组中关心理解占 79.84%，而吸毒组只占 17.1%，两者明显不同。如果使用圆图就很难表达出如此直观的印象。

（三）线图

线图（line chart）是用线段的上升和下降来表示某事物（现象）随时间或条件而变化的趋势（或速度），适用于连续型的变量资料。一般情况下横坐标表示时间或其他连续型变量，而纵坐标是统计指标。可分为普通线图和半对数线图两种。

1. 普通线图　横轴和纵轴均为算术尺度，纵轴以“0”为起点，相邻两坐标点用直线连接。为了便于比较，可用多条线表示某事物的变化趋势，但不能正确反映其变化的速度。如图 9-7，该资料为时间上的连续性资料，研究目的是观察发展趋势，宜绘制普通线图。

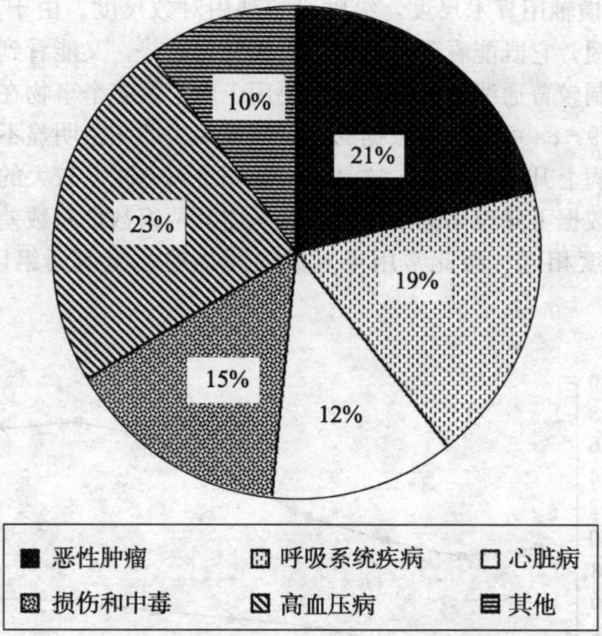

图 9-5　某地某年男性居民前五位死因构成

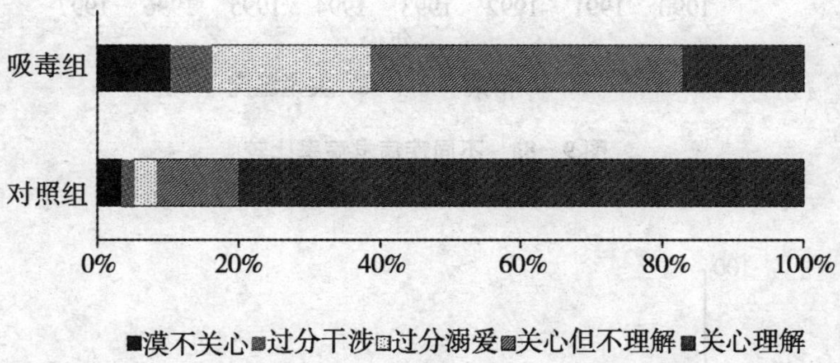

图 9-6　某地某年女性吸毒组和对照组母亲教养方式的比较

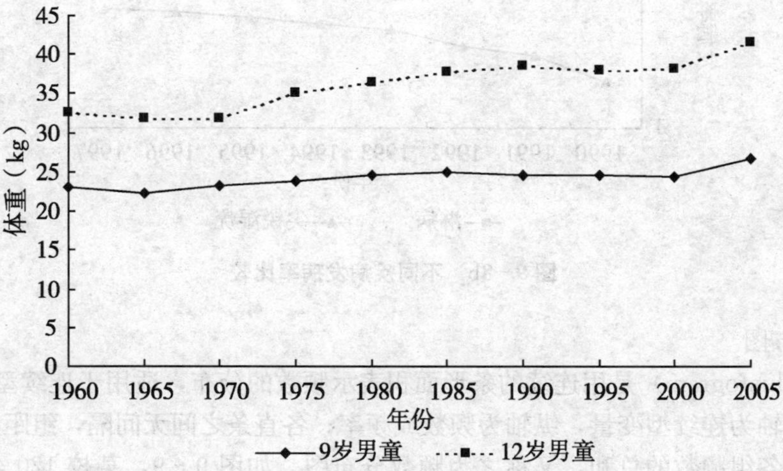

图 9-7　某市城区 1960-2005 年 9 岁和 12 岁男孩的平均体重（kg）变化

2. 半对数线图　横轴用算术尺度，纵轴必须利用对数尺度。由于其中一条轴用了对数尺度，故称半对数线图，它既能看到某事物的发展变化趋势，又能看到变化速度。在实际工作中，半对数线图绘制较普通线图复杂，故主要用于两个或多个事物在发展变化速度上的对比。如图 9-8。由图 9-8a 可见两组数据的上升幅度给人的印象明显不同，由于淋病曲线较陡，会错误地认为该病上升速度较快，这是两组数据绝对差相差较大的缘故。而图 9-8b 两条曲线平行表示两组数据下降速率基本一致，这是因为两组数据对数差相近，即下降速率相近，说明两者下降速度相近。因此常用半对数线图描述两组或两组以上事物现象间变化速率。

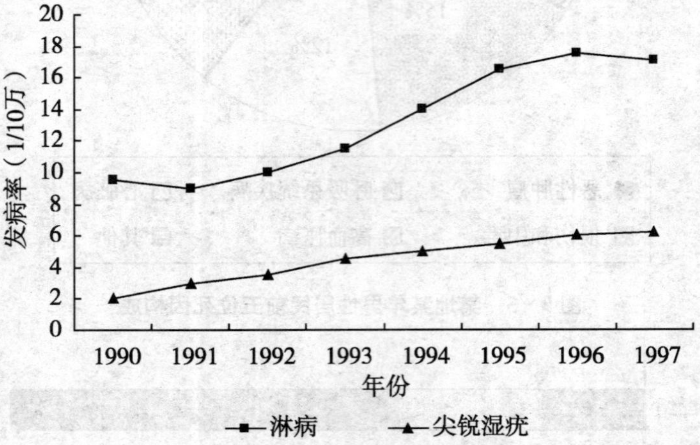

图 9-8a　不同疾病发病率比较

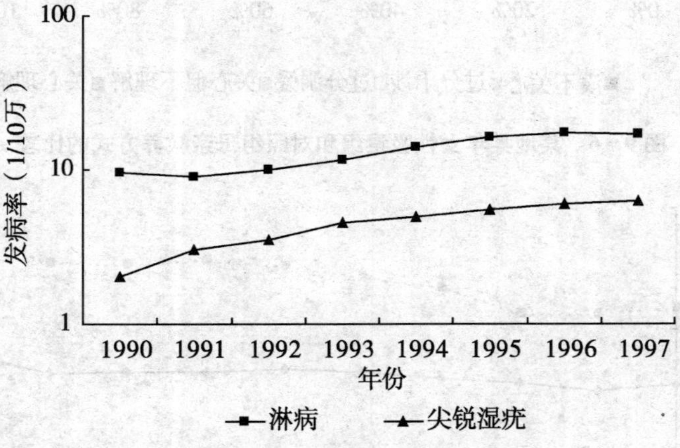

图 9-8b　不同疾病发病率比较

（四）直方图

直方图（histogram）是用连续的条形面积表示频数的分布，适用于连续型的变量资料。绘图要求：横轴为连续型变量，纵轴为频数或频率；各直条之间无间隔，组距必须相等；面积总和相当于各组频数的总和，又称之为频数分布图。如图 9-9，某校 120 名男大学生身高资料，宜绘制直方图表示频数分布情况。

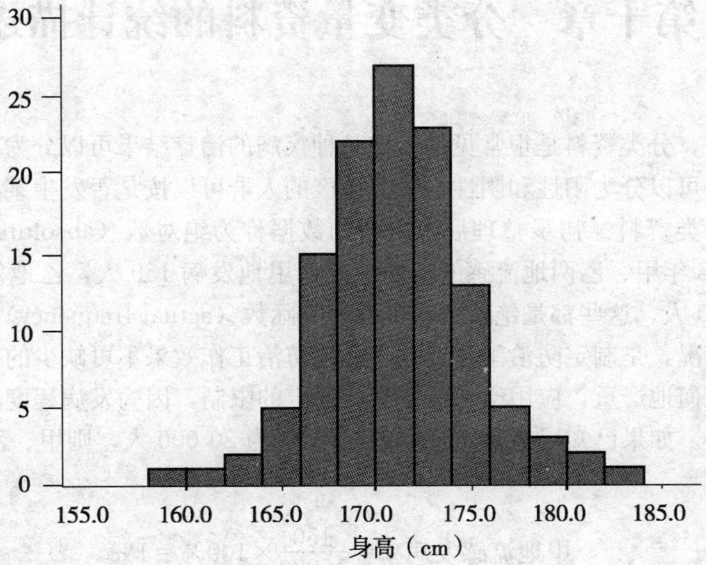

图 9-9　某地 120 名男大学生身高频数分布

（五）散点图

散点图（scatter diagram）是用点的密集程度和趋势表示两事物或现象间相互关系及协同变化，适用于双变量的资料。常用于相关分析和回归分析中。如图 9-10，SAH 患者血 IL-6 和脑 IL-6 两变量间的关系。

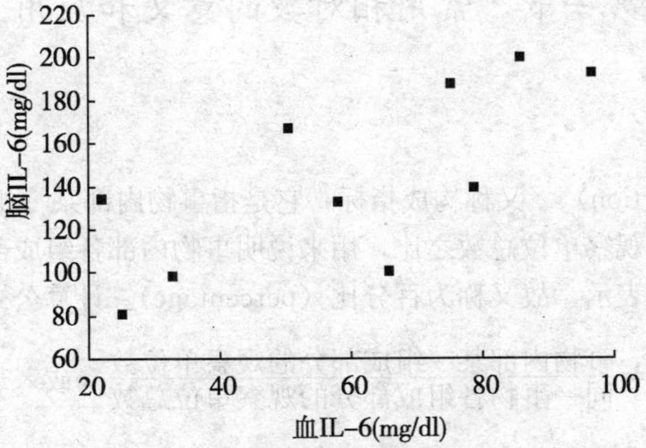

图 9-10　SAH 患者血、脑 IL-6 散点图

（宿庄　赵灵燕）

第十章　分类变量资料的统计描述

医学研究中，分类资料是很常见的，如某种疾病的治疗结果可以分为有效和无效、某项实验室检查结果可以分为阳性和阴性、某个地区的人群可以按是否发生某种疾病分为发病和未发病等等。分类资料经初步整理后，得到的数据称为绝对数（absolute number）。例如：某医师分析 1998 年甲、乙两地流感的发病情况，甲地发病 150 人，乙地发病 200 人，乙地比甲地多发病 50 人，这些都是绝对数，也称为实际数（actual frequency），用来说明两地流感发生的实际情况，是制定防治工作计划、总结防治工作效果不可缺少的基本数据。但欲比较两地发病情况何地严重，应用绝对数便受到一定的限制，因为发病程度尚与甲、乙两地人口数的多少有关。如果已知甲地为 15 000 人，乙地为 20 000 人，则甲、乙两地流感的发病率分别为：

$$\text{甲地流感发病率}=\frac{150}{15000}\times 100\%=1\%$$

$$\text{乙地流感发病率}=\frac{200}{20000}\times 100\%=1\%$$

由发病率的比较可知，甲、乙两地平均每 100 人中流感发病人数相同，即两地发生流感的严重程度相同。分类资料通常采用相对数（relative number）进行统计学描述。两个有联系的数值之比，称为相对数。

第一节　常用相对数的意义和应用

一、常用相对数

1. 构成比（proportion）　又称构成指标，它是指事物内部某一组成部分的观察单位数与该事物各组成部分的观察单位总数之比，用来说明事物内部各组成部分所占的比重或分布情况，也可以用百分数表示，故又称为百分比（percentage）。计算公式：

$$\text{构成比}=\frac{\text{事物内部某一组成部分的观察单位数}}{\text{同一事物各组成部分的观察单位总数}}\ (\text{或}\times 100\%) \qquad (10-1)$$

例 10－1　某医院某年就诊的 500 例神经症患者资料如表 10－1，试分析神经症患者各亚型的构成情况。

表 10-1　某医院某年就诊的 500 例神经症患者各亚型构成情况

神经症亚型（1）	患者例数（2）	构成比（%）（3）
焦虑症	91	18.2
强迫症	88	17.6
抑郁性神经症	82	16.4
神经衰弱	74	14.8
恐怖症	59	11.8
癔症	49	9.8
疑病症	5	1.0
其他神经症	52	10.4
合计	500	100.0

按公式（10-1），计算结果见表 10-1 第（3）栏。可见，在各种神经症中，以焦虑症的构成比最大，说明焦虑症在该医院就诊的神经症患者中所占的比重最大。

由例 10-1 可见构成比有以下两个特点：

（1）各组成部分构成比的总和为 100%或 1。在实际应用中，由于计算过程中的小数取舍，可能导致构成比的合计不等于 100%，此时应对小数取舍做适当调整，使合计为 100%。

（2）事物内部某一部分的构成比发生变化时，其他部分的构成比也相应地发生变化。

2. 率（rate）　又称频率指标。表示在一定条件下，某现象实际发生的观察单位数与可能发生该现象的观察单位总数之比，用以说明一定时间内某现象发生的频率或强度。计算公式：

$$率=\frac{某现象实际发生的观察单位数}{可能发生该现象的观察单位总数}\times K \qquad (10-2)$$

式中 K 为比例基数，常用百分率（%）、千分率（‰）、万分率（1/万）、十万分率（1/10 万）等表示。其选择主要根据习惯用法或使计算结果至少保留一至两位整数。

例 10-2　某医院某年 12 192 例住院病人的医院内感染发生情况如表 10-2，试计算该院住院病人的医院内感染发病率。

表 10-2　某医院某年 12 192 例住院病人的医院内感染发生情况

科室	住院人数	医院内感染	
		发病人数	发病率（%）
内科	4 604	101	2.19
外科	4 082	72	1.76
妇产科	2 937	39	1.32
五官科	569	7	1.23
合计	12 192	219	1.80

从计算结果可以看出，不同科室住院病人的医院内感染发病率，由该科室的医院内感染发病人数和住院病人数决定，不受其他科室医院内感染发病率的影响。总的医院内感染发病率为总的医院内感染发病人数除以总的住院病人数。

3. 相对比（relative ratio） 是两个有联系的指标之比，用以说明两者的相对水平，常以百分数或倍数表示。相对比的计算公式为：

$$相对比=\frac{甲指标}{乙指标}（或\times 100\%） \tag{10-3}$$

例如：某地 1995 年城市新生儿死亡率为 4.69‰，农村新生儿死亡率为 14.52‰，计算相对比得（14.52‰）/（4.69‰）=3.1（倍），表示农村新生儿死亡率是城市新生儿死亡率的 3.1 倍；或者（4.69‰）/（14.52‰）×100%=32.3%，表示城市新生儿死亡率是农村新生儿死亡率的 32.3%。

计算相对比的两个指标可以是性质相同的，如不同性别的冠心病死亡率之比；也可以是性质不同的，如医院的门诊人次与床位数之比。两个指标可以是绝对数，也可以是相对数或平均数。例如我国第五次人口普查，男性人数为 65 355 万人，女性人数为 61 228 万人，男女性比例=65 355/61 228=1.0674（或 106.74%）。

4. 动态数列（dynamic series） 是一系列按时间顺序排列起来的统计指标，用于说明事物在时间上的变化和发展趋势。常用的分析指标如表 10-3 第（3）～（8）列。

表 10-3 某医院 1991—1999 年医护人员的发展动态

年份	医护人员	绝对增长量		发展速度（%）		增长速度（%）	
（1）	数（2）	累计（3）	逐年（4）	定基比（5）	环比（6）	定基比（7）	环比（8）
1991	340	—	—	100.0	100.0	—	—
1992	370	30	30	108.8	108.8	8.8	8.8
1993	410	70	40	120.6	110.8	20.6	10.8
1994	480	140	70	141.2	117.1	41.2	17.1
1995	600	260	120	176.5	125.0	76.5	25.0
1996	770	430	170	226.5	128.3	126.5	28.3
1997	1000	660	230	294.1	129.9	194.1	29.9
1998	1280	940	280	376.5	128.0	276.5	28.0
1999	1590	1250	310	467.6	124.2	367.6	24.2

（1）绝对增长量（absolute quantity of increase）：指两个不同时间的指标数值相比较增加的数量，说明事物在一定时期内所增加的绝对数量，实质上表现为两指标之差。可计算：①累计绝对增长量，以 1991 年的医护人员为基数，各年份的医护人员数与之相减，见表 10-3 第（3）栏。如 1995 年的医护人员累计增长量=600－340=260 人，说明 1995 年医护人员比 1991 年的 340 人增加了 260 人；②逐年绝对增长量，为相邻两年的医护人员数相减，见表 10-3 第（4）栏。如 1995 年的医护人员逐年绝对增长量=600－480=120 人，说明

1995 年的医护人员与 1994 年相比，增加了 120 人。

（2）发展速度（speed of development）：是指不同时间的指标数值变化情况。①定基比发展速度：以某基期指标作为基数，其他各时间的指标与之相比。表 10－3 中第（5）栏是以 1991 年的医护人员数作为基数计算的定基比发展速度。如 1995 年的定基比发展速度：（600/340）×100％＝176.5％，说明 1995 年的医护人员数为 600 人，是 1991 年（340 人）的 176.5％（或 1.765 倍）；同理，1996 年为 770 人，是 1991 年的 226.5％（或 2.265 倍），余类推。②环比发展速度：即以前一时期的指标作为基数，以相邻的后一时期指标与之相比，见表 10－3 中第（6）栏。如 1995 年的环比发展速度：（600/480）×100％＝125.0％，说明 1995 年的医护人员数为 600 人，是 1994 年（480 人）的 125.0％或 1.25 倍，余类推。

（3）增长速度（speed of increase）：说明各个时间的指标数值和某个时间的指标数值相比，增长了多少倍。①定基比增长速度：说明某现象在一定时期内的变化速度。定基比增长速度＝定基比发展速度－100％（或 1），见表 10－3 第（7）栏。如 1995 年的定基比增长速度：176.5％－100％＝76.5％，说明 1995 年医护人员数相对于 1991 年增加了 76.5％。②环比增长速度：说明某现象逐期的变化速度。环比增长速度＝环比发展速度－100％（或 1），见表 10－3 第（8）栏。如 1995 年的环比增长速度＝125.0％－100％＝25.0％，说明 1995 年医护人员数相对于 1994 年增加了 25.0％。

二、应用相对数时应注意的问题

相对数计算简单，但应用时应注意以下几个问题。

1. 观察单位数过少时不宜计算相对数　一般来说，观察单位数足够多时，计算的相对数比较稳定，也能正确反映事物的实际情况。如观察单位数过少，则结果稳定性差，缺乏代表性，甚至有时容易造成错觉。如某医师探讨某中药配方对乙型病毒性肝炎的治疗效果，治疗 2 例，2 例均治愈，计算的治愈率为 100％，这显然是不可靠的。观察的例数较少时，个别偶然因素可能导致计算结果有很大的变化，此时用绝对数表示较好。如果必须用率表示，可列出观察单位数或率的可信区间（将在第十一章介绍）。但在一些动物实验中，若具有周密的研究设计，实验动物的选择严格，且有效地控制了实验条件，每组用较少的实验动物（如 10 只或 20 只等）也可以用相对数。

2. 分析时不能以构成比代替率　构成比只能说明事物内部各组成部分所占的比重或分布，不能说明某现象发生的频率或强度。但在实际工作中，以构成比代替率的错误现象却时有发生。如表 10－4 第（4）栏表示各年龄组恶性肿瘤死亡人数在恶性肿瘤死亡总人数中所占的比重，从本资料构成比计算结果可见，40～岁组恶性肿瘤死亡占恶性肿瘤死亡总人数的比重最大，但不能说明该地 40～岁组恶性肿瘤死亡情况最严重。若要了解各年龄组恶性肿瘤死亡的严重程度，应计算死亡率。由第（5）栏可见，随年龄增加，恶性肿瘤死亡率在增加，以 60 岁及以上年龄组恶性肿瘤死亡率最高，死亡程度最严重。

3. 正确计算平均率　平均率亦称总率或合计率，可用 $\bar{p}$ 或 p_c 来表示。计算观察单位数不等的几个率的平均率，不能将这几个率直接相加求其均值。如表 10－4，求该地恶性肿瘤死亡率，不能用（4.82/10 万＋25.73/10 万＋149.14/10 万＋341.52/10 万）/4＝130.30/10 万的方法计算，而应将各个率的分子、分母分别相加后再求平均率。该地恶性肿瘤平均死亡率＝（90/167090）×100000/10 万＝53.86/10 万。

表 10-4 某地各年龄组恶性肿瘤死亡情况

年龄（岁）(1)	人口数 (2)	恶性肿瘤死亡数 (3)	构成比（%）(4)	死亡率（1/10万）(5)
0～	82 920	4	4.44	4.82
20～	46 639	12	13.33	25.73
40～	28 161	42	46.67	149.14
60～	9 370	32	35.56	341.52
合计	167 090	90	100.00	53.86

4. 相对数的相互比较应注意可比性　影响相对数的因素很多，除研究因素不同之外，其他影响研究结果的因素应尽可能相同或相近，即在相同条件下比较才有意义。通常应注意：

(1) 所要比较的研究对象同质，研究方法相同、观察时间相近以及地区、种族/民族、经济水平等客观条件基本一致。

(2) 对总率有影响的因素的内部构成要相同。若比较两个或若干个地区的某病死亡率，要考虑比较资料的性别、年龄构成是否具有可比性；若比较两组的治愈率，要考虑两组资料的年龄、性别、病情、病程等的构成是否相同。若内部构成不同而影响可比性时，则不能直接进行总率的比较。只能按性别、年龄等分别进行率的比较或对率进行标准化处理后再作比较，详见本章第二节。

(3) 同一地区不同时期资料的对比，应注意客观条件有无变化。如不同时期的发病率资料对比，应注意不同时期疾病登记报告制度完善程度、就诊率、诊断水平的变化等。

5. 样本率或构成比的比较应做假设检验　样本率与样本构成比是由抽样而得到的，有可能存在抽样误差，所以比较样本率或构成比时，不能仅凭借数值相差的大小下结论，而应进行差别的假设检验。

第二节　率的标准化法

一、标准化法的意义和基本思想

例 10-3　某市疾病控制中心欲进行甲、乙两地肝癌总死亡率的比较，就所收集资料如表 10-5 第 (1)、(2)、(4)、(6)、(8) 栏，计算得两地肝癌死亡率。从表 10-5 第 (5)、(9) 栏结果可见，甲、乙两地的肝癌死亡率均随年龄的增长而增高，且乙地各年龄组肝癌死亡率均高于甲地，显然乙地肝癌死亡情况比甲地严重。但从甲、乙两地总的肝癌死亡率看，甲地为 44.2/10 万，乙地为 41.5/10 万，甲地却高于乙地。产生年龄组别死亡率和总死亡率矛盾的原因，是由于甲、乙两地各年龄组人口的年龄构成不同，在肝癌死亡率较低的 0～、30～和 40～岁组人口构成比甲地低于乙地，而肝癌死亡率较高的 50～岁及以上各年龄组的人口构成比却是甲地高于乙地。根据现有的医学知识，已知年龄是使肝癌死亡率增加的一个客观因素，显然由于甲地高龄人口所占的比重相对较大，使得甲地因肝癌死亡的人数相对增多，因此造成甲地肝癌总死亡率高于乙地。为了使两个总率的比较能够合理，统计学上常采用标准化的方法。率的标准化法（standardization），就是为了消除内部构成不同的影响，采用统一的标准对内部构成不同的各率进行调整以便于对比的方法。利用标准化法调整后的率称为标准化率，简称标化率（standardized rate），又称调整率（adjusted rate）。

二、标准化率的计算

（一）方法的选择

常用的计算标准化率的方法有直接法和间接法。当所收集资料已知各年龄组的死亡率（或发病率、患病率等）时，可选用直接法。如例 10－3 资料已知甲、乙两地各年龄组的肝癌死亡率，因此可选用直接法；若已知甲、乙两地各年龄组的人口数和总的肝癌死亡人数，而缺乏各年龄组的死亡率时，则选择间接法。这里仅介绍直接法。

表 10－5　甲乙两地人口各年龄组人口数及肝癌死亡率（1/10 万）

年龄组（岁）(1)	甲地				乙地			
	人口数 (2)	人口构成 (3)	肝癌死亡数 (4)	死亡率 (5)	人口数 (6)	人口构成 (7)	肝癌死亡数 (8)	死亡率 (9)
0～	282 373	0.6440	1	0.4	346 936	0.6489	2	0.6
30～	43 759	0.0998	7	16.0	64 372	0.1204	13	20.2
40～	41 391	0.0944	29	70.1	51 701	0.0967	42	81.2
50～	34 507	0.0787	48	139.1	39 083	0.0731	60	153.5
60～	20 871	0.0476	56	268.3	22 028	0.0412	68	308.7
70～	15 566	0.0355	53	340.5	10 533	0.0197	37	351.3
合计	438 467	1.0000	194	44.2	534 653	1.0000	222	41.5

（二）标准选择

1. 选择有代表性的、较稳定的、数量较大的人群数据或构成比作标准。例如全国的、全省的、本地区的或本单位历年来积累的数据。

2. 用所比较的两组资料内部各相应小组的观察单位数之和或合并后的构成比作标准。如表 10－5 资料可将甲、乙两地相应的各年龄组人口数相加作标准。

3. 选择所要比较的两组资料中任一组资料的观察单位数或构成比作标准。如表 10－5 资料可选择甲地（或乙地）的各年龄组人数或构成比作标准。

（三）标化率的计算（直接法）

按表 10－5 资料，计算甲、乙两地肝癌的标化死亡率。

1. 用标准人口数计算标化率

（1）选择标准：以甲、乙两地各年龄组人口数之和作为标准人口数，见表 10－6 第（2）栏。

（2）求各年龄组按标准人口数计算的预期肝癌死亡人数：将各年龄组标准人口数乘以相应的原肝癌死亡率，得各年龄组预期肝癌死亡人数，见表 10－6 第（4）、（6）栏。如：甲地

0～岁组预期肝癌死亡人数＝629 309×0.4/10 万＝3（人），余类推。乙地 0～岁组预期肝癌死亡人数＝629309×0.6/10 万＝4（人），余类推。

表 10－6 甲、乙两地肝癌标准化死亡率计算表

年龄组（岁）(1)	标准人口数 (2)	甲地 原肝癌死亡率（1/10 万）(3)	甲地 预期肝癌死亡人数 (4)	乙地 原肝癌死亡率（1/10 万）(5)	乙地 预期肝癌死亡人数 (6)
0～	629309	0.4	3	0.6	4
30～	108131	16.0	17	20.2	22
40～	93092	70.1	65	81.2	76
50～	73590	139.1	102	153.5	113
60～	42899	268.3	115	308.7	132
70～	26099	340.5	89	351.3	92
合计	973120	44.2	391	41.5	439

（3）计算甲、乙两地肝癌标化死亡率：将各年龄组的预期死亡人数相加再除以标准人口总数，得肝癌标准化死亡率。

$$\text{标准化死亡率}=\frac{\text{预期死亡总数}}{\text{标准人口总数}}\times 100\ 000/10\text{万} \qquad (10-4)$$

$$\text{甲地标准化肝癌死亡率}=\frac{391}{973\ 120}\times 100\ 000/10\text{万}=40.18/10\text{万}$$

$$\text{乙地标准化肝癌死亡率}=\frac{439}{973\ 120}\times 100\ 000/10\text{万}=45.11/10\text{万}$$

经标准化后，肝癌标化死亡率甲地为 40.18/10 万，乙地为 45.11/10 万，乙地高于甲地，与甲、乙两地各年龄组肝癌死亡率的比较结果是一致的，解决了未标化前矛盾的情况。

2. 用标准人口构成比计算标化率

（1）选择标准：以甲、乙两地合计人口构成比作为标准。见表 10－7 第（2）栏。

（2）求各年龄组分配肝癌死亡率：将各年龄组标准人口构成比乘以相应的原肝癌死亡率，得按标准人口构成计算的各年龄组分配肝癌死亡率。见表 10－7 第（4）、（6）栏。

（3）甲、乙两地分别做按标准人口构成计算的各年龄组分配肝癌死亡率求和，即为甲、乙两地的肝癌标化死亡率。可见甲、乙两地肝癌标化死亡率分别为 40.23/10 万和 45.02/10 万。与用同一标准人口数计算的结果基本相同（小数位数的差异是由于小数取舍所致）。

表 10－7　甲、乙两地标准化肝癌死亡率计算表

年龄组（岁）(1)	标准人口构成比 (2)	甲地		乙地	
		原肝癌死亡率（1/10万）(3)	分配肝癌死亡率（1/10万）(4)＝(2)×(3)	原肝癌死亡率（1/10万）(5)	分配肝癌死亡率（1/10万）(6)＝(2)×(5)
0～	0.6467	0.4	0.26	0.6	0.39
30～	0.1111	16.0	1.78	20.2	2.24
40～	0.0957	70.1	6.71	81.2	7.77
50～	0.0756	139.1	10.52	153.5	11.60
60～	0.0441	268.3	11.83	308.7	13.61
70～	0.0268	340.5	9.13	351.3	9.41
合计	1.0000	44.2	40.23	41.5	45.02

三、应用标准化法时的注意事项

1. 明确在对比两组（或多组）总率时，若影响总率大小因素的内部构成明显不同，需做标准化处理。标准化的目的是使对比组资料之间具有可比性。

2. 各对比组分组率大小交叉出现时，则不宜采用标准化处理，应采用分层分析等来平衡混杂因素的影响。

3. 相互对比的两组（或多组）资料的标准化率的计算，应选用同一标准。选用的标准不同，算得的标准化率也不同。标准化率仅表明对比资料的相对水平，并不反映某时某地某现象发生的实际水平。

4. 样本标准化率同样存在抽样误差，若要进行比较，应进行假设检验。

（毛淑芳）

第十一章　分类变量资料的统计推断

第一节　率的标准误与总体率的区间估计

一、率的抽样误差与标准误

在总体率 π 一定的总体中，随机抽取 n 个观察单位计算得到的样本率，不一定与总体率完全相同，我们将这种由于抽样而引起的样本率与总体率之间的差别，称为率的抽样误差(sampling error of rate)。同前面讨论过的均数的抽样误差大小用均数的标准误描述一样，率的抽样误差的大小可用率的标准误（standard error of rate）来描述，用 σ_p 表示。记作

$$\sigma_p=\sqrt{\frac{\pi(1-\pi)}{n}} \tag{11-1}$$

式中 π 为总体率，n 为样本例数。

由于在实际工作中一般不知道 π 的具体数值，常以样本率 p 来估计，故 σ_p 的估计值为

$$S_p=\sqrt{\frac{p(1-p)}{n}} \tag{11-2}$$

例 11-1　某地随机抽取 1 000 名儿童，蛔虫感染者 400 人，求蛔虫感染率的标准误。

$$感染率\ p=\frac{400}{1\ 000}\times100\%=40.0\%$$

根据式（11-2），求得：

$$标准误\ S_p=\sqrt{\frac{0.4(1-0.4)}{1\ 000}}=0.0155=1.55\%$$

该地 1 000 名儿童蛔虫感染率的标准误为 1.55%。

二、总体率的区间估计

与总体均数的区间估计类似，总体率的区间估计是按一定概率估计总体率所在的范围。根据样本例数 n 和样本率 p 的大小不同，可选用下列两种方法。

（一）正态近似法

当样本含量足够大，且样本率 p 和（$1-p$）均不太小，如 np 与 $n(1-p)$ 均大于 5 时，p 的分布近似正态分布，可用公式（11-3）来求总体率的 $1-\alpha$ 可信区间：

$$(p-u_\alpha S_p,\ p+u_\alpha S_p) \tag{11-3}$$

式中：p 为样本率，S_P 为样本率的标准误，u_α 是双侧概率为 α 的 u 界值。

例 11-2　求例 11-1 儿童蛔虫感染率的 95%可信区间。

代入式（11-3），可信区间计算如下：

$$(0.4-1.96\times0.0155,\ 0.4+1.96\times0.0155)=(0.369,\ 0.430)$$

即该地儿童蛔虫感染率的95%可信区间为36.96%～43.04%。

（二）查表法

当样本例数较小，如$n\leqslant50$，且p或$(1-p)$接近于0或1，如np或$n(1-p)$小于5时常用查表法来处理。

例11-3　某市抽查了20名献血员乙型肝炎表面抗原（HBsAg）携带情况，阳性者4人，求该市献血员HBsAg阳性率的95%可信区间。

从表11-1查得，在$n=20$横行与发生数$X=4$纵行交叉处的数值为6～44，即该市献血员HBsAg阳性率的95%可信区间为6%～44%。

注意：表11-1中X值只列出$X\leqslant\frac{n}{2}$部分，当$X>\frac{n}{2}$时，应以$n-X$值查表，然后从100中减去查得的数值即为所求可信区间。如$n=25$，$X=20$，可先以$n=25$，$X=25-20=5$，查表11-1，得7～41，再用$100-7=93$，$100-41=59$，即所求95%可信区间为59%～93%。

表 11－1　百分率的可信区间

上行：95％可信区间　下行：99％可信区间

n	X=0	1	2	3	4	5	6	7	8	9	10	11	12	13
1	0～98													
	0～100													
2	0～84	1～99												
	0～93	0～100												
3	0～71	1～91	9～99											
	0～83	0～96	4～100											
4	0～60	1～81	7～93											
	0～73	0～89	3～97											
5	0～52	1～72	5～85	15～95										
	0～65	0～81	2～92	8～98										
6	0～46	0～64	4～78	12～88										
	0～59	0～75	2～86	7～93										
7	0～41	0～58	4～71	10～82	18～90									
	0～53	0～68	2～80	6～88	12～94									
8	0～37	0～53	3～65	9～76	16～84									
	0～48	0～63	1～74	5～83	10～90									
9	0～34	0～48	3～60	7～70	14～79	21～86								
	0～45	0～59	1～69	4～78	9～85	15～91								
10	0～31	0～45	3～56	7～65	12～74	19～81								
	0～41	0～54	1～65	4～74	8～81	13～87								
11	0～28	0～41	2～52	6～61	11～69	17～77	23～83							
	0～38	0～51	1～61	3～69	7～77	11～83	17～89							
12	0～26	0～38	2～48	5～57	10～65	15～72	21～79							
	0～36	0～48	1～57	3～66	6～73	10～79	15～85							
13	0～25	0～36	2～45	5～54	9～61	14～68	19～75	25～81						
	0～34	0～45	1～54	3～62	6～69	9～76	14～81	19～86						
14	0～23	0～34	2～43	5～51	8～58	13～65	18～71	23～77						
	0～32	0～42	1～51	3～59	5～66	9～72	13～78	17～83						
15	0～22	0～32	2～41	4～48	8～55	12～62	16～68	21～73	27～79					
	0～30	0～40	1～49	2～56	5～63	8～69	12～74	16～79	21～84					
16	0～21	0～30	2～38	4～46	7～52	11～59	15～65	20～70	25～75					
	0～28	0～38	1～46	2～53	5～60	8～66	11～71	15～76	19～81					
17	0～20	0～29	2～36	4～43	7～50	10～56	14～62	18～67	23～72	28～77				
	0～27	0～36	1～44	2～51	4～57	7～63	10～69	14～74	18～78	22～82				
18	0～19	0～27	1～35	4～41	6～48	10～54	13～59	17～64	22～69	26～74				
	0～26	0～35	1～42	2～49	4～55	7～61	10～66	13～71	17～75	21～79				
19	0～18	0～26	1～33	3～40	6～46	9～51	13～57	16～62	20～67	24～71	29～76			
	0～24	0～33	1～40	2～47	4～53	6～58	9～63	12～68	16～73	19～77	23～81			
20	0～17	0～25	1～32	3～38	6～44	9～49	12～54	15～59	19～64	23～69	27～73			
	0～23	0～32	1～39	2～45	4～51	6～56	9～61	11～66	15～70	18～74	22～78			
21	0～16	0～24	1～30	3～36	5～42	8～47	11～52	15～57	18～62	22～66	26～70	30～74		
	0～22	0～30	1～37	2～43	3～49	6～54	8～59	11～63	14～68	17～71	21～76	24～80		
22	0～15	0～23	1～29	3～35	5～40	8～45	11～50	14～55	17～59	21～64	24～68	28～72		
	0～21	0～29	1～36	2～42	3～47	5～52	8～57	10～61	13～66	16～70	20～73	23～77		
23	0～15	0～22	1～28	3～34	5～39	8～44	10～48	13～53	16～57	20～62	23～66	27～69	31～73	
	0～21	0～28	1～35	2～40	3～45	5～50	7～55	10～59	13～63	15～67	19～71	22～75	25～78	
24	0～14	0～21	1～27	3～32	5～37	7～42	10～47	13～51	16～55	19～59	22～63	26～67	29～71	
	0～20	0～27	0～33	2～39	3～44	5～49	7～53	9～57	12～61	15～65	18～69	21～73	24～76	

续表

n	X													
	0	1	2	3	4	5	6	7	8	9	10	11	12	13
25	0~14	0~20	1~26	3~31	5~36	7~41	9~45	12~49	15~54	18~58	21~61	24~65	28~69	31~72
	0~19	0~26	0~32	1~37	3~42	5~47	7~51	9~56	11~60	14~63	17~67	20~71	23~74	26~77
26	0~13	0~20	1~25	2~30	4~35	7~39	9~44	12~48	14~52	17~56	20~60	23~63	27~67	30~70
	0~18	0~25	0~31	1~36	3~41	4~46	6~50	9~54	11~58	13~62	16~65	19~69	22~72	25~75
27	0~13	0~19	1~24	2~29	4~34	6~38	9~42	11~46	14~50	17~54	19~58	22~61	26~65	29~68
	0~18	0~25	0~30	1~35	3~40	4~44	6~48	8~52	10~56	13~60	15~63	18~67	21~70	24~73
28	0~12	0~18	1~24	2~28	4~33	6~37	8~41	11~45	13~49	16~52	19~56	22~59	25~63	28~66
	0~17	0~24	0~29	1~34	3~39	4~43	6~47	8~51	10~55	12~58	15~62	17~65	20~68	23~71
29	0~12	0~18	1~23	2~27	4~32	6~36	8~40	10~44	13~47	15~51	18~54	21~58	24~61	26~64
	0~17	0~23	0~28	1~33	2~37	4~42	6~46	8~49	10~53	12~57	14~60	17~63	19~66	22~70
30	0~12	0~17	1~22	2~27	4~31	6~35	8~39	10~42	12~46	15~49	17~53	20~56	23~59	26~63
	0~16	0~22	0~27	1~32	2~36	4~40	5~44	7~48	9~52	11~55	14~58	16~62	19~65	21~68
31	0~11	0~17	1~22	2~26	4~30	6~34	8~38	10~41	12~45	14~48	17~51	19~55	22~58	25~61
	0~16	0~22	0~27	1~31	2~35	4~39	5~43	7~47	9~50	11~54	13~57	16~60	18~63	20~66
32	0~11	0~16	1~21	2~25	4~29	5~33	7~36	9~40	12~43	14~47	16~50	19~53	21~56	24~59
	0~15	0~21	0~26	1~30	2~34	4~38	5~42	7~46	9~49	11~52	13~56	15~59	17~62	20~65
33	0~11	0~15	1~20	2~24	3~28	5~32	7~36	9~39	11~42	13~46	16~49	18~52	20~55	23~58
	0~15	0~20	0~25	1~30	2~34	3~37	5~41	7~44	8~48	10~51	12~54	14~57	17~60	19~63
34	0~10	0~15	1~19	2~23	3~28	5~31	7~35	9~38	11~41	13~44	15~48	17~51	20~54	22~56
	0~14	0~20	0~25	1~29	2~33	3~36	5~40	6~43	8~47	10~50	12~53	14~56	16~59	18~62
35	0~10	0~15	1~19	2~23	3~27	5~30	7~34	8~37	10~40	13~43	15~46	17~49	19~52	22~55
	0~14	0~20	0~24	1~28	2~32	3~35	5~39	6~42	8~45	10~49	12~52	14~55	16~57	18~60
36	0~10	0~15	1~18	2~22	3~26	5~29	6~33	8~36	10~39	12~42	14~45	16~48	19~51	21~54
	0~14	0~19	0~23	1~27	2~31	3~35	5~38	6~41	8~44	9~47	11~50	13~53	15~56	17~59
37	0~10	0~14	1~18	2~22	3~25	5~28	6~32	8~35	10~38	12~41	14~44	16~47	18~50	20~53
	0~13	0~18	0~23	1~27	2~30	3~34	4~37	6~40	7~43	9~46	11~49	13~52	15~55	17~58
38	0~10	0~14	1~18	2~21	3~25	5~28	6~32	8~34	10~37	11~40	13~43	15~46	18~49	20~51
	0~13	0~18	0~22	1~26	2~30	3~33	4~36	6~39	7~42	9~45	11~48	12~51	14~54	16~56
39	0~9	0~14	1~17	2~21	3~24	4~27	6~31	8~33	9~36	11~39	13~42	15~45	17~48	19~50
	0~13	0~18	0~21	1~25	2~29	3~32	4~35	6~38	7~41	9~44	10~47	12~50	14~53	16~55
40	0~9	0~13	1~17	2~21	3~24	4~27	6~30	8~33	9~35	11~38	13~41	15~44	17~47	19~49
	0~12	0~17	0~21	1~25	2~28	3~32	4~35	5~38	7~40	9~43	10~46	12~49	13~52	15~54
41	0~9	0~13	1~17	2~20	3~23	4~26	6~29	7~32	9~35	11~37	12~40	14~43	16~46	18~48
	0~12	0~17	0~21	1~24	2~28	3~31	4~34	5~37	7~40	8~42	10~45	11~48	13~50	15~53
42	0~9	0~13	1~16	2~20	3~23	4~26	6~28	7~31	9~34	10~37	12~39	14~42	16~45	18~47
	0~12	0~17	0~20	1~24	2~27	3~30	4~33	5~36	7~39	8~42	9~44	11~47	13~49	15~52
43	0~9	0~12	1~16	2~19	3~23	4~25	5~28	7~31	8~33	10~36	12~39	14~41	15~44	17~46
	0~12	0~16	0~20	1~23	2~26	3~30	4~33	5~35	6~38	8~41	9~43	11~46	13~49	14~51
44	0~9	0~12	1~15	2~19	3~22	4~25	5~28	7~30	8~33	10~35	11~38	13~40	15~43	17~45
	0~11	0~16	0~19	1~23	2~26	3~29	4~32	5~35	6~37	8~40	9~42	11~45	12~47	14~50
45	0~8	0~12	1~15	2~18	3~21	4~24	5~27	7~30	8~32	9~34	11~37	13~39	15~42	16~44
	0~11	0~15	0~19	1~22	2~25	3~28	4~31	5~34	6~37	8~39	9~42	10~44	12~47	14~49
46	0~8	0~12	1~15	2~18	3~21	4~24	5~26	7~29	8~31	9~34	11~36	13~39	14~41	16~43
	0~11	0~15	0~19	1~22	2~25	3~28	4~31	5~33	6~36	7~39	9~41	10~43	12~46	13~48
47	0~8	0~12	1~15	2~17	3~20	4~23	5~26	6~28	8~31	9~34	11~36	12~38	14~40	16~43
	0~11	0~15	0~18	1~21	2~24	2~27	3~30	5~33	6~35	7~38	9~40	10~42	11~45	13~47
48	0~8	0~11	1~14	2~17	3~20	4~22	5~25	6~28	8~30	9~33	11~35	12~37	14~39	15~42
	0~10	0~14	0~18	1~21	2~24	2~27	3~29	5~32	6~35	7~37	8~40	10~42	11~44	13~47
49	0~8	0~11	1~14	2~17	2~20	4~22	5~25	6~27	7~30	9~32	10~35	12~37	13~39	15~41
	0~10	0~14	0~17	1~20	1~24	2~26	3~29	4~32	6~34	7~36	8~39	9~41	11~44	12~46
50	0~7	0~11	1~14	2~17	2~19	3~22	5~24	6~26	7~29	9~31	10~34	11~36	13~38	15~41
	0~10	0~14	0~17	1~20	1~23	2~26	3~28	4~31	5~33	7~36	8~38	9~40	11~43	12~45

续表

n	X											
	14	15	16	17	18	19	20	21	22	23	24	25
26												
27	32～71 27～76											
28	31～69 26～74											
29	30～68 25～72	33～71 28～75										
30	28～66 24～71	31～69 27～74										
31	27～64 23～69	30～67 26～72	33～70 28～75									
32	26～62 22～67	29～65 25～70	32～68 27～73									
33	26～61 21～66	28～64 24～69	31～67 26～71	34～69 29～74								
34	25～59 21～64	27～62 23～67	30～65 25～70	32～68 28～72								
35	24～58 20～63	26～61 22～66	29～63 24～68	31～66 27～71	34～69 29～73							
36	23～57 19～62	26～59 22～64	28～62 23～67	30～65 26～69	33～67 28～72							
37	23～55 19～60	25～58 21～63	27～61 23～65	30～63 25～68	32～66 28～70	34～68 30～73						
38	22～54 18～59	24～57 20～61	26～59 22～64	29～62 25～66	31～64 27～69	33～67 29～71						
39	21～53 18～58	23～55 20～60	26～58 22～63	28～60 24～65	30～63 26～68	32～65 28～70	35～68 30～72					
40	21～52 17～57	23～54 19～59	25～57 21～61	27～59 23～64	29～62 25～66	32～64 27～68	34～66 30～71					
41	20～51 17～55	22～53 19～58	24～56 21～60	26～58 23～63	29～60 25～65	31～63 27～67	33～65 29～69	35～67 31～71				
42	20～50 16～54	22～52 18～57	24～54 20～59	26～57 22～61	28～59 24～64	30～61 26～66	32～64 28～67	34～66 30～70				
43	19～49 16～53	21～51 18～56	23～53 19～58	25～56 21～60	27～58 23～62	29～60 25～65	31～62 27～66	33～65 29～69	36～67 31～71			
44	19～48 15～52	21～50 17～55	22～52 19～57	24～55 21～59	26～57 23～61	28～59 25～63	30～61 26～65	33～63 28～68	35～65 30～70			
45	18～47 15～51	20～49 17～54	22～51 19～56	24～54 20～58	26～56 22～60	28～58 24～62	30～60 26～64	32～62 28～66	34～64 30～68	36～66 32～70		
46	18～46 15～50	20～48 16～53	21～50 18～55	23～53 20～57	25～55 22～59	27～57 23～61	29～59 25～63	31～61 27～65	33～63 29～67	35～65 31～69		
47	18～45 14～19	19～47 16～52	21～49 18～54	23～52 19～56	25～54 21～58	26～56 23～60	28～58 25～62	30～60 26～64	32～62 28～66	34～64 30～68	36～66 32～70	
48	17～44 14～49	19～46 16～51	21～48 17～53	22～51 19～55	24～53 21～57	26～55 22～59	28～57 24～61	30～59 26～63	31～61 28～65	33～63 29～67	35～65 31～69	
49	17～43 14～48	18～45 15～50	20～47 17～52	22～50 19～54	24～52 20～56	25～54 22～58	27～56 23～60	29～58 25～62	31～60 27～64	33～62 29～66	34～64 31～68	36～66 32～70
50	16～43 14～47	18～45 15～49	20～47 17～51	21～49 18～53	23～51 20～55	25～53 21～57	26～55 23～59	28～57 25～61	30～59 26～63	32～61 28～65	34～63 30～67	36～65 32～68

第二节 样本率与总体率比较的 u 检验

当样本例数 n 足够大，且样本率 p 和 $(1-p)$ 均不太小，如 np 和 $n(1-p)$ 均大于 5 时，样本率的分布近似于正态分布，样本率和总体率之间差异来源的判断可用 u 检验。

$$u=\frac{|p-\pi_0|}{\sigma_p}=\frac{|p-\pi_0|}{\sqrt{\frac{\pi_0(1-\pi_0)}{n}}} \tag{11-4}$$

式中 p 为样本率，π_0 为总体率，σ_p 为根据总体率计算的标准误。

例 11-4　根据大量调查资料，我国男性 HBsAg 阳性率为 11.33%，某医生用同样方法检测到 100 例口腔科男医生的 HBsAg 阳性率为 65%，问口腔科男医生的 HBsAg 阳性率与一般男性有无不同?

设我国一般男性 HBsAg 阳性率为 π_0，口腔科男医生的 HBsAg 阳性率为 π。分析步骤如下：

H_0：$\pi=\pi_0$（口腔科男医生的 HBsAg 阳性率与一般男性相同）

H_1：$\pi\neq\pi_0$（口腔科男医生的 HBsAg 阳性率与一般男性不同）

$\alpha=0.05$

按式 (11-4)：$u=\frac{|0.65-0.1133|}{\sqrt{\frac{0.1133(1-0.1133)}{100}}}=16.93$

查 t 界值表，得 $u_{0.001}=3.2905$，则 $u>u_{0.001}$，$P<0.001$，按 $\alpha=0.05$ 水准，拒绝 H_0，接受 H_1，差异有统计学意义，故可认为口腔科男医生的 HBsAg 阳性率高于一般男性。

第三节 χ^2 检验

χ^2 检验（chi-square test）是一种用途很广的假设检验方法，可用于两个或多个率（或构成比）之间的比较、分类变量的关联分析以及频数分布的拟合优度检验等。本节只介绍两个和多个率（或构成比）比较的 χ^2 检验。

一、四格表资料的 χ^2 检验

χ^2 检验首先要求将分类变量资料整理成行（row）×列（column）表（简称 R×C 表）的形式，横标目为比较组，纵标目为比较组的分类情况，表内数值即为各类别的例数。四格表（fourfold table）是最简单的 R×C 表。四格表资料即两行、两列资料，又称 2×2 表，其基本格式见表 11-2。四格表资料的 χ^2 检验可用于两个率或两个（类）构成比的比较。

表 11-2　四格表基本格式

比较组	阳性例数	阴性例数	合计
甲	a	b	$a+b$
乙	c	d	$c+d$
合计	$a+c$	$b+d$	$a+b+c+d=n$

表中 a、b、c、d 是四个基本数据，其余数据均是由它们计算出来的，故称该表为四格表。

例 11-5 为观察塞克硝唑片治疗口腔冠周炎的临床疗效，将 387 例患者随机分为两组，试验组给予塞克硝唑片，对照组给予替硝唑片，结果见表 11-3。问两种药物治疗口腔冠周炎的有效率有无差别？

表 11-3 两种药物治疗口腔冠周炎的有效率比较

组别	有效人数	无效人数	合计	有效率（%）
塞克硝唑片组	180（175.63）	12（16.37）	192	93.75
替硝唑片组	174（178.37）	21（16.63）	195	89.23
合计	354	33	387	91.47

（一）χ^2 检验的基本思想

χ^2 检验的基本思想可以通过 χ^2 检验的基本公式（11-5）来理解。

$$\chi^2 = \sum \frac{(A_{RC} - T_{RC})^2}{T_{RC}} \tag{11-5}$$

式中$\sum$为求和符号，A_{RC}为位于 R 行 C 列交叉处的实际频数（actual frequency），如上例的四个基本数据。T_{RC}为位于 R 行 C 列交叉处的理论频数（theoretical frequency），它是假定在无效假设即 $\pi_1=\pi_2=\cdots=\pi_k=\pi$ 成立的前提下，以各比较组的合计率作为 π 的估计值，用该估计值和各行合计例数（即各比较组例数）相乘计算出来的。例如，例 11-5 要做两个率的比较，可以先假设塞克硝唑片与替硝唑片治疗口腔冠周炎的有效率相同，即 $\pi_1=\pi_2=\pi$，以表 11-3 中的合计有效率 91.47%（即 354/387）作为 π 的估计值。据此，估计塞克硝唑片组的理论有效人数＝192×（354/387）＝175.63，替硝唑片组的理论有效人数＝195×（174/387）＝178.37；同理，合计的无效率为 8.53%（即 33/387），计算两组理论无效人数分别为 16.37 和 16.63，见表 11-3 的括号内。上述理论频数的计算公式为：

$$T_{RC} = \frac{n_R n_C}{n} \tag{11-6}$$

n_R 是 A_{RC}所在行的合计，n_C 是 A_{RC} 所在列的合计，n 是各比较组例数的合计。由公式（11-6）可见，χ^2 值反映了实际频数与理论频数的吻合程度。χ^2 值永远是正值。如果无效假设成立，实际频数与理论频数相差不会太大，得到较大 χ^2 值的可能性就比较小；相反，若得到的 χ^2 值越大，说明实际频数与理论频数相差越大，越有理由拒绝无效假设。χ^2 值的大小除与 A_{RC}和 T_{RC}有关外，还与格子数（严格地说是自由度）的多少有关，自由度的计算公式为

$$\text{自由度 } \nu=（\text{行数}-1）（\text{列数}-1）\text{ 或 } \nu=（R-1）（C-1） \tag{11-7}$$

在同一自由度下，当 $\chi^2 \geqslant \chi^2_\alpha$ 时，$P \leqslant \alpha$，则在 α 水准上，拒绝 H_0，接受 H_1，可以认为两样本率来自同一总体的可能性比较小；若 $P>\alpha$，不拒绝 H_0，可以认为两样本率来自同一总体的可能性比较大。在某自由度下的 χ^2_α 值即 $\chi^2_{\alpha,\nu}$ 可查 χ^2 界值表确定。

表 11－4　χ^2 界值表

自由度	概率，P												
ν	0.995	0.990	0.975	0.950	0.900	0.750	0.500	0.250	0.100	0.050	0.025	0.010	0.005
1					0.02	0.10	0.45	1.32	2.71	3.84	5.02	6.63	7.88
2	0.01	0.02	0.05	0.10	0.21	0.58	1.39	2.77	4.61	5.99	7.38	9.21	10.60
3	0.07	0.11	0.22	0.35	0.58	1.21	2.37	4.11	6.25	7.81	9.35	11.34	12.84
4	0.21	0.30	0.48	0.71	1.06	1.92	3.36	5.39	7.78	9.49	11.14	13.28	14.86
5	0.41	0.55	0.83	1.15	1.61	2.67	4.35	6.63	9.24	11.07	12.83	15.09	16.75
6	0.68	0.87	1.24	1.64	2.20	3.45	5.35	7.84	10.64	12.59	14.45	16.81	18.55
7	0.99	1.24	1.69	2.17	2.83	4.25	6.35	9.04	12.02	14.07	16.01	18.48	20.28
8	1.34	1.65	2.18	2.73	3.49	5.07	7.34	10.22	13.36	15.51	17.53	20.09	21.95
9	1.73	2.09	2.70	3.33	4.17	5.90	8.34	11.39	14.68	16.92	19.02	21.67	23.59
10	2.16	2.56	3.25	3.94	4.87	6.74	9.34	12.55	15.99	18.31	20.48	23.21	25.19
11	2.60	3.05	3.82	4.57	5.58	7.58	10.34	13.70	17.28	19.68	21.92	24.72	26.76
12	3.07	3.57	4.40	5.23	6.30	8.44	11.34	14.85	18.55	21.03	23.34	26.22	28.30
13	3.57	4.11	5.01	5.89	7.04	9.30	12.34	15.98	19.81	22.36	24.74	27.69	29.82
14	4.07	4.66	5.63	6.57	7.79	10.17	13.34	17.12	21.06	23.68	26.12	29.14	31.32
15	4.60	5.23	6.26	7.26	8.55	11.04	14.34	18.25	22.31	25.00	27.49	30.58	32.80
16	5.14	6.18	6.91	7.96	9.31	11.91	15.34	19.37	23.54	26.30	28.85	32.00	34.27
17	5.70	6.41	7.56	8.67	10.09	12.79	16.34	20.49	24.77	27.59	30.19	33.41	35.72
18	6.26	7.01	8.23	9.39	10.86	13.68	17.34	21.60	25.99	28.87	31.53	34.81	37.16
19	6.84	7.63	8.91	10.12	11.65	14.56	18.34	22.72	27.20	30.14	32.85	36.19	38.58
20	7.43	8.26	9.59	10.85	12.44	15.45	19.34	23.83	28.41	31.41	34.17	37.57	40.00
21	8.03	8.90	10.28	11.59	13.24	16.34	20.34	24.93	29.62	32.67	35.48	38.93	41.40
22	8.64	9.54	10.98	12.34	14.04	17.24	21.34	26.04	30.81	33.92	36.78	40.29	42.80
23	9.26	10.20	11.69	13.09	14.85	18.14	22.34	27.14	32.10	35.17	38.08	41.64	44.18
24	9.89	10.86	12.40	13.85	15.66	19.04	23.34	28.24	33.20	36.42	39.36	42.98	45.56
25	10.52	11.52	13.12	14.61	16.47	19.94	24.34	29.34	34.38	37.65	40.65	44.31	46.93
26	11.16	12.20	13.84	15.38	17.29	20.84	25.34	30.43	35.56	38.89	41.92	45.64	48.29
27	11.81	12.88	14.57	16.15	18.11	21.75	26.34	31.53	36.74	40.11	43.19	46.96	49.64
28	12.46	13.56	15.31	16.93	18.94	22.66	27.34	32.62	37.92	41.34	44.46	48.28	50.99
29	13.12	14.26	16.05	17.71	19.77	23.57	28.34	33.71	39.09	42.56	45.72	49.59	52.34
30	13.79	14.95	16.79	18.49	20.60	24.48	29.34	34.80	40.26	43.77	46.98	50.89	53.67
40	20.71	22.16	24.43	26.51	29.05	33.66	39.34	45.62	51.81	55.76	59.34	63.69	66.77
50	27.99	29.71	32.36	34.76	37.69	42.94	49.33	56.33	63.17	67.50	71.42	76.15	79.49
60	35.53	37.48	40.48	43.19	46.46	52.29	59.33	66.98	74.40	79.08	83.30	88.38	91.95
70	43.28	45.44	48.76	51.74	55.33	61.70	69.33	77.58	85.53	90.53	95.02	100.42	104.22
80	51.17	53.54	57.15	60.39	64.28	71.14	79.33	88.13	96.58	101.88	106.63	112.33	116.32
90	59.20	61.75	65.65	69.13	73.29	80.62	89.33	98.65	107.56	113.14	118.14	124.12	128.30
100	67.33	70.06	74.22	77.93	82.36	90.13	99.33	109.14	118.50	124.34	129.56	135.81	140.17

在四格表中，各行各列理论数之和等于相应行或列的合计数，所以用公式（11－6）求得任一格理论频数后，其余三个格子的理论数均可用减法求得。如前已算得 $T_{11}=175.63$，则 $T_{12}=192-175.63=16.37$，$T_{21}=354-175.63=178.37$，$T_{22}=195-178.37=16.63$。

（二）χ^2 检验的步骤

1. 基本公式法

例 11－5 的 χ^2 检验步骤如下：

H_0：$\pi_1=\pi_2$　（塞克硝唑片与替硝唑片治疗口腔冠周炎的有效率相同）

H_1：$\pi_1\neq\pi_2$　（塞克硝唑片与替硝唑片治疗口腔冠周炎的有效率不同）

$\alpha=0.05$

按式（11－6）计算得 $T_{11}=\frac{354\times192}{387}=175.63$

则 $T_{12}=192-175.63=16.37$，$T_{21}=354-175.63=178.37$，$T_{22}=195-178.37=16.63$。

按式（11－5）：

$$\chi^2\frac{(180-175.63)^2}{175.63}+\frac{(174-178.37)^2}{178.37}+\frac{(12-16.37)^2}{16.37}+\frac{(21-16.63)^2}{16.63}=2.53$$

按式（11－7）

$$\nu=(2-1)(2-1)=1$$

查 χ^2 界值表，得 $\chi^2_{0.25,1}=1.32$，$\chi^2_{0.10,1}=2.71$，$\chi^2_{0.25,1}<\chi^2<\chi^2_{0.10,1}$，$0.10<P<0.25$，按 $\alpha=0.05$ 水准，不拒绝 H_0，差异无统计学意义。故尚不能认为塞克硝唑片与替硝唑片治疗口腔冠周炎的有效率不同。

2. 专用公式法

四格表专用公式：

$$\chi^2=\frac{(ad-bc)^2n}{(a+b)(c+d)(a+c)(b+d)},\ \nu=1 \tag{11-8}$$

式中 a、b、c、d、n 见表 11－2。

将例 11－5 数据代入式（11－8）

$$\chi^2=\frac{(180\times21-12\times174)^2\times387}{192\times195\times354\times33}=2.53$$

结论同前。

（三）四格表资料 χ^2 检验的校正

由于 χ^2 分布为连续性分布，而分类变量资料是不连续的，尤其在四格表资料分析中，当 $1\leqslant T<5$，而且 $n\geqslant40$ 时，计算的 χ^2 值与理论拟合偏离较大，故应进行连续性校正。校正公式为：

$$\chi^2=\sum\frac{(|A-T|-0.5)^2}{T} \tag{11-9}$$

$$\chi^2=\frac{\left(|ad-bc|-\frac{n}{2}\right)^2n}{(a+b)(c+d)(a+c)(b+d)} \tag{11-10}$$

例 11－6　为评价帕珠沙星对急性细菌感染病人的有效性，将细菌性感染病人 240 例随机等分为两组，分别给予帕珠沙星和左氧氟沙星治疗，结果见表 11－5。问两种药物治疗急性细菌感染病人的有效率有无差别？

表 11－5　两种药物治疗急性细菌感染病人的有效率比较

分组	有效人数	无效人数	合计	有效率（%）
帕珠沙星组	118（117）	2（3）	120	98.3
左氧氟沙星组	116（117）	4（3）	120	96.7
合计	234	6	240	97.5

本例 $n>40$，最小理论频数 $T_{12}=T_{22}=3<5$，应采用校正公式。分析步骤如下：

H_0：$\pi_1=\pi_2$　（帕珠沙星与左氧氟沙星治疗急性细菌感染病人的有效率相同）

H_1：$\pi_1\neq\pi_2$　（帕珠沙星与左氧氟沙星治疗急性细菌感染病人的有效率不同）

$\alpha=0.05$

$$\chi^2=\sum\frac{(|A-T|-0.5)^2}{T}$$

$$=\frac{(|118-117|-0.5)^2}{117}+\frac{(|2-3|-0.5)^2}{3}+\frac{(|116-117|-0.5)^2}{117}=\frac{(|4-3|-0.5)^2}{3}$$

$$=0.17$$

$$或\ \chi^2=\frac{\left(|ad-bc|-\frac{n}{2}\right)^2n}{(a+b)(c+d)(a+c)(b+d)}=\frac{\left(|118\times4-2\times116|-\frac{240}{2}\right)^2\times240}{120\times120\times234\times6}=0.17$$

$$\nu=(2-1)(2-1)=1$$

查 χ^2 界值表，得 $\chi^2_{0.75,1}=0.10$，$\chi^2_{0.50,1}=0.45$，$\chi^2_{0.75,1}<\chi^2<\chi^2_{0.50,1}$，$0.50<P<0.75$，按 $\alpha=0.05$ 水准，不拒绝 H_0，差异无统计学意义。故尚不能认为帕珠沙星与左氧氟沙星治疗急性细菌感染病人的有效率不同。

当四格表资料的 $n<40$，或有 $T<1$ 时，则需采用 Fisher 确切概率计算法。请查阅其他统计学书籍。

二、配对四格表资料的 χ^2 检验

有关配对设计，在数值资料的统计分析一章中已有阐述，所不同的只是这里所涉及的配对设计资料，其变量为二项分类变量。其特点是对样本中各观察单位分别用两种方法处理，然后观察两种处理方法的某二项分类变量的计数结果。观察结果有四种情况，经整理后，其基本格式见表 11－6：①两种检测方法皆为阳性数（a）；②两种检测方法皆为阴性数（d）；③甲法为阳性，乙法为阴性数（b）；④乙法为阳性，甲法为阴性数（c）。

表 11-6 配对设计的四格表资料的基本格式

甲法	乙法		合计
	+	−	
+	a	b	$a+b$
−	c	d	$c+d$
合计	$a+c$	$b+d$	$a+b+c+d=n$

配对设计的四格表资料的 χ^2 检验常用于两种检验方法、培养方法、诊断方法的比较。表 11-6 中的 a、d 为两法观察结果一致的两种情况，b、c 为两法观察结果不一致的两种情况。当两种处理无差别时，对总体有 B=C，即两总体率相等。但在抽样研究中，抽样误差是不可避免的，故需对 b、c 进行假设检验。

当 $b+c\geqslant 40$ 时，计算 χ^2 值的公式为：

$$\chi^2=\frac{(b-c)^2}{b+c} \quad \nu=1 \tag{11-11}$$

当 $b+c<40$ 时，需用下述校正公式：

$$\chi^2=\frac{(|b-c|-1)^2}{b+c} \quad \nu=1 \tag{11-12}$$

例 11-7 对 55 例类风湿性关节炎患者分别采用免疫比浊法（ITA）与乳胶凝集试验（LAT）法检测其类风湿因子（RF），结果见表 11-7。问两种方法检测效果有无差别？

表 11-7 两种方法检测 RF 结果比较

ITA	LAT		合计
	阳性	阴性	
阳性	31（a）	12（b）	43
阴性	1（c）	11（d）	12
合计	32	23	55

本例 $b+c=13<40$，应采用校正公式。分析步骤如下：

H_0：两总体 B=C（两法总体检出阳性率相同）

H_1：两总体 B≠C（两法总体检出阳性率不同）

$\alpha=0.05$

将例 11-7 数据代入式（11-12）

$$\chi^2=\frac{(|b-c|-1)^2}{b+c}=\frac{(|12-1|-1)^2}{12+1}=7.69 \quad \nu=1$$

查 χ^2 界值表，得 $\chi^2_{0.01,1}=6.63$，$\chi^2_{0.005,1}=7.88$，$\chi^2_{0.01,1}<\chi^2<\chi^2_{0.0005,1}$，$0.005<P<0.01$，按 $\alpha=0.05$ 水准，拒绝 H_0，接受 H_1，差异有统计学意义。认为两种方法检测效果有差别，

ITA 检出阳性率高于 LAT。

三、行×列表资料的 χ^2 检验

行×列表的形式是多样的，有两行两列（如表 11－2）、多行两列（如表 11－8）、两行多列（如表 11－9）和多行多列。行×列表资料的 χ^2 检验可用于两个以上的率（或构成比）的比较。

（一）多个样本率（或构成比）的比较

行×列表资料的 χ^2 检验可用 χ^2 检验的基本公式，但因需计算理论频数，故一般用下述简捷公式

$$\chi^2 = n(\sum \frac{A_{RC}^2}{n_R n_C} - 1) \qquad (11-13)$$

式中 n 为总合计数，A_{RC} 为每个格子的实际频数，$n_R n_C$ 分别为与 A_{RC} 同行和同列的合计数。

例 11－8　1996 年某医院住院病人不同季节呼吸道感染情况见表 11－8，问不同季节的呼吸道感染率有无差别?

表 11－8　不同季节的呼吸道感染率比较

季节	感染人数	未感染人数	合计	感染率（%）
春	12	699	711	1.69
夏	12	666	678	1.77
秋	29	665	694	4.18
冬	35	717	752	4.65
合计	88	2747	2835	3.10

H_0：不同季节的呼吸道感染率相同

H_1：不同季节的呼吸道感染率不同或不全相同

$\alpha=0.05$

将例 11－8 数据代入式（11－13）

$$\chi^2 = 2835\left(\frac{12^2}{711\times88}+\frac{699^2}{711\times2747}+\frac{12^2}{678\times88}+\frac{666^2}{678\times2747}+\frac{29^2}{694\times88}+\frac{665^2}{694\times2747}+\frac{35^2}{752\times88}+\frac{717^2}{752\times2747}-1\right)=17.43$$

$\nu=(4-1)(2-1)=3$

查 χ^2 界值表，得 $\chi^2_{0.005,3}=12.84$，$\chi^2>\chi^2_{0.005,3}$，$P<0.005$，按 $\alpha=0.05$ 水准，拒绝 H_0，接受 H_1，差异有统计学意义。故可认为不同季节的呼吸道感染率不同或不全相同。

例 11－9　按下表资料，分析我国南北方鼻咽癌患者（按籍贯分）的病理组织学分类构成有无差别?

表 11－9　我国南北方鼻咽癌患者的病理组织学分类构成

地域	淋巴上皮癌	未分化癌	鳞癌	其他	合计
南方四省	71	6	16	18	111
东北三省	89	18	22	51	180
合计	160	24	38	69	291

H_0：南北方鼻咽癌患者的病理组织学分类构成比相同

H_1：南北方鼻咽癌患者的病理组织学分类构成比不同或不全相同

$\alpha=0.05$

将例 11－9 数据代入式（11－13）

$$\chi^2=291\left(\frac{71^2}{111\times160}+\frac{6^2}{111\times24}+\frac{16^2}{111\times38}+\frac{18^2}{111\times69}+\frac{89^2}{180\times160}+\frac{18^2}{180\times24}+\frac{22^2}{180\times38}+\frac{51^2}{180\times69}-1\right)=8.89$$

$$\nu=(2-1)(4-1)=3$$

查 χ^2 界值表，得 $\chi^2_{0.05,3}=7.81$，$\chi^2_{0.025,3}=9.35$，$\chi^2_{0.05,3}<\chi^2<\chi^2_{0.025,3}$，$0.025<P<0.05$，按 $\alpha=0.05$ 水准，拒绝 H_0，接受 H_1，差异有统计学意义。故认为南北方鼻咽癌患者的病理组织学分类构成分布不同或不全相同。

（二）行×列表资料 χ^2 检验应注意的问题

1. 行×列表资料 χ^2 检验，一般不宜有 1/5 以上格子的理论频数小于 5，或有一个格子的理论频数小于 1，否则，代入公式 11－13 计算后会导致分析结果偏性加大。对不满足要求的资料可采取以下措施：①适当增加样本例数以增大理论频数；②将理论频数太小的行或列与性质相近的邻行或邻列做合理的合并；③删去理论频数太小的格子所对应的行或列。但后两种处理有可能损失资料原有的信息，也可能会损害样本的随机性，不同的合并方式所得结果也不一样，故不宜作为常规的使用方法。

2. 当多个样本率比较时，如果结论为拒绝无效假设，只能认为各总体率之间总的来说有差别，但不能说明任两个总体率彼此之间都有差别，或某两者之间有差别（各总体率不同或不全相同）。要进一步推论哪些总体率之间有差别，可采用 χ^2 分割法等做多个样本率间的多重比较，具体内容请参阅其他统计学书籍。

（毛淑芳）

第十二章　直线回归与相关

在医学研究中，常常需要研究两个数值变量之间的关系问题，如：年龄与血压、体重与肺活量、胰岛素与血糖等，研究这类问题时可以采用直线回归与直线相关分析的方法。

第一节　直线回归

一、直线回归的概念

直线回归（linear regression）是分析两个数值变量间数量依存关系的统计分析方法。如果某一个变量随着另一个变量的变化而变化，并且它们的变化关系呈直线趋势，就可以用直线回归方程来定量地描述它们之间的数量依存关系，这就是直线回归分析。

直线回归分析的两个变量中，一个变量是依赖于另一个变量而变化的，分别称为应变量（dependent variable）与自变量（independent variable），习惯上分别用 y 和 x 来表示。其中 x 可以是规律变化的或人为选定的一些数值（非随机变量），也可以是随机变量，前者称为Ⅰ型回归，后者称为Ⅱ型回归。

直线回归方程的一般形式为 $\hat{Y}=a+bX$　　　　(12-1)

其中 b 称为回归系数（coefficient of regression），含义为当 X 每变化 1 个单位时，应变量 Y 平均变化的量；$b>0$ 时，Y 与 X 同向变化，即 Y 随着 X 的增大（减小）而增大（减小）；$b<0$ 时，Y 与 X 反向变化，即 Y 随着 X 的增大（减小）而减小（增大）。a 称为截距（intercept），为回归直线或其延长线与 y 轴交点的纵坐标，$a>0$ 时，回归直线或其延长线与 y 轴在原点上方相交；$a<0$ 时，回归直线或其延长线与 y 轴在原点下方相交；$a=0$ 时，回归直线或其延长线通过原点。

二、直线回归分析的应用条件

1. 两变量的变化关系呈直线趋势（linear）；

2. 应变量 Y 属于正态随机变量（normal distribution）；

3. 对于Ⅰ型回归要求对于每个选定的 X，Y 都有一个正态分布的总体，并且这些总体的方差都相等（equal variance）；对于Ⅱ型回归，要求 X、Y 服从双变量正态分布。

三、直线回归分析的一般步骤

1. 将 n 个观察单位的变量对（x，y）在直角坐标系中绘制散点图，若呈直线趋势，则可拟合直线回归方程。

2. 求回归方程的回归系数和截距。

3. 列出回归方程 $\hat{Y}=a+bX$，画出回归直线。

4. 对回归方程进行假设检验。

四、直线回归方程的求法

求直线回归方程的过程也就是根据样本数据计算出 a 和 b 的过程。

求直线回归方程依据的原则是最小二乘法（least square method）的原理，也就是使各实测点到回归直线的纵向距离的平方和 $Q=\sum(Y-\hat{Y})^2$ 最小，这样才能使回归方程能较好地反映各点的分布情况。

（一）求回归系数 b

可以根据公式（12-2）计算：

$$b=\frac{\sum(X-\overline{X})(Y-\overline{Y})}{\sum(X-\overline{X})^2}=\frac{l_{XY}}{l_{XX}} \tag{12-2}$$

式中 l_{xy} 为 X、Y 的离均差积和，l_{xx} 为 X 的离均差平方和；

$$l_{XX}=\sum X^2-\frac{(\sum X)^2}{n} \tag{12-3}$$

$$l_{XY}=\sum XY-\frac{(\sum X)(\sum Y)}{n} \tag{12-4}$$

（二）求截距 a

因为回归直线经过点（$\overline{X}$，$\overline{Y}$），所以可利用公式（12-1）求得 a。

$$a=\overline{Y}-b\overline{X} \tag{12-5}$$

五、直线回归方程的假设检验

直线回归方程是根据样本数据建立的，即使 X、Y 的总体回归系数 β 为零，由于抽样误差的原因，其样本回归系数 b 也不一定为零，因此需要对回归方程进行假设检验，亦即回归系数的检验，其目的是检验求得的回归方程在总体中是否成立，即样本来自的总体是否也有直线回归关系，也就是作 β 是否为零的假设检验，方法有：

（一）t 检验

回归系数 t 检验的基本思想是：利用样本回归系数 b 与总体均数回归系数 β（假设=0）进行比较来判断回归方程是否成立。

统计量 t 的计算公式为

$$t=\frac{b-0}{S_b},\ \nu=n-2 \tag{12-6}$$

$$S_b=\frac{S_{Y\cdot X}}{\sqrt{l_{XX}}} \tag{12-7}$$

$$S_{Y\cdot X}=\sqrt{\frac{\sum(Y-\hat{Y})^2}{n-2}} \tag{12-8}$$

式中，S_b 为样本回归系数的标准误；$S_{Y\cdot X}$ 为剩余标准差（residual standard deviation），它是指扣除了 X 对 Y 的线性影响后，Y 的变异，可用以说明估计值 $\hat{Y}$ 的精确性。$S_{Y\cdot X}$ 越小，表示回归方程的估计精度越高。

$$\sum(Y-\hat{Y})^2=\sum(Y-\bar{Y})^2-\sum(\bar{Y}-\hat{Y})^2=l_{yy}-\frac{l_{xy}^2}{l_{xx}} \tag{12-9}$$

（二）用相关系数的假设检验代替

因为回归系数 b 的检验过程较为复杂，而相关系数 r 的检验过程相对简单并与之等价，故也可以用相关系数 r 的检验来代替回归系数 b 的检验。

例 12－1　某研究室研究两种检测试剂测量 HbA1c 结果的关系，分别用 A、B 两种试剂测得 11 名正常成人的 HbA1c，数据见表 12－1，试作回归分析。

(1) 以试剂 A 测得结果作为 X，试剂 B 测得结果作为 Y，作散点图（图 12－1），发现呈直线趋势，可拟合直线回归方程。

表 12－1　两种试剂检测 11 名正常成人 HbA1c 的结果

编号	A 试剂	B 试剂
1	4.7	5.0
2	6.1	6.2
3	5.9	5.6
4	6.1	7.0
5	5.8	6.2
6	8.5	9.4
7	4.9	4.6
8	5.4	6.3
9	4.3	4.6
10	2.9	3.1
11	7.2	8.9

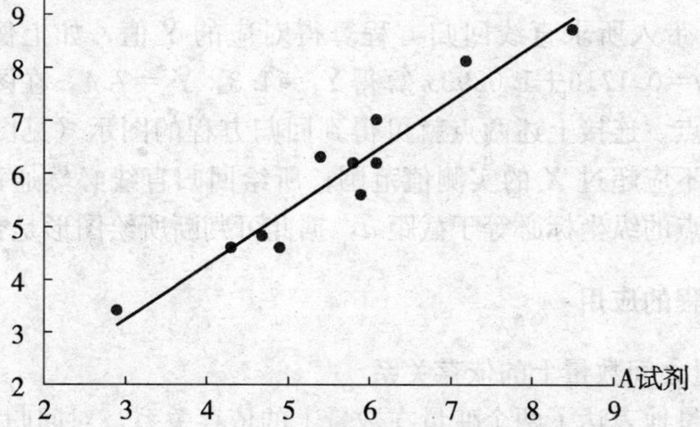

图 12－1　两种检测试剂检测 HbAlc 结果的关系

(2) 求回归方程：

本例中：$n=11$，$\sum x=61.8$，$\sum x^2=369.12$，

$\sum y=65.5$，$\sum y^2=415.15$，$\sum xy=390.55$

$\bar{x}=5.62$，$\bar{y}=5.95$

$$l_{XX}=\sum x^2-(\sum x)^2/n=369.12-61.8^2/11=21.92$$

$$l_{YY}=\sum y^2-(\sum y)^2/n=415.15-65.5^2/11=25.12$$

$$l_{XY}=\sum xy-(\sum x)(\sum y)/n=390.55-61.8\times 65.5/11=22.55$$

故 $b=\frac{l_{xy}}{l_{xx}}=\frac{22.55}{21.92}=1.0293$，$a=\bar{y}-b\bar{x}=5.95-1.0293\times 5.62=0.1716$

回归方程为 $\bar{y}=0.1716+1.0293x$。

(3) 回归方程的检验：

t 检验：

H_0：总体回归系数 $\beta=0$，即两种试剂的检测结果之间无直线关系

H_1：总体回归系数 $\beta\neq 0$，即两种试剂的检测结果之间有直线关系

$\alpha=0.05$

$$S_{Y.X}=\sqrt{\frac{\sum(Y-\hat{Y})^2}{n-2}},\sum(Y-\hat{Y})^2=l_{YY}-\frac{l_{XY}^2}{l_{XX}}=25.12-\frac{22.55^2}{21.92}=1.92$$

$$S_{Y.X}=\sqrt{\frac{\sum(Y-\hat{Y})^2}{n-2}}=\sqrt{\frac{1.92}{11-2}}=0.46,S_b=\frac{S_{Y.X}}{\sqrt{l_{XX}}}=\frac{0.46}{\sqrt{21.92}}=0.09825$$

$$t=\frac{b}{S_b}=\frac{1.0293}{0.09825}=10.47$$

按 $\nu=9$ 查 t 界值表，得 $P<0.01$，按 $\alpha=0.05$ 水准拒绝 H_0，接受 H_1，认为两种试剂的检测结果之间有直线回归关系。

六、直线回归方程的图示

为了进行直观分析或实际需要，可在坐标轴上 X 的实测值范围内任意取相距较远且容易读取的两个 X 值，带入所求直线回归方程算得对应的 $\hat{Y}$ 值，如上例取 $X_1=4.0$，$X_2=7.0$，代入回归方程 $\hat{y}=0.1716+1.0293x$ 算得 $\hat{Y}_1=4.3$，$\hat{Y}_2=7.4$。在图上确定（4.0，4.3）和（7.0，7.4）两个点，连接上述两点就可得到回归方程的图示（见图 12－1）。应该注意的是，所绘回归直线不应超过 X 的实测值范围；所绘回归直线必然通过（$\bar{X}$，$\bar{Y}$）；将直线的左端延长与纵轴交点的纵坐标必等于截距 a，据此可判断所绘图形是否正确。

七、直线回归方程的应用

（一）描述两变量之间数量上的依存关系

直线回归方程定量地表达了两个变量在数量上的依存关系，对回归系数 b 进行假设检验后，若 $P<\alpha$，可认为两变量间存在直线回归关系，则直线回归方程定量地表达了两个变量在数量上的依存关系。

（二）利用直线回归方程由一个容易测得的变量去推算另一个不易测得的变量

例如由唾液溶菌环的直径推算唾液中溶菌酶的含量，由头发中某种微量元素的含量去推算人体血液中该元素的含量，由年龄推算体重，由体重推算体表面积等。将自变量 X 代入回归方程，即可得到个体 Y 值的容许区间。方法详见其他参考书。

（三）利用直线回归方程进行统计控制

与（二）的过程相反，利用回归方程进行统计控制指的是为满足 Y 最高不超过限定的某一个数值或最低不低于限定的某一个数值时，X 应控制在多大？这是利用回归方程进行的逆估计，即规定 Y 值的变化，通过控制 X 的范围来实现统计控制的目标。例如利用某市某交通点检测的样本数据拟合了汽车流量（X）与大气中二氧化氮浓度（Y）的直线回归方程，若二氧化氮最高容许浓度为 $0.15mg/m^3$ 时，汽车流量如何控制？方法详见其他参考书。

（四）应用直线回归的注意事项

1. 进行直线回归分析要有实际意义，不能忽视事物现象间的内在联系和规律，而随意把毫无关联的两种现象，进行直线回归分析，如对儿童身高与小树的生长数据进行直线回归分析既无道理也无用途。此外，即使两个变量间存在直线回归关系，但也未必是因果关系，必须结合专业知识作出合理的解释和结论。

2. 进行直线回归分析时，一般要求应变量 Y 是来自正态总体的随机变量，自变量 X 可以是正态随机变量，也可以是精确测量和严密控制的值。若稍偏离要求时，一般对回归方程中参数的估计影响不大，但可能影响到标准差的估计，也会影响假设检验时 P 值的真实性。

3. 进行直线回归分析时，应先绘制散点图（scatter plot）。若提示有直线趋势存在时，可作直线回归分析；若提示无明显直线趋势，则应根据散点分布类型，选择合适的曲线模型（curvilinear model），经数据变换后，化为线性回归来解决。一般来说，不满足线性条件的情形下去建立直线回归方程会毫无意义，最好采用非线性回归方程的方法进行分析。

4. 绘制散点图后，若出现一些特大特小的离群值（异常点），则应及时复核检查，对由于测定、记录或计算机录入的错误数据，应予以修正和剔除。否则，异常点的存在会对回归方程中的截距、回归系数的估计产生较大影响。

5. 回归直线不能外延。直线回归的适用范围一般以自变量取值范围为限，在此范围内求出的估计值 $\hat{Y}$ 称为内插（interpolation），超过自变量取值范围所计算的 $\hat{Y}$ 称为外延（extra - polation）。一般应该避免随意外延。

第二节　直线相关分析

一、直线相关的概念

直线相关分析是描述两变量间是否有直线关系以及直线关系的方向和密切程度的分析方法。直线回归分析方法是描述两变量间数量依存变化的方法。实际工作中有时并不要求由 X 估计 Y（或者先不考虑这个问题），而关心的是两个变量间是否确有直线相关关系，如有直线相关关系，那么它们之间的关系是正相关（positive correlation），还是负相关（negative correlation）以及相关的程度（degree of relationship）如何，此时可应用直线相关分析。

如果两个随机变量中，一个变量由小到大变化时，另一个变量也相应地由小到大（或由大到小）地变化，并且测得两变量组成的坐标点在直角坐标系中呈直线趋势，就称这两个变量存在直线相关关系。

直线相关（linear correlation）又称简单相关（simple correlation），用于双变量正态分布（bivariate normal distribution）资料。一般说来，两个变量都是随机变量，不分主次，处于同等地位。两变量间的直线相关关系用相关系数 r（correlation coefficient）描述。直线相关的性质可由散点图（图 12－2）直观地说明。

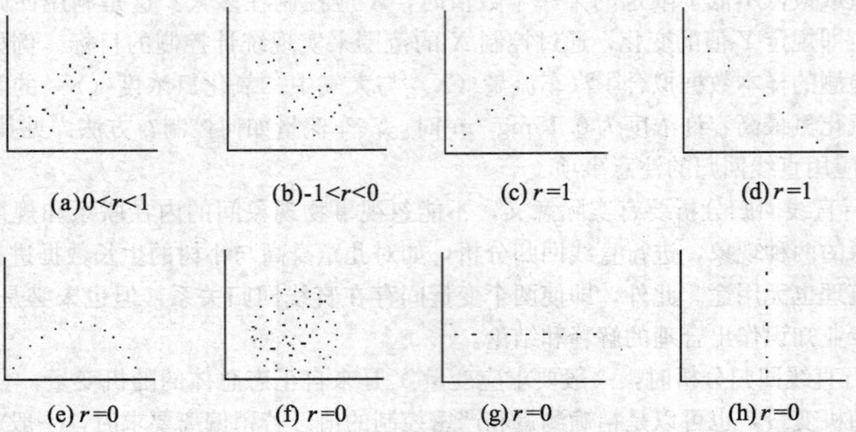

图 12－2　相关系数示意图

在图 12－2 中，图 a 中的散点呈椭圆形分布，宏观而言两变量 X、Y 变化趋势是同向的，称为正相关（$0<r<1$）；反之，图 b 中的 X、Y 间呈反向变化，称为负相关（$-1<r<0$）；图 c 中的散点在一条直线上、且 X、Y 是同向变化，称为完全正相关（perfect positive correlation，$r=1$）；反之，图 d 中的 X、Y 呈反向变化，称为完全负相关（perfect negative correlation，$r=-1$）；图 e～图 h 中，两变量间毫无联系或可能存在一定程度的曲线联系而没有直线相关关系，称为零相关（zero correlation，$r=0$）。正相关或负相关并不一定表示一个变量的改变是另一个变量变化的原因，有可能同受另一个因素的影响。

二、相关系数的意义及计算

相关系数亦称积差相关系数（coefficient of product－moment correlation），用 r 表示样本相关系数，ρ 表示总体相关系数。它是说明有直线关系的两变量间相关关系密切程度和相关方向的统计指标。

相关系数没有单位，其值 $-1\leqslant r\leqslant 1$。当两变量呈同向变化时，$0<r<1$，为正相关；两变量呈反向变化时，$-1<r<0$，为负相关；$r=0$ 为零相关，表示两变量无直线相关关系；两变量呈同向或反向变化且散点分布在一条直线上，$|r|=1$，为完全相关。$|r|$ 越接近 1，表明两变量直线相关的密切程度越高。r 的计算公式见公式（12－10）：

$$r=\frac{\sum(X-\overline{X})(Y-\overline{Y})}{\sqrt{\sum(X-\overline{X})^2\sum(Y-\overline{Y})^2}}=\frac{l_{XY}}{\sqrt{l_{XX}l_{YY}}} \qquad (12-10)$$

例 12－2　根据例 12－1 资料，试计算两种检测试剂检测结果的相关系数。

由例 12－1 已算得，$l_{XX}=21.92$，$l_{YY}=25.12$，$l_{XY}=22.55$

$$r=\frac{22.55}{\sqrt{21.92\times 25.12}}=0.9609$$

三、相关系数的假设检验

相关系数 r 是样本相关系数，它只是总体相关系数 ρ 的估计值，样本相关系数也存在抽样误差。所以，即使从 $\rho=0$ 的总体做随机抽样，由于抽样误差的影响，所得 r 值，也不一定等于零。因此当计算出 r 值后，也应做 $\rho=0$ 的假设检验，以判断总体中两变量是否有直线相关关系。常用 t 检验或查表法。

1. t 检验：检验统计量 t 值的计算公式如下：

$$t=\frac{r-0}{S_r}=\frac{r}{\sqrt{\frac{1-r^2}{n-2}}}, \nu=n-2 \qquad (12-11)$$

例 12－3　根据例 12－2 求得的 r 值，检验两种检测试剂的检测结果之间是否有直线相关关系。

H_0：$\rho=0$　即两种检测试剂的检测结果之间无直线相关关系

H_1：$\rho\neq 0$　即两种检测试剂的检测结果之间有直线相关关系

$\alpha=0.05$

已知 $n=8$，$r=0.9338$

$$t=\frac{0.9609}{\sqrt{\frac{1-0.9609^2}{11-2}}}=10.4, \nu=11-2=9$$

查 t 界值表，得 $P<0.001$，按 $\alpha=0.05$ 水准拒绝 H_0，接受 H_1，故可以认为两种检测试剂的检测结果之间有直线相关关系。

2. 查表：计算出相关系数之后，也可以查 r 界值表，作出推断结论。

例 12－4　根据例 12－2 求得的 $r=0.9606$，以 $\nu=11-2=9$ 查表 12－2，得 $P<0.001$，按 $\alpha=0.05$ 水准拒绝 H_0，接受 H_1，故可以认为两种检测试剂的检测结果之间有直线相关关系。

四、直线相关分析时的注意事项

1. 并非任何有联系的两个变量都属线性联系，一般在计算相关系数之前应首先利用散点图判断两变量间是否具有线性联系，以提示是否能用直线相关分析。

2. 有些研究中，一个变量的数值随机变动，另一个变量的数值却是人为选定的。如研究药物的剂量-反应关系时，一般是选定 n 种剂量，然后观察每种剂量下动物的反应，此时得到的观察值就不是随机样本，算得的相关系数 r 会因剂量的选择方案不同而不同。故一个变量的数值为人为选定时不应作相关分析。

3. 作相关分析时，必须剔除异常点。异常点即为一些特大或特小的离群值，相关系数的数值受这些点的影响较大，有此点时两变量相关，无此点时可能就不相关了。所以，应及时复核检查，对由于测定、记录或计算机录入的错误数据，应予以修正和剔除。

表 12-2 相关系数（r）界值表

自由度	单侧 P	0.25	0.10	0.05	0.025	0.01	0.005	0.0025	0.001	0.0005
ν	双侧 P	0.50	0.20	0.10	0.05	0.02	0.01	0.005	0.002	0.001
1		0.707	0.951	0.988	0.997	1.000	1.000	1.000	1.000	1.000
2		0.500	0.800	0.900	0.950	0.980	0.990	0.995	0.998	0.999
3		0.404	0.687	0.805	0.878	0.934	0.959	0.974	0.986	0.991
4		0.347	0.603	0.729	0.811	0.882	0.917	0.942	0.963	0.974
5		0.309	0.551	0.669	0.755	0.833	0.875	0.906	0.935	0.951
6		0.281	0.507	0.621	0.707	0.789	0.834	0.870	0.905	0.925
7		0.260	0.472	0.582	0.666	0.750	0.798	0.836	0.875	0.898
8		0.242	0.443	0.549	0.632	0.715	0.765	0.805	0.847	0.872
9		0.228	0.419	0.521	0.602	0.685	0.735	0.776	0.820	0.847
10		0.216	0.398	0.497	0.576	0.658	0.708	0.750	0.795	0.823
11		0.206	0.380	0.476	0.553	0.634	0.684	0.726	0.772	0.801
12		0.197	0.365	0.457	0.532	0.612	0.661	0.703	0.750	0.780
13		0.189	0.351	0.441	0.514	0.592	0.641	0.683	0.730	0.760
14		0.182	0.338	0.426	0.497	0.574	0.623	0.664	0.711	0.742
15		0.176	0.327	0.412	0.482	0.558	0.606	0.647	0.694	0.725
16		0.170	0.317	0.400	0.468	0.542	0.590	0.631	0.678	0.708
17		0.165	0.308	0.389	0.456	0.529	0.575	0.616	0.622	0.693
18		0.160	0.299	0.378	0.444	0.515	0.561	0.602	0.648	0.679
19		0.156	0.291	0.369	0.433	0.503	0.549	0.589	0.635	0.665
20		0.152	0.284	0.360	0.423	0.492	0.537	0.576	0.622	0.652
21		0.148	0.277	0.352	0.413	0.482	0.526	0.565	0.610	0.640
22		0.145	0.271	0.344	0.404	0.472	0.515	0.554	0.599	0.629
23		0.141	0.265	0.337	0.396	0.462	0.505	0.543	0.588	0.618
24		0.138	0.260	0.330	0.388	0.453	0.496	0.534	0.578	0.607
25		0.136	0.255	0.323	0.381	0.445	0.487	0.524	0.568	0.597
26		0.133	0.250	0.317	0.374	0.437	0.479	0.515	0.559	0.588
27		0.131	0.245	0.311	0.367	0.430	0.471	0.507	0.550	0.579
28		0.128	0.241	0.306	0.361	0.423	0.463	0.499	0.541	0.570
29		0.126	0.237	0.301	0.355	0.416	0.456	0.491	0.533	0.562
30		0.124	0.233	0.296	0.349	0.409	0.449	0.484	0.526	0.554

续表

自由度	单侧 P	0.25	0.10	0.05	0.025	0.01	0.005	0.0025	0.001	0.0005
ν	双侧 P	0.50	0.20	0.10	0.05	0.02	0.01	0.005	0.002	0.001
31		0.122	0.229	0.291	0.344	0.403	0.442	0.477	0.518	0.546
32		0.120	0.226	0.287	0.339	0.397	0.436	0.470	0.511	0.539
33		0.118	0.222	0.283	0.334	0.392	0.430	0.464	0.504	0.532
34		0.116	0.219	0.279	0.329	0.386	0.424	0.458	0.498	0.525
35		0.115	0.216	0.275	0.325	0.381	0.418	0.452	0.492	0.519
36		0.113	0.213	0.271	0.320	0.376	0.413	0.446	0.486	0.513
37		0.111	0.210	0.267	0.316	0.371	0.408	0.441	0.480	0.507
38		0.110	0.207	0.264	0.312	0.367	0.403	0.435	0.474	0.501
39		0.108	0.204	0.261	0.308	0.362	0.398	0.430	0.469	0.495
40		0.107	0.202	0.257	0.304	0.358	0.393	0.425	0.463	0.490
41		0.106	0.199	0.254	0.301	0.354	0.389	0.420	0.458	0.484
42		0.104	0.197	0.251	0.297	0.350	0.384	0.416	0.453	0.479
43		0.103	0.195	0.248	0.294	0.346	0.380	0.411	0.449	0.474
44		0.102	0.192	0.246	0.291	0.342	0.376	0.407	0.444	0.469
45		0.101	0.190	0.243	0.288	0.338	0.372	0.403	0.439	0.465
46		0.100	0.188	0.240	0.285	0.335	0.368	0.399	0.435	0.460
47		0.099	0.186	0.238	0.282	0.331	0.365	0.395	0.431	0.456
48		0.098	0.184	0.235	0.270	0.328	0.361	0.391	0.427	0.451
49		0.097	0.182	0.233	0.276	0.325	0.358	0.387	0.423	0.447
50		0.096	0.181	0.231	0.273	0.322	0.354	0.384	0.419	0.443

4. 相关分析要有实际意义，两变量相关并不代表两变量间一定存在内在联系。如根据儿童身高与小树树高资料算得的相关系数，即是由于时间变量与二者的潜在联系，造成了儿童身高与树高相关的假象。

五、直线相关与回归的区别与联系

(一) 区别

1. 资料要求不同　相关要求两个变量是双变量正态分布；回归要求应变量 Y 服从正态分布，而自变量 X 是能精确测量和严格控制的变量。

2. 统计意义不同　相关反映两变量间的伴随关系，这种关系是相互的、对等的，不一定有因果关系；回归则反映两变量间在数量上的依存关系，有自变量与应变量之分，一般将“因”或较易测定、变异较小者定为自变量。这种依存关系可能是因果关系或从属关系。

3. 分析目的不同　相关分析的目的是把两变量间直线关系的密切程度及方向用一统计指标表示出来；回归分析的目的则是把自变量与应变量间的关系用函数公式定量表达出来。

（二）联系

1. 变量间关系的方向一致　对同一资料，其 r 与 b 的正负号一致。例 12-1 中回归系数为正，例 12-6 中相关系数也为正。

2. 假设检验等价　对同一样本，$t_r=t_b$，由于 t_b 计算较复杂，实际中常以 r 的假设检验代替对 b 的检验。如例 12-1 中回归系数的 t 检验与例 12-7 中相关系数的 t 检验，两者的值均为 10.4。

3. r 与 b 值可相互换算

$$r=\frac{l_{XY}}{\sqrt{l_{XX}l_{YY}}}=\frac{l_{XY}}{l_{XX}}\sqrt{\frac{l_{XX}}{l_{YY}}}=b\sqrt{\frac{l_{XX}}{l_{YY}}} \quad (12-12)$$

$$b=r\sqrt{\frac{l_{YY}}{l_{XX}}}$$

4. 用回归解释相关　相关系数的平方 r^2 称为决定系数（coefficient of determination）：

$$r^2=\frac{l_{XY}^2}{l_{XX}l_{YY}}=\frac{l_{XY}^2/l_{XX}}{l_{YY}}=\frac{SS_{回}}{SS_{总}} \quad (12-13)$$

$SS_{回}$ 称为回归平方和，$SS_{总}$ 为 Y 的离均差平方和，也就是总的离均差平方和，则 r^2 为回归平方和与总的离均差平方和之比，而回归平方和是引入相关变量后总平方和减少的部分，其大小取决于 r^2。回归平方和越接近总平方和，则 r^2 越接近 1，说明引入相关的效果越好，反之，则说明引入相关的效果不好或意义不大。

（尹素凤）

第十三章　SPSS统计软件应用

第一节　SPSS概述

SPSS是软件英文名称的首字母缩写，全称为Statistical Package for the Social Sciences，即“社会科学统计软件包”。它是公认的最优秀的统计软件包之一。随着服务领域的扩大和服务深度的增加，英文全称已改为Statistical Product and Service Solutions，意为“统计产品与服务解决方案”。现代统计学与计算机应用密切结合，可大大提高分析工作效率。

20世纪60年代末，美国斯坦福大学的3位研究生研制开发了最早的统计分析软件SPSS，同时成立了SPSS公司，并于1975年在芝加哥组建了SPSS总部。1984年SPSS总部首先推出了世界第一个统计分析软件微机版本SPSS/PC+，开创了SPSS微机系列产品的开发方向，极大地拓展了它的应用范围，并使其能很快地应用于自然科学、技术科学、社会科学的各个领域。随着Windows操作平台的面市，SPSS从1992年开始由DOS版本升级为Windows版本，即最初的4.0版本。之后，相继有Windows 3.X平台下的SPSS 6.0和SPSS 6.1版本，以及Win95或以上平台下的SPSS 7.0、SPSS 7.5、SPSS 8.0、SPSS 9.0、SPSS 10.0、SPSS 11.0及SPSS 13.0等版本。与其他国际权威软件相比，SPSS最显著的特点是菜单和对话框操作方式，绝大多数操作过程仅靠点击鼠标即可完成。因此，它以易于操作而成为非统计专业人员应用最多的统计软件。尽管SPSS在不断升级，但其基本统计分析的内容并无变动，考虑到目前用户的广泛性，本书选择介绍SPSS 11.0版本。对于使用其他版本的用户，本书内容也基本适用。

SPSS运行过程主要有三大窗口：数据编辑窗（Data Editor）、结果输出窗（Output Navigator）和程序编辑窗（Syntax Editor）。

一、数据文件的建立

（一）数据编辑窗（Data Editor）

数据编辑窗口有Data View和Variable两张表。它主要由四部分组成：标题栏、当前数据栏、数据输入栏、数据显示区等。

（1）标题栏：当数据显示区为一个已保存过的数据文件时，标题栏将显示文件的名字；当数据显示区为一个新建的文件时，则标题栏显示“Untitled - SPSS Data Editor”，如图13-1。

（2）当前数据栏：在标题栏和菜单栏及图标下的两栏中，左边的一栏为当前数据库。当前数据栏中用分号分开了两个数字（或字符串），其中前一个为当前光标所在处的记录号，后一个为其变量名。

（3）数据输入栏：在标题栏和菜单栏及图标下的两栏中，右边的一栏即为数据输入栏。最初此处显示光标所在处的数据值，键盘输入新的数据时，只有回车后才能将新输入的数据值写入数据显示区，并显示在此处。

(4) 数据显示区：数据显示区是一个二维平面表格，即在表格顶部（横轴方向上）显示变量名，最左端（纵轴方向上）为观察值序号。SPSS 数据显示区选定的单元格也呈现为加黑的单元格，选定单元格中的数据将显示在数据输入栏中。

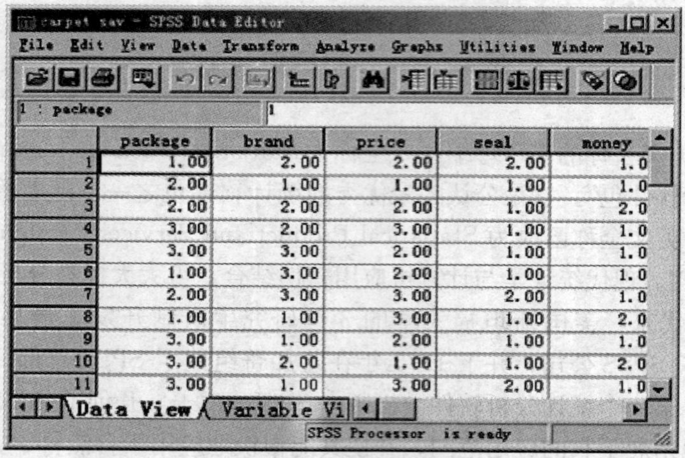

图 13－1　SPSS 数据编辑窗口

数据编辑器的主要功能有：编辑变量和变量值、编辑数据和定义系统参数。

(1) 编辑变量与变量值，见表 13－1。

表 13－1　编辑变量与变量值的命令

命令	命令的功能
Define dates，Insert variable	对变量的操作命令
Insert case，Go to case	对变量值操作命令
Sort cases，Transpose merge files	对文件操作命令
Split file，Select cases，Weight cases	分析前处理命令

(2) 数据编辑功能通过 Edit 命令来实现。

(3) 定义系统参数通过 Edit 菜单中的 Options 来选择。

(二) 数据文件

(1) 文件的建立：我们可以使用 File 菜单中的 New 命令建立一个新数据文件，用 File 菜单中的 Open 命令打开一个已存在的数据文件。在数据编辑窗中完成变量的定义及输入工作后，生成一个可用 SPSS 11.0 分析的数据文件，使用菜单 Edit 中的各项命令，可以对数据文件进行处理。

如果要将数据文件存盘，可以单击 File 菜单中的 Save 或 Save as 命令，并在打开的对话框中指定存储位置和文件名。当然，也可以将数据保存为诸如数据库文件、ASCⅡ文件等其他格式文件。

(2) 定义变量：单击左下角［Variable View］按钮，进入定义变量属性界面。在此界面上可定义变量名、变量的类型、变量长度即小数位数、变量标签及其标签值等。也可切换回 Data View 界面，定义变量格式（显示宽度、对齐方式等），或激活箭头，选择变量宽度和小数位数等。定义变量属性的界面如图 13-2 所示。

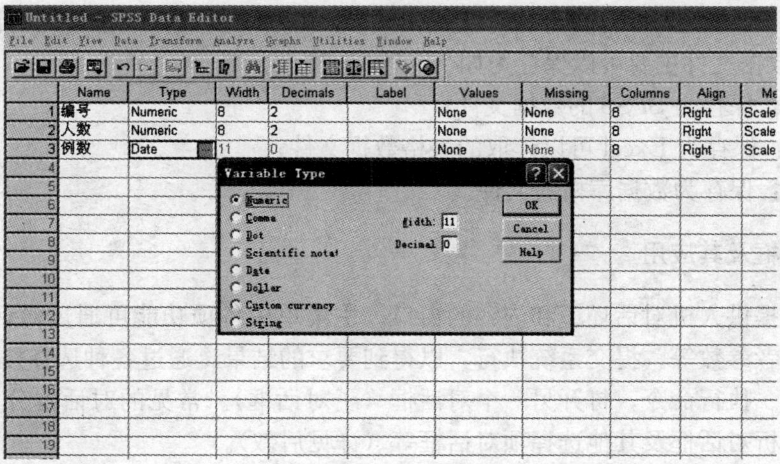

图 13-2 定义变量属性示意图

(3) 数据输入：在数据编辑窗口，输入数据共有两种方法。第一种方法是定义一个变量，先输入这个变量的值，这种方法是由上向下输入数据；第二种方法是在定义完所有的变量之后，按变量观测来输入数据，即输完一个变量的某个变量值后，再输入第二个变量的变量值……这种方法是从左向右进行的。当我们仅仅需要输入某个变量的某个（或某些）变量值时，可以在选定的单元格中，激活后直接输入数据。

二、数据文件的操作

(一) 数据文件的打开

1. 打开数据文件 按顺序单击 File → Open 命令，或在工具栏中单击“Open”图标，就会打开 Open File 对话框。

2. 在对话框中找到需要打开的数据文件。SPSS 中可以打开的数据文件主要有以下几种：

① *. sav：SPSS 建立的数据文件；

② *. sys：SPSS 建立的语句文件；

③ *. xls：Excel 建立的表格数据文件；

④ *. dbf：数据库格式文件；

⑤ *. sps：SPSS 的语句文件。

在找到需要打开的数据文件之后，可以双击文件名打开文件，也可以在选中文件之后，单击对话框中的［打开（O)］按钮。屏幕即在数据窗口显示打开的数据文件内容等。

(二) 数据文件的保存

将 SPSS 文件保存在磁盘中，可以保存为 SPSS 数据文件，也可以保存为其他格式的数据文件。保存数据文件可以使用 File 菜单中的 Save 或 Save as 命令，也可以单击菜单栏下面的图标来完成工作。

1. 需要保存一个数据文件时，若这个数据文件是新建的，可以单击 File 菜单中的 Save 或 Save as 命令，此时打开 Save data As 对话框，指定文件名及保存类型，单击［保存］按钮即可。若为修改后的数据文件，单击 Save 命令，可将文件保存在原位置，单击 File 菜单中的 Save as 命令，打开保存文件对话框，并将文件保存到指定的新位置。

2. SPSS 数据文件主要可以保存为如下几种格式。

① *. sav：保存为 SPSS 的数据文件；

② *. xls：保存为 Excel 可以读取的表格数据文件；

③ *. dbf：保存为数据库格式文件。

三、对话框及其应用

对话框是提供人机对话环境和内容的窗口。主菜单中各项功能可通过对话框选择命令、语句、变量或者参数等，提交系统执行，以得到要求的结果。通过各种选择按钮、下拉菜单等指定选择项、执行命令，打开另一个对话框（子对话框）。常见的对话框分为文件操作对话框、统计分析对话框及其他选择项对话框等（详见后叙）。

1. 对话框的构成

（1）按钮：主要功能是激活选择项，包括移动变量按钮、打开下一级对话框的执行功能及帮助等按钮，如［OK］、［Continue］、［Paste］、［Reset］、［Help］等。

（2）单选项、复选项、箭头 → 、矩形框和文本选择框等。

2. 数据文件的整理与转换

（1）变量值排序：在主菜单中找到并单击命令 Data，展开下拉菜单；在下拉菜单中选择 Sort case，打开其对话框如图 13-3。选择好排序变量后，单击［OK］即可输出排序结果，见图 13-4。

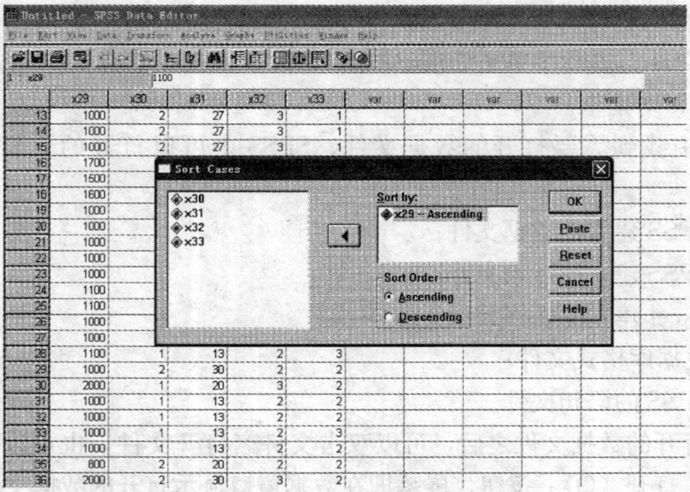

图 13-3 Sort cases **对话框**

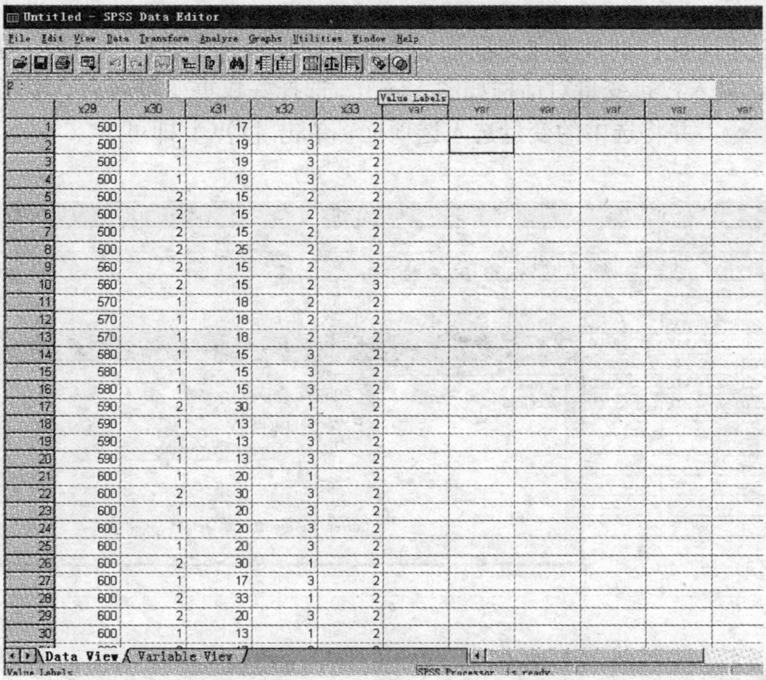

图 13－4　变量排序结果

（2）分割文件：分割文件 Split file 功能是把当前工作变量分割成两个或两个以上的组，随后的分析将对每个分组进行。从 Data 中 Split file 进入分割文件对话框如图 13－5。选择好依据分组的变量后，用 → 送入对话框，单击［OK］即可。

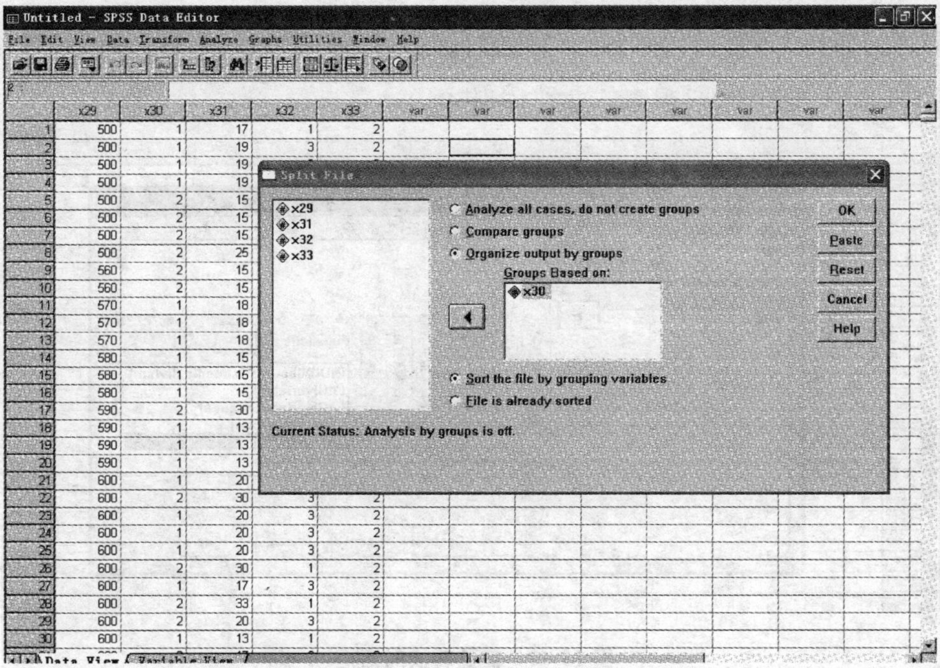

图 13－5　分割文件对话框

（3）设置权重变量：设置权重变量就是设定某变量频数作为权重变量。从 Data 中选择 Weight cases，进入权重变量对话框如图 13－6。选择好权重变量名后，激活 Weight cases by 选择，单击 →，并将选中的变量选入选项框，单击［OK］即可。

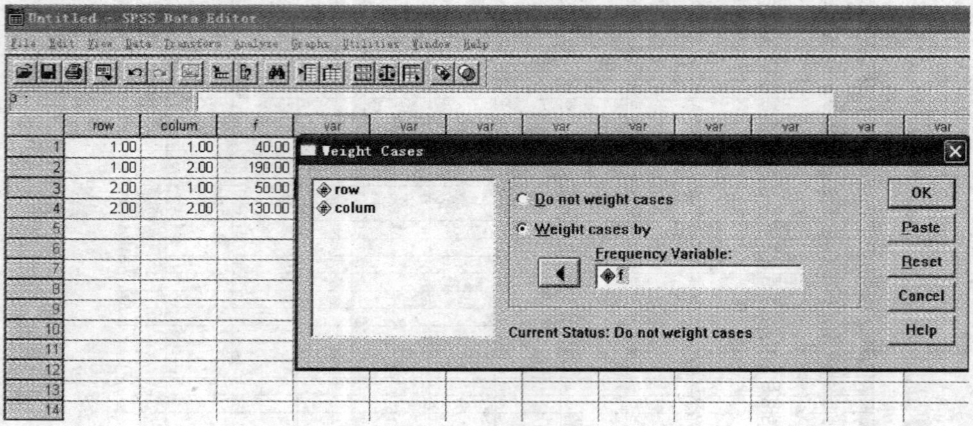

图 13－6 Weight cases **选项框**

（4）变量变换和计算是基于其他变量的数值转换。从主菜单 Transform 中选择 compute 进入变量转换对话框如图 13－7。在右侧函数功能框 Functions 中选择合适的转换函数，如 lg10X，单击▲，选入 Numeric Expression 对话框，从左侧源变量框中，选中要转换的变量如 X，以 → 送入 Numeric Expression 对话框，如图 13－7。并指定转换后的目标变量如图中 Target Variable 框内的 logx，单击［OK］即可。

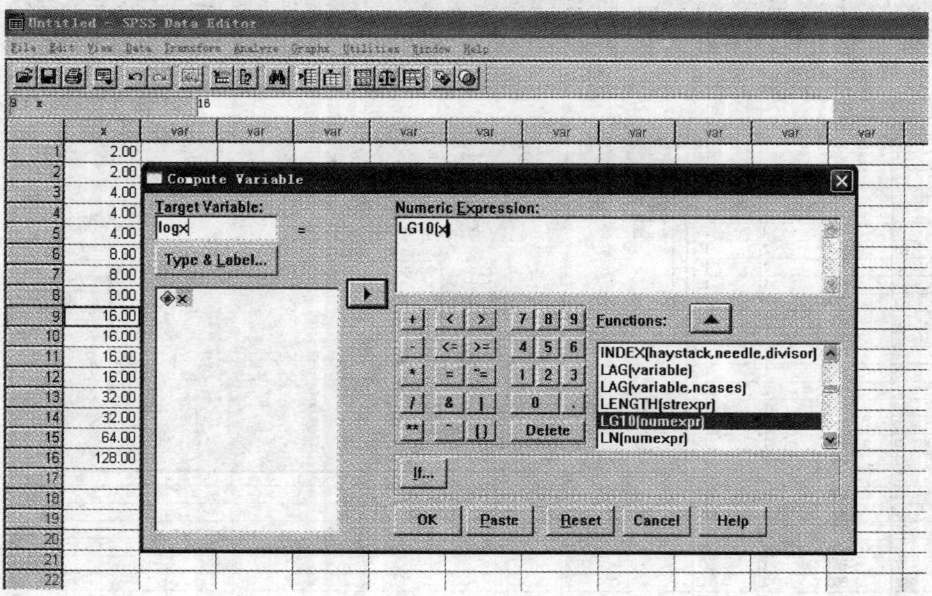

图 13－7 变量转换对话框

总之，在打开一个数据文件之前，数据窗中若已有数据存在，当新的数据文件要占据数据窗时，原有的数据将会消失。当原数据未存盘时，系统会通过对话框提示，按要求保存数据。

第二节　数值变量资料的统计分析

一、数值变量资料的统计描述

当 n 较小时，均数、标准差的计算

1. 打开或建数据文件“data1. sav”。

2. 依次单击 Analyze → Descriptive Statistics → Descriptives ，打开 Descriptives 对话框，如图 13－8。将分析变量 X 单击→，送入 Variable（s）框中，单击［Options］按钮，打开 Options 对话框，如图 13－8 所示。选择均数“Mean”、标准差“Std. deviation”等复选项（也可根据研究目的，加入其他复选项，单击［Continue］按钮，返回主对话框，单击［OK］即可。

3. 频数表资料均数、标准差的计算

①打开或建数据文件“data2. sav”。进入数据编辑窗口，单击 Data → Weight cases ，打开对话框，如图 13－6，选择好权重变量后，单击 Weight cases by 选项，激活箭头，并将所选变量送入选项框，单击［OK］。

②依次单击 Analyze → Descriptive Statistics → Descriptives ，打开 Descriptives 对话框，如图 13－8。将组中值 x 单击 → ，送入 Variable（s）框中，单击［Options］按钮，弹出 Options 对话框，如图 13－8 右侧。选择均数“ Mean ”、“S. E. mean”等复选项，单击［Continue］按钮，返回主对话框如图 13－9，单击［OK］即可。

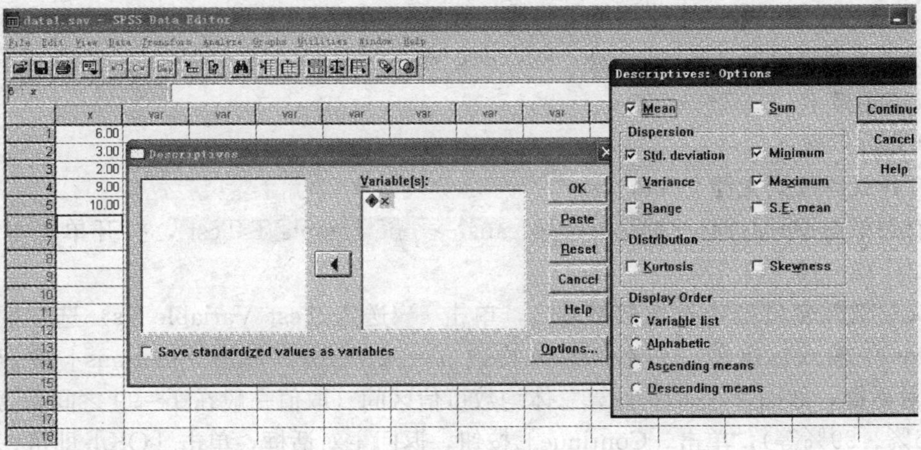

图 13－8　Descriptives 对话框

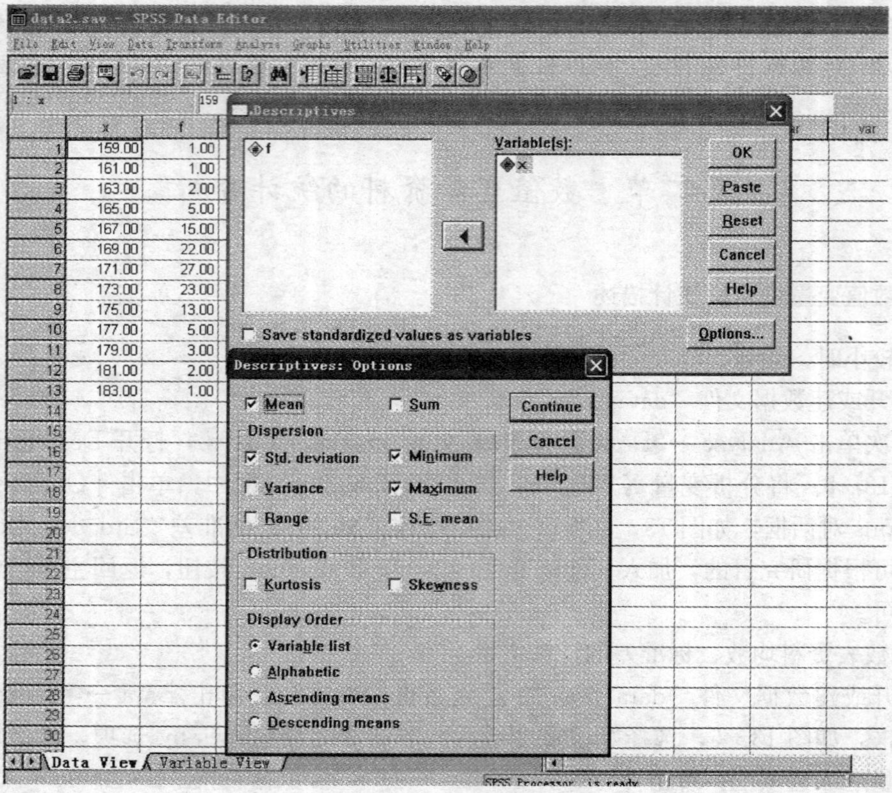

图 13-9 频数表法计算均数和标准误

二、均数比较的假设检验

(一) 样本均数与总体均数比较的 t 检验

例 13-1 已知一般健康成年男子脉搏均数为 72 次/分，某医师测得 10 名甲亢病人脉搏数（次/分）分别为 82，70，87，76，80，86，68，83，75，73。问甲亢病人脉搏均数是否高于一般成年男子?

计算分析步骤：

1. 打开或建数据文件“data3. sav”。

2. 依次单击 Analyze → Compare Means → one Sample T Test，打开单样本 t-test 对话框如图 13-10。

3. 从左侧源变量框中选比较变量 x，单击 → 送入 Test Variable (s) 选项框，并在 Test Value 中输入标准值，如本例总体均数 $\mu=72$ 次/分。单击［Options］按钮，弹出 Options 对话框，如图 13-10。计算总体均数可信区间（取值一般在 1～99 之间，常用的有 90%、95%、99%等)，单击［Continue］按钮，返回主对话框，单击［OK］即可。

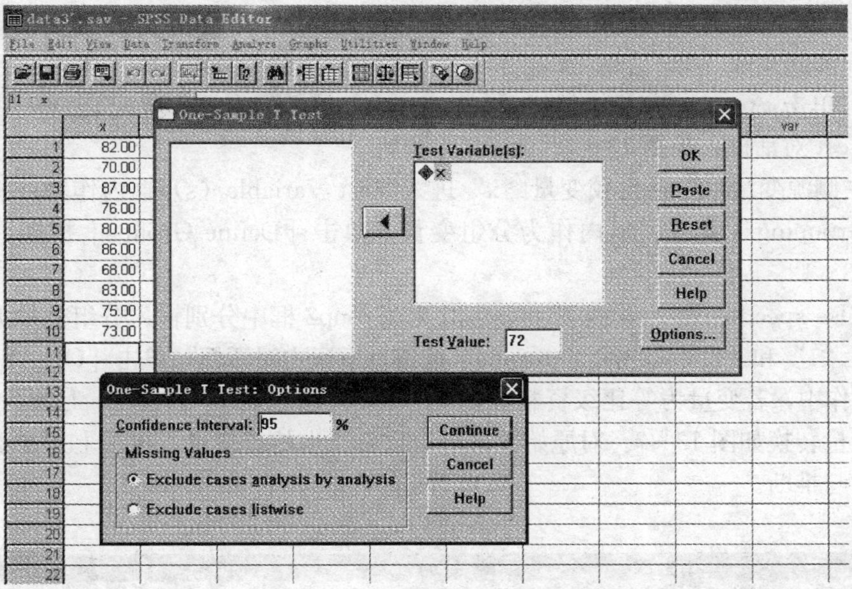

图 13-10　样本均数与总体均数比较的 t 检验

（二）配对设计均数比较的 t 检验

1. 打开数据文件“data4. sav”。

2. 依次单击 Analyze → Compare Means → Paired Samples T Test，打开配对 t-test 对话框如图 13-11。

3. 从左侧源变量框中选比较变量“x1、x2”，两变量进入 Paired Variables 选项框，单击［Options］按钮，单击［Continue］按钮，返回主对话框，单击［OK］即可。

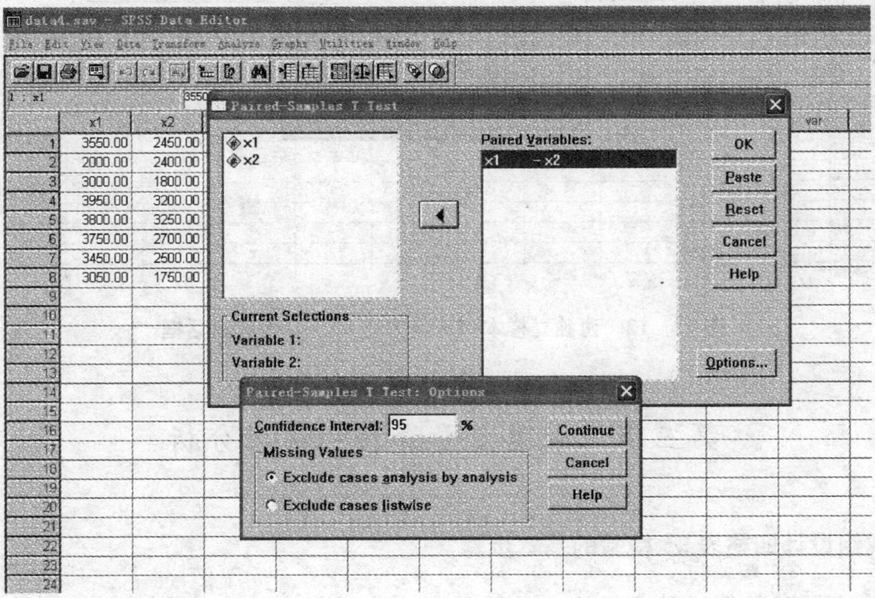

图 13-11　配对设计均数比较的 t 检验

（三）成组设计两样本均数比较的 t 检验

1. 打开数据文件“data5. sav”。

2. 依次单击 Analyze → Compare Means → Independent - Simples T Test ，打开独立比较的 t - test 对话框，如图 13 - 12。

3. 从左侧源变量框中选比较变量“x”进入 Test Variable（s）框内作为分析变量，选“g”进入 Grouping Variable 框内作为分组变量，单击［Define Groups］按钮，打开定义框，如图 13 - 12。

4. 在 Use specified values 栏下，Group1 和 Group2 框中分别输入分组变量编号，如本例分别输入“1”和“2”，单击［Continue］按钮，返回主对话框，单击［OK］即可。

实际工作中，若变量为等比级资料（如 2、4、8、16、32），可按 Transform → Compute 顺序进行变量转换如图 13 - 7。对原始数据取对数后产生的新变量，再按上述步骤进行相应的统计描述与推断。

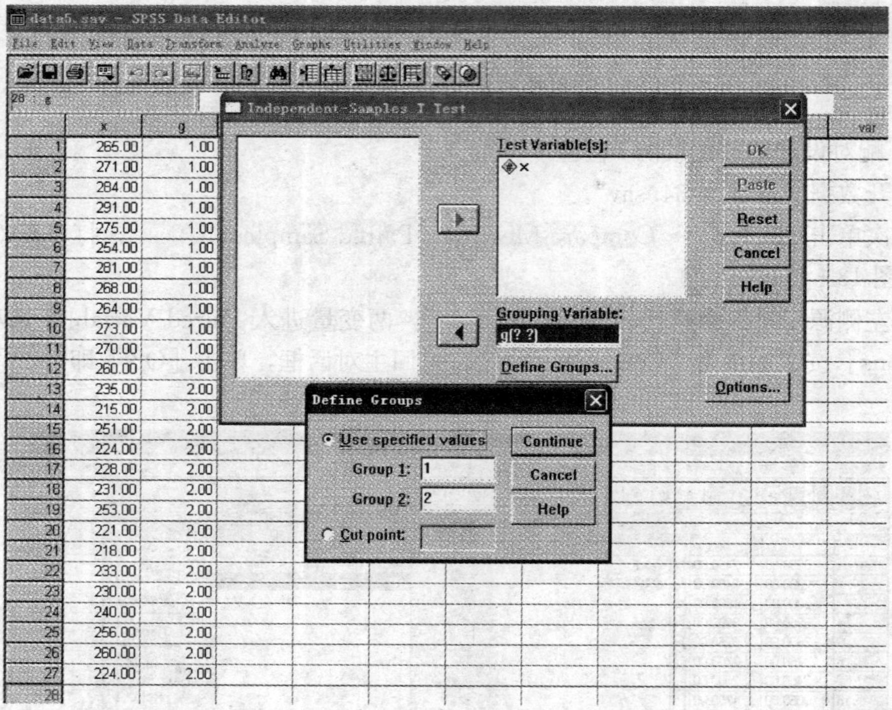

图 13 - 12　两独立样本均数比较的 t - test 检验对话框

第三节　分类变量资料的统计分析

一、成组设计四格表 χ^2 检验的基本步骤

1. 新建或打开数据文件“data6. sav”见图 13 - 13。其中行变量（R）1：服药组，2：对照组；列变量（C）1：发病人数，2：未发病人数。频数：为实际发生某事物现象的观察

单位数记作例数。

2. 依次选 data 、 Weight cases 弹出对话框见图 13－6，激活 Weight cases by 选项，选例数进入 Frequency variable 复选框，单击［OK］按钮，返回主对话框。

3. 依次单击 Analyze → Descriptive Statistics → Crosstabs，打开统计分析对话框见图 13－13。

4. 选“R”进入行 Row（s），选“C”进入列 Column（s）选项框，激活［Statistics］按钮见图 13－13。在复选项中选择 Chi－square 卡方检验、Correlation 关联分析、Risk 危险度计算、McNemar 配对设计四格表资料 χ^2 检验等选择项。选中分析项目后，单击［Continue］按钮，返回主对话框。

5. 激活［Cells］按钮，进入 Cell Display 对话框，分别可选实际数、理论数、行、列及总计百分数等复选项。选中分析项目后，单击［Continue］按钮，返回主对话框，单击［OK］按钮即可。

二、配对设计四格表 χ^2 检验的基本步骤

数据格式与数据分析步骤同成组设计四格表 χ^2 检验的步骤，只是在激活［Statistics］按钮后，激活 Chi－square 选项的同时加选 McNemar 选项等即可完成，见图 13－14。

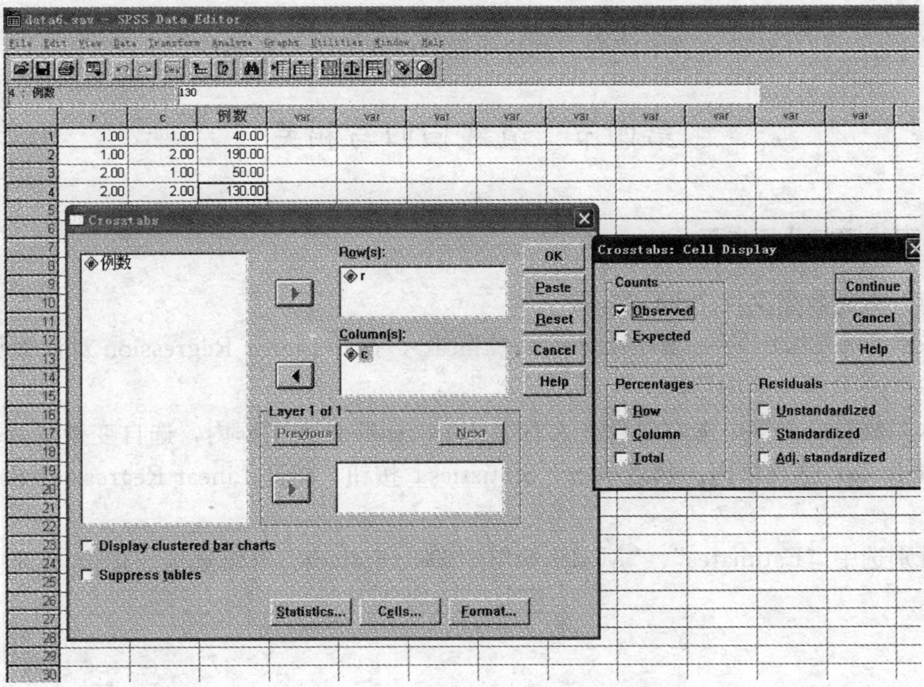

图 13－13　成组设计 Chi－square 检验对话框

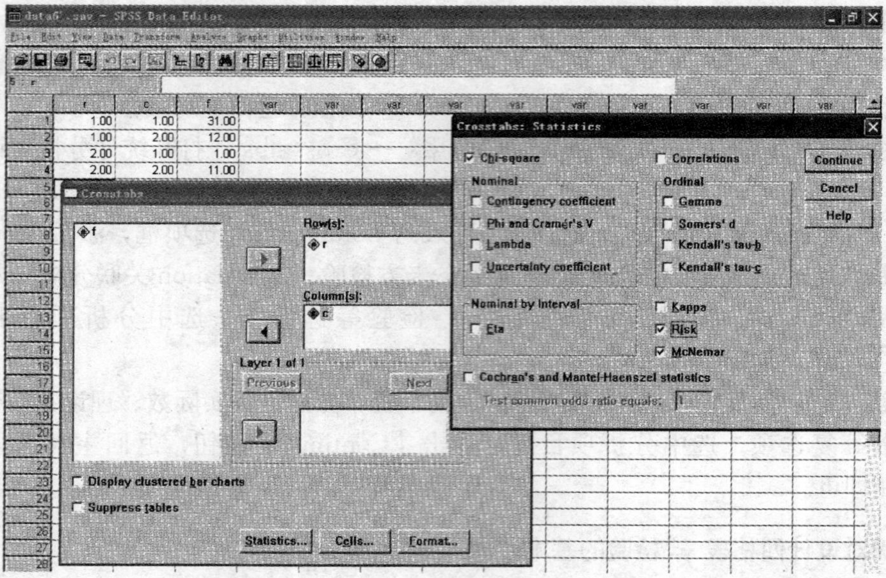

图 13-14 配对设计 Chi-square 检验对话框

三、行×列表资料的 χ^2 检验

除所建立或打开数据格式不同外，其他步骤、结果与上完全相同。

第四节 直线回归与相关

一、直线回归分析步骤

1. 打开或建数据文件“data7. sav”。

2. 依次单击 Analyze → Regression → Linear，打开 Linear Regression 对话框见图 13-15。

3. 从左侧源变量框中选应变量进入右边的 Dependent 选项框内，选自变量进入右边的 Independent（s）选项框内。然后单击［Statistics］按钮，打开 Linear Regression Statistics 对话框。

4. 分别选中“Estimates”、“Model fit”、“Descriptives”等复选项。单击［OK］按钮即可。

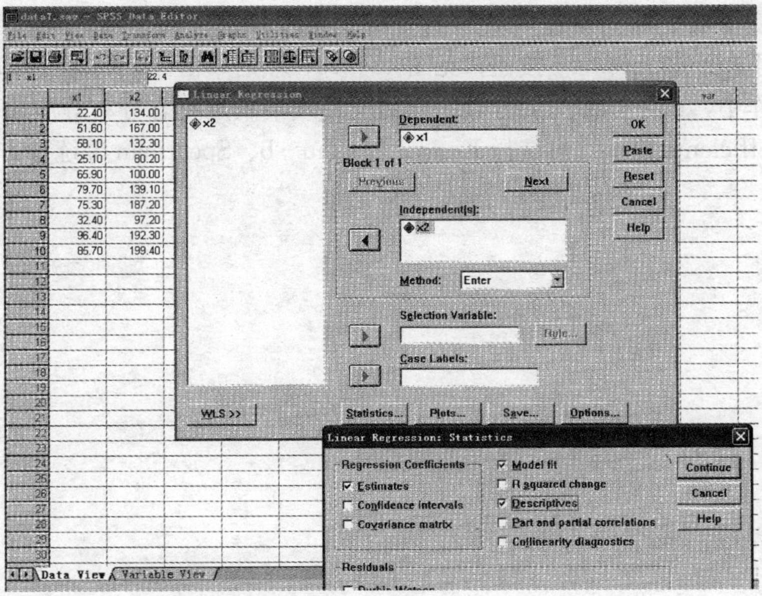

图 13-15　Linear Regression 对话框

二、直线相关分析

1. 打开或建数据文件“data7. sav”。

2. 依次单击 Analyze → Correlate → Bivariate，打开 Linear Regression 对话框见图13-16。

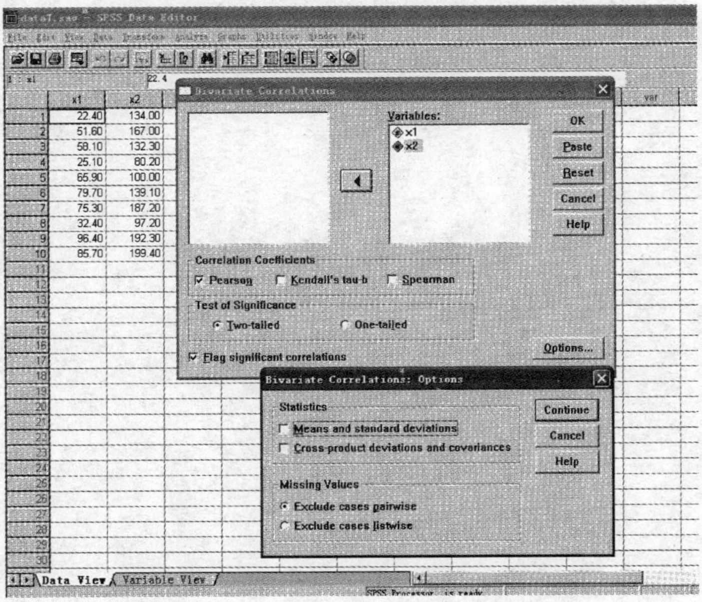

图 13-16　Bivariate Correlations 对话框

3. 左侧源变量框中选变量进入右边的分析变量 Varibles 选项框。激活 Pearson 选项。若需要时，也可单击［Options］按钮，见图 13－16，然后单击［OK］按钮即可。

4. 实际工作中，如果分析变量为有序分类变量或不满足正态分布等应用条件时，则在 Correlation Coefficients 框中，可选择 Kendall’s tau－b、Spearman 等统计方法选项。

（范红敏）

第三篇

流行病学原理与方法

第十四章 流行病学概述

流行病学是预防医学的重要学科之一，是从群体水平研究疾病和健康的有关问题的一门重要学科。随着近年来流行病学原理和方法研究的不断深入和系统化，其应用范围不断扩大，流行病学已经不仅仅是一门预防和控制疾病、促进健康的实用科学，更日益成为一门重要的方法学，在预防医学、临床医学、基础医学甚至医学以外的众多研究领域得到广泛的应用。临床流行病学以及近年来发展起来的循证医学（evidence - based medicine，EBM），已经成为临床医师必须掌握的知识之一。对临床医师而言，流行病学不仅能协助临床医师进行疾病的诊断、治疗、估计预后及判断不良反应等，而且临床医师开展临床医学研究也必须具备流行病学知识。

第一节 流行病学的定义及发展简史

一、流行病学定义

流行病学的定义随着学科的发展几经修改，其英文为 Epidemiology，最早使用该词的是古希腊著名医师 Hippocrates，该词来源于希腊文 EPI（在……之中，之上）和 DEMO（人群），即意为“研究发生在人群中的事件的学问（OLOGY)”，可见就医学范畴而言，它是指研究人群中的疾病和健康问题的科学。由于不同时期面临的主要疾病和健康问题不同，流行病学的定义也不断完善。目前，较公认的流行病学的定义为：流行病学研究在人群中与健康有关状态和事件的分布及决定因素，以及应用这些研究以维持和促进健康的问题。从定义看，流行病学的研究对象是人群，研究内容是群体事件。往往是从事件的“分布”入手，真实描述分布的状况，分析造成差异的原因，从而制定预防和控制疾病的策略，并提出具体措施。

二、流行病学发展简史

流行病学的发展历史同其他学科一样，经历了萌芽、成长和成熟的不同阶段。为便于理解，可以人为地划分为学科形成前期、学科形成期或学科成长期和学科发展期几个阶段。

（一）学科形成前期

学科形成前期是指人类自有文明史以来至 18 世纪的一个漫长历史时期。这一时期，科学的流行病学学科尚未形成，但与其密切相关的一些概念、观察的现象及采取的措施已构成流行病学学科的“雏形”。最早，人们生活方式原始，经济、文化十分落后，认为疾病是妖魔等引起的、是上帝对人类的惩罚。以后，逐渐认识到疾病可能与外界环境中某些物质有关，而且可以在人群中形成猛烈的传播，造成疾病在人群中的广泛流行，并且意识到疾病是可以预防的，这一阶段，虽然对疾病没有什么系统的分析，但人类在实践中已经积累了一些经验，并采取了一些措施来预防和控制疾病，可以看做是流行病学思想的最初形成和学科的萌芽。

（二）学科形成期

学科形成期是指18世纪末至20世纪初，大约200年的时间。这时，西方开始了工业革命，资本主义社会得到迅速发展，人口数量激增，并且主要集中在城市。人们之间的交往也频繁起来，各种传染病开始广泛侵袭人类，给人类健康和社会发展带来极大的灾难，因此在这个阶段，传染病的肆虐使流行病学学科的诞生成为必然。

在此时期出现了许多堪称流行病学典范的工作。如1796年英国医生Jenner发明了接种牛痘预防天花；1844年奥地利产科医生Semmelweis对当时严重威胁产妇生命的产褥热的病因进行调查分析；伦敦医生John Snow于1848年至1854年对于当地霍乱流行的调查研究等。特别值得一提的是，这些研究成就都是在病原微生物尚未被发现的情况下取得的，这些里程碑式的工作直到现在还对流行病学的发展有一定的影响，也奠定了流行病学学科的基础，1850年世界上首次在伦敦成立了流行病学会，从此标志着流行病学学科的正式形成。我国在20世纪50年代之前，传染病也一直是对人群生命和健康威胁最大的疾病。血吸虫病在江南一带广泛流行，毛泽东曾以“千村薜苈人遗矢，万户萧疏鬼唱歌”的诗句形象地反映了当时的惨状，其他传染病如结核病的流行也相当广泛。我国当时的流行病学工作也是以研究传染病的防治为主要任务。

因此这一阶段流行病学研究是以调查分析为主要方法、以传染病防治为主要任务的。与此同时，生命统计、微生物学及免疫学的迅速发展，更为流行病学的发展开辟了广阔的天地，使得流行病学成长为一门独立的学科——即我们今天称之为的传统流行病学。在这一阶段，曾经肆虐人类多年的许多烈性传染病得到了有效控制，其中在全球范围消灭了天花成为20世纪流行病学最伟大成就之一，这是第一个由人类消灭的疾病，从而开创了人类与传染病斗争的新纪元，说明传染病不但可以被控制，也能够被消灭，而且还有力地证明了流行病学在这方面发挥的重要作用。

（三）学科发展期

随着20世纪40、50年代第二次世界大战结束后各国社会经济的迅速恢复和发展，科学技术出现了前所未有的飞速进步，人民生活水平、文化水平得到很大提高，卫生状况有了极大改善，以往严重威胁人类健康的传染病得到了控制，一些慢性非传染性疾病逐渐成为危害人类生命和健康的主要问题。人类疾病谱和死亡谱都发生了巨大转变，许多国家首位的公共卫生问题已由传染病逐渐转向非传染病，如心血管疾病、肿瘤、糖尿病、职业性疾病和伤害。人们对卫生保健工作的要求也日益趋向多层次和高要求，已不仅仅限于预防和控制疾病，更注重于保持和促进健康，使流行病学面临着新的挑战：不但要研究疾病，包括传染病和非传染病的群体现象，还要研究与健康有关的几乎一切问题，如人群健康状况评价、特定人群的生命质量（quality of life）及保健事业的评估等。这也就对流行病学提出了新的要求和任务，使得流行病学的研究内容、研究领域不断扩大。这一时期的主要特点可概括为：①流行病学从研究传染病扩大为研究所有疾病和健康问题；②研究方法由传统的调查分析扩展为定量与定性相结合，宏观与微观结合，分析方法不断完善，分析手段更加先进；③研究从“流行”发展为“分布”，动静态结合，由“三环节两因素”发展为社会行为因素；④流行病学的分支学科不断涌现，使流行病学的应用范围越来越广。按目前国际流行病学届比较公认的分类方法，现代流行病学又分为三个阶段。

1. 第一阶段　为20世纪40年代到50年代，该阶段创造了对慢性非传染性疾病的研究方法，包括危险度的估计方法。具有代表性的经典实例当属1948年Doll和Hill采用病例对照研究方法在英国伦敦进行的吸烟与肺癌关系的研究，开创了慢性非传染性疾病流行病学研究的新领域，也标志着流行病学的新时期——现代流行病学时期的开始。

该时期流行病学的方法学也有了飞跃的发展，除了病例对照研究外，Doll和Hill从吸烟与肺癌关系的研究引导出队列研究方法；Cornfield（1951，1954）在分析研究中应用了相对危险度（relative risk，RR）、比值比（odds ratio，OR）；Mantel和Haenszel（1959）提出了著名的分层分析的方法。

2. 第二阶段　为20世纪60年代到80年代，该阶段是流行病学分析方法长足发展的时期，包括混杂和偏倚的区分、交互作用以及病例对照研究设计的实用性发展。20世纪60年代Miettinen等发展了配比、偏倚、混杂以及效应修饰等概念与研究技术，加上电子计算机的广泛应用，并已有许多现成的分析软件包用于流行病学，流行病学研究方法已由传统的调查分析扩展为充分利用多种资料进行整套定型的统计分析研究。在此期间一批有代表性的流行病学教科书和专著问世，如MacMahon（1970年），Lilienfeld（1980年）和Rothman（1985年）的流行病学专著等。

3. 第三阶段　为20世纪90年代至今，是流行病学与其他学科交叉融合，更新理念和模式，不断推出新的分支学科，扩大流行病学应用领域的时期。微观上，与分子生物学交叉形成分子流行病学；宏观上提出了生态流行病学模式。随着信息时代的到来，循证医学和循证保健（evidence - based health care）遂成为世纪交替时一场震惊医学界的革命。

第二节　流行病学研究方法

流行病学是研究人群中的疾病和健康状态的分布规律的，因而研究必须在人群中进行，这就决定了它的复杂性。流行病学首先需到人群的现场中去进行实际观察，因此观察法就成为流行病学的主要研究方法。与观察法相对应的是实验法，由于流行病学研究的对象是人群，所以流行病学实验和一般基础医学的实验不同，必须在确保对人无害，不违背医德，而且群众自愿接受的情况下才能进行，按照流行病学研究方法的性质，分为观察性研究、实验性研究和理论性研究等。观察性研究按是否有事先设立的对照组又可进一步分为描述性研究和分析性研究。因此，流行病学研究按设计类型可分为描述流行病学、分析流行病学、实验流行病学和理论流行病学四类。

一、观察性研究

（一）描述性研究

描述性研究（descriptive study）又称描述流行病学（descriptive epidemiology），是观察法中的重要方法，是流行病学研究的基础，是通过观察详细记载疾病或健康状况按时间、地点、人群各种特征（如年龄、性别、职业、民族等）的分布特点。另外，通过描述性研究，将病例分布与某些因素的分布进行对比，根据其特点与差异，有可能对疾病病因提出假设，为进一步研究提供线索。描述性研究又可分为以下几种研究方法：

1. 病例报告（case report）；

2. 现况研究（prevalence study），又称现况调查、横断面调查（cross - sectional study）和患病率调查等，现况调查又有普查、抽查和筛查几种形式；

3. 纵向研究（longitudinal study）；

4. 生态学研究（ecological study），又称相关性研究。

（二）分析性研究

分析性研究（analytical study）或叫分析流行病学（analytical epidemiology），一般是选择一个特定人群，对由描述性研究提出的病因或流行因素进一步进行验证。属于这类性质的研究主要有两种：病例对照研究（case control study）和队列研究（cohort study）。

二、实验性研究

流行病学的实验法称为流行病学实验或实验流行病学（experimental epidemiology），与观察法不同之处在于实验者掌握事物变化的条件，因此易于作出结论。这是实验法优于观察法之处。流行病学实验是在人群现场中进行的，主要有两类：社区试验（community trial）和临床试验（clinical trial）。

三、理论和方法的研究

（一）理论研究

理论流行病学（theoretical epidemiology）又称数学流行病学，是利用数学模型研究疾病流行的规律性，定量地反映病因、宿主和环境的各项因素对疾病发生的影响及动态变化。

（二）流行病学方法研究

流行病学不仅是一门预防疾病、促进健康的应用学科，也是一门医学方法学。随着流行病学研究方法应用领域的不断扩大，也对流行病学方法本身提出了更高的要求，因而需要不断研究、发展和完善流行病学的研究方法。

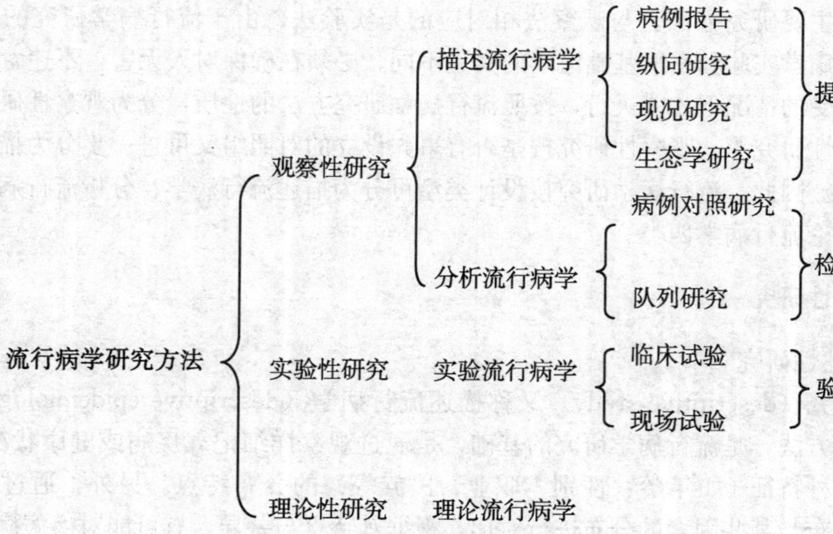

图 14 - 1　流行病学研究方法（按设计类型分类）

第三节　流行病学研究的范围和内容

目前，流行病学在医学各领域的应用日益普及，流行病学的研究范围和内容日益扩大，目前主要包括以下几个方面。

一、描述疾病与健康状况的分布

研究某疾病或健康状况在不同人群、时间、地区中的表现，如发病率、患病率、死亡率等，以及某些数值变量的平均值，由此了解人群疾病或健康状况的情况，为卫生决策提供依据，并通过“三间分布”的差异提示发病因素的不同，提出影响分布的因素或流行因素的假设。

二、探讨疾病的病因和影响疾病流行的因素

有许多疾病的病因至今尚未明了，流行病学可用来探讨这些因素。临床医生如果具备了流行病学的知识和思维方法，可以从日常临床实践中得到许多有价值的有关疾病病因和流行因素的线索。

三、用于临床诊断、治疗和估计预后

通过对疾病分布的正确认识，对疾病的临床症状、体征及实验室检查结果的诊断价值的估计以及对疾病自然史的准确了解，可以帮助临床医师对病人的病情作出迅速、准确的判断，这就首先需要临床医师从群体角度对疾病了解和认识，这正是流行病学研究的基本任务。另外，临床上对疾病的治疗常有多种方案可供选择，不同药物和治疗方案疗效和毒副作用如何，不能仅仅简单地依靠临床医师的经验判断，而应该采用严格的流行病学实验进行评价（evaluation）。临床医师经常需要对各种疾病的结局作出正确预测，以指导临床实践，这就需要对疾病自然史及影响预后转归因素的全面认识和了解，也必须应用流行病学的方法进行研究，这部分内容详见循证医学相关章节。

四、用于疾病的预防和控制

新中国成立以来，我国政府一直提倡“预防为主”的卫生工作方针，对疾病的病因、分布和流行因素进行深入调查研究，充分了解当地的卫生状况是预防控制疾病的前提，疾病监测（surveillance）是预防疾病的重要手段，而这些都是流行病学研究的基本任务。

五、用于防治效果评价

应用某项措施后，发病率是否下降，或人群健康状况是否有所改善，均需流行病学研究进行判断。另外，为了保证有限的资源最大限度地发挥效用，对于每项措施的投入及其所产生的效益（产出）在经济学上是否合理，也需要通过流行病学方法加以估计。

第四节 流行病学与其他学科的关系

随着流行病学研究方法的不断发展和完善，流行病学日益应用到基础医学、临床医学、预防医学甚至医学以外的社会学、心理学、卫生管理学等各个学科，从上述流行病学的研究内容和范围可以看出，流行病学必须与医学各学科、非医学学科相互渗透，互相借鉴，才能解决群体医学中的实际问题，这也是科学发展的必然现象。近年来，流行病学与其他学科彼此交叉，互相融合，出现了不少的流行病学的分支，如血清流行病学、遗传流行病学、临床流行病学、药物流行病学、分子流行病学等。还有的问题超出了医学本身的研究领域，需要与非医学学科相结合才能解决，如移民流行病学、理论流行病学、车祸流行病学、管理流行病学等。综上所述，流行病学与其他学科的关系有以下几方面。

一、流行病学与基础医学的关系

流行病学与基础医学从不同角度研究疾病，两者的发展相辅相成。例如研究传染病在人群中的分布时，常常需要微生物学、血清学、免疫学和寄生虫学等方面的知识；研究肿瘤的流行病学需要分子生物学、免疫病理学、生物化学和遗传学等方面的知识和技能。另一方面，流行病学也能推动基础医学学科的发展，如 John Snow 阐明霍乱的粪口传播途径就是先发现了霍乱弧菌，其后才从粪便中分离出病原体。基础学科如能很好地运用流行病学的理论和方法进行研究和探索，可以把研究提高到一个新的水平。

二、流行病学与临床医学的关系

流行病学在研究疾病的流行规律时，首先要对病人作出正确诊断，这就需要流行病学工作者具备坚实的临床医学基础。不管何种诊断，都需要使用各种临床诊断的技术和技能，如体格检查、实验室检查、X 线、心电图以及 CT、核磁共振等先进的临床诊断手段。临床各科的医生在解决病人的早期诊断、评价治疗效果、发现新的疗法和药物、改进治疗手段、探讨病因、合理使用医学信息中都需要具备流行病学的知识，临床医学与流行病学互相渗透，形成新的学科——临床流行病学。从事个体医学的临床工作者，如能合理运用群体医学的知识和技能，不但能够克服“只见树木，不见森林”的弊端，还可以增加重大发现的机会，历史上许多重大的医学发现，都是由于临床医生运用了流行病学的知识和技能的结果。

三、流行病学与其他预防医学学科的关系

流行病学本身是预防医学中的重要组成部分，有人认为它是预防医学的核心学科，它与预防医学其他学科相互渗透、相互补充，共同形成预防医学的整体。卫生统计学的发展使得许多流行病学问题得以解决；另外，流行病学研究对象非常复杂，为了正确分析，也要求统计学加快发展与之相适应。流行病学在研究环境因素及遗传因素对某些疾病的影响，研究人群营养学问题以及研究职业性疾病时，都需要环境卫生、营养与食品卫生以及劳动卫生与职业病学方面的知识。研究特定暴露与疾病之间的关系时，以及探讨未明原因疾病的病因时，需要毒理学方面的知识。预防医学各个学科的研究同样需要利用流行病学的方法。

四、流行病学与其他学科的关系

由于流行病学研究领域的不断扩大，在进行流行病学调查研究、分析疾病的流行和分布规律时，还常常涉及环境科学、生物学、心理学、行为科学及社会学等多方面的有关问题，同时这些学科的研究工作也常常利用流行病学的研究方法，可以说，流行病学越来越多地与这些科学联系在一起，互相促进，推动共同的发展。

第五节　流行病学的发展及展望

流行病学作为预防医学领域中的一门独立学科在近几十年来有了长足的发展，不仅研究领域日益扩大，研究方法上也有了很大的突破。

一、研究领域的扩大

随着疾病模式的转变，流行病学的研究范围也从早期的仅限于研究传染病扩大到非传染病和一切疾病。另外，由于医学模式由单纯生物医学向生物-心理-社会医学模式的转变，人们对疾病的病因及健康的概念有了更合理的和深入的认识，也使以研究人群疾病控制和增进健康为目标的流行病学研究领域有了明显的扩大，从过去单纯考虑生物学致病因素，扩展到认识生物、心理和社会因素在致病中的作用及相互关系，由单纯研究疾病扩大到研究与健康有关的一系列问题。此外，学科间的交叉和渗透，其他学科的方法被引入流行病学以解决流行病学问题，流行病学方法也应用于其他学科解决其特定的一些问题，逐步分化形成许多分支。随着流行病学方法在更多领域的应用，这种研究范围扩大的趋势还将继续下去。

二、研究方法的发展

随着流行病学研究范围的不断扩大，其研究方法和技术也在不断发展和完善。首先，由以往针对传染病的单因素研究发展到现在针对非传染病和健康等问题的多因素研究；其次，为了更清晰地揭示疾病或健康状况与有关危险因素间的关系，以往的定性研究已经越来越不能适应要求，定量的研究方法成为必然趋势。另外，一方面随着生化、分子生物学等技术的发展，使流行病学研究向更精细、纵深的方向探索；另一方面随着计算机技术和多元统计分析方法的飞跃发展，研究向大规模、多层次的宏观方向扩展，尤其是国际通用计算机软件如 SAS（statistical analysis system）、EPI Info（epidemiological information）和 SPSS（ social process and statistical system）等，近年来在流行病学领域广泛应用，使医学研究的信息量及样本大大增加，极大地提高了研究效率。

目前流行病学面临的任务，首先是学科发展，应该与基础医学相结合，尤其是微生物、免疫学、遗传学、分子生物学等联系密切的学科相互渗透，同时广泛应用于临床学科，在探索疾病病因方面共同努力，宏观与微观并举；其次是努力探索非传染病的病因，并要防范新生的传染病和控制旧病复发；第三是大力提倡和开展健康促进，提高人群生活质量；第四是要发展应急流行病学，探索突发事件的发生原因、发展规律、危害特点，为预防和应对提供科学依据；第五是积极开展对疾病、健康和卫生策略的流行病学评价，使各项卫生工作建立在科学证据的基础之上，同时重视在流行病学研究中的医学伦理学问题。总之，流行病学在

21世纪随着现代科技和医学日新月异地发展，充分发挥学科特色，完成防治疾病，促进人类健康的重大使命。

（范红敏）

第十五章　疾病的分布

疾病的分布（distribution of disease）是指疾病在不同人群（人间）、不同时间、不同地区（空间）的存在状态。在流行病学中简称“三间分布”。在群体上，任何疾病都有其特有的表现形式，即在人群、时间和地区分布上的特定模式。预防医学工作者通过研究疾病的分布模式，比较疾病频率在人群、时间和地区方面的差异，可发现病因线索或与疾病发生和流行有关的因素。同时，通过对疾病分布的研究，还可以评价人群的健康水平，观察各种疾病的危害程度及其变化趋势，并可以指导医疗卫生工作的组织及对疾病预防措施的实施。因此，对疾病分布的研究是流行病学的基本内容，也是对一种疾病流行病学研究的起点。

第一节　疾病分布的常用测量指标

描述疾病分布的方法是将流行病学调查或疾病报告登记资料按不同人群、时间和地区的特征分组计算死亡率、发病率、罹患率和现患率等，然后进行分析。

一、疾病测量指标

（一）发病率（incidence rate）

发病率是指一定时期（年、季）内，在可能发生某病的特定人群中，发生某病新病例的频率。

$$\text{某病发病率}=\frac{\text{某年（期）某人群中新发生的某病病例数}}{\text{同年（期）该人群暴露人口数}}\times 1\,000‰$$

上式中比例基数也可用10 000/万或100 000/10万。

发病率是流行病学调查中重要且常用的指标。可按年龄、性别等计算发病率。

暴露人口是指对某病具有发病危险的人，而不包括不可能患某病的人。例如评价麻疹疫苗对学龄儿童的预防效果，其暴露人口是可能患该病的儿童，而不能把已具有免疫力（曾患过麻疹或已经接种麻疹疫苗）的儿童作为暴露人口。

通常，式中分母一般使用年中人口数。年中人口数可以是标准时点即某年7月1日零时人口数，也可以用上年年终人口数加本年年终人口数之和除以2表示。应注意婴儿疾病统计的暴露人口，不使用年中人口数，而用当年活产婴儿数。

分子中的新发病例数是指在观察期间内新发生的某病病例数。对一些慢性病，可以用初次确诊时间作为发病时间。在观察期间内，同一个人可多次患某病。例如，一个人在一年内可患感冒多次，这时应分别计为几个新发病例。

另外，在不同时间、不同地区，疾病的诊断标准可能不同，也会对发病率产生不同影响。

罹患率（attack rate）是发病率的特例。发病率中的观察时间通常以年为单位，如果人群受某种疾病的侵袭时间很短，例如只有几天或几周，此时的发病率称为罹患率。罹患率通常适用于小范围或短期间的流行。如局部地区疾病的爆发或食物中毒、传染病及职业中毒等爆发的情况。必要时，计算罹患率的观察时间包括疾病的整个流行期。

$$罹患率=\frac{观察期内某病新病例数}{同期暴露人口数}\times 100\%（或 1\ 000‰）$$

计算时，必须注意分子与分母的准确性。

（二）患病率（prevalence rate）

患病率又称现患率。患病率指某特定时间内可能发生某病的一定人群中某病现患病例（新旧病例）的频率。

$$某病患病率=\frac{某观察期间一定人群中某病的新旧病例数}{同期平均人口数}\times 100\%$$

式中比例基数也可用 1 000‰、10 000/万或 100 000/10 万。

患病率又分为时点患病率和期间患病率。以时点患病率使用较多，如某一天的时点患病率。但一般不超过一个月的特定时间仍属时点患病率，超过一个月则称期间患病率。

$$时点患病率=\frac{某日的现患新旧病例数}{当日人口数}\times 100\%$$

$$期间患病率=\frac{某期间的现患新旧病例数}{同期平均人口}\times 100\%$$

计算时点患病率和期间患病率的比例基数也可用 1 000‰、10 000/万或 100 000/10 万。

患病率通常用来表示病程较长的慢性病的发生或流行情况，如冠心病、肺结核等，可为医疗设施的规划、卫生人力的供给、医疗经费的投入和医疗质量的评估等提供科学依据。

患病率和发病率是流行病学调查中最常用的指标，应注意两者的区别，以免混淆。

（三）感染率（infection rate）

感染率是指被调查的人群中某病现有感染者人数所占的比例。

$$感染率=\frac{受检者中感染人数}{受检者人数}\times 100\%$$

流行病学研究可通过检出某病病原体的方法来发现感染者，也可用血清学或其他方法表明人群处于感染状态。感染率在传染病流行病学中应用很广，常用于研究某些传染病或寄生虫病的感染情况和分析防治工作的效果，是评价人群健康状况的常用指标。

（四）续发率（secondary attack rate，SAR）

续发率是传染病流行病学指标，是指某病的易感接触者中，在该病的最短潜伏期至最长潜伏期内发生二代病例数的频率。

$$续发率=\frac{易感接触者中二代病例数}{易感接触者总数}\times 100\%$$

易感接触者是以家庭、病房、托儿所或幼儿园的班组、集体宿舍等为单元归集的。当单元为家庭时，称为“家庭二代发病率”。单元中发生的第一个病例称为“原发病例”，应从分子及分母中剔除；在该病最短潜伏期至最长潜伏期之外发病者，也应从分子中剔除。

通过续发率可以研究有关传染病的许多问题。如可以比较传染病传染力的强弱，分析流行因素及评价防疫措施的效果等。

二、死亡测量指标

（一）死亡率（mortality rate）

死亡率是指某人群在一定期间内总死亡人数与该人群同期平均人口数之比。

$$\text{死亡率}=\frac{\text{某时期某人群死亡人数}}{\text{该时期该人群平均人口数}}\times 1\,000‰$$

上式中比例基数有时也用万分率或十万分率。

根据上式计算的死亡率是死于各种原因的总死亡率，是未经调整的粗死亡率。时间一般以 1 年为单位。分母中同年平均人口数可用：①当地该年 7 月 1 日的调查人口数代替；或②当地年初人口数加年终人口数之和除以 2。

在人口学研究中，为便于与出生率相比较，常采用千分率。而在疾病研究中，为便于地区与国际间对比，则多采用十万分率。

死亡率可粗略地反映某人群总的死亡水平，是用来衡量人群因病伤死亡危险（机会）大小的指标，是一个地区或国家经济、文化、卫生水平的综合反映，常应用于医学、政治、经济等领域的研究。上述方法计算的粗死亡率不能直接比较，必须进行年龄、性别调整后，用标化死亡率进行比较，以排除因年龄性别构成不同所致的假象。

死亡专率（specific death rate）是按不同病种、性别、年龄、职业等计算的死亡率。计算死亡专率时应注意分母的人口必须是与分子相对应的人口。如计算某人群 65 岁及以上人口的心肌梗死死亡率，分母应为 65 岁及以上的人，分子则应为 65 岁及以上死于心肌梗死的人数。

$$\text{某年龄组某病死亡数}=\frac{\text{某年某年龄组某病死亡人数}}{\text{同年该年龄组平均人口数}}\times 1\,000‰$$

上式中比例基数也可用万分率或十万分率。应针对研究目的和研究人群的年龄范围进行分组。我国常用的年龄分组法为：不满 1 岁；1～4 岁；5～85 岁之间以每 5 岁为一个年龄组；85 岁及以上。

疾病死亡专率是一项重要指标，对于病死率高的疾病，如肝癌、心肌梗死等，死亡专率大体可反映该病的发病情况，在流行病学研究中有重要意义；但对于一些病死率低的疾病或病程长的慢性病，如普通感冒、关节炎等，一般不做死亡率分析。

婴儿死亡率（infant mortality rate，IMR）是指某年内不满一周岁的婴儿死亡人数与全年活产数的比值。一般以千分率表示。婴儿死亡率是反映社会卫生状况、婴儿保健工作以及人群健康状况的重要指标之一，也是死亡统计指标中较敏感的指标。

$$\text{婴儿死亡率}=\frac{\text{某年某地活产儿中不满 1 周岁婴儿死亡数}}{\text{该地同年活产儿总数}}\times 1\,000‰$$

某年内的死亡婴儿，大部分是当年出生的，一部分是去年出生的。当出生率的年度变动（上升或下降）较大时，按上式计算的婴儿死亡率偏低或偏高。此时可用下列校正公式：

$$校正婴儿死亡率=\frac{当年婴儿死亡人数}{1/3\ 去年出生活产数+2/3\ 当年出生活产数}\times 1000‰$$

（二）病死率（fatality rate）

病死率表示一定时期内（通常为 1 年），患某病的全部病人中因该病死亡者所占的比例。常以百分率表示。

$$某病病死亡率=\frac{某时期内因某病死亡人数}{同期患某病的病人数}\times 100\%$$

病死率用来说明某确诊疾病的严重程度，也可反映医疗水平和诊断能力。通常多用于急性病，较少用于慢性病。式中分母的范围视不同场合而异。在医疗设备较好、规模较大的医院接受危重型病人比小医院要多，因此大医院有些疾病的病死率可能高于小医院。所以用病死率作为评价不同医院的医疗水平时，要注意可比性。

第二节　疾病的流行强度

疾病的流行强度是指某病在某地某人群中一定时期内发病数量的变化及其特征。常用的术语有散发、爆发、流行和大流行等。

一、散发

散发（sporadic）指某病发病人数不多，病例间无明显的相互传播关系，或者某病在某地人群中的发病率呈历年的一般水平。

确定某病在某地区是否属于散发，应参照当地前三年该病的发病率水平。如果今年的发病率未显著超过既往的一般发病率水平，则为散发。散发适用于范围较大的地区。散发表示城市、县、省以上的范围内某病的流行强度，不能用其描述人口较少的居民区、工厂、学校等的某病流行强度。在小范围内发生的少数病例可称为散发病例。

疾病分布出现散发的常见原因是：

1. 该病病因在当地常年存在或因预防接种的结果使人群维持在一定的免疫水平。如麻疹流行后，易感人群减少或因接种麻疹疫苗后人群中具有一定的免疫力，仅出现散发。
2. 有些以隐性感染为主的疾病，可出现散发，如脊髓灰质炎。
3. 有些传播机制不容易实现的传染病，也可出现散发，如斑疹伤寒。
4. 某些长潜伏期传染病也常出现散发，如炭疽。

二、爆发

在集体单位或小居民区短时间内突然发生许多相同病例的现象，称为爆发（outbreak）。

例如，在集体食堂中发生的食物中毒或幼儿园中的水痘爆发。患者常集中发生在该病的最短与最长潜伏期之间，大多具有共同的传染源或传播途径。

三、流行

某地区某病发病率显著超过该病历年的散发发病率水平时称为流行（epidemic）。流行和散发是相对的概念，应根据不同病种、不同时期及不同地点等具体情况而定。

有些传染病流行时显性病例可能不多，而实际的感染率却很高，隐性感染占感染者的大多数，称为隐性流行。脊髓灰质炎常有隐性流行现象。

某病的发病率远远超过流行的水平，称为大流行（pandemic）。

大流行的特点是某病的发病蔓延迅速、涉及地域广、人口比例大，在短期内越过省界、国界、甚至洲界，而形成世界性的流行。例如，经空气传播的流行性感冒有过许多次世界性大流行。经水传播的霍乱大流行也是全球性的。当前，交通日益方便，人口跨地区、跨国度的流动十分频繁，商品和物资的流通也相当频繁，病原体可以在一夜之间被带到世界的任何地方。因此，疾病世界性大流行的危险性始终存在。

第三节　疾病分布的形式

一、疾病的人群分布

人群通常按年龄、性别、职业、民族与种族、家庭、行为习惯等一种或若干种因素组合来分组，也可以根据研究的需要，以某个特征或是否暴露于某个因素来分组，经过比较和分析，探索和推断疾病的危险因素和病因。

（一）年龄

年龄是人群分布中最重要的因素，年龄与疾病之间的关联比起其他因素的作用都强，几乎各种疾病的发病率或死亡率均与年龄有关。影响疾病年龄分布的因素有：暴露机会、免疫特点、宿主的生理特点、疾病的潜伏期、致病因子的致病特点和作用方式、人们生活和工作的环境等。

研究疾病年龄分布的目的是：①分析疾病不同年龄分布的差异，有助于深入探索致病因素，为病因研究提供线索；②提供重点保护对象及发现高危人群，可有针对性地开展防治工作；③观察不同年龄人群免疫状况的变化，确定预防接种对象和采取相应措施。

疾病年龄分布出现差异的主要原因是：①免疫水平的差异：由于胎儿可经胎盘得到来自母体的现成抗体，获得被动免疫，所以当 6 个月以内的新生儿数量增多，可降低人群易感性，很少发生麻疹、白喉、猩红热等病；②不同年龄的人病因因素的暴露机会和水平不同；③有效的预防接种或某些防治措施的作用。

一般来说，慢性非传染性疾病的发病率随年龄增加而增加；急性传染病的发病率随年龄的增加而降低。传播途径容易实现而且病后有较牢固免疫力的传染病，大多在儿童中发病率高，如麻疹、百日咳、水痘，学龄前儿童发病率高；腮腺炎在学龄儿童中多见。恶性肿瘤的发病率，一般随年龄增加而增高。流行性出血热、钩端螺旋体病等青壮年多发，是由于他们接触致病因素的机会较多，容易受到感染。

病原体种类较多且又易发生变异的传染病，各年龄组的发病率多无差异，如流行性感冒、细菌性痢疾等。

比较两个人群的发病率和死亡率时，首先应注意两个人群的年龄构成是否相同。如两个人群年龄构成不同时，可用年龄专率进行比较，或用标准化率进行比较，以免导致错误结论。

（二）性别

许多疾病存在着性别分布差异。描述性别分布，一般是比较男、女性的发病率、患病率或死亡率等，有时用性别比来表示。

性别差异主要由于与致病因素接触的机会不同所致。例如，钩端螺旋体病、血吸虫病往往男性高于女性，是因为农村男性参加农田劳动多，接触疫水机会较多的缘故。我国绝大多数的恶性肿瘤死亡率均呈现男高于女，例如膀胱癌、胃癌、肺癌等。心肌梗死的死亡率也是男高于女。上述现象可能与暴露于致癌物剂量大小、内分泌平衡、环境及生活方式的差别有关。

有些疾病的患病率女高于男，如胆石症、胆囊炎。这可能与解剖生理或内分泌有关。

至目前为止，尚不能满意地解释有些疾病在性别分布上的差异。

（三）职业

职业对人群的疾病和健康起着十分重要的作用。疾病和健康在不同职业人群中的分布不同，通常与所处的职业环境有关。职业环境包括理化环境、生物环境、社会环境以及职业习惯和行为生活方式等。

如皮毛加工人员、畜牧工作人员易患炭疽、布鲁菌病；野鼠型出血热多见于农民及野外工作者；煤矿工人易患尘肺；体力劳动少的职业人群易患冠心病；汽车司机因饮食不规律，易患胃部疾患。

（四）民族和种族

疾病在不同种族和民族中发生的种类和频率不同，其影响因素较多，如遗传因素、自然地理、气候条件、风俗和生活习惯等。马来西亚境内居住着三个种族人群，马来人患淋巴瘤较多；印度人患口腔癌较多；中国人则以患肝癌、鼻咽癌多见。

我国是一个多民族国家，某些疾病在不同民族的分布不同。例如，我国回族、哈萨克族男性胃癌死亡率高于其他民族，提示与饮食习惯不同有关；牧区少数民族农民的冠心病发病率高于同地区的汉族农民，这与少数民族的高脂肪饮食有关。

（五）家庭

疾病与家庭有密切关系。家庭人口的年龄结构、文化水平、经济及卫生状况、风俗习惯、嗜好及每个成员的免疫状态等均与疾病的发生有关。

家庭成员间接触最密切。因此，某些传染病如病毒性肝炎、细菌性痢疾等在家庭中易于传播。某些恶性肿瘤及有些遗传病常呈现家庭聚集性。

（六）行为生活方式

不良行为生活方式是影响人们健康的重要因素。目前已公认，不良行为生活方式可导致许多疾病，尤其与慢性非传染性疾病的发病率有直接关系。例如，长期吸烟与慢性支气管炎及肺癌的发病有密切关系，也是心血管疾病的主要危险因素；酗酒可致肝硬化、引发交通事故；其他不良行为生活方式，如饮食不当、缺乏体育锻炼、长期静坐、不良性行为和吸毒等均对人类健康有重要影响。

对不良行为生活方式致病的研究，并且提出有针对性的、切实可行的措施是当前流行病学的重要任务。

二、疾病的时间分布

无论传染病或慢性病，其流行过程均随时间的推移而不断变化。

时间是研究疾病分布的重要指标之一。时间单位依病种而异。例如细菌性或化学性食物中毒，可用小时为时间单位；肺结核或肿瘤则常以 5 年或 10 年作为时间单位，以显示其长期变异。观察疾病动态时，应注意诊断标准和诊断技术改进的因素。

疾病在时间上的分布可分为几种类型：短期波动、季节性、周期性和长期趋势。

（一）短期波动（rapid fluctuation）

在一个集体或固定人群中，某病在短时间内发病数突然增多的现象，称为短期波动。常见因食物或水源被污染而发生的食物中毒、伤寒等。多因许多人在短期接触同一致病因子而引起。大多数病例发生在该病的最短和最长潜伏期之间，发病高峰与该病的常见潜伏期基本一致，故可从发病高峰推算出暴露时间，从而找出某病短期波动的原因。

短期波动与爆发的区别在于爆发常用于少量人群和较局限的区域，而短期波动则用于较多数量的人群和较大区域。

（二）季节性（seasonality）

有些疾病尤其是传染病的发病率呈现每年在一定季节内升高的现象，称为季节性，也称季节性变异（seasonal variation）。疾病呈现季节性变化的原因很复杂，受各种气候条件、媒介昆虫、人群的风俗习惯、生产条件、医疗卫生水平等因素影响。但许多现象尚未得到确切解释。

传染病的季节性表现得较明显。例如在我国北方，流行性乙型脑炎有严格的季节性，仅发病于 5～11 月，高峰在 7～9 月（见图 15－1）。肠道传染病一年四季均有发病，季节性高峰为夏秋季。呼吸道传染病季节性高峰一般多在冬春季。例如在我国北方，流行性脑脊髓膜炎发病高峰在 1～4 月。

有些慢性传染病，如肺结核、丝虫病等，因潜伏期长，多无明显的季节性。

有些非传染病也呈现季节性。如克山病在东北、西北地区多发生于冬季；而在西南一些地区多发生于夏季，其原因尚不清楚。

通过季节性研究可探讨流行因素，并为制订防治对策提供依据。

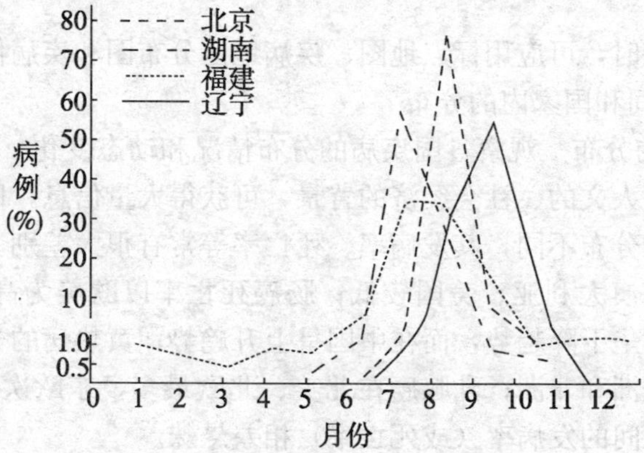

图 15－1　四省市流行性乙型脑炎季节分布（1955 年）

（耿贯一主编．流行病学．北京：人民卫生出版社，1996）

（三）周期性（periodicity）

某些传染病相隔若干年发生一次流行，并且有规律性的现象，称为疾病的周期性。

呈现周期性流行的疾病主要是呼吸道传染病。例如流行性感冒，一般每隔10～15年流行一次，流行性脑脊髓膜炎约7～9年流行一次。周期性是可以改变和消灭的。例如，麻疹疫苗推广前，在大、中城市几乎隔一年发生一次流行。自1965年推广麻疹疫苗接种后，我国的麻疹发病率显著降低，周期性已不存在。

疾病流行呈现周期性的原因主要有：①该病的传播机制容易实现；②易感人口的积累；③病原体的变异等。

（四）长期变异（secular change）

长期变异是指在一个相当长的时间内（通常为几年、几十年甚至更长），疾病的发病率、死亡率、感染类型等发生的趋势性变化。

例如，猩红热在1750—1800年间，是严重的传染病，以后转为缓和，至1840年又变为凶恶之病，其死亡率是近年的数百倍。近百余年来，世界各地猩红热的发病率和死亡率均明显下降，临床上轻型和不典型病例所占的比重增多。20世纪60年代初以来，特别是实行计划免疫后，麻疹、白喉、脊髓灰质炎的流行情况发生了很大变化。

非传染病如恶性肿瘤、心血管疾病等慢性病在死因中顺位上升。这类慢性病的波动只有长期观察才能明显看出。各种肿瘤的发病率或死亡率的长期变动趋势不同。例如，美国1930年以来男性肺癌死亡率有明显上升趋势，胃癌死亡率则逐年下降。

三、疾病的地区分布

疾病的发生经常受一个地区的自然环境和社会生活条件的影响，所以研究疾病地区分布常可对疾病的病因、流行因素等提供重要线索。

形成疾病地区分布差异的原因是很复杂的。地理、气候条件、物理、化学、生物环境、人群的风俗习惯和卫生水平等因素，均可影响疾病的地区分布。

地区的划分因不同的研究目的与疾病特点而异。在世界范围内，可按国家、洲划分；在一个国家内可按该国的行政区划分，如我国可按省、地区、县、乡等划分；也可按自然环境划分，如按山区、平原、湖泊、气候、土壤中某些化学元素含量等自然环境特征划分。

研究疾病地区分布时，可应用标点地图、疾病地区分布图和疾病传播蔓延图等。

（一）疾病在国家间和国家内的分布

1. 疾病在国家间的分布　观察各国疾病的分布情况和动态变化，比较相互之间的异同，结合自然的、生态的、人文的、社会经济的背景，可获得大量信息，以探索和推断病因。

疾病在世界各国的分布不同，其发病率、死亡率等常有很大差别。例如胃癌死亡率以日本、智利等国家较高，澳大利亚、美国较低；肠癌死亡率以欧美为高；肝癌死亡率中国为高；肺癌死亡率在美国呈下降趋势，而在中国呈上升趋势；黄热病的分布与埃及伊蚊的分布一致，主要流行于南美洲和非洲；乳腺癌在北美、北欧最多，东欧次之，亚洲和非洲较少。有些肿瘤高、低发区之间的发病率（或死亡率）相差悬殊。

2. 疾病在国家内的分布　疾病在同一国家内的分布也有差别。我国疆域辽阔，人口众多，地处温热气候带，多种民族，许多疾病的分布差别很大。例如鼻咽癌主要分布于华南，广东省为高发区，也是世界鼻咽癌的高发区。食管癌以河南、河北、山西三省交界的太行山地区发病率最高。大骨节病主要分布在东北、华北、西北等省、市、自治区。碘缺乏病则以远离海洋的山区最多，这些地区的土壤、水和食物中含碘量较低。

至目前为止，许多疾病的地区分布尚缺乏满意的解释。

（二）疾病的城乡分布

城市人口多，居住密度大，交通拥挤，流动人口量大，人们的交往频繁，因此，呼吸道传染病容易传播。如水痘、流行性腮腺炎、流感等病经常在大、中城市流行。国内外的研究表明，城市肺癌的发病率或死亡率均高于农村。城市工业发达，空气污染严重，因此，除吸烟因素外，空气污染很可能是导致城市肺癌高发的因素之一。城市生活节奏快，精神压力较大，也是高血压、冠心病等发病率比农村高的原因之一。

农村人口密度低，卫生条件相对较差，肠道传染病、肠道寄生虫病的发病率、感染率比城市居民高。农村的虫媒传染病及自然疫源性疾病，如疟疾、流行性出血热、钩端螺旋体病等的发病率均高于城市。一些地方病如碘缺乏病、氟骨症等的发病率、患病率也高于城市。

（三）疾病的地方性

由于自然环境和社会因素的影响而使一些疾病常在某一地区呈现发病率水平较高或只在该地区存在，这种现象称为疾病的地方性（endemic）。

（四）判断地方性疾病的依据

1. 该病在当地居住的各类人群中的发病率均高，并可随年龄增长而上升。
2. 在其他地区居住的相似人群组中，该病的发病率均低，甚至不发病。
3. 外来健康人，到达当地一定时间后发病，其发病率和当地居民相似。
4. 迁出该地区的居民，该病发病率下降，患者症状减轻或呈自愈趋向。
5. 当地对该病易感的动物可能发生类似疾病。

四、疾病的人群、时间、地区分布的综合描述

以上各节分别叙述了疾病的人群、时间及地区分布，但实际工作中对某病的描述往往是综合进行的。只有进行全面观察和综合分析，才能获得病因线索和流行因素的信息。移民流行病学就是进行这种综合描述的典型。

所谓移民是指由原来居住地区迁移到其他地区，包括国外或国内不同省、市、自治区的现象。移民流行病学（migrant epidemiology）是对移民人群的疾病分布进行研究，以探讨病因。它是通过观察某疾病在移民人群、移民国当地人群和原居住国人群间的该病发病率、死亡率的差别，并从其差别中探讨病因线索，探索疾病发生与遗传和环境的关系。

移民流行病学进行病因探索的主要依据有以下两点：

1. 若某病发病率或死亡率的差别主要由环境因素造成，则该病在移民人群中发病率或死亡率与原居住地的人群不同，而接近于移居地人群的发病率或死亡率。

2. 若该病的发病率或死亡率的差别由遗传因素起主要作用，则移民人群与原居住地人群的发病率或死亡率相同，而不同于移居地人群的发病率或死亡率。

具体应用时，还应考虑移民人群生活条件、移居的时间和生活习惯改变的程度及原居住地和移居地社会经济、文化及医疗卫生水平的差异。

若环境因素对某病的发生有影响时，则离开原居地时的年龄对到新移居地后发病率的变化有影响，一般认为，幼儿到新移居地后，受新环境的影响较大。移民的世代数与疾病的发病率也有关，移民在新环境居住的世代数越多，越接近移居地（国）居民的发病水平。

（张之玮）

第十六章 观察性研究

第一节 概 述

流行病学观察性研究（同义词：nonexperimental study，非实验性研究）是不采取任何干预措施的流行病学研究，应用观察法，客观地记录某些现象的现状及相关特征，所用资料可来自于日常记录或通过特殊调查（包括实验室检查），将资料按不同特征分组，研究一个社区人群疾病或健康状况，尽管这些研究也可做一些实验室检查，但它只是帮助观察得更精确些，是一种辅助手段。它包括描述性研究（descriptive study）和分析性研究（analytical study）。

一、描述性研究

（一）描述性研究的概念和基本方法

1. 概念 描述性研究限于描述某一人群中某一种疾病的发生情况，它经常是流行病学调查的第一步，约有一半以上的流行病学研究工作属于此类研究。

描述性研究又称描述流行病学（descriptive epidemiology）。指根据日常记录资料或通过特殊调查所得的资料，包括实验室检查结果，按不同人群、不同时间及不同地区特征分组，将一个社区人群的疾病、健康状态或有关卫生事件的分布情况进行简单的描述。它主要描述分布情况的三大特征，即：人群特征、时间特征和地区特征。进行描述性研究时，设计时无须设立对照，它不能分析暴露与效应之间的联系。通过比较，初步分析差异的原因，为病因学研究提供线索及提出初步防治对策和进一步的研究方向。

2. 基本方法 描述性研究的基本方法是以某条件、特征或变量来分组，然后测量疾病的频率分布，如发病率、死亡率等，以及健康状态和事件分布情况。这些条件、特征或变量，人群可按年龄、性别、职业、文化程度、经济状况、民族、种族、居住条件、生活习惯与生活方式等分组。在时间上可用人为的单位按年、季、月、旬、周、日、时等分组；在地区上按不同的地区、环境等分组。

（二）描述性研究的用途

1. 描述性研究提供了疾病或健康状态（或卫生事件）在人群中的分布及其特征，或可以进行社区诊断（community diagnosis），即对一个社区的某种疾病或健康状况进行考察与评价，为疾病防治或促进健康的对策与措施提供依据。

2. 描述、分析某些因素与疾病或健康状况之间的联系，从而为疾病病因或危险因素或与健康有关的因素提供进一步研究的线索。

3. 为疾病控制或促进健康的对策与措施的效果提供信息，即通过描述性研究，提供实施控制疾病或促进健康对策与措施前后比较的数据，从而可对该对策措施作出评价。

（三）描述性研究的特点与分类

1. 特点

（1）描述性研究需要收集大量的、涉及范围较广的、原始的信息资料，并可对其进行初步分析，为进一步深入研究提供线索。但是，仅据此得出的结论在应用时必须慎重。

（2）不需设立对照组，不做比较分析，不涉及客观事物的本质或因果联系。

（3）常常是既描述又分析，在描述中分析，在分析中描述。一般不存在只描述不分析的情况。

2. 分类　主要包括历史常规资料的分析、现况研究（横断面研究）、生态学研究、筛检及随访监测研究。

二、分析性研究

（一）基本概念

分析性研究又称分析流行病学（analytical epidemiology），是指选择一个特定的人群，对描述性研究提出的病因或流行因素通过分析进一步验证。通常将某一特定人群可按是否患某病分为病例组和对照组，也可按是否暴露于某因素分为暴露组和非暴露组。

（二）分类

根据分组方法的不同，分析性研究可分为病例对照研究（case control study）和队列研究（cohort study）

1. 病例对照研究　病例对照研究也叫回顾性研究（retrospective study），主要应用于探索疾病的危险因素，即在描述性研究工作的基础之上，初步形成了研究的病因假设之后，再用病例对照研究方法来检验这个假设。本法与分析性研究的另一方法类型队列研究相比较，省钱、省时、省人力和物力，出结果快，特别适用于罕见病的危险因素调查研究，因而日益得到广泛运用。

2. 队列研究　队列研究又称前瞻性研究（prospective study），与病例对照研究一样，主要用于检验病因假设。使用这种方法可以直接观察到人群暴露于病因的情况及其结局，从而确定危险因素与疾病的关系，在验证假说上，是一种介于病例对照和人群试验之间的研究方法。本方法可在描述性研究的工作基础上，初步形成病因假设之后，或经病例对照研究初步检验了病因假设之后，再确证某项假设。

第二节　现况研究

一、概述

（一）概念

现况调查（prevalence survey）是流行病学研究方法中的一种基础性研究方法。它是按照事先设计的要求在某一人群中应用普查和抽样调查的方法收集特定时间内疾病、健康状态或某些特征及其有关因素的描述性资料，以描述疾病的分布及观察某些因素与疾病之间的关联。从时间上来说这项研究工作是在特定时间内进行的，即在某一时点或在短暂时间内完成的，也称它为横断面调查（cross - sectional study）。它所用的指标主要是患病率，故又称患病率调查（prevalence study）。由于所收集的有关因素与疾病或健康之间的资料既不是过去暴露史，又不是随访调查所获得的结果，而是调查当时所获得的资料，故称它为现况研究。

（二）特点

1. 常用的流行病学调查方法　现况调查既可以弥补常规报告资料的不足，又可以快速取得结果，花费不大。其研究对象包括人群总体，不需要将人群分组或设立对照。所调查的内容不是回顾或随访追踪所得，它包括所有新旧病例。

2. 该研究不能区分暴露与疾病的时间关系，即因果关系　进行现况研究时，疾病或健康状况与发现的某些因素或特征是在一次调查中得到的，即因与果是并存的，因而在病因分析时只能对病因提出初步线索，不能得出有关病因因果关系的结论。

3. 适用于暴露因素不易发生变化的研究　在进行病因学研究时，如暴露因素为一持续不变的变量，则目前的信息与以往信息同样有用。若涉及的暴露因素是一可以改变的变量，则当前的信息不如以往信息有价值。

4. 适用于暴露因素后期累积作用的观察，而不适合于对可能发生变化的或只有短期效应且结果可逆转的危险因素研究。

5. 现况研究适用于持续时间较长和能定量测定疾病的研究，如高血压。

（三）目的与用途

1. 描述分布　描述疾病或健康状况的三间分布以分析疾病或健康状况的频率与哪些环境因素、人群特征以及防病措施的质量等因素有关。例如 1988 年某市甲型肝炎流行时所开展的现况调查。

2. 提供病因线索和建立假说　描述某些因素或特征与疾病或健康状况的联系以确定病因假设，供分析流行病学研究。例如探索乙型肝炎病毒携带状态与肝硬化或肝癌之间的关联。

3. 适用于疾病的二级预防及确定高危人群　早期发现病人，利用普查或筛检等手段，可实现“早发现，早诊断，早治疗”的目的。

4. 评价疾病的防治效果　考核防治措施的效果，如定期在某一人群中进行横断面研究，收集有关暴露与疾病的资料，通过这种研究结果，可评价某些疾病防治措施的效果。

5. 进行疾病监测。

6. 评价一个国家或地方的健康水平　衡量一个国家或地区的卫生水平和健康状况；用于卫生服务需求的研究；用于有关卫生标准的制订和检验；用于社区卫生规划的制订与评估；为卫生行政部门的科学决策提供依据。

二、现况调查的种类

根据调查研究确定特定的人群范围，现况研究可分为全面调查即普查及非全面调查两种，后者包括抽样调查和筛检。

（一）普查

1. 概念　普查是指为了解某病的患病率或某人群的健康状况，在特定时间内对特定范围内人群中的每一成员进行的全面调查或检查。特定时间应该较短，甚至可以是某时点。一般为 1～2 天或 1～2 周，大规模的普查最长不应超过 2～3 个月。特定范围可以指某地区或某种特征的人群，可以是某居民点的全体居民，也可以是某一地区某年龄组或从事某职业的人群中的每一个人。

2. 目的

(1) 了解一个人群中某种疾病或危险因素的基本分布情况、人群的健康水平或制订某一生理、生化指标的参考值。

(2) 早期发现、早期诊断、早期治疗某些疾病。

(3) 在疾病爆发或流行时，可借助于普查来搜寻全部病例，也可用于了解该病流行的全貌。

3. 必备条件

(1) 有足够的人力、物资和设备用于发现病例和及时治疗。

(2) 所普查的疾病患病率不能太低。

(3) 疾病的检测方法操作技术简便，试验的灵敏度和特异度均较高。

4. 优点　由于是调查某一人群的所有成员，所以在确定调查对象上比较简单，而且所获得的数据可以了解疾病的三间分布特征，因此对疾病的流行因素能有一定的启示。

5. 缺点　普查不适用于病程短、患病率低或诊断技术复杂的疾病。由于普查对象多，调查时间短，漏查难免；因参加普查的工作人员多，掌握调查技术和检验方法的熟练程度不等，调查质量不易控制。普查所涉及的人群范围比较大，调查费时、费人力、费用大。只能获得现患资料，不能得到发病率资料。

(二) 抽样调查

1. 概念　在实际工作中通常是从某人群的总体中随机抽取部分有代表性的个体（统计学上称为样本）进行调查，根据抽取样本所调查的结果来估计样本所代表总体的某些特征，称为抽样调查。

2. 基本原理

(1) 遵循随机化原则，才能获得有代表性的样本，并通过样本信息推断总体。随机抽样是从总体中抽取研究的样本，每个单位被抽中的机会均等。

(2) 样本量适当。

3. 优缺点　抽样调查可以节省人力、物力和时间，调查范围小，调查工作易做得细致，适用于调查发病率较高的疾病，因而质量易得到保证，获得结果快，而且应答率较高。但抽样调查的设计、实施与资料分析均比较复杂，重复和遗漏不易发现，且不适用于变异过大的资料，不适用于发病率很低的疾病等。

4. 随机抽样方法　目前在流行病学调查中使用的抽样方法有单纯随机抽样、系统抽样、分层抽样、整群抽样和多级抽样。在现况调查中，后三种方法较常用。

(1) 单纯随机抽样（simple random sampling）：即先将被研究对象的全部观察单位编号，再用随机数字表或抽签等方法随机抽取部分观察单位组成样本。

目前，在现况研究中，如研究对象的观察单位太多时，很难将全部观察单位编号，因此使用随机抽样的机会不多，但它是实施其他抽样方法的基础。另外，这种方法也不适用于那些个体差异很大的研究对象。因为在这种情况下，需要样本量很大时才有代表性。

(2) 系统抽样（systematic sampling）：又称等距抽样或机械抽样。即先将总体的观察单位按某一特征的顺序编号分为若干部分，先从第一部分随机抽取第一个观察单位，再按一定抽样间隔抽取观察单位组成样本。

例 16－1　欲了解某单位职工幽门螺杆菌的感染率，该单位有职工 1 000 人，试按系统抽样法，抽取 100 名的职工。

总体 $N=1\ 000$，样本 $n=100$，抽样间隔＝1 000/100＝10，先在 1～10 之间随机确定一个数字，如 4，之后每隔 10 个中抽取一个，则依次为 4，14，24，34，……，994 者组成样本。

该方法方便，抽取的样本在整个人群中的分布比较均匀，通常抽样误差小于随机抽样，且代表性也较好。缺点是可出现系统误差。

(3) 分层抽样（stratified sampling)：又称分类抽样。即先按影响观察值变异较大的某种特征，将总体分为若干层，然后从每一层内随机抽取一定数量（可按比例或最优分配确定）的观察单位，合起来组成样本。如先将欲调查的总体按年龄、性别或疾病严重程度等特征分层，在各层中再作随机抽样。分层抽样可以减少由各层特征不同而引起的抽样误差。

(4) 整群抽样（cluster sampling)：在整群抽样中，所选择的抽样单位是一个人群而不是个体。整群抽样是先将总体划分为 K 个“群”组（如 K 个地区等），每个群包括若干观察单位。再从 K 个群中随机抽取若干个群，并将被抽取的各个群的全部观察单位组成样本。如作钩虫病调查时，抽查某县的几个乡的全体乡民。作计划生育调查时，抽查城市里几个居委会的全部居民。

(5) 多级抽样（multistage sampling)：又称多阶段抽样。这是大型调查时常用的一种抽样方法。例如某学校有 9 000 名大学生，15 个系。每个系的学生数相差不多。如要调查 300 名学生，抽样方法如下：先自 15 个系随机抽取 1 个系，再自这个系随机抽取 300 名学生，这就是两级抽样。

因抽样调查是从总体中随机抽取部分观察单位作为调查对象，所以抽样调查不可避免产生抽样误差，抽样误差的大小因抽样方法不同而异，一般情况下，抽样误差从小到大的顺序依次为分层抽样、系统抽样、单纯随机抽样、整群抽样。

5. 样本大小　样本大小是在设计任何一项抽样调查时都必须考虑的问题，样本过大或过小都不恰当。估计样本大小主要取决于两个因素：①精确度：若对调查结果精确性的要求高，即容许误差小，则样本要大些。②预期现患率或阳性率，若预期现患率或阳性率高，则样本可以小些。此外资料类型不同，所需样本量不同，数值变量资料样本含量需要较小，分类变量资料样本含量需要较大。

样本大小的确定方法：

(1) 凭经验，视具体问题而异。如肿瘤死亡率调查通常要 10 万人口以上。

(2) 凭估算，按以下公式计算：

①均数的抽样：计量资料样本大小估算公式：

$$n=[(t_{\alpha}s)/d]^2 \tag{16-1}$$

②率的抽样：计数资料样本大小估算公式：

$$n=[t_{\alpha}^2 P(1-P)]/d^2 \tag{16-2}$$

式中 n 为样本大小；α：显著性水平，通常取 0.05 或 0.01；t 是统计学上的 t 值，当 $\alpha=0.05$ 时，$t\approx2$；s 为总体标准差的估计值，d 为容许误差，即样本均数（或率）与总体均数（或率）相差所允许的限度（事先指定的），可通过前人资料或小规模的调查得到；P 为总体率的估计值。式 16-2 适用于现患率在 5%～95%之间的疾病调查，而不适用于呈二项分布性质的资料。

例 16-2 现拟调查小学生血红蛋白含量，估计标准差为 3g/dl，希望 d 不超过 0.5g/dl，α=0.05，问需调查多少人？

本例 s=3，d=0.5，α=0.05，按公式 16-1 计算：

$$n=(4\times 3^2)/0.5^2=144（人）$$

即需要调查 144 人。

例 16-3 现拟调查血吸虫感染率，据过去资料估计流行率 P=30%，设 α=0.05，d=0.1P，问需调查多少人

本例，P=0.30，α=0.05，d=0.1P，按公式 16-2 计算：

$$n=400\times[(1-0.3)/0.3]=933（人）$$

即需要调查 933 人。

三、现况调查的设计与实施

（一）研究目的

确定研究目的是现况调查的第一步，也是关键的一步。开展现况调查必须先明确研究目的，如是要描述疾病的三间分布，还是寻找病因线索等。研究目的是整个现况调查的出发点，它对现况调查的各个步骤都有决定性影响。

（二）研究对象

选择研究对象首先要考虑研究目的。如研究目的是为了“三早”，则可选择高危人群，如为了获得疾病的三间分布资料则要选择有代表性的人群等。选择研究对象还要与实际情况相结合，如经费来源、调查是否方便等。

（三）研究方法

研究方法的确定也要以研究目的为依据。如目的是为了“三早”，则选择高危人群进行普查；如调查了解某病的患病率则用抽样调查。确定研究方法还要考虑人力、物力和财力。样本含量和抽样方法详见前述内容。

（四）确定研究变量和制定调查表

1. 研究变量的确定　研究变量根据目的来确定，具体可分为疾病指标（包括死亡、发病、现患、伤残、生活质量、疾病负担等），人口学资料（包括姓名、年龄、性别、职业、文化程度、民族、住址）以及相关因素（主要指某些可能与研究疾病相关的特征，如吸烟、流产、经济收入、饮食习惯、家族史等）。

2. 制定调查表　研究变量确定后，须通过调查表来体现。调查表是流行病学研究的主要工具，其设计好坏直接关系到调查的质量与结果。调查表的种类较多，按调查表填写者分为自评和他评调查表两大类。调查表没有固定的格式，内容以调查目的为依据，适于整理和分析资料。现在调查表多采用问卷调查的格式。调查表一般分为两部分，一般项目（社会人口学资料）和调查研究项目（包括所研究的疾病指标和相关因素变量）。调查表设计遵循的原则：①应调查项目一项不缺，无关项目一项不多；②语言表达具体、清晰、不用专业术语；③尽量选用客观指标，如询问“你吸烟是经常吸、不常吸还是偶尔吸”，不如问“你每天吸多少支烟？21 支以上，11～20 支，10 支以下？”更好些；④项目编排顺序先易后难，

敏感问题放在最后。不能遗漏可能的答案。

调查表中提问的方式主要分为“封闭式”和“开放式”两种。“封闭式”是在问题后列出若干互斥的备选答案，供被调查者选定其中的一个。答案的范围相当于测量的尺度。“开放式”指年龄、出生日期、吸烟支数等一些不能明确限定答案尺度的问题。有时也可将两种方式结合起来提问。

需用计算机处理的调查表，常在每项数据后留出编码用的方框，以便于编码输机。

一般来说，一个完善的调查表并不是一次就可以拟订完成的。需经过在少数人中进行预调查，反复修订方可正式使用。

（五）资料收集

1. 收集的内容　现况调查最基本的内容是调查对象有无某种疾病或特征，并尽可能分级或定量。此外需收集社会环境因素等其他资料，以便说明分布状况和干扰因素的作用。分析性的现况调查以研究病因为目的，所以还需收集某些可疑危险因子的暴露情况。收集有关资料时包括个人的基本情况、职业情况、生活习惯和保健情况、妇女生育状况、环境资料、人口学资料等。

2. 调查员培训　在调查之前应对参加调查的人员按照标准的方法进行统一培训，使其掌握调查的方法，保证收集资料的方法和标准的一致性。

3. 收集的方法

(1) 常规登记和报告：利用报告登记、体检记录、医疗记录或其他现有的有关记录资料。

(2) 专题询问调查与信函调查：首先根据调查目的和疾病种类制订调查表。调查中应注意无应答率。一般认为无应答率不得超过30%，否则将会影响结果的真实性。

(3) 临床检查及其他特殊检查的有关资料：收集各种医学检查数据和为特殊目的进行的检查，如就业、入学、入伍前体格检查等。

（六）资料的整理与分析

1. 检查与核对原始资料，检查原始资料的准确性与完整性，填补缺漏，删去重复，纠正错误。

2. 对疾病或某种健康状态按已明确规定好的标准，将全部调查对象分组归类。或按是否暴露于研究因素进行分组，而作有对照组的比较分析。

3. 将原始资料分组进行比较，了解疾病或某健康状态在不同地区、不同时间以及不同人群组中的分布。

（七）资料的结果解释

现况调查资料经统计学分析，应根据研究目的对结果做出解释。

1. 若现况调查的目的是为了了解疾病的分布，可根据“三间”分布特征的结果，结合有关因素解释疾病的分布特点。

2. 若现况调查的目的是提供病因线索，可将描述性资料进行对比分析，寻找规律，为进一步进行分析性流行病学研究建立病因假设提供证据。可以将调查对象进行病例与非病例或高发人群与低发人群、高发地区与低发地区等分组，通过对比二者的差异对病因作初步检验，但不能作因果关系的分析。

（八）现况研究中常见的偏倚

当某一研究（观察）结果与它的真值之间出现了某种差值，这种差异的现象或结果，称为偏倚（bias）。

1. 选择偏倚（selection bias） 指被选定的研究对象与未被抽取的人群在某些特征上存在系统差异而产生的误差。

（1）无应答偏倚（non-response bias）：对访问调查或通信调查获得应答的比例称应答率。影响应答率的因素有：①群众对调查了解的程度；②调查方式或调查内容是否适当；③调查对象身体健康，故不关心疾病调查；④调查对象身体不好，或高龄拒绝调查；⑤调查对象外出未遇等。如果无应答者比例较高，例如在抽样调查中达30%，即可造成偏倚。

（2）幸存者偏倚：在现况研究中，调查对象均为幸存者，无法调查死亡者，因此不能概括某病的实际情况，带有一定的局限性和片面性。

2. 信息偏倚 指在研究的实施阶段从研究对象获取研究所需的信息时所产生的系统误差。

（1）调查对象所引起的偏倚：某病患者常能较好地回忆既往的暴露史，而健康人则常遗忘以往的暴露，这种偏倚称为回忆偏倚。当调查某些敏感性问题时，调查对象可能不愿做正确答复而造成报告偏倚。

（2）调查员偏倚：调查员有意识地深入调查某些人群或具有某些特征者，而比较马虎地调查另一人群或不具备某些特征者。有时为了获得自己所需要的内容或答案，进行诱导性询问等。

（3）测量偏倚：由于仪器不准、试剂不统一、实验条件不同等造成测量结果不正确，可使调查结果偏离真实值。

（九）现况研究中的质量控制

质量控制即偏倚的控制，这是现况调查成败的关键。上述偏倚在设计、实施阶段应首先考虑并防止发生。主要的控制方法如下：

1. 必须严格遵守随机化原则，严格按照抽样设计方案进行研究对象的选取。及时分析无应答的原因，补漏调查，提高受检率。

2. 选用精良的仪器设备并事先做好校准，保证测试结果的准确与可靠。

3. 严格培训调查员，并对其进行监督和质量控制，统一调查程序和方法。

第三节 生态学研究

一、概念

生态学研究（ecological study），亦称对比调查研究。是流行病学调查研究方法的一种。它是在群体水平上研究因素与疾病之间的关系，即以群体为观察、分析单位，通过描述不同人群中某因素的暴露情况与疾病的频率，分析该因素与疾病的关系。疾病测量指标可以是发病率、死亡率等。暴露也可以用一定的指标来测量。例如，某市各种酒类消耗数据可从该市酒类税款单中得到，社会经济状况信息可以从人口普查资料中获得，环境数据（气温、空气质量等）可以从地方或区域有关部门获得。

生态学研究是一种与在个体水平上进行资料收集和分析研究完全不同的方法，它是以群体为观察单位的研究方法，这是生态学研究的最基本特征。群体可以是学校中的班级、工厂、城市、县或国家。生态学研究无法得知个体暴露与效应间关系。通过研究人群的信息可用来测量人群中的暴露和疾病或健康状态的关系。生态学研究是从许多因素中探索病因线索的一种方法，是一种粗线条的描述性研究。

然而生态学研究所提供的信息可能是不完全的，如酒类税款数据并不一定等于实际消耗数据。又如在群体水平上，饮水水质与心脏病死亡率之间有相关关系。但如果推论为：暴露于一定硬度的水质，必定可影响个体心脏病发病或死亡的几率，就可能会导致生态学谬误(ecological fallacy)。

生态学谬误的产生是由于生态学研究是由各种不同情况的个体“集合”而成的群体作为观察、分析单位，以及存在混杂因素等原因造成其研究结果与事实不相符，在一般情况下生态学谬误常难以避免。因此，生态学研究发现的某因素与某疾病的一致性，可能是两者间的真正联系，也可能两者间毫无关系。总之，生态学研究只是一种粗线条的描述性研究。

二、生态学研究的目的

(一) 提供病因线索，产生病因假设

生态学研究通过对人群中某疾病的频率与某因素的暴露状态的研究，可分析该暴露因素与疾病之间分布上的关联，提供与疾病分布有关的线索，从而产生病因假设，故生态学研究常常被广泛应用于慢性病的病因学研究，或应用于探索某些环境变量与人群中疾病或健康状态的关系，为建立病因假设提供依据。

(二) 评估人群干预措施的效果

通过描述人群中某种（些）干预措施的实施情况及某种（些）疾病的发病率或死亡率的变化，经比较和分析，评价干预措施的效果。此外，在疾病监测工作中，可应用生态学研究来估计监测疾病的发展趋势，为制定疾病预防与控制的对策和措施提供依据。

三、生态学研究的方法

1. 生态比较研究（ecological comparison study）　比较不同人群中某疾病或健康状态，它们的患病率或死亡率的差别，以了解某疾病或健康状态在不同人群中分布有无异同点。从而探索该现象产生的原因，找到值得进一步深入研究的线索。

如在美国颁布使用摩托车头盔有关法令后，仅从一个摩托车手研究其防止意外事故效果，难下结论，但在美国各州观察执行该法令的效果，可发现那些骑手执行法令佩戴头盔的州较那些不遵从该法令的州其死亡危险和发生意外事故的危险要明显低。因此，生态比较研究在评估社会设施、人群干预，如一项新的计划、政策、法令等出台，了解其效果时起一定作用。

2. 生态趋势研究（ecological trend study）　指连续观察不同人群中某疾病或健康状态的发生率或死亡率，了解其变动趋势；同时也掌握这些人群中有某因素者占人口的百分数或比数及变动趋势，如果疾病的发生率或死亡率的变动与人群中哪个因素的变动相一致，该疾病与此因素有联系的可能性就较大。如 Hatrh 和 Susser 在 1975—1985 年间研究某核工厂周围 69 个地区基础 γ 射线和儿童癌症（包括白血病等）发病率的关联。这种多组研究的数据分析，通常是通过建立数学模型得以完成，可了解疾病发生率或死亡率的变动是否与人群中哪个因素的变动趋势相一致。

生态学研究资料不需要特别的分析方法。可以以各组因素的平均暴露水平作为自变量（x），以疾病的频率作为因变量（y）作回归分析（x、y 均为连续变量），如最简单的可配合直线回归方程。由于在生态学研究中，一般可获得疾病的发病率，故在生态学研究资料分析中也可引入相对危险度（RR）、人群归因危险度（PAR）等评价指标来进行分析。

四、生态学研究的应用与局限性

（一）生态学研究的应用

1. 生态学研究常可应用常规资料或现成资料（如数据库）进行研究，因而省时间、省人力、物力，可以很快得到结果。

2. 生态比较研究可以从群体的角度提供病因假设的线索；这些病因可以来自自然环境、心理或社会环境。如化学肥料、杀虫剂、除草剂等大量应用，许多新物质、人造物质进入自然环境，引起新的疾病和中毒。又如研究空气污染与肺癌的关系、脂肪摄入量与乳腺癌的关系等。

3. 生态趋势研究可以对生态比较研究中获得的病因，通过干预措施前后比较从而肯定或否定原先的病因假设。如通过生态比较研究发现，叶酸缺乏会导致胎儿患神经管畸形，在怀孕人群进行补充叶酸后，胎儿神经管畸形发生率明显下降。

4. 在疾病监测工作中主要应用生态趋势研究。例如疟疾的发生和流行以及预防控制是由有关的生态学因素决定的。在 1959—1966 年期间，由于发现哮喘死亡与支气管扩张剂销售量同步增长，英格兰和威尔士于 1968 年停止无处方的支气管扩张剂的销售，使哮喘死亡率明显下降，这就是生态学研究成果的应用。

（二）生态学研究的局限性

1. 生态学谬误难以避免。生态学谬误就是生态学研究的最大缺点。

2. 混杂因素往往难以控制。如某地各种酒类消耗量增加与该地居民冠心病发生率不断升高的问题，从人群中可见这种趋势，但并不是指冠心病患者与饮酒一定有关，可能饮酒为一混杂因素。

3. 同时生态学研究不能直接测量发病率，证明病因的作用较弱。

4. 生态学研究难以确定两变量间的因果关系，因为暴露或疾病因素是非时间趋势设计的，其时序关系不确定。

（范红敏　王国立）

第四节　筛　查

一、概念

筛查（screening）是用快速简便的试验、检查或其他方法，在一般人群中将表面上健康但患有或可疑患有某疾病的人鉴别出来，以便进一步诊断和治疗的一种方法。用于筛查的试验称为筛查试验（screening test），与诊断试验不同。筛查通常是在人群中针对某种潜在疾病所开展的一种简便、快速的筛选和探查，目的是为了早期发现病人、早期治疗病人。

诊断试验（diagnostic test）是指应用各种实验、医疗仪器等手段对病人进行检查，以对疾病做出诊断的试验，即应用一定的诊断方法把前来就诊的人区分为患某病的病人和非病人，并对确诊的病人给予相应的治疗。一个理想的诊断试验应该是准确可靠、简便迅速、安全无损和消耗成本低的试验。科学技术的发展带动了大量新试验、新仪器在临床诊断中的应用，如基因诊断、计算机扫描（如 CT、MRI）、超声波等方法已广泛应用于临床。但由于受到各种条件和因素的影响与限制，任何诊断试验都不是尽善尽美的。在临床实践中，临床医生要结合实际充分利用相关诊断试验的优势，尽量避免误差或缺陷，并熟练应用诊断试验评价的一些基本原则，科学合理地选择诊断试验，并对诊断试验的结果进行正确的解释和评价。

二、特点

筛查一般不具有临床确诊的目的和价值。从疾病的防治过程看，筛查属于第一级预防和第二级预防的范畴。从筛查的对象和目的来看，筛查具有突出的公共卫生学意义。从筛查的实施来看，筛查强调检测方法快速、简便、经济、安全。筛查的目的是将可疑有病的人与无病的人区别开，仅作为初步检查，是早期发现病人的一种方法。筛查试验的结果要经过诊断试验加以确诊（图 16－1）。筛查试验主要用于社区人群的健康体检、普查、普治或某些特殊意义的研究。随着医学的发展以及人们对健康需求的增加，筛查本身也有了较大的进展。传统的筛查主要从疾病的形成阶段开始入手。疾病的形成阶段主要是指疾病的潜伏期、临床前期或早期症状期等。早期的筛查强调疾病的早期诊断（如子宫颈癌的筛查），主要属于疾病的第二级预防。现在筛查强调疾病预防和健康的维持，而不是疾病的早期诊断。因此，筛查提倡从健康阶段入手，主要筛查疾病的危险因素，属于第一级预防（如进行高血压筛查以预防脑卒中）。同时，筛查也可以了解疾病自然史、进行疾病监测。

诊断试验是对疾病进行诊断的试验方法，应用的主要目的是区分检查对象患病与否，以便给确诊的病人以相应的治疗。此外，诊断试验还可用于病例随访、预后估计、疗效判断以及治疗的副作用监测等。

三、决定筛查计划的原则

筛查有一定的适用范围，即使疾病适合筛查，还要有适当的筛查试验作保证，同时应考虑到筛查是一项涉及成千上万人的群体预防性医疗活动，必须权衡被筛查的疾病和人群、筛查的条件设备、干预和随访、社会伦理问题的利弊得失，估计成本效益。决定能否进行筛查的原则是：

1. 被筛查疾病的负担是重要的因素。
2. 筛查的目标人群可以界定。
3. 被筛查的疾病处于潜伏期或临床前期，或者被筛查的因素处于较高的水平。
4. 对疾病的自然史有足够的了解。
5. 有适宜的筛查方法。
6. 有全面的筛查计划。

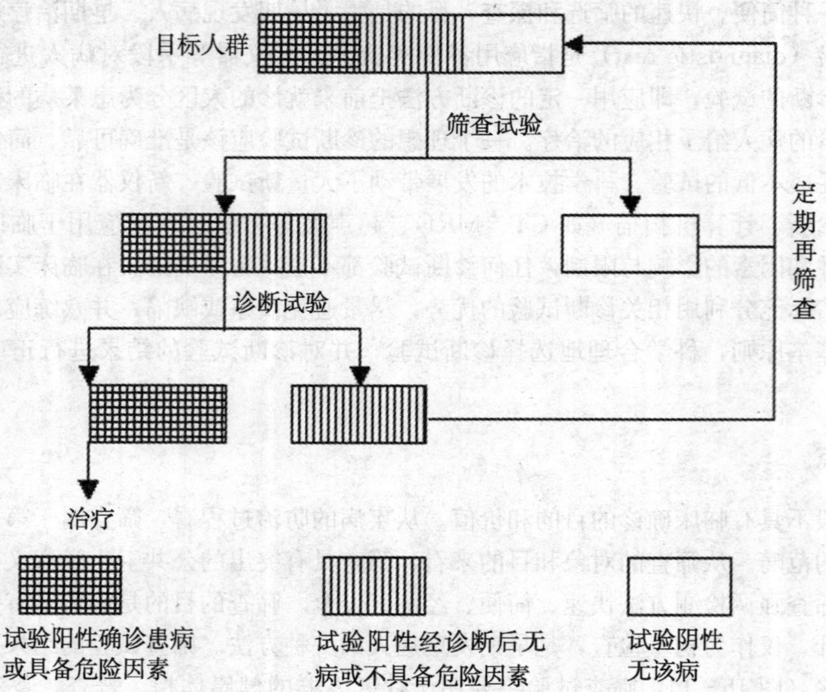

图 16-1 疾病筛查与诊断流程图

7. 筛查计划的各个组成部分是连续而完整的。

8. 被筛查对象可以从生理、心理和社会生活等方面获益。

9. 具备疾病监测、预防、治疗、教育、咨询和社会支持等方面的设备条件。

10. 对筛查结果为阳性的对象所采取的措施须事先形成一致的意见。

11. 筛查的成本应该从经济学、心理学、社会学、医学和卫生服务的角度进行权衡。

12. 筛查计划应为目标人群所接受，但对未参加者不应造成负面影响。

13. 对被筛查对象和未参加者应制定保密措施。

随着科学技术的发展，新的筛查试验不断出现。医生在使用这些试验前，必须对其有充分的了解，用正确的方法对筛查试验进行科学的评价。筛查与诊断试验在方法学和评价方面具有相似性，只是诊断试验要求有更高的灵敏度和特异度，而筛查试验则更侧重评价经济、方便和收益。

四、筛查试验的评价及结果解释

评价一项试验，可以通过其真实性、可重复性、取得的效益及推广应用的价值几方面综合考虑。

（一）真实性

真实性又称为准确度（accuracy）和效度（validity），指一种测量工具的实际测量结果与真值（true value）之间的接近程度。在筛查试验评价中，真实性是指待评价试验方法的检测结果与实际情况相符合的程度。筛查试验的评价与选择程序与其他大多数类似的研究一样，其核心为“对比”的辩证法思想。最基本的方法是将待评价筛查试验与诊断该病的“金标准”进行盲法和同步比较，用以评价其对疾病诊断的真实性和价值。具体步骤为，首先选择一个“金标准”，用“金标准”去筛选一定数量的病人和非病人作为研究对象，然后用待评价试验再对这些研究对象进行一次测试，将所获得的结果与“金标准”的诊断结果进行比较，用一些指标评价待评价试验。金标准（gold standard）是目前医学界公认的诊断某种疾病最准确的方法，如病理学检查（活检、尸检）、手术探查、特殊影像学检查、感染部位分泌物的微生物培养、人类免疫缺陷病毒及其抗体检测等，也可应用由专家制定并得到公认的临床诊断标准为金标准（如心绞痛的诊断、某些精神疾病和急性风湿热的临床诊断标准）。对于一些非自限性疾病，例如大部分癌症和退行性疾病，长期随访所获得的确切诊断也可以用作“金标准”。确定了评价的“金标准”，得到了合适的研究对象后，研究对象同时接受“金标准”和待评价试验的检测。“金标准”将研究对象分为“病人”和“非病人”两组，待评价试验也将研究对象分为“阳性”和“阴性”两组。可以将上述结果整理成四格表。其结果有四种情况：待评价试验检测阳性而实际有病，即真阳性（true positive）；待评价试验检测阴性而实际无病，即真阴性（true negative）；待评价试验检测阳性而实际无病，即假阳性（false positive）；待评价试验检测阴性而实际有病，即假阴性（false negative）（见表16-1）。主要评价指标包括灵敏度、特异度、假阳性率（误诊率）和假阴性率（漏诊率）。

表 16-1　红外线扫描筛查乳腺癌病人的结果

红外线扫描结果	真实疾病情况①		合计
	乳腺癌病人	非乳腺癌病人	
+	56 [a（真阳性）]	40 [b（假阳性）]	96 [$a+b$]
—	38 [c（假阴性）]	65 [d（真阴性）]	103 [$c+d$]
合计②	94 [$a+c$]	105 [$b+d$]	199 [$a+b+c+d$]

①：经病理证实；②：患病率＝94/199＝47.2%。

1. 灵敏度与假阴性率

（1）灵敏度：灵敏度（sensitivity，Sen）又称真阳性率。指在“金标准”确诊的病人中待评价的试验检测为阳性人数所占百分比。

$$\text{灵敏度（Sen）}=\frac{a}{a+c}\times 100\%=\frac{56}{56+38}\times 100\%=59.6\%$$

（2）假阴性率：也称漏诊率。指在“金标准”确诊的病人中待评价的试验检测为阴性人数所占百分比。假阴性率＝1－灵敏度。

$$\text{假阴性率（漏诊率）}=\frac{c}{a+c}\times 100\%=\frac{38}{56+38}\times 100\%=40.4\%$$

2. 特异度和假阳性率

（1）特异度：特异度（specificity，Spe）也称真阴性率。指在“金标准”确诊的非病人中待评价的试验检测为阴性人数所占百分比。

$$\text{特异度（Spe）}=\frac{d}{b+d}\times 100\%=\frac{65}{40+65}\times 100\%=61.9\%$$

（2）假阳性率：也称误诊率。指在“金标准”确诊的非病人中待评价的试验检测为阳性人数所占百分比。假阳性率＝1－特异度。

$$假阳性率（误诊率）=\frac{b}{b+d}\times 100\%=\frac{40}{40+65}\times 100\%=38.1\%$$

（二）可靠性

可靠性（reliability）又称为精确度（precision）、信度和可重复性（repeatability），是指相同条件下对相同人群，同一筛查试验重复检测获得相同结果的稳定程度。可靠性高，说明试验结果受随机误差的影响不大。

1. 评价试验可靠性的指标

（1）变异系数：变异系数（coefficient of variance）适用于数值变量资料的可靠性分析。

$$变异系数=\frac{测定值均数的标准差}{测定值均数}\times 100\%$$

（2）相关系数或 Spearman 等级相关系数：该指标适用于数值变量资料的可靠性分析。用待评价试验对同一研究对象做两次相同的检测，根据两次检测的数据做相关分析。分析过程参考相关统计书。

（3）符合率：适用于分类变量资料可靠性的分析。符合率（agreement）也称为一致率（consistency），指两次检测结果相同的人数占受试者总数的百分比。同一个试验在相同条件下对同一研究对象做两次相同的检测，例如通过让调查对象填写人格诊断问卷（PDQ－4）来筛查人格障碍的患病情况，在很大程度上与调查对象填写问卷的情况有关。可将同一批调查对象在第一次填写完成该问卷后 3～6 周，再发给该问卷第二次填写后收回，结果可得表 16－2：

表 16－2　64 名研究对象两次填写 PDQ－4 问卷的结果

第一次填写	第二次填写		合计
	阳性	阴性	
阳性	19（a）	6（b）	39（$a+b=r_1$）
阴性	2（c）	37（d）	25（$c+d=r_2$）
合计	21（$a+c=c_1$）	43（$b+d=c_2$）	64（N）

计算粗一致率（crude agreement），可以综合反映试验的可靠性。

$$符合率或粗一致率=\frac{a+d}{N}\times 100\%=\frac{19+37}{64}=87.5\%$$

（4）Kappa 值：是用于测量分类变量可靠性的指标。表示不同观察者对某一结果的判定或同一观察者在不同情况下对某结果判定的一致性程度。Kappa 值越高一致性越好。一般认为 0.4～0.6 为中度一致，0.6～0.8 为高度一致，＞0.8 为有极好的一致性。Kappa 分析的具体步骤如下。

①资料整理：将两次测查结果整理成表 16－2 形式。

②分析指标：

观察一致率（observed agreement，P_O）=［（a+d）/N］×100%=87.5%

机遇一致率（agreement of chance，P_C）$=\frac{r_1\times c_1+r_2\times c_2}{N^2}=\frac{39\times 21+25\times 43}{64^2}=46.2\%$

非机遇一致率（potential agreement beyond chance）$=1-P_C=1-46.2\%=53.8\%$

实际一致率（actual agreement beyond chance）$=P_O-P_C=87.5\%-46.2\%=41.3\%$

$$\text{Kappa 值}(K)=\frac{\text{实际一致率}}{\text{非机遇一致率}}=\frac{P_O-P_C}{1-P_C}=\frac{41.3\%}{53.8\%}=76.8\%$$

2. 影响试验可靠性的因素

（1）受试者的生物学变异：受试者的各种生理、生化测量值均随测量时间、条件等变化而不断变化，即由一个测量员使用同一测量方法测量同一个人的血压、脉搏、血胆固醇水平，可因受试者的生物学变异和不同的测量时间而出现变异。这些变化并不是随机误差，是要测量出来的真实差异。严格来讲，个体生物学变异影响的是可靠性评价的过程，可靠性指标需要排除受试者生物学变异的干扰。因此，要严格规定统一的测量时间和测量条件，以使受试者在相同条件下进行比较。

（2）试验方法与条件的变异：包括试验的温度、湿度；试剂与药品的质量及配制方法；仪器是否校准以及操作者的熟练程度等。因此，在评价诊断试验的可靠性时，研究者应充分了解影响因素的来源及控制方法，将这些因素的影响控制在最低限度，以对试验的可靠性作出客观的评价。

（3）观察者的变异：指由观察者对测量结果判断的不一致所致的差异。包括不同观察者之间对同一试验结果判断不一致和同一观察者在不同时间、条件下重复进行同一试验时所得结果的不一致性。因此，为降低观察者的变异，必须严格培训观察者，增强责任心，统一判断标准。

（三）收益

评价一项筛查试验的优劣不仅要考虑其真实性，更要考虑其收益。对筛查收益的评价最终需要成本效益分析、成本效果分析和成本效用分析，在此仅介绍能间接反映筛查收益的指标——预测值。

预测值（predictive value）是指在已知筛查结果时来估计患病可能性的大小。预测值包括阳性预测值（positive predictive value，记为 PV+）和阴性预测值（negative predictive value，记为 PV-）。阳性预测值是指筛查阳性的人中真正患病的概率；阴性预测值是指筛查阴性的人中真正无病的概率。以表 16-1 为基础，预测值的计算公式如下：

$$PV+=\frac{a}{a+b}\times 100\%=\frac{56}{96}\times 100\%=58.3\%$$

$$PV-=\frac{d}{c+d}\times 100\%=\frac{65}{103}\times 100\%=63.1\%$$

根据 Bayes 定理，患病率、灵敏度、特异度与预测值的关系以下列公式表达：

$$PV+=\frac{\text{灵敏度}\times\text{患病率}}{\text{灵敏度}\times\text{患病率}+(1-\text{特异度})\times(1-\text{患病率})}$$

$$PV-=\frac{\text{特异度}\times(1-\text{患病率})}{\text{特异度}\times(1-\text{患病率})+(1-\text{灵敏度})\times\text{患病率}}$$

根据上面两个公式计算，可得：

$$PV+=\frac{59.6\%\times 47.2\%}{59.6\%\times 47.2\%+(1-61.9\%)\times(1-47.2\%)}=58.3\%$$

$$PV-=\frac{61.9\%\times(1-47.2\%)}{61.9\%\times(1-47.2\%)+(1-59.6\%)\times 47.2\%}=63.1\%$$

预测值与筛查的灵敏度、特异度以及研究人群的患病率有关。在患病率不变的情况下，随着筛查的灵敏度升高，阴性预测值上升，阳性预测值下降，临床医生更有把握将阴性结果判断为非病人，而将阳性结果判为病人的把握减小。随着筛查的特异度升高，阳性预测值上升，阴性预测值下降，临床医生越有理由将阳性结果判断为病人，而将阴性结果判为非病人的把握减小。当筛查的灵敏度和特异度不变时，阳性预测值随患病率上升而升高，阴性预测值随患病率上升而降低。

五、提高筛查效率的方法

可以通过以下手段，利用现有的筛查试验，提高筛查效率。

（一）选择高危人群

如前所述，由预测值与患病率、灵敏度和特异度的关系可知，当筛查的灵敏度和特异度固定时，随着患病率的升高，阳性预测值增大，阴性预测值减小。

在临床上为获得更多的病例，可通过选择高危人群、有特殊临床症状和体征的人群进行筛查，以及通过设立专科门诊、对疑难病例的转诊或会诊等手段来提高被检查人群的患病率。

（二）联合试验

联合试验是指采用多个试验方法来检测一种疾病，达到提高筛查的灵敏度或特异度的目的，以提高筛查效率。联合试验主要包括并联试验（parallel test）和串联试验（series test）。

1. 并联试验　并联试验又称平行试验。指先后采用几项试验去检测疾病，只要有一项试验呈现阳性即视为阳性。并联试验可提高灵敏度，但特异度降低；即降低漏诊率，增加误诊率。在临床工作中，当急需对病人迅速做出诊断时，或需要灵敏度较高的试验，但目前可供利用的试验方法灵敏度较低时，可采取并联试验。

2. 串联试验　串联试验又称系列试验。指先后采用几项试验去检测疾病，只要有一项试验呈现阴性即视为阴性。串联试验可提高特异度，但灵敏度降低；即降低误诊率，漏诊率增加。该方法主要用于无需对病人做出快速诊断，而强调诊断的准确性时；当误诊能造成严重后果，需要高特异度的方法时，应该用串联试验。当诊断方法比较危险或价格昂贵，且有安全、便宜的试验方法可供选择时，建议先用安全、便宜的试验，结果提示有病时，才进一步做危险或价格昂贵的试验。如果各项试验方法的安全性和费用比较接近，应先选用特异度较高的试验方法，再选用灵敏度高的试验，这样可以减少接受检查的人数和检查成本，提高试验的效率。

3. 调整界值　筛查试验观察指标的不同界值（cutoff point）会对筛查的结果产生明显的影响。界值又称截断值或正常值，即确定筛查阳性与阴性的界线。理想的诊断标准要求灵敏度和特异度达到最大，误诊率和漏诊率降到最小。实际上常常难以如愿。因为人的许多生理参数，常常是病人的参数范围与正常人的相互交叉、重叠，不能完全分开。

在筛查方法的评价中，很难追求灵敏度和特异度均高的筛查方法，通常是采取降低一定程度的灵敏度或特异度，以获得较高的另一方的策略。有时以疾病预后的严重程度或对筛查阳性者进一步确诊试验的繁简程度规定界值。如果所检查的疾病进行早期诊断和早期治疗可以获得很好的疗效，否则预后很差，此时应选择灵敏度较高的阳性判定标准。如果对试验阳性者做进一步确诊试验比较繁琐、费用昂贵，或该病的患病率较低，为避免出现大量假阳性（误诊），则以提高特异度为主，判断标准右移。如果假阳性与假阴性同等重要，可选择灵敏度与特异度相等的界点作为界值。

（刘宝花）

第五节　病例对照研究

一、概述

（一）概念

病例对照研究（case - control study）亦称回顾性研究（retrospective study）。它是选择有特定疾病（或具有某种健康状态）的人群组作为病例组，与未患这种疾病（或不具有某种健康状态）的人群作为对照组，比较两组人群过去暴露于某种可能危险因素的比例，判断暴露危险因素是否与疾病（或健康状态）有关联及其关联程度大小的一种研究方法。如果病例组有暴露史比例或暴露程度高于对照组，且经统计学检验差异有意义，则可认为这种暴露因素与疾病之间存在着统计学上的关联。

暴露指研究对象曾经接触过某些因素或具备某种特征，如接触过某种化学物质或物理因素，进食过某种食品、饮料或药物等，具备性别、年龄或职业的某些特征，处于疾病的某种状态等。

（二）特点

1. 属于观察性研究方法　它是研究人群中已经发生的疾病与既往暴露之间的联系，不给予任何干预措施。

2. 设立对照　研究设立了单独的、由未患所研究疾病的人群组成的对照组，用来与病例组进行比较。

3. 研究方向是回顾的　即由“果”到“因”。在研究过程中，已知研究对象患某病或未患某病，再追溯既往是否暴露于可疑危险因素。

4. 难以证实暴露与疾病的因果关系　只能推测暴露与疾病是否有关联，且只限于统计学上的关联，尚不能做出因果关系的结论。

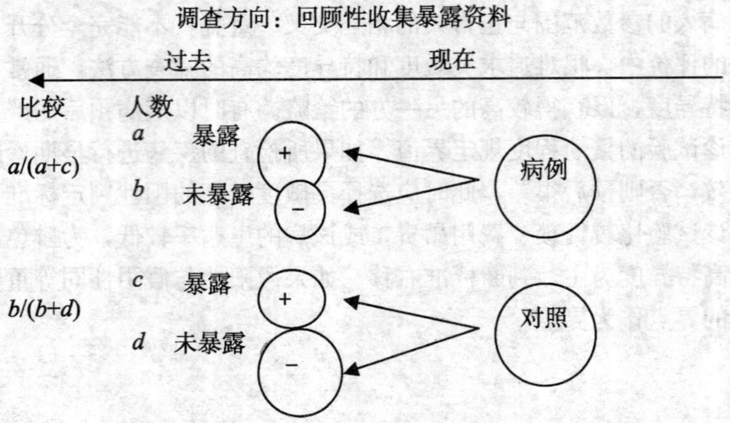

图 16－2　病例对照研究的模式图

二、病例对照研究的类型

（一）成组病例对照研究

按照一定的标准选择的一组病例和一组对照人群，比较两组间的既往暴露史，不进行病例组和对照组之间病例和对照的个体比较。一般要求对照数量等于或多于病例数量，无其他任何限制与规定。

（二）配比病例对照研究

根据一定的标准，每选用一个病例，即配以一定数量的对照，比较病例和对照间既往暴露史。配比（matching）即以对结果有干扰作用的某些因素或特征作为配比因素，使对照组和病例组在配比因素上保持一致，以排除配比因素的干扰，有利于清楚地表明研究因素与疾病的关系；还可以用较小的样本数增加分析时的统计学检验效力，提高研究的效率。所配比的因素或特征必须是已知的混杂因素，或有充分的理由怀疑为混杂因素，否则不应配比。要注意避免选择过多的配比因素所造成的配比过头（over－matching），如配比的正是所研究疾病的一个危险因素，致使其不能作为疾病的有关因素加以分析，结果会低估研究因素的作用，或损失配比因素与疾病关联的信息，增加工作难度等。配比分为成组配比和个体配比。

1. 成组配比（category matching）　又称频数配比，要求对照组与病例组在配比因素所占的比例相同，如病例组中男女各半，65 岁以上者占 1/3，则对照组中也如此。

2. 个体配比（individual matching）　病例和对照以个体为单位进行配比。根据一定的标准，每选用一个病例，即配以一定数量的对照。根据每一个病例配比的对照数，又可分为 1∶1 配比又称配对（pair matching），也可进行 1∶2，1∶3，……1∶R 配比。对照增加，统计学效率也提高，但并不是越多越好，配比一般不超过 1∶4，否则统计学效率提高不明显。

（三）巢式病例对照研究

巢式病例对照研究（nested case－control study）又称队列内病例对照研究。这是将队列研究与病例对照研究相结合的一种研究方法。首先进行队列研究，收集每个队列成员的暴露信息以及有关的混杂资料，确认随访期内发生的每个病例，然后以队列中的病例作为病例组，对照组来自同一个队列，进行病例对照研究。

巢式病例对照研究是在某特定队列中进行，可分为前瞻性和回顾性两类。

1. 前瞻性巢式病例对照研究（prospective nested case - control study）　在研究开始时根据一定的条件选择某一人群作为队列，前瞻性地随访一定的时间，确定病例组和对照组。该方法在时间上的特点为从现在到将来。

2. 回顾性巢式病例对照研究（retrospective nested case - control study）　根据研究开始之前的一段特定时间的情况选择某一人群作为研究队列，根据现在的情况确定病例组和对照组。该方法在时间上的特点为从过去到现在。该类型设计效率更高，能很快得出结果，但要求有信息完整的队列且该队列的生物学标本事先已收集并保存。

三、病例对照研究的设计和实施

（一）确定研究目的

1. 用于探索疾病的可疑危险因素　在疾病病因不明时，可以将某种疾病与多种因素结合起来进行研究，广泛筛选机体内外环境中的可疑危险因素。

2. 检验病因假设　对经过描述性或探索性病例对照研究产生的病因假设，可以应用设计精良的病例对照研究加以检验。

3. 提供进一步研究的线索　利用病例对照研究获得的明确病因线索，进一步进行队列研究或实验流行病学研究，从而证实病因假设。

（二）确定研究类型

病例对照研究的类型服从于研究目的。

1. 广泛探索危险因素　以成组比较的病例对照研究为宜。

2. 检验具体的病因假设　以配比病例对照研究为宜，配比研究还可根据可能提供的病例数情况，确定具体的配比方式，如果病例较多，可以用 1∶1 配比，反之可用 1∶R。还要考虑对照的性质，如对照为兄弟姐妹、同事、邻居等只能用配比的方式。

3. 佐证某种因素与疾病之间的因果关系　可采用巢式病例对照研究，但必须有队列研究作基础。

（三）确定研究对象

病例和对照的基本来源有两个，一个是医院的现患病人、医院和门诊的病案及出院记录等，称为以医院为基础的病例对照研究；另一个来源是社区、社区的监测资料或普查、抽查的人群资料，称为以社区为基础的病例对照研究。

1. 病例的选择　病例的选择包括疾病的诊断标准、病例的种类、病例其他特征的规定和病例的来源。

（1）疾病的诊断标准：一般按国际疾病分类（IDC）或国内统一的诊断标准。需要自定标准时，应注意宽严适度，掌握诊断标准的假阳性率和假阴性率的大小。

（2）病例的种类：①新发病例：新发病例应作为首选病例类型，其优点包括发病时间更接近暴露时间，对疾病危险因素的回忆比较准确可靠，能够缩小回忆偏倚；新病例的各种特征易保持原状；由于新近发生疾病，尚未受到各种决定生存因素的影响。②现患病例：现患病例是过去发生的病例中的幸存者，现患病例容易获得，可以节省研究时间，但对既往暴露的回忆易受到疾病迁延和存活因素的影响，不易判断暴露因素与疾病的时间关系。③死亡病例：仅能从医学记录或他人代述中获得资料，极少利用。

（3）病例其他特征的规定：对病例人口学特征和其他外部特征应作出明确规定，如性别、年龄、民族等，其目的是控制外部混杂因素即非研究因素的干扰，有利于鉴别所选病例是否为同一组致病因素所致，增加两组的可比性。

（4）病例的来源：包括医院病例资料和社区人群资料。①医院病例资料：主要来源于一所或若干所医院门诊或住院部在一定时期内诊断的全部病例或其随机样本。优点是简便易行，合作好，信息较完整、准确，节省经费。缺点是带有选择性，易产生选择偏倚。②社区人群资料：来源于某一特定时间和地区内通过普查、疾病统计或医院资料汇总得到的病例，然后选择其所有病例或其中的一个随机样本。优点是选择偏倚比医院的病例资料要小，结论推及该社区人群的真实性较高。缺点是较难进行，要有完善的疾病登记。

2. 对照的选择　对照的选择更为复杂和困难，关系到病例对照研究的成败，应根据研究目的而定。

（1）对照的规定：选择对照的目的是：①排除选择偏倚；②缩小信息偏倚；③缩小不清楚或不能很好测量的变量引起的残余混杂；④符合真实性要求在逻辑限制的前提下使统计把握度达到最大。配比的目的是控制外部因素对研究结果的干扰。要注意选择过多的配比因素所造成的配比过头。

为了使病例和对照可比：对照应来自于产生病例的人群，经相同诊断手段确认为非病者，是某地区人口的无偏样本或是病例人群非病者的一个随机样本，能代表产生病例的人群。按照与病例一致的人口学特征和其他外部特征的相同要求选择对照，如对年龄、性别、种族、职业、环境等因素加以限制，以此控制外部因素的干扰，增强与病例的可比性，还应注意对照不患有与所研究的疾病有共同病因的疾病，目的是减少混杂偏倚。

（2）对照的来源：①同一个或多个医疗机构中诊断的其他病例，病种以愈复杂愈好，这样比较方便，使用最多；②社区人口中的非病例或健康人群，该对照最接近全人群的无偏样本；③社区团体人群中非该病病例或健康人；④病例的邻居或同一居委会、住宅区内的健康人或非该病病例；⑤病例的配偶、同胞、亲友、同学或同事等。

（四）样本含量的估计

病例对照研究需估计样本含量。

1. 病例对照研究样本大小取决于四个参数：

（1）研究因素在对照人群中的暴露率（P_0）；

（2）预期暴露于该研究因素造成的相对危险度（*RR*）或比值比（*OR*）；

（3）希望达到的检验性水平 α，α 为假设检验第Ⅰ类错误，即假设检验所允许的假阳性错误的概率；

（4）希望达到的检验把握度（$1-\beta$），β 为假设检验第Ⅱ类错误，即假设检验所允许的假阴性错误的概率。

2. 估计方法　不同配比方式的样本大小计算方法不同，可用公式计算或从样本量表中查得。

（1）成组比较的病例对照研究样本量估计：

按下列公式计算：

$$n=(Z_\alpha \sqrt{2\bar{p}\,\bar{q}}+Z_\beta \sqrt{p_0 q_0+p_1 q_1})^2/(p_1-q_1)^2 \qquad (16-3)$$

或

$$n=2\bar{p}\,\bar{q}\,(Z_\alpha+\bar{Z}_\beta)^2/(p_1-q_0)^2 \qquad (16-4)$$

式中：n 为病例组和对照组人数，Z_α、Z_β 分别为 α 及 β 值相对应的标准正态分布分位数，可查表（表 16－3）求得，p_0 和 p_1 分别为对照组和病例组某因素的估计暴露率。

$$q_0=1-p_0，q_1=1-p_1，\bar{p}=(p_0+p_1)/2，\bar{q}=1-\bar{p}$$

其中 p_1 也可由计算公式求得：

$$p_1=(OR\times p_0)/(1-p_0+OR\times p_0) \quad (16-5)$$

式（16－3）也可简化成：

$$p_1=(OR\times p_0)/[1+p_0(OR-1)] \quad (16-6)$$

表 16－3　标准正态分布的分位数表

α或β	Zα（单侧检验） Zβ（单侧和双侧检验）	Zα（双侧检验）
0.001	3.090	3.290
0.002	2.878	3.090
0.005	2.576	2.807
0.010	2.326	2.576
0.020	2.058	2.326
0.025	1.960	2.242
0.050	1.645	1.960
0.100	1.282	1.645
0.200	0.842	1.282

例 16－4　拟进行一项病例对照研究，研究吸烟和肺癌的关系。一般人群吸烟率约为 20%，吸烟和肺癌的比值比为 2.0，要求 $\alpha=0.05$（双侧），$\beta=0.1$，试估计样本大小 n。

由式（16－6）求 p_1：

$$p_1=(2\times 0.2)/(1-0.2+2\times 0.2)=0.333$$
$$q_0=1-0.2=0.8$$
$$q_1=1-0.333=0.667$$
$$\bar{p}=(0.2+0.333)/2=0.267$$
$$\bar{q}=1-0.267=0.733$$

由表 16－3 查得 $Z_\alpha=1.960$，$Z_\beta=1.282$

$$n=2\times 0.267\times 0.733\ (1.960+1.282)^2/(0.333-0.2)^2=232$$

如查表 16－4，得 $n=229$

表 16-4 病例对照研究样本含量（非配比，两组人数相等）
［$\alpha=0.05$（双侧），$\beta=0.10$］

RR	P_0						
	0.01	0.10	0.20	0.40	0.60	0.80	0.90
0.1	1420	137	66	31	20	18	23
0.5	6323	658	347	203	176	229	378
2.0	3206	378	229	176	203	347	658
3.0	1074	133	85	71	89	163	319
4.0	599	77	51	46	61	117	232
5.0	406	54	37	35	48	96	194
10.0	150	23	18	20	31	66	137
20.0	66	12	11	14	24	54	115

（2）1∶1配比样本量的估计：由于个体配比时，将病例和对照暴露情况不一致的对子进行比较才有意义。Schlesselman推荐的公式如下：

$$m=\left[Z_{\alpha}/2+Z_{\beta}\sqrt{p\ (1-p)}\right]^2/\ (p-1/2)^2 \quad (16-7)$$

式中：

$$p=OR/\ (1+OR)\approx RR\ (1+RR) \quad (16-8)$$

m为病例和对照暴露不一致的对子数。

则需要的总对子数M为：

$$M\approx m/\ (p_0q_1+p_1q_0) \quad (16-9)$$

例16-5 用1∶1配对的病例对照研究探讨口服避孕药与婴儿先天性心脏病的关系，设$\alpha=0.05$（双侧），$\beta=0.1$，对照组暴露比例为$p_0=0.3$，估计的$RR=2$，经计算得$p_1=0.46$，利用公式（16-8），求得$p=2/3$，代入公式（16-7），得$m=90$；代入公式（16-9），得$M=186$。则需要的总对子数为186。

（五）研究因素的收集与测量

1. 信息资料的来源

（1）病例对照研究的资料来源有访问调查记录、通信调查表、登记记录、医院档案、职业史记录等，大多是由调查人员直接询问研究对象本人或家属，也可采用通信方式进行调查，必要时查阅登记记录或医疗记录等。

（2）研究因素的规定：调查研究时除收集姓名、性别、年龄、民族、住址等一般人口学资料外，重要的是取得可疑的暴露因素、饮食习惯、吸烟习惯、生活习惯等生物和社会环境因素。根据研究目的确定调查变量的数目和每一变量的具体项目，每项变量要有明确的定义，尽可能采用国内外统一的标准，定性指标可通过询问获得。定量指标可通过询问、仪器或实验室检查获得，研究中尽量采用定量或半定量的量度。如吸烟习惯，除调查吸烟或不吸烟，还应调查开始吸烟年龄、每日吸烟量、吸烟年数、烟吸入深度、烟的种类、戒烟时间等，将暴露因素分级是很有意义的，它可能提供暴露因素与疾病间的剂量-反应关系。

2. 研究因素的收集　进行调查时一般应有专门制定的调查表，通过询问调查对象填写问卷收集资料。调查项目必须包括与发病有联系的因素，在测量暴露因素方法上能用定量资料就不用定性资料，某些指标可用半定量资料来表示。调查表中尽量不用过多的文字记录，采用编码方法，便于资料整理和计算机的应用。有时辅以查阅档案、采样化验测量等来获得。应实行质量控制，如同等对待病例组和对照组，调查人员标准化训练，抽取一定比例样本复查，进行一致性检验如常用的 Kappa 检验法等。

四、资料的整理和分析

（一）资料的整理

对所收集的资料进行核查、检错、验收、归档等一系列步骤，以保证资料尽可能完整和高质量，并将原始资料分组、归纳、编码，输入计算机，利用计算机软件进行逻辑检错。

（二）资料的分析

1. 描述性统计　对与研究因素和效应指标有联系的特征在病例组和对照组间的分布加以描述，如病例组和对照组的性别、年龄、职业、出生地、居住地、文化程度、疾病类型的分布等。成组配比时应描述配比因素的比例。

在病例组和对照组之间对影响研究结果的主要特征分布进行均衡性检验，检验非研究因素特征在病例组和对照组之间的分布是否具有可比性。

2. 统计性推断　统计性推断主要是分析暴露与结局的统计学联系程度，确定联系强度的大小，同时验证或检验各研究因素与结局之间的假设。

（1）成组病例对照研究资料分析

①资料整理：成组病例对照研究资料包括配比和非配比资料，按表 16－5 整理成四格表。

表 16－5　成组病例对照研究资料整理表

暴露或特征	病例	对照	合计
有	a	b	$a+b=n_1$
无	c	d	$c+d=n_0$
合计	$a+c=m_1$	$b+d=m_0$	$a+b+c+d=N$

②统计学假设检验：检验病例组和对照组的暴露率有无统计学的差异，利用 2×2 四格表 χ^2（卡方）检验，病例组的暴露率为 $a/(a+c)$，对照组的暴露率为 $b/(b+d)$，以下列公式计算：

$$\chi^2=(ad-bc)^2N/[(a+b)(c+d)(a+c)(b+d)] \qquad (16-10)$$

若两组差异有统计学意义，说明该暴露因素与疾病存在联系，则进一步进行推断性研究。

③计算比值比：病例对照研究中表示暴露与疾病之间关联强度的指标为比值比（odds ratio，OR)，比值（odds）是指某事物发生的概率与不发生的概率之比。

病例组暴露比值为：$\frac{a/m_1}{c/m_1}=a/c$　对照组暴露比值为：$\frac{b/m_0}{d/m_0}=b/d$

$$\text{比值比}\ OR=\frac{(a/c)}{(b/d)}=\frac{ad}{bc} \qquad (16-11)$$

相对危险度（relative risk，RR）是暴露组与非暴露组发病率之比。但在病例对照研究中不能计算发病率，只能计算 OR。OR 的含义与 RR 相同，指暴露组的疾病危险度为非暴露组的多少倍，取值在 0～∞之间。OR＞1 说明疾病的危险度因暴露而增加，是疾病的危险因素，暴露和疾病之间为“正”关联；OR＜1 说明暴露使疾病的危险度减少，暴露因素对疾病有保护作用，暴露和疾病之间为“负”关联；OR＝1 表示暴露与疾病无关联。

④ 计算 OR 的可信区间（confidence interval，CI）：由于比值比是指暴露与疾病关联强度的一个点估计值，此估计值未考虑抽样误差有其变异性，计算 OR 的可信区间有助于进一步了解联系的性质和强度，由此来估计本次研究总体的比值比在什么范围内，其上下限的数值为可信限。OR 的可信区间可用下式计算：

$$OR^{(1\pm u_\alpha/\sqrt{\chi^2})} \qquad (16-12)$$

u 为正态离差值，OR 的 90％可信限 $u=1.64$，OR 的 95％可信限 $u=1.96$，OR 的 99％可信限 $u=2.58$。

计算 OR 值可信区间除了有助于估计变异范围的大小外，还有助于检验 OR 值的判断意义，如该区间包含 1，则暴露与疾病无关联。

例 16－6　1998 年在香港报告的一项 35～69 岁男性吸烟与肺癌关系的病例对照研究，结果如表 16－6。

表 16－6　吸烟与肺癌关系的病例对照研究资料

吸烟史	病例	对照	合计
有	789	841	1630
无	128	639	767
合计	917	1480	2397

引自：林大庆等．英国医学杂志中文版．2001

①χ^2检验：检验病例组和对照组的暴露比例差异有无统计学意义。

$$\chi^2=(789\times639-841\times128)^2\times2397/[(789+841)(128+639)(789+128)(841+639)]=222.12$$

自由度＝1，$P<0.001$，两组的暴露史之比差异有统计学意义，提示吸烟可能与肺癌有联系。

②计算暴露与疾病的联系强度 OR：

$$OR=789\times639/841\times128=4.68$$

③计算 OR 95％可信限：

$$OR_L=4.68^{(1-1.96/\sqrt{222.12})}=3.83$$

$$OR_U = 4.68^{(1+1.96/\sqrt{222.12})} = 5.82$$

故 OR 95%可信区间为 3.83～5.82。即总体的 OR 值有 95%的把握在此范围内，分析结果说明吸烟与肺癌有联系，吸烟者（暴露）患肺癌的危险性为不吸烟者（非暴露）的 3.83～5.82 倍。

（2）1∶1 配比病例对照研究资料分析

在 1∶1 配比病例对照研究中，将病例和对照按照 1∶1 配成对子，在调查或分析时均将病例和对照作为一组而不拆开。资料的分析与成组资料相同，但整理和计算有其特点，要使用专用公式。

将资料整理成四格表（表 16-7）。

表 16-7 1∶1 配比病例对照研究资料整理表

对照	病例		对子数
	有暴露史	无暴露史	
有暴露史	a	b	$a+b$
无暴露史	c	d	$c+d$
合计	$a+c$	$b+d$	$a+b+c+d=N$

例 16-7 用 1∶1 配比病例对照研究探讨职业人群接触氯乙烯与肝血管肉瘤的关系。其调查结果见表 16-8。

表 16-8 氯乙烯与肝血管肉瘤 1∶1 配比资料

对照	病例		对子数
	有暴露史	无暴露史	
有暴露史	14（a）	16（b）	30（$a+b$）
无暴露史	60（c）	108（d）	168（$c+d$）
对子数	74（$a+c$）	124（$b+d$）	198（N）

①将资料整理成四格表（表 16-8）

②显著性检验：用 McNemar 公式计算

$$\chi^2 = (b-c)^2/(b+c) \tag{16-13}$$

当对子数较少时用 McNemar 校正公式

$$\chi^2 = (|b-c|-1)^2/(b+c) \tag{16-14}$$

本例 $\chi^2 = (|16-60|)^2/(16+60) = 25.47$，$P<0.005$

③计算比值比 OR

$$OR = c/b \tag{16-15}$$

本例 OR＝60/16＝3.75

④计算 OR 的 95%可信区间

本例 OR_L，$OR_U = 3.75^{(1 \pm 1.96/\sqrt{25.47})} =$（2.24，9.33）

即 OR 的 95%可信区间为 2.24～9.33，说明氯乙烯职业暴露与肝血管肉瘤有联系，有氯乙烯职业暴露人群患肝血管肉瘤的危险性是无职业暴露人群的 2.24～9.33 倍。

五、病例对照研究中的偏倚及其控制

病例对照研究是一种回顾性研究，比较容易产生偏倚，即系统误差，常见的偏倚有选择偏倚、信息偏倚和混杂偏倚，可通过严谨的设计、准确的调查和细致的分析识别、减少和控制这些偏倚。

（一）选择偏倚（selection bias）

由于选入的研究对象与其所代表的总体间在某些特征上存在系统误差而引起的差异。这种偏倚常发生在研究的设计阶段。

1. 入院率偏倚　又叫 Berkson 偏倚，以医院为基础的病例对照研究可存在此种偏倚。当利用医院病人作为病例和对照时，由于对照是医院的某一部分病人，而不是全体目标人群的一个随机样本，又由于病例只是该医院或某些医院的特定病例，不是全体病人的随机样本，即医院样本可能与人群有系统误差，特别是因为各种疾病的入院率不同导致病例组与对照组某些特征上的系统误差。

设计阶段应尽可能采用随机抽样的方法选择研究对象，在多个医院选择不同病情、不同特征的患者等方法以减少偏倚程度。

2. 现患病例-新发病例偏倚　又叫 Neyman 偏倚。用现患病例所得出的暴露与疾病之间的联系，可能会由于影响生存的因素不同而产生偏倚。如果调查对象选自现患病例，可能得到更多信息，但其中很多信息可能只与存活有关，而未必与该病的发病有关，从而高估了某些暴露因素的病因作用。另外，某病的生存者改变了生活习惯，从而降低了某个危险因素的水平，或在调查时夸大或缩小病前生活习惯的某些特征，导致某一因素与疾病的关联误差。

调查时严格诊断标准，选用新发病例，或有可能作队列研究，同时将暴露程度与暴露结局联系起来作结论，可减少此种偏倚的程度。

（二）信息偏倚（information bias）

信息偏倚又称观察偏倚或测量偏倚，指在收集整理资料阶段由于观察和测量方法上有缺陷，使病例组和对照组获得不同的信息而产生系统误差。主要有回忆偏倚和调查偏倚。

1. 回忆偏倚　主要是调查研究对象既往的暴露情况，由于被调查者记忆失真或不完整造成结论的系统误差。

采用盲法收集资料，选择不易为人们所遗忘的客观指标，并精心设计问卷、提问方式和调查技术有助于减少回忆偏倚。

2. 调查偏倚　可能来自于调查对象及调查者双方。病例和对照的调查环境与条件不同，或者调查技术与质量不高，以及仪器设备的问题等均可产生调查偏倚。

尽量采用客观指标，作好统一技术培训，调查方法一致和检查条件一致，在同一时间由同一调查员调查病例和对照。控制各种实验条件、使用的检查方法仪器精良、使用前校准、严格掌握试剂的要求、操作技术熟练等可望减少此类偏倚。

3. 混杂偏倚（confounding bias）　当研究某个因素与某种疾病的关联时，由于某个因素既与疾病有病因关系，又与暴露因素有联系，导致掩盖或夸大了所研究的暴露因素与疾病的联系所引起的偏倚叫混杂偏倚，该因素称混杂因素。年龄、性别是最常见的混杂因素。

在设计时采用限制、配比和随机化的方法，资料分析时采用分层分析、标准化或多因素分析模型处理，可适当控制混杂偏倚。如果采取上述方法后，存在的偏倚对结果的影响仍然很大，那么下结论时就应当慎重。

六、病例对照研究的优点与局限性

（一）优点

1. 特别适用于罕见病和潜伏期长的慢性病的病因研究。有时甚至是检验病因的唯一可行方法，所需样本较少。

2. 该方法省人力和物力、省经费、省时间，容易组织实施。

3. 既可检验有明确危险因素的假设，又可广泛探索尚不够明确的众多因素。可以同时研究多个因素与某种疾病的联系，特别适合于探索性病因研究。

（二）局限性

1. 不适合研究人群中暴露比例很低的因素，因为所需的样本量很大，不易做到。

2. 选择研究对象和获取信息时，难以避免选择偏倚和信息偏倚。

3. 不知道总人口中的病例数和未病者人数，一般不能计算发病率和死亡率，故不能直接分析相对危险度和决定某因素与某疾病的因果关系，从一次病例对照研究中不能得出因果关系的结论。

（李君）

第六节　队列研究

队列研究又称为群组研究、定群研究、前瞻性研究（prospective study）、发病率研究（incidence study）、随访研究（follow－up study），而目前比较常用的名称为队列研究。它是通过测量或比较一组或多组研究队列的疾病的发病率或死亡率，确定暴露因素与疾病的关系，从而达到检验病因假设的目的。

一、队列研究的概念

（一）定义

队列研究是选定暴露和未暴露于某种因素的两个人群，追踪其各自的发病结局，比较两者发病结局的差异，从而判断暴露因素与发病有无关联及关联大小的一种观察性研究方法。这里的结局主要是与暴露因子可能有关的结局。

研究对象必须是未患某研究结局疾病的人群。暴露于某研究因素的研究对象称为暴露组或研究组，未暴露于该因素的研究对象称为非暴露组或对照组，它应该是除了未暴露于某因素之外，其余各方面都尽可能与暴露组相同的一组人群。

（二）有关概念

1. 暴露与病例对照研究相似，队列研究中暴露指接触某种因素、具备某种特征或行为，如接触过某种特殊物质或具备性别、年龄或职业的某种特征等。暴露可以是有害的，也可以是有益的，但都是需要重点研究的。

2. 暴露因素　暴露因素、危险因素和流行因素从严格的定义讲有区别，但通常在文章中泛指能影响人群发病率变动、疾病结局的研究因素。

3. 队列　队列（cohort）原意是古罗马军团中的步兵队，或指一队士兵。流行病学中队列指有共同经历或共同状态的一群人。它用于两种情况，其一是泛指暴露于某事物或因素、具有共同特征的一群人，即研究中通常所称的队列，如某个时期进入某工厂工作的一组人群。其二是指特定时间内出生并按此出生时期确定的一组人，称为出生队列（birth cohort）。

二、队列研究的特点

队列研究是研究人群暴露于某危险因素与出现预期疾病的关系，是先确定暴露，再追踪观察发病与否的一种研究方法，其结构模式见图 16-3。

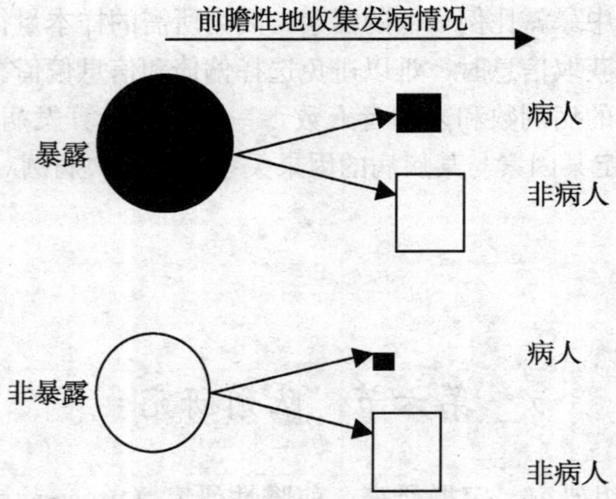

图 16-3　队列研究的结构模式

队列研究的特点概括为以下四点：

1. 属于观察性研究方法　暴露是在研究之前已客观存在的，而不是人为给予的，且不施加任何干预措施。它不同于实验研究。

2. 设立对照组　研究设计单独的、由未暴露人群组成的对照组，用来与暴露组进行比较，观察各自的发病结局。

3. 观察方向由“因”及“果”　在研究过程中，已知研究对象暴露或未暴露于某因素，再追踪是否发病。研究方向是纵向的、前瞻性的。

4. 能确证暴露与疾病的因果关系　由于研究是前瞻性的观察法，能确切了解暴露的作用和疾病的发生，且由于疾病是发生在事先确定的暴露人群中，因此能准确地估计人群发病的危险程度。

三、队列研究的用途

（一）检验病因假设

队列研究是由“因”及“果”的研究，因此它的主要用途是深入检验一个或多个病因假设。例如当研究吸烟与肺癌关联的一个假设时，同时还可以研究吸烟与心脏病、慢性支气管炎的关联等多个假设，但这时的研究设计与资料的分析要复杂些。

（二）描述疾病的自然史

临床上观察一个病例的自然发病过程是包括起病到痊愈或死亡的全过程，称为个体疾病的自然史。疾病在人群中从发病、发展至结局（痊愈、死亡或残疾）也是一个自然过程，称为人群的疾病自然史。队列研究除检验某病因之外，还同时观察和描述人群中暴露于某种病因和未暴露于该病因的疾病自然史，可以补充个体疾病自然史，弥补临床观察的不足。

（三）评价自发的预防效果

有时人群会自动发生由暴露状态改变为非暴露状态，如有部分吸烟者自动戒烟，结果当进行前瞻性观察时，发现戒烟人群的肺癌发病率较吸烟人群的肺癌发病率有所下降，以此表明戒烟与吸烟对肺癌的致病作用相反，显示出预防效应。由于这种预防作用不是人为控制而是自发出现的，在队列研究中能够观察到这种现象，并可以评价其预防效果，被称为“人群的自然实验”。

四、队列研究的种类

队列研究根据研究对象进入队列的时间及终止观察的时间不同分为三种。

1. 前瞻性队列研究（prospective cohort study）　亦称为同时性或即时性队列研究（concurrent cohort study）。研究对象的确定和分组是根据研究开始时所获得的现实资料而定，观察开始时病例尚未出现，研究的结局需随访观察一段时间才能得到。这是队列研究的基本形式。其性质是前瞻性的，即从现在追踪到将来。由于疾病的自然史长短不一，所以需要长时间定期随访。其优点是研究者可以直接获得暴露和结局的资料，结果受偏倚影响较小。其缺点是研究设计和实施均较复杂，时间跨度大，人力和物力消耗多。

2. 历史性队列研究（historical cohort study）　亦称为非同时性或非即时性队列研究（non-concurrent cohort study），还称为回顾性队列研究（retrospective cohort study）。研究工作是现在开始的，研究对象是过去某个时间进入队列的，即研究的起点是过去某个时间，研究对象的确定和分组是根据研究开始时已获得的历史资料中的暴露情况而决定，疾病的结局在研究开始时已经从历史资料中获得。暴露到结局的方向是前瞻性的，而工作的性质是回顾性的。其优点是可以在较短的期间内完成需要数年或数十年的观察和资料收集工作，节省时间、人力和物力，出结果快。其缺点是历史性资料中的暴露情况不能为研究者所控制，观察及收集暴露和结局的信息受历史资料的限制，只能在有完整的历史资料的条件下才能实施。

3. 双向性队列研究　又称为混合型队列研究。历史性队列研究之后，继续进行前瞻性的队列研究。这种研究具有上述两种研究的优点，在一定程度上弥补了它们的不足。

五、队列研究的设计与实施

（一）方法选择的指征

由于队列研究常常是有一定规模的研究，需要观察一个较长时期，实施起来较为复杂，有一定的难度，故选择队列研究之前要经过周密的考虑。

1. 前瞻性队列研究

（1）要有明确的研究目的和检验假设；

（2）所研究疾病的发病率或死亡率一般不应低于5‰；

（3）要有把握获得观察人群的暴露资料；

（4）要有确定发病或死亡等结局的简便而可靠的手段；

（5）要有把握获得足够数量的观察人群，并且该人群能被长期随访观察而取得完整可靠的资料；

（6）要有足够的人力、物力和财力。

2. 历史性队列研究

1至5点与前瞻性队列研究相同。此外，实施历史性队列研究最重要的前提是要有足够数量的完整可靠的记录或档案材料，因为历史性队列研究完全依赖于有关暴露、疾病和生死状况的完整真实的历史记录，但人力、物力、财力和时间等条件需求不高。

（二）研究因素的确定

队列研究中研究因素称为暴露因子或暴露变量，其概念和方法选择及测量的基本思想与病例对照研究中基本一致，不同之处在于队列研究的研究因素一般是单一的，而病例对照研究常有多个研究因素。应根据研究目的确定研究因素，并对其测量规定具体的标准和方法。

队列研究除了要确定主要的暴露因素外，也应收集其他次要的暴露因素资料及背景资料，以利于对研究结果作深入分析。

（三）结局的确定

结局变量亦称为结果变量，简称结局，是观察人群中出现的预期的结果事件。结局是队列研究的观察终点，它与观察期的终止不是一个概念。如观察一个人群，预先规定出现了冠心病即为每个人的结局。要强调指出在研究中出现其他疾病，并非是观察到了结局。此外，结局不仅限于发生某种疾病或因某病死亡，还可以是各种检查指标达到了某一水平，如血脂、尿糖达到某一界值。

结局变量的测定，应给出明确统一的标准，并在研究的全过程中严格遵守。判断结局的标准尽量采用国内外公认的、统一的疾病标准进行判断，还可以按照研究目的的自定结局标准加以判断，以便收集各类结局信息。

（四）研究对象的选择

1. 暴露人群的选择　暴露人群是具有某种暴露因素的人群。它可具有两种形式：一种是特殊暴露人群或高危人群；另一种是一般人群。

（1）特殊暴露人群或称为高危人群

①职业人群：是队列研究的首选研究对象，在某些职业中常存在特殊的暴露因子，它在职业人群中导致疾病的发病或死亡率比一般人群要高得多，便于证实暴露因素与疾病的关联。

②特殊暴露人群：选择由于特殊原因暴露于特殊因素的人群作为暴露人群。

选择特殊暴露人群包括职业人群作暴露组时，常用历史性队列研究，因为暴露的危害作用不是一开始就认识到的，一旦认识到了，大多数都采取了防护措施以减少暴露，所以不宜进行前瞻性的队列研究。

（2）一般人群

①一般居民：选择一个地区的全部人口或其无偏样本中的暴露者作为暴露人群。若研究目的是对一般人群进行防治，且某可疑病因有较高的人群暴露率，所研究的疾病又有较高的发病率或死亡率，就适合在一般居民中进行队列研究。

②有组织的人群团体：选择有组织的人群作为一般人群的特殊形式，如学生、士兵、会员等较为合作的群体中的暴露者作为暴露人群，有利于医疗就诊和随访观察结果，还可以节省人力、物力，并提高随访质量和结果判断的可靠程度。虽然此类样本对全人群的代表性可能稍差，但其优点是失访率较低，研究对象配合程度高，可以提高调查结果的真实性和可靠性。

2. 对照人群的选择　对照人群的设立是为了与暴露人群进行比较，这是分析性流行病学研究的基本特征之一。其目的是为了比较，其重要性与暴露人群等同。选对照组的基本要求是尽可能保证与暴露组的可比性，即对照人群除未暴露于所研究的因素外，其他各种影响因素或人群特征，如年龄、性别、职业、民族等，都应尽可能与暴露组相似。

对照常采用以下形式：

（1）内对照：选择某暴露因素在总体中分布不均匀的某人群，按照人群内部的暴露情况分为暴露组和非暴露组，该非暴露组称为内对照组。

（2）外对照：按照规定的暴露选择一组有暴露的人群作为暴露组，另外选择一组非暴露的人群作为对照组，称为外对照组。

①特设对照：当选择了特殊暴露人群的暴露组时，常需要在该人群之外寻找对照人群，选择与暴露组在年龄、性别、民族、居住地区等方面相似的非暴露人群作为对照组进行随访。

②总人口对照：当选择某职业人群为暴露组时，可以用总人口作为对照，即与该地区全人群的发病（或死亡）率进行比较分析。其优点是资料容易获得，但其缺点是资料比较粗糙，往往不十分精确或缺乏要比较的项目。特别要注意的是应当使用暴露人群所在地区的人口，而且时间上也是一致或相近的，以保证可比性。为避免人口构成差异产生的偏倚影响结果，一般须采用标化死亡比或标化发病比作间接比较，两者均须计算标准误并作显著性检验。

（3）多重对照：或叫多种对照，即用上述两种或两种以上的形式选择的人群同时作对照，以减少只用一种对照所带来的偏倚，以增强结果的可靠性。

（五）样本量的估计

1. 估计样本含量时的几个问题

①抽样方法：抽取样本的方法和选择与其他研究相同。

②暴露组与非暴露组的比例：一般说来，非暴露组的样本含量不宜少于暴露组的样本含量。

③失访率：通常按 10%估计失访率，故按计算出来的样本量再加 10%作为实际样本量。

2. 样本大小的决定因素

①一般人群（非暴露组）中所研究疾病的发病率 p_0。

②暴露组与非暴露组的发病率之差（$d=p_1-p_0$），d 越小，所需要的样本量越大。暴露组的发病率（p_1）可以用相对危险度（RR）进行估算。

③显著性水平，即假设检验的第一类错误 α 值。通常 α 取 0.05 或 0.01。α 越小，所需样本量越大。

④把握度（power）：为 $1-\beta$，即检验假设能避免假阴性的能力，β 为假设检验的第二类错误，即假阴性错误的概率。通常 β 取 0.10 或 0.20。β 越小，所需要的样本量越大。

样本量的计算公式：

$$N=\frac{(u_\alpha\sqrt{2\overline{p}\overline{q}}+u_\beta\sqrt{p_1q_1+p_0{q_0}^2})}{(p_1-p_0)^2} \qquad (16-16)$$

其中 N 为暴露组或非暴露组的人数，u_α 和 u_β 分别为 α 和 β 时的 u 值，可从表 16－3 中查得，p_0 和 p_1 分别为非暴露组和暴露组的发病率，

$$q_0=1-p_0，q_1=1-p_1，\overline{p}=（p_1+p_0）/2，\overline{q}=1-\overline{p}$$

p_1 可以通过相对危险度计算，公式为：

$$p_1=\frac{RR\times p_0}{1+p_0\times（RR-1）}=\frac{RR\times p_0}{1-p_0+RR\times p_0} \qquad (16-17)$$

公式 16－16 可以简化为：

$$N=\frac{2\overline{pq}\ (u_\alpha+u_\beta)^2}{(p_1-p_0)^2} \qquad (16-18)$$

例 16－7　拟用队列研究方法研究孕妇暴露于某种药物与婴儿先天性心脏病之间的联系，已知非暴露组的发病概率为 $p_0=0.008$，估计 RR＝2，当 $\alpha=0.05$，$\beta=0.10$ 时，根据公式计算需要的样本量。

查表得 $u_\alpha=1.960$，$u_\beta=1.282$，已知 $p_0=0.008$，RR＝2，当 $\alpha=0.05$，$\beta=0.10$ 时，由公式得：

$$\overline{p}=（0.008+0.016）/2=0.012$$

$$\overline{q}=1-0.012=0.988$$

$$N=\frac{2\times0.012\times0.988\ (1.960+1.282)^2}{(0.015-0.008)^2}\approx3\ 894$$

即每组需要样本量为 3 894 人。

考虑失访的可能性，计算获得的样本量尚须再加 10%作为实际需要的样本量，即两组各实际需要样本数量为 $N=3\ 894+3\ 894\times10\%=4\ 324$。

（六）资料的收集

1. 基础资料的收集　在研究对象选定之后，必须详细收集每个研究对象在研究开始时的基本情况，包括暴露的资料及个体的其他信息，这些资料称为基线资料或基线信息（baseline information）。这些信息一方面可作为判定暴露组与非暴露组的依据，也为今后仔细分析影响研究结局的因素提供保证。获取基线资料的方式有：

（1）收集人口学资料：确定暴露组与非暴露组后，需收集对疾病的发生或死亡频率可能有影响的一般人口学资料，如年龄、性别、婚姻状况、文化程度、经济收入、家庭人口、人口迁移情况等。

（2）查阅记录和档案：特殊暴露人群的职业史或医疗记录常有暴露水平或个体暴露剂量的资料，这是暴露史的可靠来源。查阅现有记录和档案可以客观地了解研究对象本人暴露的性质和剂量。

（3）询问调查研究对象或知情人：通常采用调查表方式由调查员询问填写或通信调查，也可以采用由调查对象自行完成的自评问卷方式调查。

（4）医学检查或检验以收集客观资料。

（5）收集环境资料：环境资料包括家庭环境、居住环境、工作环境、区域环境等。根据不同的研究假设，可作不同暴露的测定，收集各类资料。

2. 随访　研究对象的随访是队列研究中一项十分复杂细致又至关重要的工作，随访的对象、内容、方法、时间、随访者等都直接与研究工作的质量有关，因此，应事先计划、严格实施。

（1）观察终点和终止时间：观察终点（end point）指一个研究对象出现了预期的结局，达到了这个观察终点，就不再对该研究对象继续随访。它指出现了所研究的疾病、因研究疾病而死亡或达到某水平的检查指标。研究对象患其他疾病或死于其他疾病不应视为观察终点，而应当看作是一种失访，在资料分析时作失访处理。观察的终止时间指全部观察工作的截止时间也即预期可以得到结果的时间，终止时间直接决定了观察期的长短。终止时间应该以暴露因素作用于人体直至产生结局的一般潜伏期为依据，在此原则上尽量缩短观察期，以节约人力和物力，并减少失访。

（2）随访追踪：暴露组和非暴露组的研究对象一律以同等的方法同时间进行随访，并坚持到观察的终止期。随访的方法有直接方法和间接方法，前者是采用对研究对象的访问调查、定期检查等；后者是利用医院病历、死亡登记、疾病报告、劳保资料等，应根据随访内容、随访对象及投入研究的人力、物力等条件来考虑。判断结局的标准必须在随访开始前规定，应保持稳定，便于以后比较。随访时间的长短，根据不同疾病的潜伏期、疾病的自然史及已暴露时间来确定。应该由经过专业培训的调查员进行随访调查，并有严密的组织系统进行质量监督。

六、队列研究资料的整理和分析

（一）资料的整理

随访结束后，首先应对资料进行审查，了解资料的正确性和完整性。对有明显错误的资料应进行重新调查修正，或剔除；在此基础上，先对资料做描述性统计，然后才进行推断性分析。队列研究主要是计算发病率或死亡率，进行显著性检验与相对危险度的计算，分析暴露因素与发病率或死亡率之间的关系。

（二）队列研究资料的分析

1. 率的计算　根据研究人群数量的多少，其人口的稳定程度，发病的强度大小和观察时间长短，可以分别计算累积发病率或发病密度。

（1）累积发病率（cumulative incidence rate，CI）：当观察期间人群比较稳定，且能在较长一段时间内固定地维持观察，可以计算累积发病率（或死亡率）。计算公式为：

$$累积发病率=\frac{观察期间发病人数}{观察开始时队列人数}\times 10万/10万 \quad (16-19)$$

（2）发病密度（incidence density）：若暴露人口不稳定，人群产生了较大的变动，例如由于中途迁移他处、死于其他疾病、中途加入队列等，应将变动的人群转变为人时数代替人数来计算，此种发病率称发病密度。人时就是将人与时间因素结合起来作为率的分母单位。人时数等于观察的人口数乘以观察的时间。常用单位是人年，如一个观察对象观察满两年或两个观察对象观察满一年均计为二人年。分子为观察期间发病或死亡人数。

人年的计算有大样本法、寿命表法或小样本的计算方法，请参考有关书籍。

（3）标准化死亡比（standardized mortality ratio，SMR）：当以全人群资料作为对照时，研究对象数量较少且发病率较低时，无论观察期长短都不宜计算率，而应该以全人口死亡率作为标准，计算出该观察人群的理论死亡人数，即预期死亡人数，再统计观察人群中实际死亡人数，以实际死亡人数与预期死亡人数之比，作为标准化死亡比，以此衡量发病的强度。

2. 率差异的显著性检验　当观察的样本量较大时，样本率的频数分布近似正态分布，可以应用正态分布的规律性来检验率的差异显著性，即采用 u 检验的方法。如果样本率比较低，应用二项分布或泊松分布进行率的差异显著性检验。差异显著性检验也可以采用四格表资料的卡方检验，可以参阅有关统计学书籍。

3. 暴露与疾病关联强度的指标　队列研究与病例对照研究的不同之处在于可以从队列研究直接计算出发病率。因此队列研究资料分析主要是计算各组发病率、发病密度或死亡率，其次对组间率的差异进行统计学检验，差异有统计学意义则进一步确定暴露因素与疾病的关联强度。队列研究资料整理归纳见表 16-9。

表 16-9　队列研究资料归纳表

组别	病例	非病例	合计	发病率
暴露组	a	b	$a+b=n_1$	a/n_1
对照组	c	d	$c+d=n_0$	c/n_0
合计	$a+c=m_1$	$b+d=m_0$	$a+b+c+d=t$	

队列研究可以直接计算发病率，因而可以计算出暴露组和非暴露组之间率的比值和率的差值，进行关联强度的估计。

（1）相对危险度（relative risk，RR）：它是反映暴露与发病（死亡）关联强度的指标，也叫危险比（risk ratio）或率比（rate ratio）。由表 16-9 资料得到。

暴露组的发病（死亡）率：$Ie=a/n_1$

非暴露组的发病（死亡）率：$I_0=c/n_0$

相对危险度：$$RR=Ie/I_0=(a/n_1)/(c/n_0) \quad (16-20)$$

相对危险度说明暴露组发病或死亡是非暴露组的多少倍。RR 与实际关联的强弱需 RR 的可信区间和显著性检验的结果并结合研究的实际情况来判断。下表仅作参考。

表 16－10　相对危险度与关联的强度

相对危险度		关联的强度
0.9～1.0	1.0～1.1	无
0.7～0.8	1.2～1.4	弱
0.4～0.6	1.5～2.9	中等
0.1～0.3	3.0～9.9	强
＜0.1	10～	很强

相对危险度的 95％可信区间，可参看病例对照研究的有关内容。

（2）归因危险度（attributive risk，AR）：又称特异危险度或率差（rate difference，RD），是表示暴露组发病率（或死亡率）与非暴露组发病率（或死亡率）的差值。

特异危险度：　$AR = Ie - I_0 = a/n_1 - c/n_0$　（16－21）

由于：　$RR = Ie/I_0$，$Ie = RR \times I_0$

所以：　$AR = RR \times I_0 - I_0 = I_0 (RR - 1)$

归因危险度表示疾病危险特异地归因于暴露因素的程度。

相对危险度和特异危险度的意义：RR 和 AR 同为估计暴露与疾病关联强度的指标，彼此密切相关，但其公共卫生学意义不同，RR 说明个体在暴露情况下比非暴露情况下增加暴露因素所致疾病的危险程度的倍数，具有病因学意义；AR 则是对于人群来说，在暴露情况下比非暴露情况下增加暴露因素所致疾病的超额数量，消除暴露因素，就可以减少这一数量的疾病，具有疾病预防和公共卫生学意义。

（3）人群归因危险度（population attributive risk，PAR）：是全人群发病率或死亡率（I_t）与非暴露组发病率或死亡率（I_0）的差值。

人群归因危险度：　$PAR = I_t - I_0$　（16－22）

七、队列研究中的偏倚及其控制

队列研究在设计、实施和资料分析等各个环节都可能产生偏倚，因此，在各阶段都应采取措施，预防和控制偏倚的产生。存在三大类偏倚，即选择偏倚、信息偏倚和混杂偏倚。根据队列研究的特点，具体介绍四种偏倚。

（一）选择偏倚

1. 定义　由于不正确地选择了研究对象组成暴露组和非暴露组，使从观察开始时，两组研究对象就存在除研究因素以外的其他因素分布的不均衡性，可引起选择偏倚。由于选择偏倚的作用，暴露与疾病的关联强度会被过高或过低估计。

2. 控制　为尽量使暴露组和非暴露组除研究的暴露因素以外其他各种条件都保持均衡，应采用随机化原则选择研究对象。在设计阶段应明确研究对象的入选标准和排除标准，严格按规定的标准选择研究对象。

（二）失访偏倚

1. 定义　在队列研究中，由于观察时间较长，研究对象中有人不能坚持到底而退出队列，有迁移，外出，死于非终点疾病或拒绝继续参加观察而退出队列，这种偏性为选择偏倚。失访偏倚影响研究真实性的程度取决于两方面，一是失访人群的质，如果失访人群与未失访人群的主要特征区别不大，则产生的偏倚不大；二是失访人群的量，如果失访量小于观察人群总数的10%，可认为所产生的偏倚不大，如果失访率大于20%，则结果的真实性将受到影响。

2. 控制　主要靠尽可能提高研究对象的依从性，在选择研究对象时选择那些符合条件并且依从性好的研究对象。当失访率大于10%时，对失访者和已随访者的特征作比较分析，从各种途径了解失访者最后的结局，并与已随访者的最后观察结果作比较。

（三）信息偏倚

1. 定义　队列研究随访时对疾病的诊断缺乏严格和客观的标准、缺乏特异性诊断指标、测量仪器精确性差或人为的测量偏倚等均可造成漏诊或误诊，继而导致测量的系统误差。主要为错分偏倚，包括暴露错分和疾病错分以及暴露与疾病的联合错分。

2. 控制　主要提高设计水平和调查质量，做好质量控制工作。明确各项标准、严格按规定执行、采取定期抽取一定比例的样本复查等方法可减少信息偏倚。

（四）混杂偏倚

1. 定义　由于一个或多个既与疾病有制约关系，又与暴露因素密切相关的外部因素的影响，从而掩盖或夸大了所研究的暴露因素与该疾病的联系。这种影响所带来的系统误差称为混杂偏倚或混杂。一般性别、年龄等因素常为混杂因素。

2. 控制　设计阶段采用限制和配比的方法，在分析阶段采用标准化方法计算发病率及死亡率，按混杂因素（如性别、年龄）进行分层分析及多因素分析等方法控制混杂偏倚。

八、队列研究的优缺点

（一）优点

1. 较适用于常见病。

2. 在疾病发生前按是否暴露于某因素分组，由“因”至“果”观察，因果现象发生的时间顺序上合理，加之资料偏倚少，论证因果关系的能力强。

3. 可计算暴露组和非暴露组的发病率，能测量两组间的相对危险度和特异危险度，直接估计暴露因素与发病的关联强度，所得结果真实可靠。

4. 一次调查可观察多种结局，如在调查吸烟与肺癌关系时，可同时调查吸烟与支气管炎、肺气肿、冠心病等的关系，并能了解人群疾病的自然史。

5. 暴露因素的作用可分等级，便于计算剂量-反应关系。

（二）缺点

1. 不适用于研究人群中发病率很低的疾病。

2. 观察时间长而难以避免失访，不易收集到完整可靠的资料。

3. 设计的科学性要求高，实施复杂，暴露人年计算工作量较为繁重且费用高，不能很快出成果。

4. 每次只能研究一个或一组暴露因素，有多种病因的疾病不适用此方法。

（范红敏）

第十七章 实验性研究

第一节 概 述

实验性研究是流行病学的研究方法之一，最早的、以人群为研究对象进行的流行病学实验性研究可以追溯到1747年的英国，但直到1919年英国的Topley才首先提出并创立了实验流行病学，又称流行病学实验。我国从20世纪70年代末期也开始进行了流行病学实验性研究。目前，实验性研究已经越来越广泛地被用于恶性肿瘤、心脑血管疾病、地方病、职业病、意外死亡等非传染性疾病和原因不明疾病的病因研究，以及疾病防治措施和预防保健措施的效果评价。

一、实验性研究的概念

实验性研究（experimental study）是指将研究人群随机分为实验组与对照组，向实验组施加研究者所能控制的某种干预措施，而不给对照组该措施，然后随访观察一定时间，并比较两组人群之间效应的差别，从而判断该措施效果的一种研究方法。

这里所谓的“干预措施”，是指人为加入或去除某种因素，例如欲验证某一病因假设，可对实验组去除这一因素，对照组则不予去除，随访后观察比较两组的结局。若有差异，则认为该因素可能是病因。再比如考核某种疫苗对某病的预防效果，让实验组接种该种疫苗，对照组不接种，最后比较两组发病情况，据此对该疫苗的预防效果进行评价。

实验性研究与描述性研究及分析性研究不同，它是实验法而非观察法，它可以对研究人群人为地施加干预措施，研究人群的分组完全是按照随机化的原则来确定的，并且实验是在严格控制或基本控制的条件下进行的，因此能够尽可能地减少误差和偏倚。

二、实验性研究的分类

根据研究目的及研究对象的性质不同，实验性研究一般分为两种类型，即临床试验（clinical trial）和现场试验（field trial）。

（一）临床试验

临床试验是以患病人群为研究对象，并以患病个体为单位，通过比较试验组和对照组的结果，研究考核某种药物或治疗方法在消除疾病症状、恢复健康或提高生存率等方面的效果的一种实验研究方法。

临床试验的研究对象为某病的患者，对药物或治疗方法效果的观察需进行前瞻性的追踪，整个实验过程易受多种因素的影响，从而对实验结果造成偏倚。随机化临床试验（randomized clinical trial，RCT）亦即临床随机对照试验是其中应用最广泛的一种。

临床试验主要用于治疗研究、诊断研究、筛检研究、预后研究、病因研究。

（二）现场试验（field trial）

现场试验亦称社区随机对照试验，是以尚未患所研究疾病的人群作为研究对象，将研究对象随机分为试验组与对照组，将所研究的干预措施给予试验组，随访观察一段时间并比较两组人群的结局，分析比较两组之间效应上的差别，从而判断干预措施效果的一种前瞻性的实验性研究方法。

根据接受干预的基本单位不同，现场试验分为个体试验（individual trial）与社区试验（community trial）。

1. 个体试验　接受干预措施的基本单位是未患所研究疾病的个体，但为了提高试验效率，通常在高危人群中进行研究。个体试验常用于预防接种、药物预防措施的效果评价。

2. 社区试验　接受干预措施的基本单位是整个社区，有时也可能是某一人群的各个亚群，如城市的街道、工厂的车间、学校的班级等。需注意的是社区试验所选择的作为试验和对照的社区在各个方面应尽量相似。社区试验常用于对某种预防措施或方法进行考核或评价。

第二节　临床试验

一、临床试验的基本要素

临床试验是研究考核某种药物或治疗方法在消除疾病症状、恢复健康或提高生存率等方面效果的一种实验研究方法，它是由研究因素、研究对象和效应指标三个基本要素组成的。

（一）研究因素

研究因素是根据研究目的而施加的某种干预措施，其性质可以是生物的、物理的、化学的以及社会、心理的，如：某种药物、某种治疗方法、某些遗传因素、行为生活方式等。

在确定时，要注意研究因素的性质、强度、施加的方法在整个实验过程中必须始终如一，保持不变；同时还要注意找出非研究因素，因为非研究因素在临床试验中可能会产生混杂效应，在设计时，应力求明确并设法消除其影响，以免干扰试验结果的评价。通常在一次研究中，涉及的研究因素不要太多，以免分散精力，既浪费人力、物力和时间，又影响研究的质量。

（二）研究对象

研究对象是临床试验时接受干预措施的客体，确定时应注意以下问题：

1. 应根据研究目的按照严格的标准选择研究对象，包括选入标准和排除标准，且应采用国际公认的、统一的标准，这不但具有权威性，还增加了与同类研究的可比性。若无公认的标准可循，也可以自行制定，但须注意客观、确切。

2. 应选择预期发病率较高的人群作为研究对象，以此获得较高的流行病学效率。

3. 研究对象的依从性要好。依从性是指研究对象能服从试验安排，并能坚持配合到底。若研究对象不能遵守试验规则，或中途退出实验，将会给试验结果带来偏倚。

4. 避免选择试验可能对其有害的人群。如新药在临床实验时，老人、儿童、孕妇均应除外，因这些人易发生不良反应。

（三）效应指标

效应指标表达的是研究因素作用于研究对象的反应。

1. 指标的选择　能否作为效应指标最重要的条件就是确实能反映出研究因素的效应，

也就是指标的特异性，此外，还要考虑其客观性、灵敏性与精确性。

2. 指标的观察　在临床试验效应的观察中，若研究对象知道自己是处于试验组还是对照组，或者研究者知道研究对象的分组情况，则会由于主观因素的影响而造成观察性偏倚。为了控制这种偏倚可以采用盲法（blinding 或 masking）。根据盲法的程度分为以下几种。

（1）单盲（single blind）：是指研究对象不知道自己是在试验组还是对照组，因而可以避免来自这方面的偏倚；而研究者了解分组情况，这有利于研究对象的安全得到保障，但不能避免研究者方面带来的信息偏倚。

（2）双盲（double blind）：双盲实验是指研究对象和试验的观察者均不知道研究对象的分组情况和接受措施的具体内容，因而可以避免来自这两者主观因素的干扰。但这种盲法设计、实施都有一定的难度，因此，采用这种盲法时，需要有缜密的安排以及严格的监督、管理措施。

（3）三盲（triple blind）：所谓三盲是指研究对象、试验观察者、资料分析者均不知道分组和施加干预的情况。从理论上讲，这种方法可以消除来自实验各方主观因素的影响。但由于实施过程非常复杂、困难，实际上几乎是难以做到的。

二、临床试验设计的基本原则与内容

与其他研究一样，在开展临床试验研究之前，首先也要进行研究设计。临床试验设计是针对试验研究全过程的总体设想与安排。完善、周密的研究设计可以使临床试验研究有步骤地顺利进行，并最大限度地减少误差，取得可靠的结果。为此，应遵循以下原则。

（一）对照原则

设立对照是临床试验研究中必须遵循的重要原则之一。临床试验的最终目的，是为了验证药物或治疗措施作用的有无以及作用的大小，这只有通过比较才能鉴别。设立对照是比较的基础，也是控制试验过程中干预措施之外其他影响因素引起干扰和偏倚的一种有效措施，从而使研究因素的效应真实地显现出来。

1. 对照的形式　常用的对照形式有：空白对照、安慰剂对照、标准对照、自身对照、交叉对照等。

临床试验时，应根据不同的研究目的和要求，选用合理的对照形式。

2. 设立对照时应注意的问题

（1）两组除干预措施之外，其他能影响结果的条件如年龄、性别、病情、病程等应尽可能地相同或相似。

（2）两组研究对象对所研究疾病的易感程度及感染的机会均衡可比。

（3）两组发现病例的方法、诊断标准等必须一致。

（4）对两组的观察要同样重视。

（二）随机原则

随机是指将样本中的研究对象随机分配到试验组与对照组中去。这也是临床试验所必须遵循的重要原则之一。通过随机化分组可以使每个研究对象有同等的机会进入试验组亦或对照组，因而可以减少已知或未知的非研究因素对两组结果的影响，提高了可比性，也是控制或消除选择性偏倚和混杂偏倚的手段之一。分组时，一般力求两组的例数相等。常用的随机化分组方式有：

1. 单纯随机分组（simple randomization） 将研究对象以个体为单位，分组的方法可以采用掷硬币（事先指定正、反面各代表哪一组）、抽签等简单的方法，也可以采用随机排列表、随机数字表或者是系统随机化（即使用现成的数据如研究对象的出生日期、身份证号码、病历号、工号、学号等交替分配到实验组和对照组中去）等方法。其中，除了随机排列表法外，采用其余的方法一次分组后，有时各组的例数并不相等，往往还需要再调整，否则也可能造成偏性。而采用随机排列表法，却不会出现这样的情况。随机排列表是 n 个自然数随机排列而成的，常用的有 n 为 10、20、30、40、50、100 等。分组时，一般采用数字个数大于等于样本含量（两组合计）的随机排列表。在随机排列表中，任一行的数字均是随机排列的。使用时可任取一行，但不能按列读取。

例 17-1 利用随机排列表将 16 例研究对象随机分配到甲、乙两组中去，要求两组例数相等。

首先将 16 例研究对象编号，然后从附表 17-3“$n=20$ 的随机排列表”中任意读取第四行的数字，遇到 0 及大于 16 者皆舍弃。将读取的随机数字依次标在研究对象编号下面，规定随机数字为单数者进入甲组，随机数字为双数者进入乙组。

编号	1	2	3	4	5	6	7	8	9	10	11	12	13	14	15	16
随机数字	6	1	5	12	4	13	10	16	7	14	11	15	8	3	9	2
组别	乙	甲	甲	乙	乙	甲	乙	乙	甲	乙	甲	甲	乙	甲	甲	乙

结果编号为 2、3、6、9、11、12、14、15 的研究对象进入甲组，其余的进入乙组，且两组的例数相同。

2. 分层随机分组（stratified randomization） 这种方法是首先根据研究目的，按照研究对象的特征，选定某些可能影响研究结果的因素（如年龄、性别、病情、病程等）将研究对象分层，然后对每层内的研究对象再采用单纯随机分组的方法分到实验组与对照组中去。分层的目的是为了提高主要混杂变量在两组分布的均衡性，但应该注意的是只有对研究因素有影响的那些非研究因素才需列为分层的标志，否则分层太多，反而会造成偏倚。

3. 整群随机分组（cluster randomization） 与以上两种分组方法不同的是，这种方法是将研究对象以社区或团体（如家庭、学校、医院、村庄或居民区等）为单位，进行随机分组。此方法虽较方便，但须注意两组资料的可比性。

（三）重复原则

临床试验中的重复是指样本含量的大小。从符合研究对象要求的人群中随机抽取的部分研究对象组成样本，亦称研究人群。样本中研究对象的数量即样本含量。样本含量过小，会降低研究结果的可靠性与精确性；样本含量过大，不但会造成人力、物力和时间的浪费，也会给实验研究的质量控制带来困难。因此，在设计时就应估计出一个适量的样本。所谓“适量”，是指有一定的把握得出正确研究结论时所需要的最小样本。

1. 估计样本含量需要的条件

（1）效应指标的一些信息。如效应指标为数值变量，则需要了解其标准差；若为分类变量，则需要了解其率。这些可通过预实验或查阅文献获得。

（2）临床试验研究结束时，实验组和对照组所比较的指标之间的差值为 δ。差值越大，所需的 n 越小，反之则越大。这一差值常用预实验进行估计或用专业上有意义的差值代替。

（3）第一类错误的概率，亦即假阳性错误的概率 α。α 越小，所需 n 越大。通常 α 取

0.05 或 0.01，并有单、双侧检验之分，且单侧检验比双侧检验所需要的 n 小。

(4) 第二类错误的概率，亦即假阴性错误的概率 β。$(1-\beta)$ 称为把握度（power）。一般 β 取 0.10 或 0.20，β 越小，所需 n 越大。

2. 常用的估计样本含量的方法　根据上述条件，可以由公式计算，也可以查表。

(1) 两组均数的比较：

$$n=2\left[(u_\alpha+u_\beta)\ s/\delta\right]^2 \tag{17-1}$$

式中：n 为实验组与对照组各自需要的样本含量；s 为两样本所在总体标准差的估计值，一般假设其相等；δ 为两均数的差值；相应 α 和 β 的数值由查表得到，u_α 有单、双侧之分，u_β 只取单侧值。

例 17-2　研究某种新药降低高脂血症患者的胆固醇，规定试验组比对照组血清胆固醇平均降低 0.6 mmol/L 以上才有意义。若胆固醇值的标准差为 0.8mmol/L，α 取单侧 0.05，β 取 0.10，每组各需多少例患者？

已知：$\delta=0.6$，$s=0.8$，单侧 $u0.05=1.645$，$u0.1=1.282$　（t 界值表中自由度为∞时的 t 值即为 u 值）代入公式：

$$n=2\left[(1.645+1.282)\ 0.8/0.6\right]^2=30.5\approx 31$$

即每组各需患者 31 例，两组共需 62 例。

或直接查附表 17-1，本例单侧 $\alpha=0.05$，$\beta=0.10$，$\delta/s=0.6/0.8=0.75$，查得 $n=32$，与用公式计算结果相近。

(2) 两组率的比较：

$$n=2\ (u_\alpha+u_\beta)\ 2p\ (1-p)\ /\ (p_1-p_2)^2 \tag{17-2}$$

式中：n 为实验组与对照组各自需要的样本含量；p_1 与 p_2 分别为两总体率的估计值；p 为两个率的合计值，$p=(p_1+p_2)/2$；u_α 和 u_β 的意义同前。

例 17-3　拟研究某种新型防龋牙膏的效果，已知使用普通牙膏的儿童中龋齿发生率约为 30%，要求新型牙膏能使龋齿发生率降至 10%，若 $\alpha=0.05$，$\beta=0.10$，问普通牙膏和新型牙膏两组各需要多少例儿童？

已知：$p_1=0.3$，$p_2=0.1$，$p=(0.3+0.1)/2=0.2$，单侧 $u0.05=1.645$，$u0.1=1.282$，代入公式

$$n=2\ (1.645+1.282)\ 2\times 0.2\ (1-0.2)\ /\ (0.31-0.1)^2=68.5\approx 69$$

故两组各需 69 例儿童。

若直接查附表 17-2，本例单侧 $\alpha=0.05$，$\beta=0.10$，两率之差 $\delta=0.3-0.1=0.2$，较小的率为 0.1，查得 $n=64$，与用公式计算结果近似。

三、临床试验资料的收集与效果的分析评价

试验资料的收集与分析是整个临床试验研究过程中的重要阶段之一。

(一) 制定资料的整理、分析计划

包括如何进行资料的核查与归纳、汇总，预期要分析什么指标，采用何种分析方法，如

何控制混杂因素等。在对资料进行整理分析时，需要注意正确运用统计学的方法，并结合专业理论知识，合理而恰当地对结果作出解释。

（二）评价效果的主要分析指标

1. 有效率　有效率＝（治疗有效例数/治疗总例数）×100％

2. 治愈率　治愈率＝（治愈例数/治疗总例数）×100％

3. n 年生存率　n 年生存率＝（n 年存活的例数/随访满 n 年的例数）× 100％

这是直接法计算生存率的公式。当随访时间较长，研究对象开始进入随访的时间不一致，研究对象失访时，为了充分利用资料，可用寿命表法进行分析。

4. 保护率

保护率＝［（对照组发病或死亡率－实验组发病或死亡率）/对照组发病或死亡率］×100％

5. 效果指数　效果指数 ＝（对照组发病或死亡率/实验组发病或死亡率）×100％

在结果评价时，为了减少可能产生的偏倚，采用盲法也是必要的。

四、临床试验应注意的问题

（一）伦理道德问题（problems of ethics）

临床试验研究是以人作为研究对象的，因此，在试验中必须注意伦理道德，防止有意无意地发生不道德行为，避免给研究对象增加痛苦或对其健康造成损害。在将新药、新疗法、新疫苗用于人群试验之前，应先进行动物实验，以初步验证实验方法是否合理、效果如何，特别是有无危害性（如有毒、致畸、致癌、致突变）等。设立对照时，必须以不损害对照组成员的身心健康为前提。在一般情况下，研究者应将试验目的、方法、预期效果以及可能的危险告知研究对象及其家属，征得他们的同意。

（二）预试验（pilot study）

在进行正式试验之前，先在少量的人群中做的一种小规模的试验，称为预试验。进行预试验的目的，是为了检验试验设计的方案是否合理、可行，以发现存在的问题，便于及时修正和完善，从而尽可能地保证正式试验能如期、顺利地完成。但须注意的是，预试验与正式试验除了规模不同外，其余主、客观条件均应一致，否则，就失去预试验的意义了。

（三）退出（withdrawal）

退出是指研究对象进入试验组或对照组之后，在试验过程中，由于种种原因而退出试验。退出不仅会使原定的样本含量不足而降低试验研究的效能，而且由于试验组与对照组的研究对象退出的数量往往不等，由此造成的偏倚，将使研究的效能进一步降低。

退出的常见原因有：

1. 不合格（ineligibility）　是指在研究对象入选时未发现问题，但实验开始后，发现一些研究对象由于种种原因不符合标准，于是退出。

2. 不依从（noncompliance）　是指研究对象在实验过程中，不遵守规定的实验要求。如果实验组的成员不遵守干预规程，相当于退出实验组；对照组的成员不遵守对照规程，而擅自接受干预规程，相当于加入实验组。

3. 失访（loss of follow up）　是指在实验过程中，研究对象可能迁走或因与本病无关的其他原因死亡等。

为了减少退出的发生，在随机分组前，就要严格掌握选择研究对象的标准。对研究对象要进行宣传教育，使其明确实验目的、意义，以取得研究对象的支持与合作。同时要注意设计的合理性，实验期限不宜过长，干预措施尽量简化。尽可能地采取有效措施减少失访的发生。在资料分析时，还要考虑两组退出程度及退出原因不同是否会对研究结果产生影响。

表 17－1　两样本均数比较时所需样本例数

δ/s	单侧：α=0.005 双侧：α=0.01					α=0.01 α=0.02					α=0.025 α=0.05					α=0.05 α=0.1δ					δ/s
$(1-\beta)$	0.99	0.95	0.90	0.80	0.50	0.99	0.95	0.90	0.80	0.50	0.99	0.95	0.90	0.80	0.50	0.99	0.95	0.90	0.80	0.50	
0.05																					0.05
0.10																					0.10
0.20																				137	0.20
0.25															124					88	0.25
0.30										123					87					61	0.30
0.35					110					90					64				102	45	0.35
0.40					85					70				100	50			108	78	35	0.40
0.45				118	68				101	55			105	79	39		108	86	62	28	0.45
0.50				96	55			106	82	45		106	86	64	32		88	70	51	23	0.50
0.55			101	79	46		106	88	68	38		87	71	53	27	112	73	58	42	19	0.55
0.60		101	85	67	39		90	74	58	32	104	74	60	45	23	89	61	49	36	16	0.60
0.65	100	87	73	57	34	104	77	64	49	27	88	63	51	39	20	76	52	42	30	14	0.65
0.70	100	75	63	50	29	90	66	55	43	24	76	55	44	34	17	66	45	36	26	12	0.70
0.75	88	66	55	44	26	79	58	48	38	21	67	48	39	29	15	57	40	32	23	11	0.75
0.80	77	58	49	39	23	70	51	43	33	19	59	42	34	26	14	50	35	28	21	10	0.80
0.85	69	51	43	35	21	62	46	38	30	17	52	37	31	23	12	45	31	25	18	9	0.85
0.90	62	46	39	31	19	55	41	34	27	15	47	34	27	21	11	40	28	22	16	8	0.90
0.95	55	42	35	28	17	50	37	31	24	14	42	30	25	19	10	36	25	20	15	7	0.95
1.00	50	38	32	26	15	45	33	28	22	13	38	27	23	17	9	33	23	18	14	7	1.00
1.10	42	32	27	22	13	38	28	23	19	11	32	23	19	14	8	27	19	15	12	6	1.1
1.20	36	27	23	18	11	32	24	20	16	9	27	20	16	12	7	23	16	13	10	5	1.2
1.30	31	23	20	16	10	28	21	17	14	8	23	17	14	11	6	20	14	11	9	5	1.3
1.40	27	20	17	14	9	24	18	15	12	8	20	15	12	10	6	17	12	10	8	4	1.4
1.50	24	18	15	13	8	21	16	14	11	7	18	13	11	9	5	15	11	9	7	4	1.5
1.60	21	16	14	11	7	19	14	12	10	6	16	12	10	8	5	14	10	8	6	4	1.6
1.70	19	15	13	10	7	17	13	11	9	6	14	11	9	7	4	12	9	7	6	3	1.7
1.80	17	13	11	10	6	15	12	10	8	5	13	10	8	6	4	11	8	7	5		1.8
1.90	16	12	11	9	6	14	11	9	8	5	12	9	7	6	4	10	7	6	5		1.9
2.00	14	11	10	8	6	13	10	9	7	5	11	8	7	6	4	9	7	6	4		2.0
2.10	13	10	9	8	5	12	9	8	7	5	10	8	6	5	3	8	6	5	4		2.1
2.20	12	10	8	7	5	11	9	7	6	4	9	7	6	5		8	6	5	4		2.2
2.30	11	9	8	7	5	10	8	7	6	4	9	7	6	5		7	5	5	4		2.3
2.40	11	9	8	6	5	10	8	7	6	4	8	6	5	4		7	5	4	4		2.4
2.50	10	8	7	6	4	9	7	6	5	4	8	6	5	4		6	5	4	3		2.5
3.00	8	6	6	5	4	7	6	5	4	3	6	5	4	4		5	4	3			3.0
3.50	6	5	5	4	3	6	5	4	4		5	4	4	3		4	3				3.5
4.00	6	5	4	4		5	4	4	3		4	4	3			4					4.0

表 17－2　两样本率比较时所需样本例数（单侧）

上行：$\alpha=0.05$，$1-\beta=0.80$

中行：$\alpha=0.05$，$1-\beta=0.90$

下行：$\alpha=0.01$，$1-\beta=0.95$

较小率	两组率之差 δ（%）													
（%）	5	10	15	20	25	30	35	40	45	50	55	60	65	70
5	330	105	55	35	25	20	16	13	11	9	8	7	6	6
	460	145	76	48	34	26	21	17	15	13	11	9	8	7
	850	270	140	89	63	47	37	30	25	21	19	17	14	13
10	540	155	76	47	32	23	19	15	13	11	9	8	7	6
	740	210	105	64	44	33	25	21	17	14	12	11	9	8
	1370	390	195	120	81	60	46	37	30	25	21	19	16	14
15	710	200	94	56	38	27	21	17	14	12	10	8	7	6
	990	270	130	77	52	38	29	22	19	16	13	10	10	8
	1820	500	240	145	96	69	52	41	33	27	22	20	17	14
20	860	230	110	63	42	30	22	18	15	12	10	8	7	6
	1190	320	150	88	58	41	31	24	20	16	14	11	10	8
	2190	590	280	160	105	76	57	44	35	28	23	20	17	14
25	980	260	120	69	45	32	24	19	15	12	10	8	7	
	1360	360	165	96	63	41	33	25	21	16	14	11	9	
	2510	660	300	175	115	81	60	46	36	29	23	20	16	
30	1080	280	130	73	47	33	24	19	15	12	10	8		
	1500	390	175	100	65	46	33	25	21	16	13	11		
	2760	720	330	185	120	84	61	47	36	28	22	19		
35	1160	300	135	75	48	33	24	19	15	12	9			
	1600	410	185	105	67	46	33	25	20	16	12			
	2960	750	340	190	125	85	61	46	35	27	21			
40	1210	310	135	76	48	33	24	18	14	11				
	1670	420	190	105	67	46	33	24	19	14				
	3080	780	350	195	125	84	60	44	33	25				
45	1230	310	135	75	47	32	22	17	13					
	1710	430	190	105	65	44	31	22	17					
	3140	790	350	190	120	81	57	41	30					
50	1230	310	135	73	45	30	21	15						
	1710	420	185	100	63	41	29	21						
	3140	780	340	185	115	76	52	37						

表 17-3　随机排列表（n=20）

编号	1	2	3	4	5	6	7	8	9	10	11	12	13	14	15	16	17	18	19	20
1	8	6	19	13	5	18	12	1	4	3	9	2	17	14	11	7	16	15	10	0
2	8	19	7	6	11	14	2	13	5	17	9	12	0	16	15	1	4	10	18	3
3	18	1	10	13	17	2	0	3	8	15	7	4	19	12	5	14	9	11	6	16
4	6	19	1	5	18	12	4	0	13	10	16	17	7	14	11	15	8	3	9	2
5	1	2	7	4	18	0	15	13	5	12	19	10	9	14	16	8	6	11	3	17
6	11	19	2	15	14	10	8	12	1	17	4	3	0	9	16	6	13	7	18	5
7	14	3	16	7	9	2	15	12	11	4	13	19	8	1	18	6	0	5	17	10
8	3	2	16	6	1	13	17	19	8	14	0	15	9	18	11	5	4	10	7	12
9	16	9	10	3	15	0	11	2	1	5	18	8	19	13	6	12	17	4	7	14
10	4	11	18	6	0	8	12	16	17	3	2	9	5	7	19	10	15	13	14	1
11	5	15	18	13	7	3	10	14	16	1	8	2	17	6	9	4	0	12	19	11
12	0	18	10	15	11	12	3	13	14	1	17	2	6	9	16	4	7	8	19	5
13	10	9	14	18	12	17	15	3	5	2	11	19	8	0	1	4	7	13	6	16
14	11	9	13	0	14	12	18	7	2	10	4	17	19	6	5	8	3	15	1	16
15	17	1	0	16	9	12	2	4	5	18	14	15	7	19	6	8	11	3	10	3
16	17	1	5	2	8	12	15	13	19	14	7	16	6	3	9	10	4	11	0	18
17	5	16	15	7	18	10	12	9	11	6	13	17	14	1	0	4	3	2	19	8
18	16	19	0	8	6	10	13	17	4	3	15	18	11	1	12	9	5	7	2	14
19	13	9	17	12	15	4	3	1	16	2	10	18	8	6	7	19	14	11	0	5
20	11	12	8	16	3	19	14	17	9	7	4	1	10	0	18	15	6	5	13	2
21	19	12	13	8	4	15	16	7	0	11	1	5	14	18	3	6	10	9	2	17
22	2	18	8	14	6	11	1	9	15	0	17	10	4	7	13	3	12	5	16	19
23	9	16	17	18	5	7	12	2	4	10	0	13	8	3	14	15	6	11	1	19
24	15	0	14	6	1	2	9	8	18	4	10	17	3	12	16	11	19	13	7	5
25	14	0	9	18	6	16	10	4	5	1	6	2	12	3	11	13	7	8	17	15

（尹素凤）

第十八章　病因研究

病因研究不仅关系到疾病的诊断和治疗，更决定着疾病的预防策略和措施的制定。因此流行病学很重视疾病的病因研究。了解疾病是如何发生的，探讨原因未明疾病的病因是流行病学的主要任务之一。人们对病因的认识是随着医学模式的转变而发生变化的，从仅对生物性致病因素的研究，到对生物、心理和社会因素的研究，为探讨病因，从根本上为防治疾病奠定了理论基础。无论病因的探讨还是防治效果的评价，都属于因果关系的推断范畴。

第一节　病因概念

一、病因概念的发展

随着科学的发展，人们对病因的认识也在不断发展。人类认识病因经历了如下几个重要的阶段。

1. 阴阳五行说　最初，人类对疾病毫无认识，认为人的生老病死全由上帝安排，将疾病的发生归因于鬼神。

2. Koch 法则　德国学者 Robert Koch 于 1884 年提出了确定病原菌的郭霍三原则：①在相同的疾病病人中均能分离出同一种病原菌，但不能在其他疾病患者或健康人中找到；②必须能在体外获得纯培养，并能传代；③这种纯培养接种于易感动物能引起典型疾病，并能从这种实验感染的动物中重新分离出相同的病原菌。郭霍三原则在病因发展史上有过重大作用。

3. 三角模式　人类在长期的防治疾病的过程中逐渐认识到，疾病的发生不单与病原微生物有关，而且与环境和宿主状况有关。另外，有大量的非传染病并非由“活的传染物”引起。建立在细菌学理论上的郭霍三原则已不能满足人们对病因理解的需要。病因的三角模式（图 18-1）便逐渐发展成熟。该模式强调病原微生物、宿主和环境是疾病发生的三要素，三要素各占等边三角形的一个角，当三者处于相对平衡状态时，人体能保持健康，一旦其中某要素发生变化，三者失去平衡，就将导致疾病。该模式较单一病因论全面，有助于人们进一步认识疾病发生的条件。

4. 轮状模式　三角模式将病因、宿主、环境截然分开，并强调三者处于同等地位，显然有不妥之处。至 20 世纪 80 年代，人们提出了疾病的轮状模式，该模式强调了环境与机体的密切关系。环境包括生物、物质和社会环境，机体生活在环境之中，而病因存在于机体和环境之中（见图 18-2）。这种概念显然比三角模式更接近实际，也更有利于疾病病因的探讨及疾病的防治。

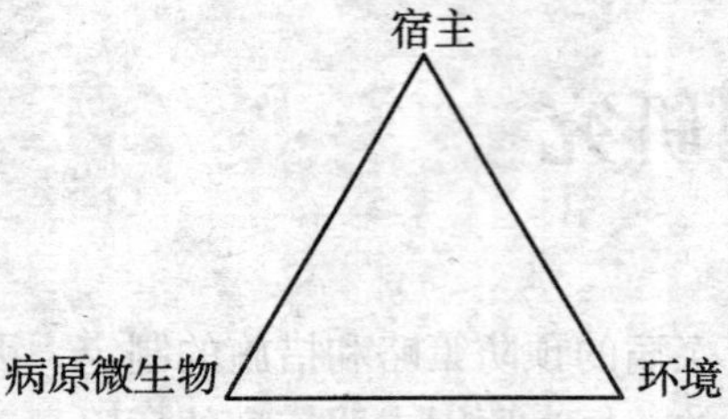

图 18－1　流行病学三角

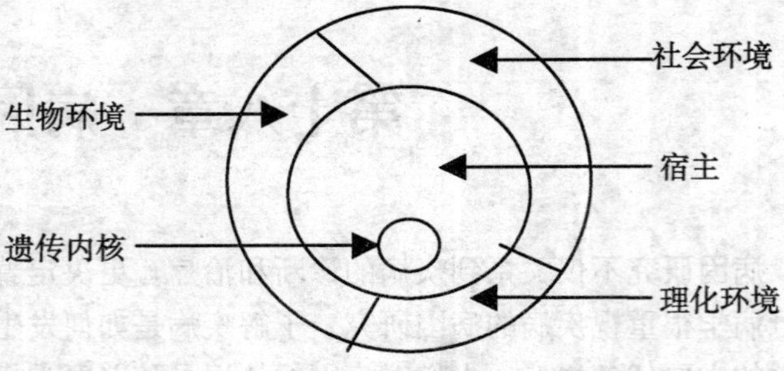

图 18－2　轮状模型

5. 疾病因素模型

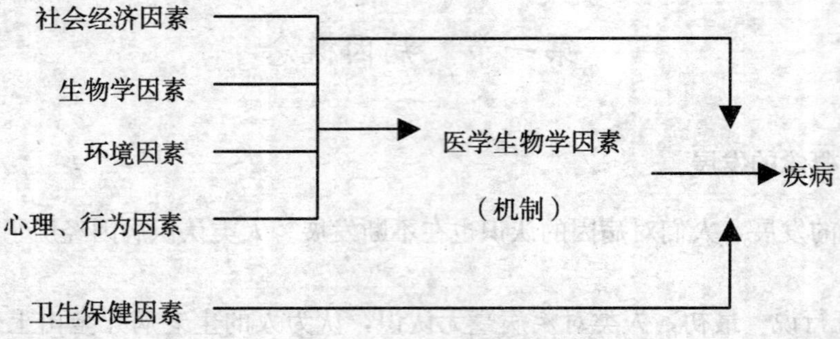

图 18－3　疾病的因素模型

该模型在病因分类上操作性强，具有较强的实践指导意义。它将因素分为两个层次：外围的远因和致病机制的近因。外围的远因包括社会经济、生物学、环境、心理行为和卫生保健因素。流行病学的危险因素主要指外围的远因，具有数目多、导致疾病发生概率低的特点（见图 18－3）。

6. 病因网络模型　根据生态学模型或疾病因素模型提供的框架可以寻找多方面的病因（危险因素或影响分布的因素），这些病因（危险因素）相互存在联系，串起来就构成一条病因链，多个病因链交错起来就形成一张病因网，这就是病因网络模型（见图 18－4）。

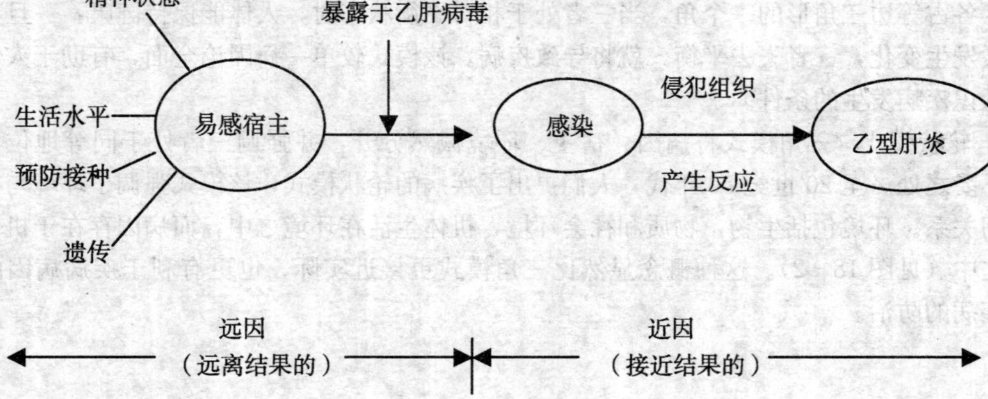

图 18－4　乙肝病毒的病因示意图

二、病因的概念

流行病学是从宏观、群体水平研究病因的问题。从流行病学角度来看，病因是指与疾病发生有关的所有因素，或者是使人群发病概率增加的因素和各种因子，其中某个或多个因素不存在时人群疾病率就会下降。这里强调了疾病的多因素论。流行病学中的病因一般称为危险因素（risk factors）。

病因的概念是复杂的，我们既可以按其在致病中的作用和作用的方式，分为必要和充分病因及直接病因和间接病因两大类；又可以按其具体性质分为易患因素、诱发因素、促进因素和增强因素几种；还可以按其来源，分为宿主因素、生物性因素、理化性因素和社会因素几方面。

（一）按致病作用的病因分类

1. 必需病因和充分病因　现代逻辑学认为，必需病因，也称必要病因，是指在某种疾病的发生中占主导地位的因素，这种因素缺乏，疾病就不可能发生，这在传染性疾病中尤为明显，如没有结核杆菌，即不会发生结核病。充分病因是指有该病因存在，必定导致疾病发生。

应当指出，绝大多数人类疾病几乎找不到充分病因。因此，流行病学的病因研究不需要追求充分病因，而是测量某因素使疾病发生率升高的程度。另外，许多非传染性疾病也得不到“必要病因的证据”。流行病学研究中，可以测量病因的必要性或必要程度，也不刻意追求“必要病因”。

2. 直接病因与间接病因　引起疾病的诸多因素有时可连续按顺次起作用。设 X_1、X_2 分别为两个病因，Y 为疾病；$X_1 \rightarrow X_2 \rightarrow Y$ 表示 X_1 导致 X_2，X_2 导致 Y。此时 X_2 为直接病因，X_1 为间接病因。X_1 通过 X_2 而间接引起疾病。已知结核的发生与结核杆菌、免疫力下降、营养不良、疲劳、居住拥挤等许多因素有关，其中有直接病因，但也不乏间接病因。

（二）按病因的性质分类

1. 易患因素（predisposing factors）　易患因素又称基础因素，是机体对致病因素的敏感程度及机体状况的总称，表现为某种个体特征（如机体的免疫水平高低），使宿主对某种特定的病原微生物、感染、环境刺激等产生特定方式的反应。包括年龄、性别、婚姻状况、文化程度、家庭成员多少、既往病史、当前健康状况和心理素质等。

2. 诱发因素（enabling factors）　是指易于导致或者抑制疾病发生的因素，包括经济收入、医疗卫生服务及设施的便利条件、机体的营养状况、气候、住宅条件等。

3. 促进因素（precipitating factors）　是指促使某种疾病、不适、事故、感染过程、行为反应等发生的有关因素。如感染性的病原体、使用某种药物、物理损伤、职业暴露等。

4. 增强因素（reinforcing factors）　是指使某种疾病、能力丧失、损伤、感染持续存在的因素，这些因素可以是反复出现的，也可以持续存在。例如，反复暴露于相同的毒性物质、机体持续营养不良等。

（三）按病因的来源分类

1. 宿主方面（host）　来自宿主方面的病因最重要的是遗传。与疾病发生有关的宿主因素还有年龄、性别、体质、心理及免疫状况等。

2. 生物因素（biological factors） 能引起疾病的细菌、病毒及其他病原微生物、寄生虫、有毒动、植物、动物传染源和媒介节肢动物等为生物致病因素。大多生物致病因素引起的疾病为传染性疾病。

3. 理化因素（physical factors） 包括气候、地理、微量元素、环境污染物、药物、噪声及放射线等理化因素。现已表明有数千种化学物质有明显或潜在的致病作用，其中有数十种可诱发癌症，如多环芳烃类化合物等。

4. 社会因素（social factors） 社会因素包括社会政治、经济、文化及卫生水平、宗教信仰、职业、工作环境、居住条件、风俗习惯、婚姻习惯、精神刺激和工作紧张等多方面因素。有人将以社会因素为主引起的疾病称为社会病，如 AIDS。

第二节 病因研究方法

基础医学、临床医学和流行病学均将病因研究作为自己的主要任务之一，并建立了自己的研究方法。若能掌握和灵活运用三种方法于病因研究中，则可加速病因研究的进程。

一、临床研究

病因未明疾病一般是临床医师最先碰到，临床医师应用自身的研究和分析方法，往往能为病因研究提供非常有价值的线索。对一种病因不明的疾病，从临床的角度先找症候群，再对可能的疾病逐个进行鉴别诊断。通过这些步骤，多数疾病可以明确病因和诊断。但对少数可能出现的新的疾病，则无法诊断为任何一种已知的疾病。目前迅速发展的循证医学，为临床病因学研究提供了更为有效的手段。

二、实验研究

实验研究，指的是基础医学实验研究，它是病因研究的重要方法。实验研究的方法和手段繁多，一般可根据已提出的病因假设选择适宜的方法。

实验研究能阐明病因作用的机制，动物实验研究对病因假设有验证作用，因此实验研究在病因研究中有非常重要的作用。但在解释实验研究结果时，要考虑各种原因造成假阳性和假阴性的可能性。同时，从动物实验的结果推论到人时要慎重。

三、流行病学研究

流行病学研究在病因学研究中占有举足轻重的地位。从假设的提出到最后论证的各个阶段，流行病学都有独到的研究方法。

（一）描述性研究提出假设

提出假设是病因研究的起点。流行病学通过研究疾病的三间分布，可从疾病在人群中的分布特征提出病因线索。病因假设的建立必须从实际出发，必须建立在已有的调查资料、别人的经验、对疾病自然史的了解及其他相关资料的基础上，决不能凭空臆断。

1. 求同法（method of agreement） 是指在相同事件（如患同种疾病）之间寻找共同点。如在一次爆发食物中毒的调查中，发现所有有中毒表现者均吃过某种食物，则该食物就可能是导致该次爆发的污染食物。

事件（病例，A）　有关（暴露）因素

A，B，C………a，b，c

A，D，E………a，d，e

A，F，G………a，f，g

…………………………

所以，a 是 A 的原因（或结果）。

2. 求异法（method of difference）　是指在事件发生的不同情况之间（如对群体而言，发病率高与低之间；对个体而言，发病者与不发病者之间）寻找不同的线索。如发生与不发生地方性甲状腺肿的地区，人口、气候、风俗、饮食习惯等情况无明显差别，唯一不同的是发生甲状腺肿的地区饮用水中碘含量低，而不发生甲状腺肿的地区饮用水中碘含量正常，因而提出饮用水中缺碘可能是甲状腺肿的病因假设。

事件（对照，非 A）有关（暴露）因素

B，C…………（a 不出现），b，c

D，E…………（a 不出现），d，e

F，G…………（a 不出现），f，g

…………………………

所以，a 是 A 的原因（或结果）。

3. 共变法（method of concomitant variation）　如果某因素出现的频率或强度发生变化时，某疾病发生的频率与强度也随之变化，则该因素很可能是该病的病因。如按吸烟量多少将研究对象分为若干组进行随访，各组之间其他与肺癌有关的因素皆均衡可比，此时，若发现吸烟量越大的组肺癌死亡率越高，则吸烟与肺癌有关。

事件（病例，A）　有关（暴露）因素

A，B，C………a_1，b，c

A，D，E………a_2，d，e

A，F，G………a_3，f，g

…………………………

所以，a 是 A 的原因（或结果）。

4. 类推法（method of analogy）　当一种病因未明疾病的分布与另一种病因已清楚的疾病的分布相似时，则推测这两种疾病的病因可能一致。如非洲的 Burkitt 淋巴瘤的分布与黄热病的分布相一致，因而推测 Burkitt 淋巴瘤可能也是一种由埃及伊蚊传播的病毒性疾病。

A 对象具有属性 a、b、c、d

B 对象具有属性 a、b、c

所以，B 对象也具有属性 d。

5. 排除法（method of exclusion）　通过对假设的排除而产生假设的方法。进行研究的某种疾病的病因假设有时可能会产生几个，此时可根据客观资料及相关的知识，逐一进行排除，最难排除者作为该病病因假设的可能性最大。在临床诊断及爆发原因的调查中，常用排除法进行逻辑推理，帮助形成假设。

结局事件　　　　　　有关（暴露）因素

A，B，C………………a，b，c

　　B………………b

　　C………………c

所以，a 是 A 的病因假设。

在病因假设的逻辑推理过程中，不仅要灵活运用上述方法，而且必须具备有关生物学、医学及其他学科的知识与经验。

（二）分析性研究检验假设

常用的分析性研究有病例对照研究和队列研究两种。描述性研究提出的假设，需经分析性研究进行论证。论证的步骤一般是先做病例对照研究，然后做队列研究。

（三）实验性研究验证假设

无论是通过流行病学，还是通过实验医学或临床医学研究方法获得的病因假设，最终仍需回到人群中，用实验流行病学的方法进行验证。所用的实验方法多数是干预实验或类实验。

第三节　病因推导

病因推导是确定所观察到的关联是否为因果关联的过程，它包括因素与疾病关联方式的判断及因果关联的判断标准。

一、因素与疾病关联判断

流行病学在探讨病因时，首先需要确定因素与疾病是否有关联，如有关联，进一步确定是何种关联。所谓关联（association）是流行病学上的一个术语，指两个或两个以上事件或变量间有无关系。应当指出有关联并不一定是因果关系。两事件或两个变量间有统计学关联，也只能说明它们在数量上的依存程度，同样不一定是因果关系。因此，当有关联时，判断是什么关联是至关重要的。因果关联推断的步骤如下：

1. 确定两事件是否存在统计学上的联系；
2. 判断两事件间统计学联系的性质；
3. 检验是否符合因果联系的判断标准；
4. 进行科学概括与抽象，作出判断。

关联的分类总结见图 18-5。

（一）统计学关联

狭义的统计学关联（association）指分类资料的相关（correlation）。绝大多数的病因学研究均为抽样研究，抽样研究则不可避免地存在抽样误差。因此，当看到某因素与某疾病存在关联时，首先要排除由抽样误差造成的可能。为此，需作统计学假设检验。作统计学假设检验时，还要注意被比较的两组的均衡可比性，再作统计学关联判断。

（二）非因果关联

1. 虚假的关联　有统计学关联，并不一定是因果关联。在研究过程中，由于应用方法错误或各种偏倚都可使研究结果不真实，导致关联强度的变化，甚至出现完全虚假的关联。

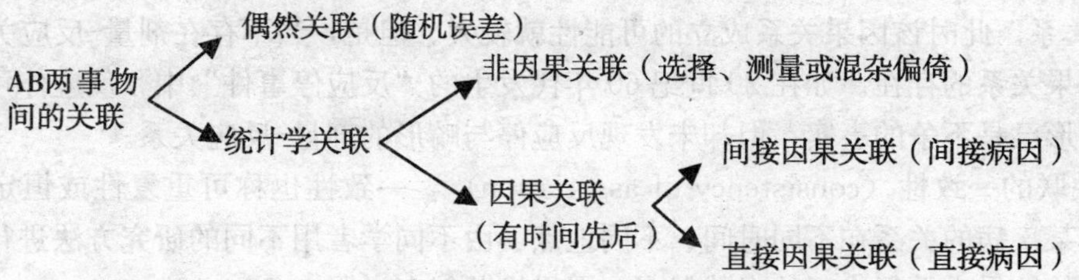

图 18-5　关联分类总结

如有人用病例对照研究方法探讨冠心病与喝咖啡的关系，选择同一医院的非冠心病的其他慢性病患者为对照，结果冠心病组喝咖啡的量和次数显著地大于对照组，提示喝咖啡可能是冠心病的一个原因。但进一步调查显示，这些慢性病患者较急性病患者或正常人喝咖啡少，提示该研究所选的对照组不是全部非冠心病病例的一个无偏样本，而可能包含了严重的选择性偏倚，从而导致了喝咖啡与冠心病有关的“假关联”结果。因此，判断结果时只有确信方法正确，各种可能偏倚均已得到有效控制的条件下，才能排除虚假关联的可能性。

2. 继发关联（secondary association）　排除了虚假关联的关联，并不一定就是因果关联。当两类毫不相干的事件（如疾病）与因素有关联时，则这两类事件会呈现明显的统计学关联，这种关联称为继发关联，又称为间接关联。在排除了抽样误差、假关联及继发关联的可能性后，两事件间的关联才有可能是因果关联，才能进行病因推导。

（三）因果关联（causal association）

要确定因果关联，需要排除选择偏倚、测量偏倚和混杂偏倚这些系统误差的干扰，以及确定因素与疾病的时间先后顺序。在排除或控制了这些偏倚的干扰后，如果还有统计学关联，就说明存在真实的关联，可以用因果判定标准进行综合评价，得出一定可信度的因果关系结论，包括判断有无因果关系或存在因果关系的可能性。

二、确定病因与疾病因果关联的标准

随着慢性病病因研究的开展及流行病学对病因的复杂性的认识和加深，流行病学判断病因的标准亦在不断发展之中。常用的因果推论标准有以下几条：

1. 关联的时间性（temporality of association）　有因才有果。“因”一定先于“果”，这在病因判断中是必需的，且为绝对标准。在确定前因后果的时间顺序上，实验研究和队列研究最强；病例对照（用新病例）和生态学时间序列研究次之；横断面研究较差。

2. 关联的强度（strength of association）　某因素与某疾病的关联强度越强，则间接关联和假关联的可能性越小，误判的可能性就越小，成为因果关联的可能性越大。根据资料性质和研究性质的不同，可用比值比（OR）、相对危险度（RR）、相关系数等指标评价反映分类资料和连续性变量的关联强度。如在吸烟与若干种疾病的关联的研究中发现，吸烟与肺癌的 RR 达 9～10，而吸烟与急性心肌梗死的 RR 约为 2，因而提示吸烟与肺癌的因果关联成立的可能性较吸烟与急性心肌梗死的因果关联成立的可能性大。但这里有两点值得注意：①并非弱的关联就一定不是病因，只是这时更需要考虑偏倚或混杂作用的可能性，作因果判断时要更慎重；②在作因果关联判断时，并没有公认、明确的关联强度的界值。

3. 剂量-反应关系（dose-response relationship）　如果观察到随着某因素暴露剂量的增加，人群发生某病的危险性增加，因果关联的强度增大，则称该因素与该疾病之间存在剂量-反应关系。此时该因果关系成立的可能性就较大。但是，当不存在剂量-反应关系时，不能否认因果关系的存在。如在 20 世纪 60 年代发生的“反应停事件”中，反应停可导致先天性肢体畸形已是不争的事实，但却未发现反应停与畸形的剂量-反应关系。

4. 关联的一致性（consistency of association） 一致性也称可重复性或恒定性，是指某因素与某疾病的关系在不同时间、不同地点、由不同学者用不同的研究方法进行研究均可获得相同的结果。重复出现的次数越多，因果推断越有说服力。

5. 关联的合理性（plausibility of association） 是指某因素作为某病的病因，在科学上应“言之有理”，即观察到的两事件之间的联系要求能用现代医学理论进行解释。

6. 终止效应（cutout effect） 当怀疑病因减少或去除，引起疾病的发生率下降，就进一步支持因果关联。这种终止效应可以来自实验流行病学、自然实验或自发性改变（如戒烟）观察的资料。

7. 实验证据（experimental evidence） 在因果关系的判断中，如果有相应的实验证据，则说服力大大提高。如在吸烟与肺癌的研究中，发现戒烟能使死亡率下降，这相当于一个自然实验的结果；另外，有人让狗吸入香烟的烟，曾成功地使狗发生肺癌，这些结果都极大地支持了吸烟与肺癌的病因假设。

8. 关联的特异性（specificity of association） 严格的特异性是指病因与疾病有严格的对应关系，即某因素只能引起某疾病，而某疾病只能由某因素引起。这种严格的特异性一般只适用于传染病，而对大多数非传染病的病因而言，特异性并不明显。如吸烟与肺癌的关系，吸烟除引起肺癌外，还可引起膀胱癌、口腔癌、心肌梗死及胃溃疡等。另外，肺癌也可由其他因素引起，因而两者不存在严格的特异性。

因果关系的判断是复杂的，在上述 8 条标准中，关联的时间顺序是必需满足的；关联的强度、关联的一致性、剂量-反应关系及终止效应有非常重要的意义；后面三条可作为判断病因时的参考。在因果关系的判断中，并不一定要求 8 条全部满足，满足的条件越多，则其关系成立的可能性越大，误判的可能性就越小。

（范红敏）

第十九章 循证医学

第一节 循证医学的基本概念

循证医学（evidence-based medicine，EBM）是医学领域20世纪80年代萌发、90年代发展起来的一门新兴交叉临床基础学科。由于循证医学的理论和方法借助于当今现代科学技术，为临床医学实践开辟了新的发展空间，从而备受医学界的关注，发展十分迅速，被誉为21世纪的临床医学。

一、循证医学的概念

循证医学是有意识地、明确地、审慎地利用现有最好的证据制定关于个体病人的诊治方案，是临床医生依据最好的研究证据、结合临床经验和病人的意见进行临床决策的科学。以科学研究的证据来指导临床实践，是促进临床医学水平不断提高的重要途径。循证医学的开展要求临床医生在进行临床诊治决策时，能够将经验和最新的科研成果有机地结合起来，同时要求患者积极参与决策，以期达到最佳的临床效果。

循证医学所说的“最好的证据”是来自于经过有计划、严格设计、严格控制，确保了研究结果的真实性和科学性的临床研究。不同的研究类型证据的质量相差很大，现在认为最好的证据是来自高质量的随机对照试验的系统综述。循证医学并不否认以前的临床实践也是基于证据，但这些证据多数是前人长期或医生自己在实践中摸索得到的，缺乏科学的设计和系统的评价，从严格意义上讲是经验，是不可靠的和低质量的证据。

实际上，开展循证医学，依靠最新、最好的证据进行临床决策，并不排除利用经验，但是不能完全依赖经验。循证医学时代衡量临床医生专业技能的标准是能否将个人的经验、技能与所获取的最新证据、病人的意愿和医疗条件有机地结合起来。

二、循证医学产生的背景

（一）流行病学与临床研究方法学的发展

流行病学研究方法的迅速进展与日益成熟，不仅为预防医学提供了开展人群研究的技术，也被临床各学科开展研究所采纳。目前临床流行病学已经成为医学科学研究的方法学，得到大力推广与应用，使得临床医学研究的水平日新月异，研究成果层出不穷，特别是Meta分析方法的出现，又为系统评价高质量的临床研究提供了技术支撑。如何应用这些成果指导临床诊治必然成为一个新的课题。因此临床流行病学是循证医学的方法基础，也为开展循证医学保证了高质量证据的来源。

（二）计算机网络技术的发展

计算机和网络技术是20世纪的重要标志之一，带动了信息革命。目前全世界每年有几百万条医学科研成果产生。面对如此浩瀚的信息，如何在最短时间内获取所有相关信息，是实现循证医学所需具备的手段。计算机和网络技术的发展，使信息的传播和获取变得快捷和可能，从而为循证医学的产生奠定了技术基础。

（三）因果关系认识的发展

循证医学产生的另一个基础是人们对病因的认识。传统的观念认为疾病与病因是一一对应的关系，这种观念是人们在对传染病的认识基础上产生的。进入 20 世纪，随着传染病得到了有效控制，以肿瘤、心血管疾病为代表的慢性非传染性疾病成为威胁人类健康的主要原因。这些疾病很难用一种病因去解释所有病例的发生，而是多病因的协同作用。由于病因的多样化，使得疾病的发病机制、病理表现、临床预后等各不相同，因此仅靠传统的经验医学去进行临床诊治是不可靠的，而是需要获取最新的临床证据，针对具体病例做出切合实际的临床决策。

第二节　循证医学研究的任务和实践基础

一、循证医学研究的任务

循证医学作为一门科学具有特定的研究方法和研究任务。

（一）临床决策制定技术

临床医学的核心是有效地救治患者，为了达到这一目的必须对每个患者所制定出的各种可能的诊治方案进行比较分析，选出最行之有效的方案，以提高临床医疗水平，这就是临床决策。在传统医学模式下，决策的制定首先是医生依靠经验提出若干假设，再根据临床检验技术所提供的病理生理学方面的信息进行调整。而在循证医学模式下，决策制定是将医学科研的最新成果与个体患者具体情况、临床医生的经验、各种检验技术提供的信息相结合寻求最佳诊治方案的过程。在这一过程中所用到的技术与方法是循证医学所要研究的重要内容。

（二）临床证据获取手段

循证医学的重要标志是遵循证据进行临床决策，因此获取证据的方法将是开展循证医学的基础。获取证据的方法包括向专家咨询、查阅教科书、文献检索等，当前最有效的方法是通过互联网（如 Medline）收集文献，它不仅快速、方便，而且可获得最新、最全、最具有权威性的证据。

（三）医学信息的评价与利用方法

在循证医学实践过程中所获得的各种信息能否成为临床决策可遵循的证据，还需要进行科学的评价。评价的内容有信息源的可靠性、文献的质量、临床价值、适用性等。如果同一问题的文献数量较大，且结论不一致，可通过 Meta 分析进行综合、系统评价获得结论。只有将经过严格评价证实为真实、可靠、适用、有临床价值的信息方可作为临床证据用于临床决策。

二、循证医学实践的基础

在循证医学模式下，开展临床实践应具备以下基础条件。

（一）临床医生的参与

无论是传统医学模式还是循证医学模式，临床医生永远是临床实践的主体，但是循证医学模式对临床医生的素质要求更高。循证医学时代的医生应具备的条件是：

1. 具有扎实的医学理论和精湛的临床技能。

2. 能够利用现代信息技术，跟踪医学科学的进展，及时获取最佳的研究成果，并应用于临床实践，以提高临床诊治技术和水平。

3. 掌握医学科学研究的方法，如临床流行病学、Meta 分析等方法，利用其开展医学科学研究，解决临床疑难问题，为开展循证医学提供可靠证据。所以高素质的医生既是证据的使用者，又是证据的提供者。

4. 具有爱职敬业，不断进取，全心全意为患者服务的崇高医德。

（二）患者的参与

在循证医学实践过程中，临床决策分析的两个主要内容是各种诊治方案的利弊及其成本分析。患者作为决策的受施者，理应参与决策的过程，即根据利弊的大小和个人经济承受的能力选择诊治方案。由患者参与决策是循证医学的重要特色之一，来自患者的意愿也可看作是一个需要遵循的重要证据。只有这样，才能保持良好的医患关系，才能在决策的实施过程中最大限度地获取患者及其亲属的合作，达到最佳的治疗目的。

（三）可靠的信息来源

循证医学是以当前最佳的临床研究成果作为临床决策所遵循的证据，这些证据主要来源于医学专著、期刊、会议专集等刊载的论文及个人在临床实践中的研究成果。现在世界上能够提供临床医学信息的期刊有数千种，怎样从中获取有用的信息，这就需要有可靠的信息来源作为保障。目前可为循证医学提供证据的主要来源有：

1. Medline　即医学索引在线，由美国国立医学图书馆制作，收集了 1966 年以来国际性医学和健康相关的重要期刊中论文的引文，是医学信息的基本来源，在互联网上可查阅，网址为 http：//www. ncbi. nlm. nih. gov/PubMed/。

2. Cochrane 图书馆（Cochrane Library，CL）　CL 由国际 Cochrane 协作网制作，是目前临床疗效研究证据的最好来源，可在互联网上查阅，网址为 http：//www. Cochrane. org。

3. 中国生物医学文献数据库（Chinese Biomedical Literature Database，CBM）　CBM 与美国的 Medline 比较相似，是中文的综合性医学文献数据库，由中国医学科学院制作，收集 1980 年以来国内医学各个领域的相关信息。

4. 中国循证医学/Cochrane 中心数据库（Chinese Evidence Based Medicine/Cochrane Center Database；CEBM/CCD）　是由中国循证医学/Cochrane 中心建立的数据库，收集中文的临床诊治方面的信息，网址为 http：//www. china Cochrane. org。

（四）现代技术装备保障

进行循证医学实践需要两种技术装备为保障，一是计算机网络技术，一是现代化的诊疗设备。计算机网络技术是信息收集、处理、加工、评价，以获取最佳证据的保障。现代化的诊疗设备是所获取的最佳证据得以应用、发挥，提高临床医疗服务水平的保障。

第三节　循证医学实践的步骤

一、提出临床问题

在临床医疗实践过程中，经常会遇到一些问题，如一些慢性疾病的病因是什么、临床表现个体之间差异有多大、早期诊断的利弊、各种诊断、治疗技术的利弊如何、怎样评价预后等，这些问题临床医生关心，患者也关心。因为问题的解决不仅有利于患者的临床决策，也有利于医生技术水平的提高。当这些问题以传统的经验难以解释，就应当提出来，通过寻求证据来解决。提出问题是循证医学实践的第一步，也是很关键的一步。只有通过不断提出问题、解决问题，才能推动医学科学的不断发展。临床医生的问题主要来自医疗实践，包括病因学、发病机制、形态学、功能、临床症状与体征、诊断、治疗、预后、预防等方面。当然每一个问题均可提出来并通过循证医学实践加以解决。但一个医生的精力和时间是有限的，面对如此众多问题，试图通过一次研究将所有问题解决是不现实的。因此问题的提出必须经过认真筛选，将那些对临床决策影响大的关键性问题首先提出来。

二、收集证据

针对所提出的急需要解决的临床问题开始设计收集相关证据。收集证据的过程是：

1. 确定问题的关键词，即最能反映问题的有关词汇，检索时依据提供的关键词收集相关信息。
2. 选择数据库，一般先选择通过互联网检索 Medline 数据库。
3. 限定检索条件，如年限、语种等。
4. 词汇组合方式，如“关键词 1 and 关键词 2”，或“关键词 1 or 关键词 2”等进行检索。
5. 联机检索，按照设计的检索方案进行检索。
6. 检索效果评价。

检索的目的是为了获取所有有价值的信息，如果条件定得太宽，检索到的文献量过多，增加研究者的工作量；如果条件定得太紧，检索到的文献量过少，会丧失部分信息。因此，检索完后应进行效果评价，有必要可根据检索文献的多少，提出不同的组合方案，进行再次检索。

三、证据评价

通过检索获得的大量文献资料能否作为最佳证据来指导临床，还需利用科学的方法进行严格的分析评价。评价的内容主要包括证据的真实性、适用性及临床意义。证据的真实性可通过对获取文献的设计、衡量、分析过程的质量控制措施与效果来评价。评价的指标有：

1. 研究方法选择　临床的证据可来自专家经验、非对照性研究、对照性研究、随机对照试验、随机对照试验的系统综述等。研究方法不同，证据的质量相差很大，最好的证据是来自随机对照试验的系统综述，而直接来自实验室的证据最差（见图 19－1）。

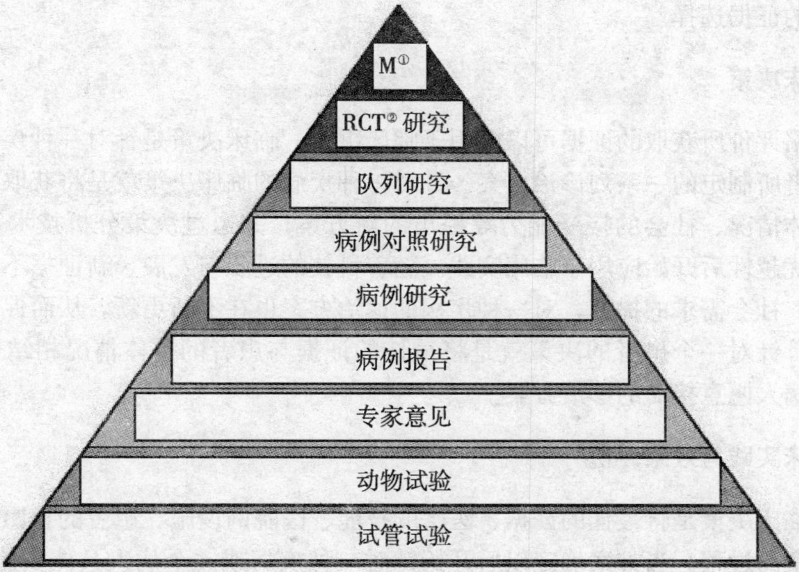

图 19-1 证据金字塔

注：①M：随机对照试验的系统综述（Meta 分析）；
②RCT：随机对照试验。

2. 研究对象选择 临床研究所选用的对象主要是病人，评价时要考虑诊断标准是否可靠、所选的病例是否具有代表性、分组是否坚持随机化、研究所用的样本是否足够大等。

3. 因素确定 研究中所选用的观测指标应当客观、定量、稳定、灵敏，否则研究的结果是不可靠的。

4. 盲法观察 这是衡量一项研究真实性的重要条件之一，只有按照盲法设计的临床研究所得到的结论才具有真实性。单盲设计可控制来自研究对象的心理作用，双盲设计可控制来自研究对象和研究者双方的心理影响。非盲法设计的临床研究证据是不可采用的。

5. 统计分析方法 在对研究结果下结论前对数据进行统计学处理，以排除机遇的可能，未进行统计检验的证据不能排除机遇可能，也就不能采用。如果进行了统计学检验，其方法选择是否恰当，应用是否合理也应当进行分析。

6. 偏倚的认识与控制 临床研究偏倚是影响研究真实性的最为重要的因素。如果文献未讨论可能发生的偏倚，或未采取控制措施，或采取的措施不足以控制偏倚，其证据是不真实的。

证据的适用性取决于医生的技能、医院的基础设施、患者的配合这三个因素。例如，对肾衰竭的患者最佳的治疗措施是肾移植，但对一个具体患者是否适用还要看医生是否具备手术的能力、医院的条件能否开展此手术、有无可供移植的肾源、患者是否愿意接受手术、患者有无经济能力等。再好的证据如果无适用性也难以实施。任何一项诊治方案都存在利弊，临床意义评价就是针对各个方案的利弊产生的概率进行分析。临床意义评价的内容主要有采取措施与不采取此项措施可能出现的结局及其概率，结局包括治愈率、残疾率、病死率、不良反应率、生存率、保护率等。

效益分析也是评价临床意义的一个重要内容，以最低的投入获取最大的社会效益和经济效益是最佳的证据选择。

四、临床决策

通过严格评价所获取的证据可以应用于临床决策。临床决策是针对一种疾病，也可以是针对一个患者所制定的一系列诊治方案。针对一种疾病的临床决策就是将获取的最佳证据结合医院的具体情况、社会的接受能力等提出的新方案，并通过决策分析技术与传统方案比较，确定其优越性后开始应用于临床实践。随着科技的进步与发展、新证据不断出现、医院设施的升级、社会需求的提高，对一种疾病的诊治方案也在不断更新，从而促进了医疗水平的不断提高。针对一个患者的决策就是将最佳的证据与患者的具体情况相结合，制定出有效、安全、病人愿意接受的诊治方案。

五、临床实践与效果评价

实际上临床决策是将最佳的证据、医生的技能、医院的设施、患者的意愿结合起来制定最佳诊治方案的过程。当方案确定以后开始针对一种疾病或一个病人具体实施方案的内容，这就是临床实践的过程。尽管临床决策是在遵循证据的基础上制定的，同时由于医生和患者的共同参与，提高了临床诊治成功的概率，但也存在着不成功的可能，或不够完善之处。这就要求临床医生边实践，边总结经验与教训，为进一步研究提供证据。所以临床实践的过程是临床决策实施的过程，患者接受诊治的过程，也是医生研究提高的过程。

第四节　常见的临床证据及影响因素

一、病因学证据

临床的诊断、治疗、预防、预后等工作均与病因或危险因素密切相关，在使用或提供病因学证据时，要考虑证据的真实性。影响病因证据真实性的因素有：

（一）研究方法

病因学研究的方法主要有描述性研究、分析性研究和实验性研究。描述性研究属探索性的，旨在寻找病因线索，形成病因假设，为进一步研究奠定基础。由于描述性研究主要采取现况研究方法，疾病与病因是同时存在的，不能进行病因推论，所以其证据只能为临床开展病因学研究提供参考，不能用于指导临床决策。实验性研究及分析性研究中的队列研究方法属验证性的，其证据的真实性和可靠性较高，可用于指导临床实践。病例对照研究方法既有探索性又有验证性作用，对小规模初次的病例对照研究结果可看作是探索性的，而经过严格设计、反复多次病例对照研究所获得的病因证据可看作是验证性的，但病例对照研究是先有疾病，再通过回忆寻找因素，这种设计不能证明先因后果的时序关系，也就不能验证因果关系，因此病例对照研究的证据应用时具有一定的局限性。

（二）联系强度

因素与疾病之间如果存在因果关系，那么二者之间应有较密切的联系。所以当因素与疾病之间的联系强度越大，因果关系的可能性也就越大。因此在考虑病因证据真实性的时候，联系强度是一个重要的评价指标。联系强度的大小不仅决定了证据的真实性，同时也决定了该因素临床意义的大小。在临床实践中只有对那些联系密切的因素采取措施，方可取得较大的临床效果。

（三）剂量-反应关系

当疾病的危险性有随某因素暴露量的变化而变化的趋势时，表明因素与疾病之间存在剂量-反应关系。能够证明有剂量-反应关系的两个事物，有可能互为因果，而且剂量-反应关系的趋势越明显，因果关系的可能性就越大。临床医生既是证据的提供者，又是证据的使用者。因此在提供病因证据时，剂量-反应关系是必不可少的，在使用病因证据时，应当选择有明确剂量-反应关系的证据。

（四）病因逻辑关系

因素与疾病是因果关系的必须符合以下逻辑关系：

1. 先因后果　现况研究、病例对照研究提供的证据不能证实这一逻辑关系，因此不能作为病因证据使用。

2. 分布一致　即病因的自然分布规律与疾病的分布规律相符合，病因出现多的人群、地区、时间，也是疾病高发的人群、时间、地区。例如地方性甲状腺肿（简称地甲病）主要发生在环境中碘缺乏的地区，因此碘缺乏是地甲病的病因之一，临床上利用补充碘治疗地甲病效果显著。

3. 干预效果　如果某因素是病因，在人群中对该因素采取措施，人群的发病率应有所变化。例如在吸烟的人群中动员一部分人戒烟，经若干年后，戒烟人群的肺癌发病率较一直吸烟的人群明显降低，说明干预有效，因此可以认为吸烟是肺癌的一个致病因素。

4. 理论解释　所发现的因素与疾病之间的因果关系如果能够利用现代科技理论合理解释，可提高证据的真实性。

二、诊断试验证据

在传统医学模式下，医生选择诊断试验主要依据本人的经验、技术介绍、产品推荐等方式，存在一定程度的盲目性。循证医学要求医生主动对诊断试验进行科学分析，正确评价诊断试验的真实性，合理选择诊断试验，提高临床诊断水平与效益。提供与使用诊断试验证据应遵循以下原则：

（一）选择金标准

金标准必须是目前公认的诊断该疾病最具有权威性的诊断措施。没有金标准或金标准选择不恰当的诊断试验证据是不能利用的。

（二）选择研究对象

诊断试验的对象包括病例和对照两个部分。病例的要求必须全面，即应含有各种类型、病情、病程、性别、年龄、体质等的患者。对照应含有健康人、非诊断疾病的患者、需要与诊断疾病进行鉴别诊断的患者。如果研究对象选择不全面，则研究结果缺乏代表性，不可作为最佳证据使用。

（三）真实性评价

诊断试验的真实性以灵敏度、特异度和准确度来评价。灵敏度和特异度是从两个不同角度评价诊断试验的真实性，在收集证据时必须综合考虑，不可片面追求灵敏度而忽视特异度。PCR 技术在传染病病原诊断方面灵敏度极高，曾迅速普及并被广泛采用，但由于灵敏度过高，环境中微不足道的污染即可导致阳性结果，使特异度降低，造成误诊，不适于常规诊断，已经从临床退出，现只用于科学研究。

（四）可靠性评价

同一诊断试验，针对不同来源的对象重复试验，结果的接近程度为可靠性。在临床选择诊断试验时，不仅需要了解灵敏度、特异度，收集可靠性的证据也十分重要。如果结果的变异较大，意味着可靠性差，应研究造成变异的原因。影响诊断试验可靠性的因素可来自诊断方法、仪器设备、操作者、试验设计等方面。如果是方法自身或仪器设备方面的问题将难以用于临床。

（五）适用性

诊断试验适用性的证据包括技术的难度、设施的造价、诊断的创伤性、患者的可接受性、确诊对预后的影响、人群患病率、阳性预测值等。这些证据可直接或间接反映诊断试验的经济效益和社会效益。

三、治疗试验证据

选择经过科学验证确实行之有效，而且患者愿意接受的治疗方案是循证医学进行临床决策的特征之一。科学验证的证据可来自文献报道的最新研究成果，也可以来自临床医生自己的研究成果，这些研究通常称之为治疗试验。但并非所有的治疗试验结果都可以作为临床决策的证据，只有那些经过严格设计、准确测量、科学评价的研究结果方可为临床决策提供最佳证据。

（一）严格设计

用于临床治疗试验的方法较多，但目前认为最有效力的研究设计是随机对照试验（randomized controlled trial，RCT），其设计要点有：

1. 随机分配　即将合格的研究对象按随机化的原则分为试验组和对照组。

2. 均衡可比　即试验组与对照组之间除了试验的措施不同，其他特征应尽量保持一致，如病型、病情、病程、性别、年龄、体质等。为了做到均衡，可以先对研究对象按特征分层，再进行随机分组。

3. 同期试验　即试验组与对照组同时按同一方法、在同一环境条件下进行试验。在进行临床决策时应首选按照 RCT 要求严格设计的治疗试验所提供的证据。如果由于临床条件的限制，不易做到 RCT，可选择非随机的临床对照试验、队列研究或病例对照研究，但证据的效力将依次递减。

（二）准确衡量

为了保证治疗试验结果的真实性，获得准确的测量数据，克服由于研究对象及研究者主观、心理作用的影响，应当采用双盲法观察。对于临床治疗试验的证据，如果不是按照双盲法测量，一般不能用于指导临床实践。

（三）科学评价

无论是治疗试验证据的使用者，还是提供者，都要对证据的真实性和可靠性进行科学的评价。影响证据真实性的主要因素是偏倚和依从性。必须认识到，任何一次治疗试验都存在一定的偏倚，因此在对研究结果进行评价时，应该持客观的态度，尽量将可能出现的偏倚识别出来，并采取措施加以控制或调整，使研究的结论真实可靠。对研究中的偏倚问题认识不足，或没有采取相应的控制措施，应进行重新评价，或弃而不用。

四、预后试验证据

当患者明确诊断后，其预后如何是患者与其家属急切关心的问题，需要医生做出正确的回答。在循证医学模式下，预后的估计是建立在确切证据的基础上，即医生根据患者的情况、疾病的特性、治疗方案等，结合所掌握的有关该疾病预后的最新研究成果，做出比较客观的判断。证据是否可用于指导临床实践，取决于证据的真实性和适用性。

（一）真实性评价

现在认为，预后的证据以队列研究的效力最佳，其次是病例对照研究。影响预后研究结果真实性的因素主要有：

1. 研究对象的代表性　文献中应将研究对象的来源、病例诊断标准、纳入与排除的标准描述清楚，以确定该研究所代表的患者人群范围。

2. 样本量　由于影响预后的因素较多，结局的变异较大，因此要得到较为稳定的结论，必须保证有足够的样本量。

3. 研究对象的病程　许多疾病的预后与病程有关，并且慢性疾病的预后多以生存期限来衡量，因此要求预后研究时，纳入研究的对象应处于同一病程阶段。

4. 随访时间　预后研究要求观察到每个研究对象的结局，这就要保证有足够的随访时间。如果随访时间太短，出现的结局少，所获得的证据不完整，缺乏参考价值。

5. 失访比例　随访研究，特别是随访期较长的研究，失访难免发生，文献应对失访的原因和比例加以描述和论证。一般认为失访率在5%以下，对结果的真实性影响较小，超过20%，则结果缺乏真实性。

6. 偏倚控制　为了控制信息偏倚，预后研究应尽量选择客观描述结局的指标，并采用盲法进行测量。采用配比设计、分层分析、多因素分析等方法排除混杂因素。

（二）适用性评价

一项具有真实性的预后证据，是否可用于当前患者，需进行适用性分析。实际上，影响预后证据适用性的因素也是影响预后的一些主要因素称为预后因素，通常包括患者的年龄、性别、文化、职业、经济状况、心理特征、身体素质、依从性、病情、病程、合并症等。适用性分析是将自己病人的这些特征与文献描述的研究对象的特征进行比较，如果二者之间比较接近，说明证据适用于自己的患者。

第五节　实践循证医学存在的问题和困难

一、循证医学存在的问题

（一）循证医学与临床经验

循证医学是依靠证据进行临床决策的医学，但并不是彻底否定经验，只是不能盲目地依赖于经验。循证医学仍然需要医生精湛的技能和丰富的经验，是将当前的最佳证据与个人经验、技能以及患者意愿密切结合，从某种意义上讲是对经验的补充。

（二）循证医学与临床问题

循证医学是为了更好地解决临床问题，任何临床问题都可利用循证医学的理念和方法去研究。但循证医学并不是万能的，也不是一朝一夕的事，不能指望实践了循证医学，一切问题都会迎刃而解。临床问题是永远存在的，循证医学为我们提供了发现问题、分析问题、解决问题的思路与技术，需要我们正确理解与正确使用，需要我们始终坚持，自觉融入日常工作。

（三）循证医学与临床成本

循证医学对临床医生和医院管理者的素质要求提高，同时也增加了临床医生的工作量，是否会带来临床成本的提高呢？实际上，循证医学在选择证据时已经将临床效果和成本作为一个衡量标准。因而从总体发展趋势看，循证医学的实施将有利于效果的提高和成本的降低。

二、目前实践循证医学存在的困难

（一）收集证据困难

尽管目前计算机网络技术为我们收集证据提供了有力武器，但收集证据仍然是十分困难的。一是因为信息量太大，要想收集到所有证据几乎是不可能的。有人统计过，一个经验丰富的检索者也只能检出50%的相关研究。另外，证据来自世界各地，我们不可能每种语言都能够精通，这样就限制了一些证据的收集。

（二）证据不全

即使我们能够收集到所有的相关研究，但由于许多研究结果，尤其是阴性的研究结果，有时不被报道，造成所发现的证据不全。

（三）时间有限

循证医学需要医生投入更多的时间收集证据、分析证据等，增加了医生的工作量，而目前临床医生或管理者的工作量均较大，缺乏时间开展循证医学。

（四）缺乏条件和经费

开展循证医学需要必要的基本建设，需要花费一定的物质资源，因此在一定时期内，许多医疗卫生单位难以实现。

循证医学尽管目前实施起来还存在许多困难，但作为发展的趋势，必然会被医务工作者采纳，被公众接受。从我们开始，从现在做起，克服困难，自觉实践，推动医学科学不断发展。

（徐应军）

第二十章　传染性疾病的预防与控制

第一节　传染病流行病学

传染病（communicable diseases）是指由特异病原体（或它们的毒性产物）所引起的，并在适宜条件下可在人群中传播的一类疾病。这种病原体及其毒性产物可以通过感染的人、动物或储存宿主直接或间接（经由中介的动物宿主、昆虫、植物宿主或其他环境因素）传染给易感宿主。传染病流行病学（infectious diseases epidemiology）是研究传染病在人群中发生、发展和分布的规律，以及制定预防、控制和消灭传染病的对策和措施的科学。

自 1854 年 John Snow 对伦敦霍乱流行进行流行病学研究开始，一百多年来人们对传染病的预防控制已取得了举世瞩目的成就。然而，一些古老的传染病如结核病等还未能有效控制，新的传染病又不断出现。根据 WHO 发布的报告，自 20 世纪 70 年代以来，在全球范围内已先后发现 30 多种新传染病，如艾滋病、军团病、传染性非典型肺炎等。WHO 曾表示，目前我们正面临着有史以来最严重的疾病负担，这就是传染病、慢性非传染病和伤害。传染性非典型肺炎（SARS）的流行再一次告诫我们，人类与传染病的斗争远没有结束。

一、传染病的流行过程

（一）传染病流行过程的基本条件

传染病流行过程（epidemic process）是指传染病的病原体从感染的机体排出，经一定的传播途径，又侵入易感者形成新的传染，不断地发生、发展的过程。它与传染过程不同，是在人群中发生的，表现为群体现象。它的发生必须具备三个基本条件：传染源、传播途径和易感人群。这三个环节相互依赖、相互联系，缺少其中任何一个环节，传染病的流行就不会发生。它在人群中无论是时间和空间的表现，常常会受到社会因素和自然因素的影响，不是一种纯生物学现象。如采取有效措施，切断其中任一环节，其流行过程即告终止。

1. 传染源（source of infection）　是指体内有病原体生长、繁殖并且能排出病原体的人和动物。包括病人、病原体携带者和受感染的动物。传染源的存在是发生传染病的首要条件。感染者排出病原体的整个时期称为传染期（communicable period）。传染期的流行病学意义在于它是决定传染病病人隔离期限的重要依据，对疫源地是否需要消毒和消毒期限以及追踪传染来源提供依据。同时，传染期的长短也可影响疾病的流行特征，如传染期短的疾病，继发病例常成簇出现；传染期长的疾病，继发病例陆续出现，持续时间可能较长。传染源的种类主要有以下几种：

（1）病人：病人是重要的传染源。在其体内通常存在大量病原体，又具有利于病原体排出的临床症状如咳嗽、腹泻等；另外，有些无病原携带者的传染病，病人是唯一的传染源，如麻疹、水痘等。病人作为传染源的意义与其发病类型、病程和活动范围不同而有所不同，主要取决于各阶段排出的病原体的数量和频度。

传染病病人的发病类型有轻、中、重，一般地说，重型病人较轻型病人排出的病原体量大，如常见的呼吸道传染病、消化道传染病。传染病的病程一般分为潜伏期、临床症状期和恢复期。由于各期排出病原体的数量和频度各不相同，其作为传染源的意义也不同。病人的活动范围大，则作为传染源的意义大。

1）潜伏期（incubation period）：指病原体侵入机体到最早出现临床症状这一段时间。不同传染病的潜伏期长短不一，短至数小时，长至数十年。即便是同一种传染病，其潜伏期也不尽相同，但每种传染病的最短、最长和平均潜伏期是相对恒定的。潜伏期长短受病原体的数量、毒力、侵入途径和机体状态等方面的影响。有些传染病在潜伏期即有传染性，而有些传染病在潜伏期不具传染性或传染性很小。

潜伏期的流行病学意义：①根据潜伏期判断患者受感染时间，用于追踪传染源、查找传染途径；②根据潜伏期确定接触者的留验、检疫和医学观察期限。一般为平均潜伏期加1～2天，危害严重者按该病的最长潜伏期予以留验和检疫；③根据潜伏期确定免疫接种时间。如被狂犬咬伤时，于72h内注射抗狂犬病血清效果较佳。而麻疹只有在接触后5日内注射免疫球蛋白，否则效果不佳；④根据潜伏期评价预防措施效果。一项预防措施实施后经过一个潜伏期，如果发病数明显下降，则可认为可能与措施有关；⑤潜伏期长短还可影响疾病的流行特征。一般潜伏期短的疾病，一旦流行，常呈爆发，且疫情凶猛。而潜伏期长的传染病流行持续时间可能较长。

2）临床症状期（clinical stage）：该期是传染病病人表现出特异性症状和体征的时期，其作为传染源的意义最大。但重症或典型病人易于诊断，如及时住院隔离治疗，其传染源也可得到及时控制。轻型或非典型病人由于其临床表现或病程经过与一般典型病人不同，容易被忽视、误诊，其作为传染源的意义常比典型病人更重要。有些临床表现呈慢性或迁延性，仍持续排出病原体，对周围健康人群的威胁时间延长，其传染源意义亦大，如肺结核等。

3）恢复期（convalescent stage）：是机体遭受的各种损害逐渐恢复到正常状态的时期，一般不再起传染源的作用。但有些传染病临床症状消失后的一段时间内仍可排出病原体，继续作为传染源，如乙型肝炎、痢疾、伤寒、白喉等。

（2）病原携带者（carrier）：是指没有任何临床症状而能排出病原体的人。带菌者、带毒者和带虫者统称为病原携带者。由于只能通过病原学检查才能发现，故常成为某些传染病的重要传染源。按其携带状态和疾病分期的关系，分为三类。

1）潜伏期病原携带者（incubatory carrier）：指在潜伏期内携带病原体的人。只有少数传染病存在这种病原携带者，如麻疹、白喉、痢疾、水痘、霍乱等，多在潜伏期后期排出病原体。

2）恢复期病原携带者（convalescent carrier）：指临床症状消失后继续携带和排出病原体者，如伤寒、白喉、乙肝等。临床症状消失后，三个月内仍有病原体排出的称为暂时性病原携带者，超过三个月的称为慢性病原携带者。少数人甚至可终身携带。慢性病原携带者往往呈现间歇排出病原体现象，因此病原学检查至少连续3次阴性，才可认为病原携带状态已经解除。如对慢性病原携带者管理不善，往往可引起疾病爆发或流行。

3）健康病原携带者（healthy carrier）：指整个感染过程中均无明显临床症状与体征而排出病原体者。如白喉、脊髓灰质炎、流脑、乙脑等常有健康病原携带者，可成为非常重要的传染源。

病原携带者作为传染源的意义，不仅取决于其排出的病原体数量、携带病原体的时间长短，更重要的是其职业、个人卫生习惯及社会活动范围、环境卫生条件和防疫措施等。在饮食服务行业、供水企业、托幼机构等单位工作的病原携带者对人群的威胁非常严重。对这些工作人员的定期病原学检查和病后随访具有极其重要的流行病学意义。

(3) 受感染的动物：人类罹患以动物为传染源的疾病，统称为自然疫源性疾病或人畜共患病，如鼠疫、森林脑炎、钩端螺旋体病、狂犬病、炭疽、血吸虫病、布鲁菌病、肾综合征出血热等。

动物作为传染源的意义主要取决于人与受感染动物的接触的机会和密切程度，动物传染源的种类和密度；以及环境中是否有适宜该病传播的条件；此外还与人们的卫生知识和生活习惯等有关。作为传染源的动物，通常以鼠类等啮齿类动物最为重要。人畜共患病的病人作为传染源的意义一般不大。近年来，由于家养宠物造成的传染病发生屡见报道，如 2003 年 6 月美国第一次发生“猴痘”爆发，就是家养宠物鼠造成的。

2. 传播途径（route of transmission） 指病原体从传染源排出后，侵入新的易感宿主之前，在外环境中所经历的全部过程。参与传播病原体的媒介物称为传播因素或传播媒介。传播途径即为传播因素的组合。一种传染病可通过一种或多种途径传播，常见的传播途径有：

(1) 经空气传播（air-borne infection）：是呼吸道传染病的主要传播途径，其方式包括经飞沫、飞沫核和尘埃传播。

1) 经飞沫传播：病人呼气、说话、咳嗽、喷嚏时经口鼻将含有大量病原体的飞沫排入环境。大的飞沫迅速降落到地面，小的飞沫在空气中短暂停留，局限于传染源周围。因此，经飞沫传播只能累及传染源周围大约 2 米以内的密切接触者，在一些拥挤的公共场所较易发生。对环境抵抗力较弱的病原体经此方式传播，如流感病毒、脑膜炎双球菌、百日咳杆菌等。

2) 经飞沫核传播：飞沫在空气悬浮过程中，由于失去水分而形成以蛋白质为外壳的微粒，内含病原体，称为飞沫核。飞沫核可以气溶胶的形式悬浮数小时甚至更长，漂流至远处。耐干燥的病原体如白喉杆菌、结核杆菌等，可经飞沫核传播。

3) 经尘埃传播：含有病原体的飞沫或分泌物落在地面，干燥后形成尘埃。当尘埃重新悬浮于空气中，易感者吸入后即可感染。凡对外界抵抗力较强的病原体如结核杆菌和炭疽杆菌芽孢均可经尘埃传播。

经空气传播传染病的流行特征为：①传播广泛，传播途径易实现，发病率高；②冬春季高发；③少年儿童多见；④在未免疫预防人群中发病率常有周期性升高；⑤常与居住条件和人口密度有关。

(2) 经水传播（water-borne infection）：经水传播的传染病包括许多肠道传染病和某些寄生虫病。其传播的方式包括饮用水和疫水传播。

1) 经饮用水传播：饮用水被污染可由自来水管网破损，污水渗入所致，也可因粪便、污物等污染水源所致。经饮水传播的疾病常呈爆发。其流行特征为：①病例分布与供水范围一致，有饮用同一水源史；②在水源经常受到污染处病例终年不断；③除哺乳婴儿外，发病无年龄、性别、职业差别；④停用污染水源或采取消毒、净化措施后，爆发或流行即可平息。

2）经疫水传播：经疫水发生的传播通常是由于人们接触疫水时，病原体经皮肤、黏膜侵入机体，如血吸虫病、钩端螺旋体病等。其流行特征为：①病人有疫水接触史；②发病有季节性、职业性和地区性；③大量易感者进入疫区接触疫水时可致爆发或流行；④加强疫水处理和个人防护，可控制新病例发生。

（3）经食物传播（food - borne infection）：所有的消化道传染病、某些寄生虫病、个别呼吸道传染病（结核病）及少数人畜共患病（炭疽、布鲁菌病）等，都可以通过污染食物传播。食物传播的作用与病原体的特性、食物性质、污染程度、食用方式及人们生活习惯有关。当食物本身含有病原体或生产、加工、运输、贮存及销售的某个环节受到病原体污染时，可引起传染病的发生与流行。

经食物传播的传染病流行特征有：①病人有进食某一食物史，不食者不发病；②一次大量污染可致爆发；③停止供应污染食物后，爆发可平息。

（4）接触传播（contact infection）：主要有下列传播方式：

1）直接接触传播：指在没有外界因素参与下，传染源与易感者直接接触的一种传播途径，如性传播疾病、狂犬病等。

2）间接接触传播：指易感者接触了被传染源的排出物或分泌物等污染的日常生活用品所造成的传播，又称为日常生活接触传播。被污染的手在接触传播中起着重要作用。许多肠道传染病、体表传染病及某些人畜共患病常可通过间接接触传播。间接接触传播传染病的流行特征：①一般呈散发，可在家庭及同室成员之间传播；②流行过程缓慢，无明显季节性；③发病与个人卫生习惯不良和卫生条件较差有关；④加强对传染源管理及严格消毒制度，注意个人卫生，可减少此类疾病传播。

（5）经媒介节肢动物传播：其传播方式包括机械携带和生物性传播。

1）机械携带传播：指媒介生物与病原体之间没有生物学依存关系，媒介生物对病原体仅起机械携带作用，节肢动物通过接触、反吐、排便等方式，污染食物或餐具，使接触者感染。

2）生物学传播：即病原体必须在节肢动物体内经过一段时间的发育繁殖，完成其生命周期的某个阶段（外潜伏期）后才具有传染性，随之感染易感者。经吸血性节肢动物传播的传染病很多，如疟疾、流行性乙型脑炎、登革热等。

经节肢动物传播传染病的流行特征：①地区分布明显，病例分布与传播该病的节肢动物分布一致；②有一定的季节性，其发病率升高与特定节肢动物活动季节相一致；③有些疾病具有职业特征，暴露机会多的人群发病较多，如森林脑炎多见于林区伐木工人或林区居住者，疫区多见于儿童和青壮年；④其发病率与特定节肢动物媒介密度呈正相关，控制主要虫媒后则发病率明显下降。

（6）经土壤传播：是指易感人群通过各种方式接触了被污染的土壤所致的传播。传染源的排泄物、分泌物和尸体处理不当等，都可以直接或间接污染土壤。一些能形成芽孢的病原体（如炭疽、破伤风等）污染土壤后可保持传染性达数十年之久。有些寄生虫卵（如蛔虫、钩虫）从宿主排出后，需在土壤中发育一段时间，才具有感染易感者的能力。

经土壤传播疾病的意义主要与病原体在土壤中的存活时间、个体与土壤接触的机会和个人卫生习惯有关。

（7）医源性传播：是指在医疗、预防工作中，由于未能严格执行规章制度和操作规程，而人为地造成某些传染病的传播。一种类型是由于实施治疗、检查、检疫、预防时所用器械被污染或消毒不严格而引起传播。另一种类型则由于使用了不洁或受污染的血液、生物制品或药物而引起传播。如病人在输血时感染艾滋病等。

(8) 垂直传播：是指在围生期病原体通过母体传给子代，也被称为母婴传播或围生期传播。主要传播方式有三种：

1) 经胎盘传播：病原体通过胎盘屏障使胎儿宫内感染。常见的如风疹、乙型肝炎、梅毒、艾滋病等。

2) 上行性感染：病原体通过宫颈口抵达绒毛膜或胎盘引起胎儿宫内感染，如白色念珠菌、单纯疱疹病毒感染等。

3) 分娩时传播：分娩过程中胎儿在通过严重感染的产道时可被感染，如淋球菌、疱疹病毒感染等。

3. 易感人群 是指有可能发生传染病感染的人群。人群作为一个整体对传染病的易感程度称为人群易感性（herd susceptibility)。人群易感性的高低取决于该人群中易感个体所占的比例。相反，人群免疫性是以人群中免疫人口占全部人口的百分比来衡量的。易感率高，则传染病易于发生和传播，该病流行可能性大。当人群中免疫人口比例增加时，免疫个体构筑的“屏障”可阻断传染病的流行。

(1) 影响人群易感性升高的主要因素有：①新生儿增加；②易感人口迁入；③免疫人口免疫力的自然消退；④免疫人口的死亡；⑤病原体发生变异，人们对病原体的新变异株缺乏免疫力，普遍易感。

(2) 影响人群易感性降低的主要因素有：①计划免疫：预防接种可提高人群对传染病的特异性免疫力，是降低人群易感性的重要措施。预防接种必须按程序规范实施；②传染病流行：一次传染病流行后，人群中易感者因发病或隐性感染而获得免疫力。这种免疫力可以是持续较短时间，也可以是终身免疫，因病种而不同；③人群一般抵抗力的提高。

(二) 疫源地与流行过程

1. 疫源地（infection focus） 是指传染源向其周围传播病原体所能波及的范围。一般把范围较小的疫源地（如只有一个传染源）称为疫点，较大范围的疫源地称为疫区。在实际工作中，常以病家或病家附近几户作为疫点，疫区在农村一般多指一个村、一个乡或毗邻乡；城市以一个或几个居委会或一条街道为疫区范围。

疫源地常随病种及时间而变动。其范围大小取决于传染源存在的时间、活动范围，疾病的传播方式、周围人群的免疫状况和环境条件。如接触或飞沫传播的传染病（如麻疹），其疫源地可能限于传染源住所及其活动范围；而虫媒传播疾病（如疟疾）的疫源地则包括媒介生物所能到达的距离为半径的整个圆的面积。

疫源地消灭的条件是，①传染源已被移走（住院、死亡、移居）或治愈；②传染源播散在环境中的病原体被彻底消灭；③所有易感者经过该病的最长潜伏期没有新病例或新感染发生。

2. 流行过程 任何一个疫源地都是前一个疫源地的发展，同时又是新疫源地发生的基础。在传染病流行病学中，一系列相互联系、相继发生的疫源地构成了传染病的流行过程（epidemic process)。疫源地是流行过程的基本单位。一旦疫源地全部消灭，流行过程即告中断，则传染病流行终止。

（三）影响传染病流行过程的因素

传染病的流行依赖于传染源、传播途径和易感人群三个环节的连接和延续，任何一个环节的变化都可能影响传染病的流行和消长。传染病的流行既是生物现象，也是社会现象。其三个环节的连接往往受到自然因素和社会因素的影响和制约。

1. 自然因素　自然因素十分复杂，其中气候、地理因素是影响传染病流行过程最主要的自然因素。

（1）自然因素对传染源的影响：尤其以动物为传染源时，气候和地理因素可通过促进或抑制传染源的活动而影响流行过程。如肾综合征出血热的传染源黑线姬鼠，栖息在潮湿、多草地区。黄鼠有冬眠习性，多在春夏之交繁殖，秋季密度达到高峰，从而决定了黄鼠鼠疫及其引起的人间鼠疫流行季节为4～10月份。

（2）自然因素对传染途径的影响：尤其节肢生物作为传播媒介时，自然因素的影响明显。媒介生物的地理分布、季节消长、活动能力及其病原体在媒介生物体内的发育、繁殖等均受自然因素制约。因此，疟疾、流行性乙型脑炎等传染病有明显的地区性和季节性。

（3）自然因素对易感人群的影响：自然因素能影响人们的受感染机会。如气候炎热，人们喜食生冷、瓜果、凉拌菜等，易发生肠道传染病。寒冷季节人们多在室内活动，增加飞沫传播机会，易发生呼吸道疾病。

2. 社会因素　社会因素包括社会制度、经济文化、风俗习惯、宗教信仰、卫生设施、人口密度、医疗卫生状况、社会安定等。社会因素对传染病流行的三个环节都可以造成一定程度的影响。

（1）社会因素对传染源的影响：抗生素和杀虫剂的滥用使病原体和传播媒介耐药性日益增强，从而使抗药性病例增加，如1981－1995年，美国对抗生素出现抗药性的病例从2％上升到25％。我国建立了各级疾病预防和控制机构、卫生防疫机构和传染病医院，保证了传染病的及时报告、隔离和治疗，极大地控制了传染病在我国的流行。

（2）社会因素对传播途径的影响：传播途径受社会因素影响最明显。人口增加、贫穷、营养不良、居住环境拥挤、卫生条件恶劣、不良风俗习惯、缺乏安全的饮水和食物，是传染病滋生与发展的温床。全球旅游业的急剧发展，有助于传染病的全球性蔓延。环境破坏造成生态环境的恶化，森林砍伐改变了媒介昆虫和动物宿主的栖息习性，所有种种均可导致传染病的蔓延和传播。

（3）社会因素对易感人群的影响：最明显的作用是计划免疫。通过预防接种可提高人群免疫力，以控制传染病的传播和流行，最后消灭传染病。如全球通过种痘等措施消灭天花就是例证。战争、动乱、难民潮和饥荒使人们抵抗力降低，促进了传染病的传播和蔓延。

二、传染病的预防和控制

传染病肆虐人类数千年，对人类健康和生命危害十分严重。20世纪，人类在传染病的预防和控制方面取得了重大成就。然而，近年来全球传染病发病率大幅度回升，流行、爆发事件不断，一些被认为早已得到控制的传染病卷土重来，同时又新发现了数十种传染病。2003年全球的“传染性非典型肺炎”危机，使我们重新认识到传染病对人类健康和生存的威胁。因此，目前和今后一个相当长的时期内，传染病的预防和控制仍是世界各国的突出重点工作。

（一）传染病的预防控制策略

1. 预防为主　加强人群免疫、改善卫生条件、加强健康教育和增强体质是预防疾病的根本方法。

2. 加强传染病的监测　传染病监测是疾病监测之一，内容包括传染病发病、死亡，病原体类型、特性，媒介昆虫和动物宿主种类、分布和病原体携带状况，人群免疫水平及人口资料等。

3. 传染病的全球化控制　继 1980 年全球宣布消灭天花后，1988 年 WHO 启动了全球消灭脊髓灰质炎行动。2001 年 WHO 发起了全球"终止结核病"合作伙伴的一系列行动。针对艾滋病、疟疾和麻风的全球性策略，也在各国不同程度地展开。在 2003 年全世界密切合作，对人类战胜传染性非典型肺炎起到了至关重要的作用。

（二）传染病的预防措施

传染病的预防措施是指疫情出现之前而进行的经常性的有效的多种预防工作。是针对可能存在病原体的环境、物品、动物、媒介昆虫等或者对可能受病原体威胁的人群所采取的措施。

1. 改善卫生条件　保持饮水卫生，加强食品卫生监督，实施污水、污物、粪便无害化处理。医院和公共场所卫生管理以及预防性环境杀虫、灭鼠等，是预防传染病的根本措施。

2. 健康教育　通过各种媒体宣传，提高人们的健康知识水平和自我保健能力，改变不良卫生习惯和行为。如宣传饭前便后洗手，宣传安全性行为知识与艾滋病预防知识等，是一种低成本高效果的传染病防治方法。

3. 卫生检疫　卫生检疫简称检疫（quarantine），分为国境卫生检疫、国内卫生检验和疫区检验。国境卫生检疫是指国境卫生检疫机关依照有关法规，对出入境人员、交通工具、货物、行李和邮件等实施医学检查、卫生检查和必要的卫生处理，防止传染病由国境传入或传出的综合措施。我国规定的检疫传染病是鼠疫、霍乱和黄热病三种。

4. 免疫预防　免疫预防是控制具有有效疫苗免疫的传染病发生的重要策略。预防接种是保护易感人群的最有效措施之一。

预防接种指根据疾病预防控制规划，利用预防性生物制品，按照国家规定的免疫程序，由合格的接种技术人员给适宜的接种对象进行接种，提高人群免疫水平，以达到预防和控制针对传染病发生和流行的目的。预防接种是控制和消除传染病的有效手段之一，是国家贯彻预防为主方针、保护易感人群的重要措施。用于预防接种的生物制品统称为免疫制剂。

（1）预防接种的种类

1）人工主动免疫：是指用病原微生物或其代谢产物制成的生物制品，接种人体后使机体产生特异性免疫。它是免疫预防的主要方法。接种时间一般要求在传染病流行前数周进行，从而使机体有足够的时间产生免疫反应。人工主动免疫制剂主要有：①全病原体疫苗：包括减毒活疫苗和灭活疫苗。减毒活疫苗具有接种剂量小、接种次数少、免疫效果好、维持时间长等特点，如麻疹疫苗、卡介苗、脊髓灰质炎疫苗。灭活疫苗的优点是制备方便、易于保存、副作用小，但缺点是免疫效果有时不太理想，如灭活的霍乱弧菌菌苗。②成分疫苗：用生物、化学方法提取或基因工程表达病原体的某种（些）抗原成分，制备成疫苗，如白喉类毒素疫苗、基因工程表达的乙肝表面抗原疫苗等。③DNA 疫苗：利用基因工程技术，将病原体的抗原基因构建入合适的载体，然后直接将 DNA 接种于机体，产生特异性免疫抵抗力。

2）人工被动免疫：将含有抗体的血清或其制剂直接注入机体，使机体立即获得抵抗某种传染病的能力的方法。常用制剂有：①免疫血清：指抗毒素、抗菌和抗病毒血清的总称。其在体内停留和作用时间都较短。只有过敏试验阴性者方可使用。②丙种球蛋白：是由健康产妇的胎盘与脐带血或健康人血制成的，可用于预防甲型肝炎、麻疹等。

3）被动主动免疫：在注射破伤风或白喉抗毒素的同时，接种破伤风或白喉类毒素疫苗，使机体迅速获得自身特异性抗体，产生持久的免疫。

(2) 计划免疫方案：计划免疫（planned immunization）是指根据疫情监测和人群免疫状况，按规定免疫程序，有计划地对易感人群进行的预防接种。

我国计划免疫工作的主要内容是儿童基础免疫，即对7周岁及其以下儿童进行卡介苗、脊髓灰质炎三价疫苗、百白破混合制剂和麻疹疫苗免疫接种，以及以后的适时加强免疫，即"接种四苗，预防六病"。1992年卫生部决定添加乙型肝炎疫苗接种，并在部分地区增加对乙型脑炎、流行性脑脊髓膜炎等的免疫接种工作。目前我国实施的儿童基础免疫程序见表20－1。

表20－1　我国儿童基础免疫程序

疫苗名称	卡介苗	脊髓灰质炎活疫苗	百白破混合制剂	麻疹疫苗	乙型肝炎疫苗
新生儿	初种				第1次
1月龄					第2次
2月龄		第1次			
3月龄		第2次	第1次		
4月龄		第3次	第2次		
5月龄			第3次		
6月龄					第3次
8月龄				初种	
1.5～2周岁		[①]复服	加强		
4岁		复服			
7岁	复种		白类加强	加强	加强
12岁	复种（农村）				

注：①部分地区对18～24月龄儿童作第1次复服，4岁第2次复服。

引自：李立明主编．流行病学．2003

（三）传染病的控制措施

传染病控制措施是指在传染病发生后，为及时有效地控制疫情，消除传染病在人群中继续蔓延所采取的措施。

1．传染病报告　这是传染病监测的手段之一，也是控制和消除传染病的重要措施。

(1) 报告病种类别：根据我国2004年修订的《传染病防治法》规定，法定报告传染病分为甲、乙、丙三类共 37 种。

甲类传染病：鼠疫、霍乱。

乙类传染病：传染性非典型肺炎、艾滋病、病毒性肝炎、脊髓灰质炎、人感染高致病性禽流感、麻疹、流行性出血热、狂犬病、流行性乙型脑炎、登革热、炭疽、细菌性和阿米巴性痢疾、肺结核、伤寒和副伤寒、流行性脑脊髓膜炎、百日咳、白喉、新生儿破伤风、猩红热、布鲁菌病、淋病、梅毒、钩端螺旋体病、血吸虫病、疟疾。

丙类传染病：流行性感冒、流行性腮腺炎、风疹、急性出血性结膜炎、麻风病、流行性和地方性斑疹伤寒、黑热病、包虫病、丝虫病，除霍乱、细菌性和阿米巴性痢疾、伤寒和副伤寒以外的感染性腹泻病。

上述规定以外的其他传染病，根据其爆发、流行情况和危害程度，需要列入乙类、丙类传染病的，由国务院卫生行政部门决定并予以公布。

(2) 报告人及报告时限：凡执行职务的医疗保健人员、卫生防疫人员皆为疫情责任报告人。责任报告人发现传染病病人、病原携带者、疑似病人应依法向当地疾病预防控制机构报告疫情。

责任报告单位对甲类传染病和乙类传染病中传染性非典型肺炎、人感染高致病性禽流感、艾滋病、肺炭疽、脊髓灰质炎病人、病原携带者或疑似病人，城镇应于 2 小时内、农村应于 6 小时内通过传染病疫情监测信息系统进行报告。对其他乙类传染病病人、疑似病人和伤寒和副伤寒、痢疾、梅毒、淋病、乙型肝炎、白喉、疟疾的病原携带者，城镇应于 6 小时内、农村应于 12 小时内通过传染病疫情监测信息系统进行报告。对丙类传染病和其他传染病，应当在 24 小时内通过传染病疫情监测信息系统进行报告。

2. 针对传染源的措施

(1) 病人：针对病人的措施应做到早发现、早诊断、早报告、早隔离、早治疗。只有做到“五早”，才能尽快管理传染源，防止传染病在人群中传播蔓延。早发现、早诊断的关键是提高医务人员业务水平和责任感，充分调动基层卫生人员的主观能动性，普及群众防病知识和提高识别传染病的能力。甲类传染病病人、病原携带者及乙类传染病中的传染性非典型肺炎、人感染高致病性禽流感、艾滋病、肺炭疽病人和病原携带者，必须实施隔离治疗。必要时可请公安部门协助。乙类或丙类传染病病人，根据病情采取必要的治疗和控制传播措施。传染病疑似病人必须接受医学检查、随访和隔离措施，不得拒绝。

(2) 病原携带者：对病原携带者应做好登记、管理和随访至其病原体检查 3 次阴性后。在饮食、托幼和服务行业工作的病原携带者须暂时离开工作岗位，久治不愈的伤寒或病毒性肝炎病原携带者不得从事威胁性职业。艾滋病、乙型和丙型病毒性肝炎、疟疾病原携带者严禁做献血员。

(3) 接触者：凡与传染源有过接触并有可能受感染者都应接受检疫。检疫期为最后接触日至该病的最长潜伏期。①留验：即隔离观察。甲类传染病接触者应留验。②医学观察：乙类和丙类传染病接触者可正常工作、学习，但需接受体检等医学观察。③应急接种：对于那些潜伏期长的传染病如麻疹，对接触者可进行预防接种。④药物预防：对某些有特效药物防治的传染病，必要时可用药物预防，如服用乙胺嘧啶或氯喹预防疟疾等。药物预防只用于密切接触者。

(4) 动物传染源：对有经济价值的动物可隔离治疗，无经济价值的动物可杀灭。有些传染病的动物尸体应焚烧或深埋。此外还要做好家畜和宠物的预防接种和检疫工作。

3. 针对传播途径的措施　因各类传染病传播途径不同，采取的措施也各不相同，社区医务人员尤应注意。如肠道传染病应加强被污染物品和周围环境的消毒；呼吸道传染病通风和空气消毒至关重要；艾滋病预防应大力推荐使用避孕套，杜绝吸毒和共用注射器；杀虫是防止虫媒传染病传播的有效措施；鼠类是许多疾病的储存宿主，是多种传染病的传染源，应予以消灭。

消毒（disinfection）是用化学、物理、生物的方法杀灭或消除环境中致病性微生物的一种措施。一般分为预防性消毒和疫源地消毒。

（1）预防性消毒：对可能受到病原微生物污染的场所和物品进行的消毒，如空气、饮水及乳制品消毒。

（2）疫源地消毒：分为随时消毒和终末消毒：①随时消毒是对疫源地病人的排泄物、分泌物及其所污染的物品及时进行的消毒。②终末消毒是当传染源痊愈、死亡或离开后所作的一次性彻底消毒。只有对外界抵抗力较强的致病性病原微生物才需要进行终末消毒，如霍乱、鼠疫、伤寒、结核、炭疽、白喉、病毒性肝炎等。

4. 针对易感人群的措施

（1）免疫预防：包括主动免疫和被动免疫，其中计划免疫是预防传染病流行的重要措施。被动免疫是保护易感者的有效措施，如注射丙种球蛋白预防麻疹等。高危人群应急接种可以及时制止传染病大面积流行。

（2）药物预防：在特殊条件下也可作为应急措施，一般情况下不提倡药物预防。

（3）个人预防：针对传染病的不同传播途径进行个人预防，如戴口罩、勤洗手等，都可起到个人防护作用。在2003年上半年的传染性非典型肺炎流行期间，全世界针对易感人群的防护措施主要是戴口罩。

第二节　病毒性肝炎

病毒性肝炎（viral hepatitis）是由多种肝炎病毒引起的，以肝脏损害为主的一组全身性传染病。按病原学分类目前有甲型（HAV）、乙型（HBV）、丙型（HCV）、丁型（HDV）、戊型（HEV）等。各型病毒性肝炎临床表现相似，以疲乏、食欲减退、厌油、肝大、肝功能异常为主，部分病例出现黄疸。按流行病学可分为两类：一类为甲型和戊型，经粪-口途径传播，多由日常生活接触而感染，有季节性，可引起爆发流行，主要表现为急性肝炎，不转为慢性；另一类为乙型、丙型和丁型，主要经血液、体液等胃肠外途径传播，无季节性，多为散发，大部分患者呈慢性感染，少数病例可发展为肝硬化和肝细胞癌。

一、流行特征

病毒性肝炎传染性强，发病率高，流行面广，遍及世界各地。我国是病毒性肝炎的高发区，除丁型病毒性肝炎外，常有爆发或流行发生，其中以甲型、乙型所占比例最高，危害也最严重，全国抗HAV的阳性率为80.5%。全世界HBsAg携带者约3.5亿，其中我国约1.2亿。全球HCV现症感染者约1.7亿，我国约3 000万。丁型肝炎病毒人群感染率约1%。

（一）人群分布

1. 年龄　任何年龄均可发生甲型肝炎，以 5～14 岁发病率最高，14 岁以上随年龄增长而下降。我国甲型肝炎发病或流行仍以儿童为主，占 87%左右。

在乙型肝炎高流行区，儿童是主要传染源；在中、低流行区，成人是主要传染源。我国乙型肝炎的发病率、现患率和 HBsAg 阳性率的年龄分布呈两个高峰，一是 10～14 岁组，另一个在 30～35 岁组。

15 岁以上年龄组抗 HCV 阳性率较高，年龄差异不明显。戊型肝炎主要是青壮年高发，我国抗 HEV 阳性率有随年龄不断上升的趋势。

2. 性别　甲型肝炎发病率一般男性高于女性。乙型肝炎发病率和 HBsAg 流行率均为男性高于女性，我国 HBsAg 阳性率男性为 11.33%，女性为 8.23%。我国男女 HCV 流行率无明显差异。抗 HDV 阳性率无性别差异。流行性和散发性戊型肝炎发病率呈明显性别差异，男女之比分别为 3∶1 和 32∶1。

3. 家庭聚集性　乙型肝炎呈明显的家庭聚集现象，尤其在高流行区更为明显。HBsAg 携带者家庭聚集性主要与 HBsAg 阳性母亲有关。这种家庭聚集性可能与长期密切接触、遗传因素、母婴垂直传播等有关。

4. 职业　甲型肝炎病人中，中小学生和儿童所占比例较大，但已呈下降趋势。在妓女、静脉吸毒者和男性同性恋等人群中，乙型肝炎病毒感染率较高。在我国暗娼、犯人中 HBV 阳性率高达 85%以上。

献血及献血浆者抗 HCV 阳性率高于其他职业者，尤其是献血浆者阳性率近 40%。静脉吸毒者抗 HCV 阳性率为 53%，血液透析病人高达 70%。

（二）时间分布

1. 周期性　甲型肝炎的发病率呈周期性变化。东欧地区间隔 3～4 年明显上升，美国 6～7年出现一次高峰。我国北京市每 6～7 年、河南省每 8～9 年则出现一次发病高峰。乙型、丙型、丁型肝炎未见有明显的周期性。

2. 季节性　甲型肝炎的发病有明显的秋、冬季高峰。在非流行年份，季节性高峰明显，流行年份则不明显。戊型肝炎也呈明显的季节性，多见于雨季及洪水后。乙型、丙型、丁型肝炎未见有明显的季节性。

（三）地区分布

甲型肝炎病毒感染率和发病率在北美、西欧和北欧等发达国家为低流行地区，东欧、前苏联和日本等国家为中流行地区，东南亚、印度次大陆、非洲、南美洲等发展中国家为高流行地区。甲型肝炎的流行率与居住条件、卫生习惯及教育程度有密切关系，农村高于城市，发展中国家高于发达国家。甲型肝炎在我国非常普遍，发病率表现为北方高南方低，西部高东部低。我国东、中、西部省区的抗 HAV 阳性率分别为 79.8%、82.2%和 86.7%，农村抗 HAV 流行率为 84.1%，城市为 72.8%。

乙型肝炎在世界各地的流行差异较大。北美、西欧、澳大利亚为低流行区，东欧、地中海、日本和前苏联地区为中流行区，而东南亚包括中国、非洲和中东部分地区为高流行区，HBsAg 携带率分别在 0.2%～0.5%、2%～7%和 8%～20%。根据 1992 年调查结果，我国 HBsAg 流行率为 9.75%，城市为 8.08%，农村为 10.49%，中南和华东地区为高流行区，华北地区为低流行区。

丙型肝炎在世界范围内分布不均衡。发达国家输血后肝炎患者中，丙型肝炎占90%以上，在散发性肝炎中占20%～40%，抗HCV携带率在0.24%～3.0%之间。我国的HCV阳性率为3.2%，其中城市为3.3%，农村为3.2%，女性略高于男性，北方高于南方。

丁型肝炎的分布多与乙型肝炎的地区性流行一致。我国为HDV感染低发区，平均抗HDV阳性率为1.15%，城市高于农村。

戊型肝炎主要流行区是亚洲和非洲的一些发展中国家。我国抗HEV阳性率为17.2%，北方高于南方，农村高于城市，东南沿海地区高于西部边疆地区。

二、危险因素

（一）饮水不安全

经水传播是发展中国家甲型肝炎地方性流行的重要原因，尤其在雨季或暴雨后。水被粪便污染是戊型肝炎的主要传播途径。1991年以来，印度因水污染导致近8万人感染戊型病毒性肝炎。

（二）垃圾、粪便无害化处理差

甲型、戊型肝炎病人的粪便、生活垃圾均含有病原体，常造成饮用水、食品、蔬菜、用具等污染，从而引致甲型或戊型肝炎爆发流行。

（三）不良的行为习惯

不良行为习惯如饭前便后不洗手，可增加甲型、戊型肝炎的发病几率。

（四）食品污染与消毒不合格

食品受到甲型、戊型肝炎病人的粪便或生活垃圾等的污染，或污染的食品未经严格消毒而被食用，可致甲型、戊型肝炎流行。

（五）使用不安全血液及血制品

经血液途径传播的乙型、丙型、丁型肝炎病毒可通过污染的血液或血液制品传播给受用者。

（六）母婴传播

乙型、丙型、丁型肝炎病毒可通过母婴传播增加发病几率。我国HBsAg阳性孕妇中HBeAg阳性率高达20%～30%，而HBeAg阳性母亲的新生儿约有70%为HBV携带者，HBeAg阴性母亲有5%～10%发生母婴传播。

（七）性接触传播

乙型肝炎或HBsAg携带者的唾液、精液、阴道分泌物中均可检出乙型肝炎病毒。性传播在乙型、丙型、丁型肝炎传播中占有重要地位。

（八）医源性传播

医源性传播是乙型、丙型、丁型肝炎的重要传播途径之一。在病人接受检查、检验、治疗等过程中，可能意外地通过污染的血液、血液制品、医疗器械和其他物品等而被感染。我国输血后肝炎中乙型肝炎占2/3，丙型肝炎占1/3，国外90%以上输血后肝炎为丙型肝炎。

（九）日常生活传播

甲型、戊型肝炎多由日常生活接触传播。被乙型、丁型肝炎病毒污染的牙刷、剃刀、货币、电话机等物品，可通过皮肤及黏膜破口引起感染。

三、预防

（一）一级预防

1. 管理传染源　肝炎患者和病毒携带者是传染源，急性患者应隔离治疗至病毒消失。慢性患者和携带者尽可能给予抗病毒治疗。凡现症感染者不能从事食品加工、饮食服务、托幼保育等工作。对献血员进行严格筛选，不合格者不得献血。

2. 切断传播途径　针对病毒性肝炎传播的各种危险因素采取措施，切断其传播途径，从而预防病毒性肝炎的传染。

3. 保护易感者　对甲型肝炎可通过接种甲型肝炎减毒活疫苗以获得主动免疫，主要用于幼儿、学龄前儿童及其他高危人群。对近期密切接触的易感者，可用人丙种免疫球蛋白进行被动免疫预防，时间越早越好。对乙型肝炎易感者均可接种乙型肝炎疫苗。现普遍采用0、1、6月的接种程序证实是有效的。接种乙型肝炎疫苗是我国预防和控制乙型肝炎流行的最关键措施。目前对丙、丁、戊型肝炎尚缺乏特异性免疫措施。

（二）二级预防

主要是早发现、早诊断、早报告、早隔离和早治疗。

（三）三级预防

1. 休息　急性病毒性肝炎早期应住院治疗或就地隔离治疗休息。慢性病人适当休息，避免过劳。

2. 饮食　急性肝炎病人食欲较差，应提供易消化、维生素含量丰富的清淡食物。慢性病毒性肝炎病人宜进食高蛋白食物，禁止饮酒。

3. 药物　目前治疗急性病毒性肝炎的中西药物疗效并无明显差别。根据病人情况，可采用抗病毒、调整免疫、保护肝细胞、改善肝脏微循环等疗法，预防和治疗并发症。

第三节　艾滋病

艾滋病又称获得性免疫缺陷综合征（acquired immunodeficiency syndrome，AIDS），是由人类免疫缺陷病毒（human immunodeficiency virus，HIV）引起的慢性传染病。本病主要经性接触、血液及母婴传播。HIV主要侵犯、破坏辅助性T淋巴细胞，导致机体细胞免疫功能严重缺陷，最终并发各种严重机会性感染和肿瘤。本病传播迅速、发病缓慢，病死率高达95％～100％。艾滋病目前已居世界四大主要死因之一，也是全球重大公共卫生问题之一。已发现艾滋病病毒分为HIV－Ⅰ和HIV－Ⅱ两种变型。世界各地AIDS多由HIV－Ⅰ所致。HIV－Ⅱ在西非地方性流行。

一、流行特征

自1981年美国首次报道AIDS以来，至少199个国家和地区发现HIV－Ⅰ感染者，联合国艾滋病控制规划署（UN AIDS）和WHO估计全球HIV感染者至少8 000万人，已有2 480万人死于AIDS。新增HIV感染者500万/年、1.6万/天、11例/分钟。其中妇女感染超过40％，每年可使60万婴儿受染。因丧母或丧双亲AIDS孤儿超过1 300万。预计到2010年全球孤儿罹患AIDS可达4 400万。HIV－Ⅰ感染以非洲、美洲和欧洲为主。亚洲

HIV 感染者快速增加，已逾 1 000 万，日本、东南亚等均有报道。我国 1985 年发现首例 AIDS，现流行进入快速增长期。截止 2003 年底，累计报告 HIV 感染者 62 159 例，其中 AIDS 8 742 例，死亡 2 359 例。估计 HIV 感染者超过 100 万。主要经注射毒品传播，部分病例经采供血传播。我国 31 个省、区、市报道在吸毒者中发现 HIV 感染者，其中较严重的地区为云南、新疆、广西、广东、四川等。

（一）人群分布

1. 年龄　主要是儿童和青壮年。全世界新感染艾滋病病毒者中有 10%是 15 岁以下的儿童。我国 20～39 岁感染者占全国总感染人数的近 80%。

2. 性别　美国艾滋病病毒感染者男女比例为 11.6∶1，非洲为 1∶1，我国为 5.2∶1。

3. 职业　我国的艾滋病病毒感染者几乎分布于所有的职业，但以农民、归国劳工、无业者及个体户为主。我国西南、西北地区艾滋病病毒感染者主要是以吸毒人员为主，中部地区以流动人口或职业献血者等为主，东南沿海地区和大城市主要以性病病人、暗娼等为主。

（二）时间分布

艾滋病自发现以来，其在全球范围内感染、发病和死亡的人数随时间推移迅速增长。艾滋病在我国的流行可分以下三个阶段。

第一阶段（1985－1988）：传入期。全国只报告了 19 例 HIV 感染者。该阶段以发现少数外国病人为特征，病例集中在沿海城市。其中浙江省发现的 4 名 HIV 感染者是因使用进口凝血因子Ⅷ而造成的。

第二阶段（1989－1993）：播散期。该阶段以局部小流行为特征，以 1989 年 10 月在云南省发现 146 名吸毒人员感染 HIV 为标志。在归国人员、性病患者和妓女中也发现少量的 HIV 感染者。

第三阶段（1994－现在）：增长期。1994 年后半年，以 HIV 的传播超出云南省为标志。在吸毒者、各地商业性献血员中发现的 HIV 感染者数量急剧上升。1995 年四川省、1996 年新疆、1997 年广西相继报告与吸毒有关的 HIV 感染者迅速增加，同时，通过性行为传播的 HIV 感染也在增加。

（三）地区分布

全世界各大洲均发现艾滋病存在，但 95%以上的 HIV 感染者来自发展中国家。非洲是艾滋病流行最早的地区，也是重灾区，感染者占全球的 2/3 以上。艾滋病病毒从 20 世纪 80 年代开始侵犯亚洲，特别是南亚和东南亚地区已逐步成为艾滋病流行的重点地区，印度有 410 万感染者，泰国有 80 万。在东欧和中亚，直到 20 世纪 90 年代中期还未发现严重的艾滋病流行，但现在估计有 27 万感染者。在北美，仅 1998 年一年就有 75 000 人新感染了艾滋病病毒，北美和西欧地区感染者数量近 140 万。

我国 31 个省、直辖市和自治区均发现 HIV 感染者，主要分布于云南、新疆、河南、广西、四川、河北等省份。多发生于各地区的某一特殊范围内，主要在农村。云南、西北地区的感染者数量约占发病总数的 70%，东南沿海地区占 20%左右。

二、危险因素

艾滋病主要通过三种途径传播：性接触传播、血液传播和母婴传播。联合国艾滋病控制规划署（UN AIDS）将 HIV/AIDS 的危险定义为：一个人由于其自身的行为方式而感染

HIV 的概率。

（一）不安全性行为

不安全性行为是指一个人在不了解对方 HIV 感染状况的情况下进行无保护的性交行为。艾滋病病毒可存在于男性的精液和女性的宫颈、阴道分泌物中。精液含 HIV 量（100 万～1000 万个/ml）远高于阴道分泌物，男传女的概率高于女传男 2～3 倍，但在性传播疾病高发区，两者无显著差别。与发病率有关的因素包括性伴数量、性伴的感染阶段、性交方式和性交保护措施等。

异性性接触是目前 HIV 传播的主要方式。据 WHO 估计，全球 HIV 感染者中通过异性性接触感染达 75%以上。当初以同性恋和静脉吸毒传播为主的欧美国家、以性接触传播为主的非洲和以外来输入为主的亚洲，现今 HIV/AIDS 传播正在或已经转为以异性接触传播为主。目前我国报告的 HIV 感染者中，性接触感染占 8%，卖淫、嫖娼及同性恋行为是经性接触传播艾滋病病毒的重要途径。

（二）静脉注射方式的药物滥用

艾滋病病毒大量存在于感染者的外周血液中。各国大量的研究证明，共用未经消毒的注射器、针头是经血液传播 HIV 的高危险行为。以此方式传播 HIV 的效率很高。目前全球有 5%～10%的感染者是由于静脉药瘾者互用注射器而引起的，是中东、北非、东欧、中亚、东亚及太平洋地区 HIV 的主要传播方式。我国目前报告的 HIV 感染者中约有 2/3 是通过注射毒品感染的。

（三）母婴垂直传播

感染 HIV 的母亲可通过胎盘、产道、乳汁等将病毒传染给胎儿或婴儿。目前认为 HIV 阳性孕妇约 11%～60%会发生母婴传播。母婴传播是目前儿童感染 HIV 的主要传播途径。全球婴儿和儿童 HIV 感染者中有 90%以上是通过垂直传播造成的。

（四）合并其他性传播疾病

艾滋病属于性传播疾病的一种。尤其是生殖器有局部溃疡的性病，如梅毒、生殖器疱疹、软下疳等，其艾滋病病毒传染性较未患性病者的危险性高 3～8 倍。

（五）诊疗器械污染

直接接触受到艾滋病病毒污染的诊疗器械，极易在病人间或病人与医护人员之间传播艾滋病。1988 年前苏联某医院曾因使用消毒不严格的注射器，造成该医院 27 名幼儿和 4 名母亲感染了艾滋病病毒。国外有医护人员被 HIV 污染的针头刺伤或破损皮肤受污染而感染的报道。

接受 HIV 感染者的器官移植、人工授精、血液或血液制品等，均可感染艾滋病病毒。

（六）人口流动

人口流动已成为艾滋病传播的危险因素之一。外出务工、旅游等人员容易发生卖淫、嫖娼、吸毒等艾滋病危险行为，也使干预措施的难度增加。我国每年流动人口达 8 000 万到 1.2 亿左右，约占劳动人口的 15%，男性占流动人口 60%以上，且多为青壮年，受教育程度一般较低，因而对 HIV 流行蔓延有很大的影响。

目前无证据表明艾滋病可经食物、水、昆虫或生活接触传播。

三、预防

（一）一级预防

1. 健康教育　健康教育被认为是最经济、最可靠、效果最明显的干预措施。通过多种形式开展宣传教育，提高人们的艾滋病危险意识，了解艾滋病的危害性、传播途径和预防方法等知识，降低发生艾滋病危险行为的频率。

2. 立法和行政措施　我国于1986年成立了预防艾滋病工作组，1987年制定了《全国预防艾滋病规划》，1988年制定了由国务院批准，卫生部、外交部、公安部、国家教育委员会、国家旅游局、中国民用航空局、国家外国专家局联合发布施行的《艾滋病监测管理的若干规定》，1989年国家颁布《中华人民共和国传染病防治法》，将艾滋病定为乙类传染病。种种立法和法规为艾滋病的预防提供了保证，同时也可运用法律、行政手段严厉打击卖淫、嫖娼、吸毒、贩毒、非法地下采血等行为，杜绝有偿献血，堵源截流，预防艾滋病的传播蔓延。

3. 消毒　医疗器械可用加热消毒（高压蒸气、干燥空气烘箱、煮沸）和化学消毒法（环氧乙烷气体、2%戊二醛溶液、0.5%次氧酸钠）。物体表面可用1%次氯酸钠溶液或2%戊二醛溶液擦洗。

（二）二级预防

1. 早发现　进行主动监测，各省、市、自治区确定重点地区，建立高危人群监测点，有条件的地区对非高危人群（如孕妇）也开展监测，以观察艾滋病的发展动态。各地建立艾滋病咨询中心、咨询门诊及热线电话，医患之间进行交流。对可疑感染者，实行自愿血样检测，并对检查结果严格实行保密制度。对HIV阳性者不歧视。

2. 早诊断　有利于感染者采取措施推迟发病时间，另一方面也可帮助感染者改变行为，避免将艾滋病病毒传染给其亲属等周围人群。

3. 早报告　按《中华人民共和国传染病防治法》和《艾滋病监测管理若干规定》中的要求进行报告。

（三）三级预防

目前对艾滋病的药物治疗仍在研究和探索中。临床研究证明，早期抗病毒的治疗是关键，既能缓解病情，又能预防或缓解艾滋病相关疾病的发生。抗HIV药物分三类，即核苷类似物反转录酶抑制剂、非核苷类似物反转录酶抑制剂和蛋白酶抑制剂。鉴于使用一种抗病毒药物易诱发艾滋病病毒突变，因而目前主张联合用药。研究表明，联合用药能延缓发病和延长病人生命。

另外，根据患者的具体情况，可施以免疫重建、并发症治疗和对症支持治疗。

第四节　结核病

结核病（tuberculosis）是由结核分枝杆菌（简称结核杆菌）引起的全身慢性传染病。结核杆菌可侵犯全身各个器官，其中以肺结核最常见。早在公元三世纪以前，我国古代医学就已认识到该病是一种极为严重的慢性传染病，病因可能是“痨虫”，称之为“肺痨”。1882

年德国细菌学家Koch发现并证明结核分枝杆菌为结核病的病原菌，结核病的病因及其发生机理得以明朗。

一、结核病疫情现状

（一）全球疫情

经过百年努力，人类对生物病因所致疾病的预防和控制取得了前所未有的胜利，如许多国家和地区在20世纪70年代左右，将结核病患病率控制到了历史最低点。然而自1985年以来，由于各国忽视对本病的控制、政府承诺和经费投入不足、防治网络不健全、人口流动增加、耐药结核增多及结核杆菌与艾滋病合并感染等原因，结核病在全球死灰复燃。不仅成为严重的公共卫生问题，也是影响各国发展的重大社会和经济问题。1993年WHO宣布"结核病全球紧急状态。"目前全世界有三分之一的人（约20亿）感染过结核杆菌，现患结核病例2 000万人，年新发病例800万～1 000万人，每年约有300万人死于结核病，占各种病因死亡数的7%，占各类传染病死亡数的19%。3%新病例与HIV感染有关。结核病的流行状况与经济水平有关，其高流行与国民生产总值（GDP）的低水平相对应。95%的结核病例及98%的结核病死亡发生在发展中国家。75%的病人年龄在15～50岁。世界卫生组织把印度、中国、俄罗斯、南非、秘鲁等22个国家列为结核病高负担、高危险性国家。全球80%的结核病例集中在这些国家。无疑这些国家结核病控制将对全球的结核病形势产生重要影响。

（二）我国疫情

我国是22个结核病高负担国家之一，分别在1979、1984/1985、1990和2000年进行了4次全国结核病流行病学抽样调查。当前的结核病疫情特点如下：

1. 高感染率　年结核分枝杆菌感染率为0.72%。全国有近半（5.5亿）的人口感染了结核分枝杆菌，明显高出全球1/3人口感染的水平。城市人群感染率高于农村。

2. 高患病率　活动性肺结核和痰涂阳肺结核（传染性肺结核）的患病率分别为367/10万和122/10万，估算全国现有活动性肺结核病人约500万（80%在农村），其中传染性肺结核病人150万。

3. 高耐药率　2000年，初始耐药率为18.6%，获得性耐药率为46.5%，初始耐多药率和获得性耐多药率分别为7.6%和17.1%。WHO公布的世界38个国家和地区的结核病耐药性监测资料中，我国在特别引起警示的国家和地区中名列第一。

4. 高病死率　每年约有13万人死于结核病。2000年全国结核病死亡率为9.8/10万，比其他传染病和寄生虫病死亡总和高两倍以上。

5. 低递降率　1990－2000年间痰涂阳肺结核患病率和菌阳肺结核患病率平均年递降率仅为3.2%和3.6%。近年来，肺结核患病率的年递降率仅为5%左右，全国传染性结核病人数与10年前相比基本持平。

6. 新发病人多　按照WHO的估计，我国每年新发活动性肺结核病人130万例，其中传染性肺结核58万例。

7. 中青年患病多、死亡比例高　15～59岁年龄段的涂阳肺结核患者数占全部涂片阳性患者的61.6%，其结核病死亡人数占结核病总死亡人数的48%。

8. 地区分布差异明显　西部地区和农村病人多，结核病疫情在经济不发达的中西部地区最高，比经济发达的东部沿海省份高 2 倍；全国大约 80%的肺结核病人在农村。肺结核是我国农村因病致贫、因病返贫的主要疾病之一。

9. HIV/AIDS 的出现将加快结核病流行　全球 3%结核新病例与 HIV 感染有关。当前，我国结核杆菌感染率高，而艾滋病的流行进入快速增长期，二者形成双重夹击的严重威胁，形势非常严峻。

10. 实施 DOTS 项目的地区患病率低　我国从 1992 年起在广东、新疆等 13 个省市、自治区实施“直接督导下短程化疗（directly observed therapy short course，DOTS）”策略，2000 年其活动性肺结核患病率、涂阳肺结核患病率和菌阳肺结核患病率明显地低于非项目地区。

二、发病因素

（一）病原体

结核病的病原体为结核分枝杆菌，包括人型、牛型、鸟型和鼠型等类型。对人致病的主要是人型（标准株 H37Rv），牛型少见。结核杆菌需氧、无鞭毛、无芽孢、无运动力，生长缓慢，培养 4～6 周繁殖成菌落。不易着色、着色后可抵抗酸乙醇脱色，故称抗酸杆菌。对外界抵抗力强，能在潮湿处生存 20 周以上；烈日曝晒 2 小时、5%～12%来苏接触 2～12 小时、70%乙醇接触 2 分钟或煮沸 1 分钟能被灭活。其菌体结构复杂，主要是类脂质、蛋白质和多糖类。类脂质占 50%～60%，其中的蜡质约占类脂质总量的 50%，其作用与结核病的组织坏死、干酪液化、空洞发生以及结核变态反应有关。菌体蛋白质以结合形式存在，是结核菌素的主要成分，诱发皮肤变态反应。多糖类与血清反应等免疫应答有关。

（二）传染源

结核病的传染源主要是痰涂片结核菌检查阳性的肺结核病人。正规化疗 2～4 周后，随着痰菌排量减少而传染性降低。

（三）传播途径

以空气传播为主。肺结核患者咳嗽、喷嚏、大声说话，呼出气体将含结核杆菌的飞沫播散，健康人吸入可致感染。痰干燥后结核杆菌随尘埃吸入也可感染。患者污染物传播机会少。饮带结核杆菌的牛奶致肠道感染、结核病孕妇经母婴传播及经皮肤伤口感染均罕见。

（四）易感人群

人群普遍易感，婴幼儿、青春后期及老年人发病率高。糖尿病、矽肺及百日咳以及过度劳累、妊娠等易诱发结核病。恶性肿瘤、肾移植、肝移植或 AIDS 等患者好发结核病。

结核杆菌可引起多种部位的结核病，如肺结核、脑结核、肠结核、肾结核、骨结核、子宫内膜结核等。自然环境因素中的气候、地理条件，生活方式、健康状况，社会环境中的生活条件、经济状况、居住条件、人口密度等都可影响结核病的疫情。

三、预防对策与措施

（一）制定完善的结核病控制策略

世界卫生组织在 1993 年宣布“结核病紧急状态”后，就制定了《现代结核病控制策略》，即“政府承诺、经费投入，发现并督导治疗传染性肺结核病人，建立完善的药品供应和监督评价系统。”DOTS 被普遍认为是所有卫生干预中费用最低、效益最好的策略。对病人来说，DOTS策略可以保证在不住院条件下得到规律治疗，提高治愈率，防止细菌产生耐药性，减少复发机会；对家人和社会来说，可以减少结核病的传染，因此，接受DOTS治疗管理是结核病人的一种最佳选择。DOTS策略作为全球结核病防治工作的一致行动纲领，包括五个要素：①政府对结核病控制规划的承诺；②对所有可疑结核病症状者进行痰涂片显微镜检查；③对所有传染性结核病人在正确的管理方式下使用标准短程化疗方案进行治疗；④有规律不间断的抗结核药品供应系统；⑤有督导及评估的监测系统。其中，政府的承诺是首要因素。

我国2001年制定了《全国结核病防治规划（2001－2010)》，提出了建立政府领导、多部门协作和全社会参与的结核病防治可持续发展的有效机制，明确了到2005年和2010年分别发现、治疗200万和400万传染性肺结核病人的目标。设立了国家结核病控制专项经费，资金重点向西部地区和贫困地区倾斜。积极落实DOTS策略，保障了项目的规范管理。自1991年以来，累计发现和治疗传染性肺结核病人210万例，治愈率从52%提高到90%以上。我国广泛开展国际合作，积极与WHO、世界银行、全球基金会以及友好国家合作，争取资金和技术的支持，用于中西部等重点地区的结核病防治工作。十几年来，DOTS策略覆盖率从1991年的不足10%到2001年的68%；传染性肺结核病人发现率由1991年的5%提高到2001年的34%；新发涂阳肺结核病人发现率逐步达到WHO要求的70%；新发传染性肺结核病人的治愈率由1991年的70%到2001年的95%。

（二）人群预防

1. 疾病的筛检 利用结核菌素（OT）试验，确定感染状态。

2. 控制传染源 早发现、早诊断、早治疗痰菌阳性肺结核病人，加强本病防治知识宣传。直接督导下短程化疗（DOTS）是控制本病的关键。

3. 切断传播途径 教育人们培养良好的卫生习惯，不随地吐痰，保持室内空气流通。患者的痰用2%来苏或1%甲醛（2小时可灭结核杆菌）消毒，污染物阳光暴晒。

4. 提高人群抵抗力 新生儿出生时或1岁以内接种卡介苗（BCG）后可获免疫力，但不提倡复种。免疫力较BCG更强的疫苗，如重组牛结核杆菌疫苗、DNA疫苗、减毒分枝杆菌疫苗等在研究中。另外，增强非特异性抵抗力、加强体质锻炼、合理营养对预防结核杆菌感染也有很重要的积极意义。

5. 化学药物预防 对儿童、青少年或糖尿病、矽肺、HIV感染者等有感染结核杆菌好发因素而结核杆菌素试验阳性者，酌情预防用药。如异烟肼（INH）300mg/d，儿童5～10mg/（kg·d)，1次顿服，疗程6～12个月。疑耐INH结核杆菌感染可用氧氟沙星（OFLX）和乙胺丁醇（EMB）预防。

第五节 传染性非典型肺炎

传染性非典型肺炎（infectious atypical pneumonia）是由SARS冠状病毒引起的急性呼吸系统传染病，又称为严重急性呼吸综合征（severe acute respiratory syndrome，SARS)。主要通过短距离飞沫、接触患者呼吸道分泌物及密切接触传播。临床上以起病急、发热、头痛、肌肉酸痛、乏力、干咳少痰、腹泻、白细胞减少等为特征，严重者出现气促或呼吸窘迫。

本病是一种新的呼吸道传染病，临床表现与其他非典型肺炎类似，但具有传染性强、群体发病、病死率较高等特点。2003 年 4 月我国将其列入法定传染病管理范畴。2004 年 12 月《传染病防治法》将 SARS 列为乙类传染病，但其预防、控制措施采取甲类传染病的方法执行。

一、病原学

2003 年 3 月香港大学专家采用绿猴肾（Vero）细胞培养方法，首先从 SARS 患者鼻咽标本中分离培养出一种冠状病毒，并证实是引起 SARS 的病原体，命名为 SARS 冠状病毒（SARS coronavirus，SARS-CoV）。2003 年 4 月加拿大专家完成该病毒的全基因组序列测定，发现 SARS-CoV 核苷酸和氨基酸序列与已知人类和动物冠状病毒序列的同源性差异较大，是一种新的冠状病毒，归属冠状病毒科（Coronaviridae），但是否为冠状病毒属（Coronavirus）中的成员未有定论。

SARS-CoV 能在 Vero 细胞、狗肾细胞、人胚肾细胞、人胚肺细胞、人横纹肌肿瘤细胞等细胞系中培养繁殖，目前实验显示 Vero E6 是最为敏感的细胞系。将 SARS 病毒接种于猿猴，可出现与人类相同的临床表现和病理改变。

SARS-CoV 对外界的抵抗力和稳定性要强于其他人类冠状病毒。在干燥塑料表面最长可活 4 天，尿液中至少 1 天，腹泻病人粪便中至少 4 天以上。SARS-CoV 对温度敏感，随温度升高抵抗力下降，4℃可存活 21 天，37℃可存活 4 天，56℃ 90 分钟或 75℃ 30 分钟可使病毒灭活。SARS-CoV 对乙醚、氯仿、甲醛、紫外线等敏感。

SARS-CoV 特异性 IgM 和 IgG 抗体在起病后约 7～14 天出现。IgM 抗体在急性期或恢复早期达高峰，约 3 个月后消失。IgG 抗体在病程第 3 周即可达高滴度，12 个月后持续高效价。实验证明 IgG 抗体能够中和体外分离到的病毒颗粒，可能是保护性抗体，是具有免疫力或抵抗力的标志。

二、流行病学

（一）传染源

患者是主要传染源。急性期患者体内病毒含量高，且症状明显，如打喷嚏、咳嗽等，经呼吸道分泌物排出病毒。少数患者有腹泻，排泄物含有病毒。部分重症患者因为频繁咳嗽或需要气管插管、呼吸机辅助呼吸等，呼吸道分泌物多，传染性强。个别患者可造成数十甚至成百人感染。

潜伏期患者传染性低或无传染性，作为传染源意义不大；康复患者无传染性；隐性感染者是否存在及其作为传染源的意义，迄今尚无足够的资料佐证。本病未发现慢性患者。

有研究表明从果子狸、貉、蝙蝠、蛇等动物体内可分离出与 SARS-CoV 基因序列高度同源的冠状病毒，提示这些动物有可能是 SARS-CoV 的寄生宿主和本病的传染源，但有待证实。

（二）传播途径

1. 飞沫传播　短距离的飞沫传播，是本病的主要传播途径。急性期患者咽拭子、痰标本中可检测到 SARS-CoV，病毒存在于呼吸道黏液或纤毛上皮脱落细胞里，当患者咳嗽、打喷嚏或大声讲话时，形成气溶胶颗粒，喷出后被易感者吸入而感染。飞沫在空气中停留的时间短，移动的距离约 2 米，故仅造成近距离传播。

2. 接触传播　通过直接接触患者的呼吸道分泌物、消化道排泄物或其他体液，或者间接接触被患者污染的物品，亦可导致感染。

3. 实验室传播　多个案例证实 SARS 可通过实验室传播。实验人员在处理含 SARS－CoV 标本（如人体样本、培养液等）时未采取适当的安全措施或恰当的操作规程可造成实验室感染。

4. 其他　患者腹泻物中的病毒经建筑物的污水排放系统和排气系统造成环境污染，可能引起局部流行。虽然急性期患者存在短暂的病毒血症，粪便中发现病毒，但 SARS 通过血液或消化道传播尚无案例支持。

（三）人群易感性

人群普遍易感。发病者以青壮年居多，儿童和老人较少见。患者家庭成员和收治患者的医务人员属高危人群。患者康复后无再次发病的报告，患病后机体产生的特异性 IgG；抗体是一种中和抗体，可持续 1 年以上，提示病后可获得较持久的免疫力。

（四）流行特征

SARS 病例于 2002 年 11 月中旬首先在广东佛山市被发现，随后在广东河源、中山、顺德等市出现。2003 年 1 月底开始在广州市流行，2 月底 3 月初达高峰。随后蔓延到山西、北京、内蒙古、天津及河北等地。2003 年 2 月下旬开始在中国香港流行，迅速波及越南、加拿大、新加坡、中国台湾等地。本次流行终止后，2003 年 8 月卫生部公布我国 24 个省、直辖市、自治区，266 个县、市，有本病病例报告。全国共 5 327 例，死亡 349 例。全球约 32 个国家和地区出现疫情，以中国的大陆、中国香港和台湾地区、加拿大及新加坡最为严重，全球累计 8 422 例，死亡 916 例。医务人员发病 1 725 例，约占 20%。本次流行后在新加坡、我国台湾、北京出现实验室感染案例。2004 年初广东省报告 4 例 SARS 散发病例。

该次流行发生于冬末春初。有明显的家庭和医院聚集发病现象。社区发病以散发为主，偶见点状爆发流行。主要流行于人口密度集中的大都市，农村地区甚少发病。

三、预防

（一）控制传染源

1. 疫情报告　2003 年 4 月我国将 SARS 列入法定传染病管理范畴。2004 年 12 月新《传染病防治法》将其列为乙类传染病，但其预防、控制措施采取甲类传染病的方法执行。发现或怀疑本病时，应尽快向卫生防疫机构报告。做到早发现、早报告、早诊断、早隔离、早治疗。

2. 隔离治疗　临床诊断病例和疑似诊断病例应在指定的医院按呼吸道传染病分别进行隔离观察和治疗。

3. 隔离观察密切接触者　对医学观察病例和密切接触者，如条件许可应在指定地点接受隔离观察，为期 14 天。

（二）切断传播途径

1. 社区综合性预防　开展本病的科普宣传；流行期间减少大型群众性集会或活动，保持公共场所通风换气、空气流通；保持住宅建筑污水排放系统畅通；对患者的物品、住所及逗留过的公共场所进行充分的消毒处理。如果出现 SARS 爆发或流行，可以实施国境卫生检疫、国内交通检疫。

2. 注意个人卫生　保持良好的个人卫生习惯，不随地吐痰，避免在人前打喷嚏、咳嗽、清洁鼻子，且事后应洗手；确保住所或活动场所通风；勤洗手；避免去人多或相对密闭的地方。有咳嗽、咽痛等呼吸道症状时，应注意戴口罩；避免与病人近距离接触。

3. 严格隔离病人　医院应设立发热门诊，体温≥38℃的发热患者应戴口罩，建立本病的专门通道。收治传染性非典型肺炎的病区应设有无交叉的清洁区、半污染区和污染区；病房、办公室等均应通风良好。疑似患者与临床诊断患者应分开病房收治。住院患者应戴口罩，不得任意离开病房。患者不设陪护，不得探视。病区中病房办公室等各种建筑空间、地面及物体表面、患者用过的物品、诊疗用品以及患者的排泄物、分泌物均须严格按照要求分别进行充分有效的消毒。医护人员及其他工作人员进入病区时，要切实做好个人防护工作。须戴12层棉纱口罩或N95口罩，戴帽子和眼防护罩以及手套、鞋套等，穿好隔离衣，以期无体表暴露于空气中。接触过病人或其他被污染物品后，应洗手。

（三）保护易感人群

保持乐观稳定的心态，均衡饮食，多喝汤、多饮水，注意保暖，避免疲劳，保证足够的睡眠以及在空旷场所作适量运动等，这些良好的生活习惯有助于提高人体对SARS的抵抗能力。

尚无效果肯定的预防药物可供选择。针对SARS-CoV感染的灭活疫苗正处于临床验证阶段。

第六节　禽流感

禽流感（avian influenza）是禽类流行性感冒的简称，由甲型流感病毒某些感染禽类亚型引起的急性呼吸道传染病。在通常情况下，禽流感病毒并不感染人类，但自1997年禽甲型流感病毒H5N1感染人类之后，相继有H9N2、H7N7亚型感染人类和H5N1再次感染人类的报道。人禽流感的发病机制与普通流感发病的主要原理一致，支气管黏膜严重坏死，肺泡内大量淋巴细胞浸润，肺不张，肺透明膜形成。患者以高热、咳嗽和呼吸急促为临床特征。重型患者发病1周内很快进展为呼吸窘迫，随即发展为呼吸衰竭，即使接受了通气治疗，大多数病例仍然死亡。

一、病原学

禽流感病毒属甲型流感病毒。依据其外膜血凝素（H）和神经氨酸酶（N）蛋白抗原性的不同，目前可分为15个H亚型（H1～H15）和9个N亚型（N1～N9）。甲型流感病毒除感染人外，还可感染猪、马、海洋哺乳动物和禽类，感染禽类的甲型流感病毒称为禽流感病毒，由H5和H7亚型毒株（以H5N1和H7N7为代表）所引起的禽类疾病称为高致病性禽流感（highly pathogenic avian influenza，HPAI），其发病率和病死率都很高，危害极大。目前发现感染人类的禽流感病毒亚型主要为H5N1、H9N2、H7N7，其中感染H5N1的患者病情重，病死率高。由于人类对大多数H和N亚型没有免疫力，因此禽流感病毒具有启动人类新的流感大流行的潜在威胁。

禽流感病毒对乙醚、氯仿、丙酮等有机溶剂均敏感，常用消毒药容易将其灭活，如氧化剂、稀酸、十二烷基硫酸钠、卤素化合物（如漂白粉和碘剂）等都能迅速破坏其传染性。病毒对热也较敏感，65℃加热 30 分钟或煮沸（100℃）2 分钟以上可灭活。在直射阳光下 40～48 小时即可灭活病毒，如果用紫外线直接照射，可迅速破坏其传染性。禽流感病毒在粪便中可存活 1 周，在水中可存活 1 个月，在 pH＜4.1 的条件下也具有存活能力。病毒对低温抵抗力较强，在有甘油保护的情况下可保持活力 1 年以上。

二、流行病学

（一）传染源

主要为患禽流感或携带禽流感病毒的鸡、鸭、鹅等家禽，特别是鸡，但不排除其他禽类或猪、猫等成为传染源的可能性。病人是否为禽流感的传染源尚待进一步确定。

（二）传播途径

主要经呼吸道传播。禽的分泌物和排泄物、组织器官、禽蛋中均可带有病毒，粪便中含病毒量最大，是禽流感传播的主要媒介。通过密切接触感染的禽类及其分泌物、排泄物、受病毒污染的水等，以及直接接触病毒株被感染。虽然不能完全排除禽流感在人之间相互传播的可能性，但目前尚缺乏人与人之间传播的确切证据。

（三）易感人群

任何年龄均具有易感性，但 12 岁以下儿童发病率较高，病情较重。与不明原因病死家禽或感染、疑似感染禽流感家禽密切接触人员为高危人群。

禽流感病毒通常只在禽类中引起感染和传播，一般不会感染人类。但 1997 年由 H5N1 导致的香港禽类禽流感爆发流行的过程中，首次发生禽流感病毒由禽到人的传播，18 人感染，其中 6 例患者死亡。自此后，不断有禽流感病毒感染人类的报道。据世界卫生组织 2005 年 2 月 2 日公布的数据，2004 年 1 月 28 日以来，全球共报告经实验室检查确认为 H5N1 人禽流感 55 例，其中死亡 42 例。据报道，2003 年至 2007 年 7 月底，世界各地禽流感确诊 319 例，死亡 192 例。其中 2006 年确诊 115 例，死亡 79 例；2007 年 7 月底前确诊 56 例，死亡 34 例。

三、预防措施

（一）控制传染源

加强禽类疾病的监测，一旦发现禽流感疫情，动物防疫部门立即按有关规定进行处理。封锁疫区，高致病性禽流感疫点周围半径 3 公里范围划为疫区，将疫点及其周围 3 公里的家禽全部捕杀，对疫区周围 5 公里范围内的所有易感禽类实施疫苗紧急免疫接种，是目前最有效的控制措施。加强对密切接触禽类人员的监测，当这些人员中出现流感样症状时，应立即进行流行病学调查，采集病人标本并送至指定实验室检测，以进一步明确病原，同时应采取相应的防治措施。

（二）切断传播途径

接触人禽流感患者应戴口罩、戴手套、穿隔离衣，接触后应洗手。要加强检测标本和实验室禽流感病毒毒株的管理，严格执行操作规范，防止医院感染和实验室感染及传播。注意饮食卫生，不喝生水，不吃未熟的肉类及蛋类等食品；勤洗手，养成良好的个人卫生习惯。

（三）保护易感人群

因禽流感病毒高度易变，目前尚无上市的 H5N1 疫苗。对密切接触者必要时可试用抗流感病毒药物或按中医药辨证施防。

第七节　新发现的传染病

根据 WHO 发布的报告，自 20 世纪 70 年代以来在全球范围内已先后发现了 30 余种新传染病，其中在我国已发现存在的有十几种（见表 20－2）。根据新传染病被发现的过程，可分为三类：一类是某些疾病早已存在，但未被认识为传染病，近年才发现其病原体并被确认为传染病，如幽门螺杆菌引起的胃溃疡；第二类是确认了已知传染病的病原体如丙型肝炎病毒（HCV）等；第三类是某些传染病过去并不存在，但目前在人类中确实存在的传染病如艾滋病。这些传染病尽管对人类危害程度差别很大，但大多数或因其无特效防治手段而出现高致死率，或因其传播广泛危及众多人群，或因其易变为慢性，预后严重等。因此我们必须提高警惕，并加紧研究防治对策。

表 20－2　1975 年以来我国新发现的主要传染病

病原体名称	所致疾病及主要症状	传播方式
SARS 病毒	传染性非典型肺炎 发热、头痛、肌肉酸痛，干咳少痰、腹泻、白细胞减少、严重者呼吸窘迫	近距离飞沫传播、接触病人呼吸道分泌物、密切接触
HIV	获得性免疫缺陷综合征	经血和性接触传播，垂直传播
甲型流感病毒 主要为 H5N1、H9N2、H7N7	禽流感 发热、头痛、鼻塞、流涕、咽痛、咳嗽，全身不适，肺炎，重型者呼吸窘迫	呼吸道传播，密切接触感染的禽类及其分泌物、排泄物
大肠埃希菌 O157：H7	出血性结肠炎	食用被污染的食物
O139 霍乱弧菌	O139 霍乱	消化道传播
空肠弯曲杆菌	婴幼儿急性肠炎	粪-口途径传播
A 组轮状病毒	轮状病毒腹泻 婴幼儿急性肠炎	粪-口途径、密切接触、呼吸道传播
嗜肺军团菌	军团病 急性呼吸道炎症、肺炎	空调系统污染、吸入病原体
伯氏疏螺旋体	莱姆病 皮肤、心血管、神经、关节等多系统受损	媒介蜱叮咬
汉坦病毒	汉坦病毒肺综合征 肾综合征出血热	呼吸道传播、恙螨叮咬等
巴尔通体	猫抓病 杆菌性血管瘤病	被感染的猫抓、咬
丙型肝炎病毒	丙型肝炎	主要经血液传播

续表

病原体名称	所致疾病及主要症状	传播方式
戊型肝炎病毒	戊型肝炎	主要经粪-口途径传播
庚型肝炎病毒	庚型肝炎	主要经血和性接触、垂直传播
肺炎衣原体	肺炎衣原体病	呼吸道传播
小隐孢子虫	隐孢子虫感染腹泻（人畜共患寄生虫病）	粪-口途径传播
耶尔森菌	婴幼儿、儿童胃肠炎突出，成人以肠炎为主	粪-口途径传播
单核细胞李斯特菌	单核细胞李斯特菌病 发热、感冒症状，胃肠炎，败血症，脑膜炎，可累及脑干	食用被污染的食物

（谢随民）

第二十一章　非传染性疾病的预防与控制

自20世纪50年代以来，由于医学模式的转变和疾病谱的改变，传染病的发病率及死亡率得到了明显的控制，各类非传染病（包括原因不明疾病）的发病率和死亡率明显上升，成为当今世界最突出的医学课题。在非传染病中，对人类健康和生命威胁最严重的疾病有心、脑血管疾病和恶性肿瘤，成为人类的“三大杀手”。近年来，我国慢性非传染性疾病引起的死亡占总死亡的比例不断增加，大大超过世界平均水平，和发达国家接近。1999年死因统计，脑血管病、恶性肿瘤、心脏病引起的死亡占总死亡的比例在城市为60.31%，农村为44.51%。医源性疾病也日趋严重，因此对这些疾病的诊治和预防与控制是整个医学界共同关注的问题之一。

第一节　心血管疾病

一、概述

心血管疾病（cardiovascular diseases）是一组以心脏和血管异常为主的循环系统疾病，包括心脏和血管疾病、肺循环疾病以及脑血管疾病，是当今严重危害人类健康和生命的一组疾病，世界大多数国家前三位的死因构成中都有心血管病。在我国，从1957—1996年的40年中，心血管病的死亡率增加了1.5倍，中国卫生年鉴（1992）记载了我国部分县、市心脏病死亡率是（64.65～85.07）/10万。脑血管病死亡率是（103.79～122.69）/10万；而1998年中国卫生年鉴记载的心脏病死亡率为（72.21～99.99）/10万，脑血管病死亡率为（112.03～134.88）/10万。在6年中，心脏病和脑血管病的死亡率分别增高了11.69%（县）、17.54%（市）和7.94%（县）、9.94%（市）。1999年死因统计，心血管病、恶性肿瘤引起的死亡占总死亡的比例在城市为60.31%，农村为44.51%，表明上述疾病对人群生命的威胁仍在升高。

心血管病的发病率、致残率及死亡率都高，由此造成患者本人、家庭及成员身心的极大痛苦及经济负担，同时也加重了社会负担。每年全国因心血管疾病死亡人数达百万以上，在存活的患者中有75%不同程度地丧失了劳动能力，40%可发生严重致残。自改革开放以来，心血管疾病在我国的流行特征出现相应变化，主要体现在：①发病年龄提前，青壮年人群的发病与患病水平明显升高；②心血管疾病已不再是城市或经济发达地区人口所特有的“富贵病”；③需要终身治疗，医疗费用上涨过快；④与发达国家不同，在我国脑血管病的发病率、患病率与死亡率高于冠心病。在心血管病中，致死最严重的，发生比例最大的是冠心病和脑卒中。

二、冠心病和脑卒中的分布及危险因素

冠心病（coronary heart disease）是冠状动脉粥样硬化性心脏病的简称，是由于冠状动

脉功能性或器质性改变而引起的冠状动脉血流和心肌需求不平衡所导致的心肌缺血性心脏病。其中以心绞痛和心肌梗死最常见。

(一) 冠心病的分布

1. 地区分布　全世界不同的国家和地区冠心病的发病率和死亡率有很大的不同，差别可达 10～15 倍。芬兰、英国、美国、荷兰等欧美国家是高发国，日本、希腊为低发国。我国仍属于冠心病的低发国家，但一直呈上升趋势，再加上我国人口基数特别大，因此发病和死亡人数仍居多。在同一国家的不同地区冠心病的发病率和死亡率也不尽相同，在我国北方高于南方，城市高于农村。

2. 时间分布　冠心病的发生与死亡均有一定的季节性，国内外报道冠心病的死亡率和病情恶化以及诱发心肌梗死或心绞痛的好发时间都在冬季和早春。从长期趋势来看，一些发达国家近年来冠心病的死亡率呈下降趋势，而我国呈现上升趋势。中国在近 14 年内，男性冠心病事件年龄标化发病率增加 67%，平均每年增加 2.1%。

3. 人群分布

(1) 年龄分布：冠心病是中、老年的好发疾患并随年龄增长其发病率、患病率和死亡率均上升。一般认为 40 岁以下发病甚少，40 岁后每增加 10 岁，患病率增高 1 倍。但近年来研究表明冠心病患病年龄有提前趋势，应予以重视。

(2) 性别分布：冠心病男性发病率和死亡率明显高于女性，到中年时约高 3 倍。女性发病较男性平均晚 10 年，发病多为心绞痛；男性发病多为心肌梗死和猝死。但女性在更年期后发病明显增加，到老年时接近男性水平。

(3) 职业分布：脑力劳动者发病率较体力劳动者为高，在长期精神紧张和注意力高度集中以及承受较大工作压力的职业人群中发病更高，发病比约为 2～3：1。

(4) 种族与民族分布：在美国冠心病死亡危险黑人高于白人，亚洲黄种人低于白种人，中国、日本冠心病发病率比欧美国家低。在我国，蒙族、藏族和哈萨克族冠心病发病率高于汉族，而苗族、布依族低于汉族。

(二) 冠心病的主要危险因素

1. 高血压　高血压是发生冠心病的重要因素，无论是舒张压还是收缩压，都会使冠心病的危险性升高。其机理可能是血压升高能加速动脉粥样硬化而促发冠心病。国内外报道认为高血压与冠心病存在正相关关系，血压越高，患冠心病的相对危险度越大，发病率也越高。并且开始患高血压的年龄越早，以后患冠心病的概率就越大。

2. 遗传因素　冠心病有明显的遗传倾向，直系亲属（尤其是父母）有冠心病史者，发生冠心病或心肌梗死的概率比无家族史者高 5～12 倍。而且研究证明父母发生冠心病的年龄越早，子女患病年龄前移现象越明显。

3. 高血脂和高胆固醇血症　血清总胆固醇水平和冠心病发病率、死亡率成正比。血清胆固醇水平升高的年龄越小，发生冠心病的危险性越大。研究表明，低密度脂蛋白胆固醇（LDL-C）是动脉粥样硬化斑块的主要成分，而高密度脂蛋白胆固醇（HDL-C）有拮抗作用，与冠心病呈负相关。因此可以用血清总胆固醇含量（TC）与高密度脂蛋白胆固醇含量（HDL-C）的比值作为冠心病的预报指标。如饮食中动物脂肪（含饱和脂肪酸）过多，就会提高 LDL-C/HDL-C 的比值，使冠心病的危险度升高。现已发现载脂蛋白 A（ApoA）和载脂蛋白 B（ApoB）对冠心病的预测性分别优于 HDL-C 和 LDL-C。

4. 行为生活方式

(1) 吸烟：吸烟与冠心病存在明显联系且随吸烟量增加，其发生的危险性上升。戒烟可使冠心病发病危险性降低，戒烟1年后冠心病发病危险性降低一半；戒烟10年以上者其危险性接近不吸烟者。

(2) 高盐饮食：高盐饮食与冠心病也有联系，因食盐摄入量与血压水平之间存在正相关关系，所以能使患冠心病的危险性增高。

(3) 高脂饮食。

(4) 缺乏体育锻炼。

(5) 大量饮酒：不仅能使血压升高，而且使血凝时间缩短，促进血栓形成，使冠心病的相对危险度上升。

(6) 肥胖与糖尿病：许多资料表明，糖尿病患者较非糖尿病患者冠心病的发病率高2～4倍；肥胖尤其短期内体重迅速增加者，常伴有高血压、高血脂及高胆固醇（LDL升高）血症。故认为它们是冠心病的易患因素。

(7) 生活生产环境与个性特征：噪声、忧虑、心理创伤、精神紧张、工作压力过大等使冠心病发病率升高；性格急躁、进取心强、对工作专一、有竞争性和紧迫感的A型性格，冠心病的发病率增高，其机制尚不清楚。

(8) 危险因素的联合作用：冠心病是由多种因素引起的疾病。同时具备的危险因素越多，发病的危险性越大，各危险因素的联合作用方式又以协同作用最为多见。

（三）脑卒中的分布

脑卒中（stroke）又称为脑血管意外或中风，是指迅速发生的局部或全身脑血管异常所造成的突发性神经功能损害。主要包括脑梗死（脑血栓形成）、脑出血、蛛网膜下腔出血、脑栓塞四种。

1. 地区分布　不同国家和地区脑卒中的分布差异很大，脑卒中的分型构成在不同国家及地区分布也存在差异。俄罗斯、立陶宛、芬兰、中国、日本等国的脑卒中发病率和死亡率都较高，一些欧美国家和非洲国家较低，高低相差3～5倍。我国属于脑卒中高发国家，其发病率由东南向西北递增，东北地区发病率最高，并且城市明显高于农村。国内北方人群脑梗死的发病高于南方，脑出血的比例南方高于北方，也远远高于欧美国家。

2. 时间分布　世界各国脑卒中的发病率和死亡率近几十年来呈现下降趋势，发达国家更加明显。我国及一些东欧国家死亡率仍呈现升高现象，原因可能与我国老年人口比例增高以及环境和精神紧张有关。

3. 人群分布

(1) 年龄分布：脑卒中发病率和死亡率随年龄增加而上升，尤以45岁后增长更为明显。有资料表明，我国70岁以上年龄组脑卒中发病率比45～65岁组高5～10倍，比45岁以下组高20～50倍。

(2) 性别分布：脑卒中的发病率和死亡率是男性高于女性，世界各国的发病率男女之比多数为1.5～2.3：1。

(3) 职业分布：一般来讲脑力劳动者较体力劳动者发病率高；经济收入较高的人群比经济收入较低的人群发病率低；户外重体力劳动者又比一般劳动者高；精神紧张的职业人群发病率较其他人群明显升高。

（4）种族与民族分布：中国、日本较欧美国家发病率高，美国的黑人比白人脑卒中发病率和死亡率均高约 2 倍。在我国汉族高于其他少数民族。

（四）脑卒中的主要危险因素

1. 高血压　高血压是脑卒中最主要的危险因素。在任何年龄组，血压升高程度与脑卒中的发病危险性均呈现正相关关系。假如以血压正常者的发病危险性为 1，则高血压患者的相对危险度为 13.1，严重高血压患者为 36.8。研究发现脑卒中的发病率和患病率的地理分布与高血压的分布相一致，并且在控制人群中高血压的危险因素和发病率后，脑卒中的发病率和死亡率以及相对危险度都随之下降。

2. 心脏病　心脏病与脑卒中的关系十分密切。在任何血压水平上，有心脏异常如风湿性心脏病、冠心病、肺心病、心律失常等患者，脑卒中的危险性均比无心脏病者高 2 倍以上。

3. 短暂性缺血性发作（TIA）　多数学者认为 TIA 为各型脑卒中的危险因素。TIA 是指在 24 小时内可完全恢复的局部脑神经功能缺失。约有 1/3 脑卒中患者曾有过 TIA 病史，TIA 与脑梗死关系密切。有 TIA 病史者，患完全性脑卒中的危险性比正常人高 6 倍。

4. 行为生活方式

（1）吸烟：吸烟与脑卒中有关，据 Framingham 的 18 年随访研究资料，吸烟量较大的男性发生脑卒中的危险性是非吸烟者的 3 倍，而且吸烟与脑梗死的年龄标化率呈剂量-反应关系。

（2）高盐饮食。

（3）大量饮酒：据报道大量饮酒易发生脑出血和脑梗死。这些不良的行为生活方式可能是通过血压升高，影响脑血管舒缩功能、血流调节不良等环节使脑卒中发生的危险性升高。

5. 糖尿病和肥胖　糖尿病目前认为是脑卒中（尤其是缺血性脑卒中）的重要危险因素。有证据表明，女性糖尿病患者发生脑梗死的危险性大于男性，接受胰岛素治疗的患者危险性大于未接受治疗者。肥胖者易合并高血压、冠心病、糖尿病等，可引起脑卒中的危险性增高，因此它也是发生脑卒中的一个易患因素或称为间接危险因素。

此外，心、脑血管疾病均为心身疾病，因此社会心理因素的影响应引起足够的重视。

三、心血管疾病的防治

心血管疾病的防治应遵循综合治理的原则。既要有群体策略，又要以高危人群为重点。采用“病因预防、社会预防、个体预防、从小预防”的方针，落实“三级预防”的措施，才能够取得较好的效果。

（一）第一级预防

第一级预防又称病因预防。由于心血管疾病的病因不像传染病那么清楚，它的病因较为复杂，现认为是多种因素的联合作用所引起。因此，目前还无法针对某一特定因素加以预防，必须采取综合性措施，对那些可能的致病因素进行干预和控制仍是最积极、最有效、最根本的预防。《维多利亚宣言》指出，保证健康心脏的主要措施有：合理膳食、戒烟限酒、适量运动和心理平衡。

1. 高血压的控制　高血压本身是一个最常见、最重要的心血管病，它又是冠心病和脑卒中最直接、最明显的危险因素。因此降低人群的血压水平是预防心血管疾病的关键。国内外大量资料已证明，群体防治高血压对预防心、脑血管疾病有重要意义，而且也获得了较好的效果。据估算人群舒张压平均降低0.4kPa，我国每年将减少40万例脑卒中的发病。

2.健康教育　健康教育是心血管疾病第一级预防的重要环节，也是全社会参与的一项活动。通过健康教育，在改变知识结构和信念的基础上，使全人类充分认识心血管病的危害及危险因素，进而自觉地改变不健康的行为和生活方式，达到促进健康的目的。对心血管疾病而言，健康教育要求每一个人养成“戒烟限酒、少吃盐、合理膳食、经常运动、调整心理、适应环境”的健康生活方式，并且从儿童时期抓起。由于心血管病是一类慢性病，它的有关病变和危险因素起源于生命早期，因此绝不能误认为从中年起开始预防就可以万事大吉，必须从小预防。

3.合理膳食　合理膳食是预防心血管病的重要措施。根据WHO专家委员会的推荐，膳食预防应做到：①控制体重，避免肥胖；②控制碳水化合物和糖类摄入，占总能量摄入量的48%；③控制总脂肪和饱和脂肪酸的摄入量，使多不饱和脂肪酸、单不饱和脂肪酸及饱和脂肪酸各占总能量摄入量的10%；④控制胆固醇摄入量每日不超过300mg；⑤控制食盐摄入量每日在5g以下。提倡适当增加蛋白质，宜多食豆类及其制品；少量多餐，避免晚餐过饱；增加蔬菜和水果的摄入，它们是维生素、无机盐、纤维素的良好来源，还有利于降低体重。

4.改进生活方式　生活方式与心血管病有密切的联系。吸烟及大量饮酒都会使心血管病的危险性升高，因此最好不吸烟或戒烟；不饮酒或限制饮酒，每日饮酒量不超过50毫升(一两白酒)；适量饮用茶水，茶水能利尿，而且茶碱鞣酸可吸附脂肪并有收敛作用；加强体育锻炼能增加心血管的功能，可延缓动脉粥样硬化、改善呼吸功能、减轻体重。

5.调整心态　性格类型、精神紧张、心理素质等均是心血管病的危险因素，所以有效地调整心理状态，帮助人们学会调整自已的情绪，正确对待来自社会、家庭、学习和工作中各种问题，培养完整的人格素质等，同样在预防心血管疾病中起积极的作用。

（二）第二级预防

第二级预防又称“三早”预防。第二级预防的基本措施是定期体检，早期发现病人并及早治疗；对高危人群筛选并定期随访。

高血压是一种隐匿性疾病，患者因无明显症状多数不去就医。为此，卫生部倡导35岁以上成人每年应至少测量一次血压，医疗机构建立一项制度，对35岁以上成人就诊时常规测量血压，以早期发现高血压。美国心脏协会为早期筛检出无症状冠状动脉疾病的患者，对影响公共安全的职业人群、久坐作业者进行剧烈运动的人、有两个以上危险因素的人群，若年龄超过40岁，进行运动后的心电图检查。对临界高血压者，要定期血压随访；对高血压患者，根据血压情况进行临时随访，建立家庭病床或住院治疗。对心血管病的高危人群要建立健康档案，进行定期检查和随访。

（三）第三级预防

第三级预防又称临床预防。主要是指对病人所采取的各种治疗措施，包括常规治疗和重症抢救，预防并发症，减少残疾，并进行心理和功能康复治疗。防止复发、延长寿命也是第三级预防的措施。

（宿庄）

第二节 恶性肿瘤

一、概述

恶性肿瘤是由100多种不同部位的肿瘤组成的一类疾病。近几十年来，恶性肿瘤在大多数国家总体发病率和病死率呈上升趋势。恶性肿瘤已成为一类严重危害人民生命和健康的常见病、多发病。据WHO估计，全世界每年恶性肿瘤新发病例900万，死亡者500万。并预计在今后的25年中，将有3亿新发病例和2亿人死亡。我国最为常见和危害性严重的恶性肿瘤按死亡率排列为胃癌、肝癌、肺癌、食管癌、大肠癌、白血病、子宫颈癌、鼻咽癌、乳腺癌等。

随着我国经济建设的发展，工业化、城市化的加速，各种致癌因素不断增多，恶性肿瘤的危害日趋严重，如何进一步采取有效的防治措施来控制恶性肿瘤的上升势头，一直是政府及卫生部门关注的问题。

二、恶性肿瘤的分布

(一) 人群分布

1. 年龄　任何年龄均可患癌症，一般来说，随着年龄的增长，癌症死亡率上升，老年人发生癌症的危险性最高。各年龄的高发癌也不同，儿童时期致死亡最多的是白血病，其次是脑瘤、恶性淋巴瘤；青壮年时期最常见的是肝癌和白血病；中年和老年期则以胃癌、食管癌、肺癌、肝癌和宫颈癌为主。乳腺癌的两个发病高峰是青春期和更年期。

2. 性别　恶性肿瘤在男女间发病率有所不同，除女性特有的恶性肿瘤以外，一般来说，恶性肿瘤男性比女性多发，约为1.99∶1。女性比男性高的只有胆囊、甲状腺、乳腺及生殖道恶性肿瘤。有些部位的恶性肿瘤男女发病的性比例较高，如喉癌为10.5∶1，支气管癌6.79∶1；食管癌4.77∶1；舌癌4.0∶1；口腔癌4.0∶1。这种性比例关系可以为病因研究提供线索。

3. 职业　恶性肿瘤的职业因素早就为人们所注意。职业性皮肤癌与职业的关系很早就已明确，其致癌原主要为煤焦油和石油产品，它们中间所含的致癌物质主要是苯并(a)芘及其他多环芳烃类物质。职业性膀胱癌主要发生在染料化工厂以及橡胶、电缆制造、纤维印刷等部门的人群中。肺癌与职业的关系也比较肯定，如接触石棉、砷、铬、镍的工人以及接触放射性矿（如铀矿）的工人肺癌都明显升高。

4. 种族　世界上有高加索人种、蒙古人种和尼革罗人种等，每个人种又有不同民族。恶性肿瘤的种族差异十分明显，如原发性肝癌多见于非洲斑图族；口腔癌多见于印度人；宫颈癌在以色列犹太人中很少见；鼻咽癌多见于中国广东人。恶性肿瘤的种族差异究竟是种族易感性不同造成的，还是各民族的生活习惯不同造成的，有待进一步的研究。

5. 移民　移民是一类遗传性相对稳定，已经脱离原籍旧环境，甚至生活习惯、饮食习惯也有改变的特殊人群。对国内外移民恶性肿瘤发病率或死亡率的比较分析有助于鉴别恶性肿瘤病因的环境因素和遗传因素，如胃癌与肠癌的移民研究，日本胃癌发病率高于美国，相差约5倍。日本人于1890—1924年移居夏威夷成为美籍日本人，胃癌死亡率较本国为低，在美国出生的第 2 代日本人比第 1 代的胃癌更低而肠癌却相反，这些结果均提示环境因素对胃癌、肠癌的发生有密切关系，而遗传因素则影响较小。

（二）时间分布

近年来，无论发达国家还是发展中国家，恶性肿瘤的发病和死亡均呈明显上升的趋势。如 1975 年，世界恶性肿瘤新发病例数为 590 万，死亡数为 380 万；1980 年，分别上升为 635 万和 400 万；到 1985 年分别为 760 万和 500 万。2002 年全世界死于恶性肿瘤者约为 702 万，占死亡总数的 13%；估计到 2015 年，全世界恶性肿瘤死亡者可达 900 万，发病者可达 1 500万，其中 2/3 将发生在发展中国家。目前，我国每年新发生的各种恶性肿瘤大约 160 万人，死亡约 130 万人，约占死亡总人数的 18%。按这个死亡水平计算，全国每一分钟就有 2～3 人死于癌症，每天约有 3 600 人被癌症夺走生命。新中国成立初期，恶性肿瘤居我国死因的第九位，20 世纪 70 年代已上升为第三位，80 年代死亡人数已增加至 70 年代中期的 1.3 倍，自 1990 年以来，城市居民的死亡原因中，恶性肿瘤已跃为第一位（占死亡总人数的 20%以上）；在农村居民死亡原因中亦高居第二位。2002 年恶性肿瘤无论是在城市还是在农村，均在死因谱中占首位（分别占全死因的 23.53% 和 20.67%），死亡率分别为 135.38/10 万和 84.34/10 万。

造成世界各地大部分恶性肿瘤发病率上升的主要原因如下：

1. 人口老龄化　随着全球经济发展、医疗条件改善、传染病得到有效的控制以及居民营养保健水平的提高，导致死亡率降低，人群的平均期望寿命延长，加上不少国家还伴随有出生率的下降，人口老龄化进程加快。恶性肿瘤高年龄组比例增加与人口老龄化和平均寿命延长密切相关。

2. 行为生活方式的变化　随着社会经济的发展，人们的生活模式、食物结构、饮食习惯和行为特征等都会发生相应的变化，如吸烟、酗酒、高脂肪饮食、焦虑、紧张等现象增多。这些变化促使部分恶性肿瘤发病的危险性上升及少数恶性肿瘤危险性下降。

3. 环境的改变　工业化和城市化的过程，往往伴随着生态环境的改变，空气、水、土壤的污染，臭氧层、自然生态平衡的破坏等，使人群恶性肿瘤发病的危险性增加。

（三）地区分布

世界各个国家或地区、各个民族都有肿瘤发生。恶性肿瘤广泛地分布于世界各地。美国于 1950—1969 年间调查了全国各州恶性肿瘤的死亡率，发现每个州都有癌症的发生，无一例外。我国幅员辽阔，人口众多，各地各民族都分布有恶性肿瘤。

虽然恶性肿瘤在世界各国分布广泛，但在不同国家、不同地区和不同民族各类恶性肿瘤的发病率和死亡率存在很大的差别，高、低发地区之间的发病率相差可达 10 倍乃至数百倍。在同一国家内，不同地区恶性肿瘤分布也是不同的。如美国东部地区恶性肿瘤死亡率明显高于西部地区，而东部地区内也不均匀。我国也有类似情况。各类恶性肿瘤普遍分布于各国，却又相对地集中于某些地区，有些恶性肿瘤有非常明显的地区性分布特点，这可能与其病因学特点有关。有些恶性肿瘤的高发区或相对高发区相当明显。每一个国家或地区，都有各自恶性肿瘤的特点，有些恶性肿瘤高发，有些恶性肿瘤低发，如日本胃癌高发，乳腺癌、肠癌较少见。北美国家，如美国和加拿大则相反，乳腺癌、肠癌高发，胃癌、肝癌较少见。英国以肺癌为高发。肝癌多见于亚洲、非洲和欧洲东南部。在我国，肝癌以华东长江口地区及广西一些地区为多见。胃癌在甘肃、青海、宁夏、上海等地较为突出。食管癌死亡率则以河南、河北、山西三省交界地区为最高。肺癌死亡率在北京、天津、上海、东北三省及浙江沿海地区死亡率较高。宫颈癌的死亡率以内蒙古、山西、陕西等地为高。鼻咽癌在世界大多数国家极为罕见，而我国华南地区及东南亚国家相对高发。

肿瘤的分布在城乡之间也有差别，如我国由于城市在经济、卫生、生活条件等方面较农村为优，因此，在食管癌、胃癌、肝癌、宫颈癌等方面，城市死亡率低于农村。以食管癌表现最明显，农村死亡率为城市的2倍多。但在另一方面，城市受大气污染和其他方面因素的影响，肺癌、乳腺癌、膀胱癌、肠癌等的死亡率大大高于农村。在我国，恶性肿瘤死亡率最高的是上海和江苏，最低的是云南、贵州、湖南、广西等地区。

恶性肿瘤的地区分布可为病因研究提供线索，在高发区进行某种恶性肿瘤筛检，可以早期发现、早期诊断、早期治疗，对提高生存率起着关键作用。

三、恶性肿瘤的危险因素

（一）环境因素

WHO的调查资料表明，80%～90%的人类癌症与环境有关，其中最主要的是化学因素。

1. 化学因素　环境中的化学致癌物主要来自烟草、食品、药物、饮用水以及工业、交通和生活污染等。目前有7 000多种化学物经过动物致癌试验，其中1 700多种为阳性结果。2002年WHO国际癌症研究机构（IARC）把已有资料报告的878种化学物根据其对人类的致癌危险性分成四类：Ⅰ类，即确认致癌物，87种。Ⅱ类，分为A组和B组。A组，对人很可能致癌，63种；B组，对人可能致癌，234种。Ⅲ类，即可疑致癌物，493种，此类致癌物对人的致癌性尚无法分类，现有证据不足以将其划入其他各类。Ⅳ类，对人很可能不致癌，仅1种（已内酰胺）。已确认的Ⅰ类化学致癌物有苯并（a）芘、氯乙烯、联苯胺、苯、石棉、黄曲霉毒素B_1、紫外线、EB病毒等。

2. 物理因素　物理致癌因素很多，诸如电离辐射、紫外线、慢性灼伤、机械性和外伤性刺激等。

（1）电离辐射：在物理致癌因素中，电离辐射最为重要。接触电离辐射（X射线、γ射线）可引起人类多种恶性肿瘤，如急性和慢性粒细胞性白血病、其他类型急性白血病、多发性骨髓瘤、恶性淋巴瘤、骨肉瘤、皮肤癌、肺癌、甲状腺癌、乳腺癌、胃癌、胰腺癌、肝癌、喉癌、脑癌、神经细胞瘤、肾脏细胞瘤及鼻窦癌等。典型的电离辐射致癌见于1945年8月在日本广岛长崎原子弹爆炸后的幸存者中，其白血病发病率明显增高，1950—1954年达到高峰，而且距爆炸中心越近，接受辐射剂量越大者，白血病发病率越高。

（2）紫外线：长期受强烈日光照射的海员、渔民、农民、牧民等在暴露部位可以发生皮肤癌。患者多为老年男子，平均年龄在70岁以上。病初为色素沉着和角化增生，继之发生癌变。

（3）慢性灼伤：灼伤瘢痕可发生鳞状细胞癌。印度一些地方居民有倒吸烟的习惯，即将点燃端置入口内，因而炙烫腮部，日久发生白斑，衍生为癌。印度口腔癌高发，可能与此有关。

（4）机械性与外伤性刺激：由锐齿、龋齿、义齿长期刺激，发生黏膜白斑、溃疡可以导致癌瘤。手指、脚跟和腰部等容易受摩擦处的黑痣，恶变趋势也比较大。

3. 生物因素　在人类恶性肿瘤中，已有证据证明乙型肝炎病毒和丙型肝炎病毒与原发性肝癌、EB 病毒与鼻咽癌的关系比较肯定，幽门螺旋杆菌是胃癌的致病因子，人乳头状瘤病毒 16 型和 18 型是宫颈癌的致病因子。在一定条件下，病毒基因可部分或全部整合到宿主细胞染色体中，从而导致细胞恶变。

（二）行为生活方式

1. 吸烟　卷烟烟雾中包括了 3 800 多种已知的化学物质。有害成分包括尼古丁等生物碱、胺类、腈类、酚类、醛类、烷烃、醇类、多环芳烃、脂肪烃、杂环族化合物、羟基化合物、氮氧化合物、一氧化碳、重金属元素镍、铬、镉、钋及有机农药等，潜在性致癌物至少有 40 种。经流行病学调查、病理学研究和实验研究已确定吸烟是致病的重要原因之一。1/3 的恶性肿瘤与吸烟有关。许多研究报告证实，吸烟者发生多种恶性肿瘤的危险性显著高于不吸烟者。与吸烟关系最强的是肺癌，据 Hammond 等调查发现，每天吸烟半包至一包，一至两包及两包以上者鳞癌死亡率比不吸烟者分别增高 8.4 倍、18 倍和 21 倍。吸烟年龄越早，数量越多，发生肺癌的机会越大，其间有明显的正相关关系。吸烟者不仅害己，而且危害别人，其周围人群包括妻儿，由于长期被动吸烟，肺癌的发病率也明显高于一般人。吸烟除导致肺癌外，还可导致口腔、咽、喉、食管、膀胱等多种癌症。

2. 饮酒　国内外很多文献报道饮酒与口腔癌、咽癌、喉癌、食管癌、胃癌、直肠癌有联系。长期饮酒可形成肝硬化继而导致肝癌的发生。现已证实，乙醇确为乙型肝炎病毒、丙型肝炎病毒及化学致癌物的促进因素，因而与肝癌有关。德国、美国和欧洲曾在啤酒和威士忌中检出过有致癌性的亚硝胺类物质。亦有报道酒类饮料中存在着其他已知或潜在的致病原，如多环芳烃等。

3. 膳食因素　膳食与癌症的关系一方面是食物中含有致癌物或被致癌物污染，另一方面是由于膳食不平衡导致营养失调，从而失去了正常食物营养成分的保护作用。

当食物过于精细、膳食纤维甚少、含大量脂肪尤其是胆固醇与蛋白质时，肠中菌群的代谢产物可能直接作用于肠壁，致使发生结肠癌的机会显著高于食物中含大量膳食纤维及较少胆固醇者。当食物中长期缺乏微量元素硒、铁和维生素 C，发生食管癌及胃癌的危险性增加。长期缺碘或碘过多与甲状腺癌有关。喜食酸菜、腌菜者发生肝癌和食管癌的机会增加。热饮、热食习惯与食管癌有关。

食物的烹调不当可产生亚硝胺、杂环胺类、多环碳氢化合物和糖醛呋喃类致癌物质。有研究显示，摄入某些烟熏食品，患胃癌的危险性增加。储存的蔬菜、水果中易存在高浓度的亚硝胺。

食用色素中致癌性的物质有二甲氨基偶氮苯（可致肝癌、胆管癌、皮肤癌、膀胱癌）、邻氨基偶氮甲苯（可致肝癌、肺癌、膀胱癌、肉瘤）、碱基菊橙（可致肝癌、白血病、网状细胞肉瘤）等。香料及调味剂中具致癌作用的有黄樟素（可致肝癌、肺癌、食管癌）、单宁酸（可致肝癌、肉瘤）及肝素（即 N-苯乙基脲，可致肝癌）。黄曲霉菌污染米、麦、高粱、玉米、大豆，产生黄曲霉毒素，其中 AFB_1 致癌作用强。烟熏、炙烤及高温烹调食物时由于蛋白质热解，特别在烧焦的鱼、肉中可产生有致突变和致癌性的多环有机化合物（如多环芳烃、杂环胺）。据估算，50 克熏肠所含致癌物苯并（a）芘量相当于一包香烟烟雾中所含的量。一盒油浸熏制鱼的苯并（a）芘量相当于 60 包香烟或 1 年内所吸入空气中致癌物的数量。油被连续和反复加热会促进致癌物及辅癌物生成。

4. 药物　国际肿瘤研究所（IARC）宣布的确认致癌物中，目前已证实可诱发恶性肿瘤的药物有多种，如咪唑嘌呤、环磷酰胺、已烯雌酚、绝经后的雌激素治疗、非甾体雌激素、复方口服避孕药等。

5. 饮用水污染　“藻类毒素”正日益受到各国科学家的重视。20 世纪 90 年代初，日本学者报道了饮水中藻类毒素与肝癌有关的动物实验，随后我国学者也证实了这点。目前已证实，藻类毒素与黄曲霉素同时存在有联合致癌作用。

（三）社会心理因素

人是生活在社会环境中的有各种心理活动的高级动物，社会心理因素刺激主要通过中枢神经、内分泌和免疫系统对机体产生作用，从而影响健康。社会心理因素刺激会引起人的情绪反应，作用于大脑皮质、生殖系统、下丘脑等中枢神经，引起自主神经调节紊乱；神经介质（去甲肾上腺素、5-羟色胺）释放，可直接作用于器官、内分泌腺体，导致内分泌紊乱、免疫功能降低，诱发恶性肿瘤。特殊的生活史引起的感情和精神状态与恶性肿瘤的发生可能有关。长期精神刺激和心理紧张在癌症的发生中起着不可忽视的促进作用。精神心理紧张是普遍存在的，除天灾、人祸外，主要来自生活紧张事件，如丧失亲人、人际关系紧张、事业失败、工作学习紧张等，尤其是生活中巨大精神刺激引起的恶劣情绪或持久的消极情绪，往往是癌细胞的“激活剂”。调查发现癌症发病之前，大多数癌症患者有焦虑、失望、抑郁、压抑和愤怒等心理经历。

据研究，C 型性格被认为是易患癌症型性格。这种性格情绪比较压抑，惯于自我克制，且往往因过度压抑，体验着较多的忧郁和绝望的情绪倾向。

（四）遗传因素

癌症与遗传有一定关系。欧美国家妇女中最常见的乳腺癌有约 30％的病例有遗传倾向；我国多见的鼻咽癌的遗传倾向比较明显。在我国肝癌、食管癌高发地区也发现了一定数量的高发家族。国外对一些家族进行长期的调查研究（1895—1970 年），发现有血缘亲属 650 余人中已有 96 人患恶性肿瘤，其中患结肠癌并伴有其他器官腺癌的患者，亲代中只要有一方是恶性肿瘤患者，则其子女中就有 25％～45％的人患此癌。此外胃癌、肝癌、肺癌以及宫颈癌等恶性肿瘤都有一些类似的报道。

四、恶性肿瘤的防治

（一）第一级预防

1. 健康教育　加强防癌健康教育，提高人群对恶性肿瘤危害因素的认识和自我保护能力。在生产和生活中自觉避免和减少与危害因素的接触，改变不良生活行为。戒烟、严格控制过量饮酒，合理使用医药用品，消除职业致癌因素。合理膳食，多食富含维生素的蔬菜和水果及粗粮，以植物性食物为主要的膳食，少食盐腌制品，不食变质食物，不食烧焦的食物。加强运动，保持正常体重避免过度肥胖，减少太阳暴晒，多参与社会活动，保持一个良好的心态。健康教育和行为干预应使广大群众特别是青少年了解各种不良行为和生活方式与肿瘤的关系，让群众自觉地向不良生活习惯作斗争，有关部门也要采取一些积极措施，逐步改变群众的不良生活习惯。要加强精神卫生保健知识教育，让群众懂得自我心理调节的必要性及方法，做好社区保健和自我保健工作。

2. 改善环境，消除环境致癌因素　防止和消除环境污染、保护和改善环境是预防肿瘤的重要措施之一。例如，近年来肺癌的增加被认为与吸烟、大气污染和室内空气污染有关。

为保护大气，有些国家限制致癌物的排放，并制定了大气和车间空气最高容许浓度。为使空气清洁、保障健康，在医院、剧院、幼儿园、学校、公共汽车等公共场所禁止吸烟；改革工艺，综合利用，减少工业“三废”的排放；合理使用农药，减少农药残留；加强粪便、垃圾的无害化处理，尤其是医院中的污水和垃圾的妥善处理；改进生活炉灶，减少油烟的产生。另外，我国许多城市如北京、上海等采取限制小排量汽车以减少交通污染。

消除职业性致癌因素，对已明确的致癌物应尽一切可能予以消除，如停止生产、采用代用品、改革工艺。暂时不能取消或取代的，应在严格监控下，加强自动化和密闭化措施，尽量防止工人接触；对接触致癌因素的职工，应定期体检，以便及早发现问题，及时解决。对存在致癌物或可疑致癌物的地区，应定期监测，尽力防止其污染环境，并且有完善的防污应急预案。

（二）第二级预防

高危人群的筛查与监测，是癌症的二级预防措施。其内容包括癌症早期筛检、高危人群监测和自我监护。

1. 癌前筛检　①乳腺癌的筛检：30 岁以上妇女应推行乳房自我检查，40 岁以上妇女应每年做一次临床检查，50～59 岁妇女每 1～2 年应进行 X 线摄片检查，可与每年一次临床检查相结合。应注意 30 岁以上初孕、12 周岁以前月经初潮、50 岁以后绝经、肥胖症、高脂膳食、有卵巢患病史及患子宫内膜炎等高危人群。②宫颈癌的筛检：妇女从有性生活开始起应每 2～3 年进行一次宫颈脱落细胞涂片检查。③结肠、直肠癌的筛检：40 岁以上人群应每年进行一次直肠指诊，50 岁以上人群，特别是有家族肿瘤史、家族息肉史、息肉溃疡史及结肠直肠癌病史者，应每年进行一次大便隐血试验，隔 3～5 年做一次结肠镜检查。

2. 高危人群监测　高危人群如癌症高发地区或有明显家族史者，因职业而接触癌源者以及有癌前病变者，通过检测以达到早期检出的目的。

3. 自我监护　由于人体所患癌症的 75%以上发生在身体易于发现的部位，因此普及群众自我保健知识及技术，是早期发现肿瘤的有效措施。应注意常见肿瘤的十大症状：

（1）身体任何部位如乳腺、颈部、腹部发现不断增大的肿块；

（2）身体任何部位如舌、颊、皮肤等处没有外伤而发生溃疡，尤其经久不愈者；

（3）不正常的出血或分泌物，如中年以上妇女出现不规则阴道流血或分泌物增多；

（4）进食时胸骨后闷胀、灼痛、异物感或进行性加重的吞咽不顺；

（5）久治不愈的干咳、声音嘶哑或痰中带血；

（6）长期消化不良，进行性食欲减退、消瘦又未能找出原因；

（7）大便习惯改变或有便血；

（8）鼻塞、鼻出血、单侧头痛或伴有复视；

（9）赘生物或黑痣的突然增大或有破溃、出血或原来有的毛发脱落；

（10）无痛性血尿。

若发现这些问题，应及早到医院进行检查和处理。

（三）第三级预防

第三级预防应注重综合治疗、术后康复、体能支持、疼痛的治疗、临终关怀等。要加强生理心理、营养和锻炼指导，提高生活质量，延长生命。

（路陶生）

第三节　医源性疾病

医源性疾病（iatrogenic disease）是指医务人员在诊断、治疗、护理、预防过程中，由于言行和措施不当等原因而造成的不利于患者身心健康的一类疾病。医源性疾病涉及面较广，可发生在疾病防治的各个环节，主要包括：①与诊断有关：医务人员的医德医术，诊断依据不足，判断失误而造成的误诊、漏诊。诊断技术操作不当，如窥镜检查引起的组织器官损伤和并发症等。②与治疗有关：不合理用药或用药不当发生的不良反应。手术适应证或方法不当，手术操作失误，术前消毒不严引起的感染；输液（血）反应或感染等。③与预防有关：术后防护措施不当引起的感染；预防接种方法和免疫制剂使用不当引起的不良反应等。④医护人员用语不妥：医护人员使用医学术语不当，造成的病人心理伤害等。

医源性疾病的特点：①广泛性：其受害对象不仅包括医源性疾病的病人，同时还包括了医务人员、病人家属、探视者、病人陪护者和其他人员；②复杂性：医务人员的技术水平、医德修养等起主导作用。患者的病情轻重程度、心理素质和精神状态等也是影响因素。在现代社会，各种社会因素对此病的影响作用也十分明显，多种因素的综合作用导致了医源性疾病病情的复杂多变性；③多样性：由于医源性疾病可发生于任何环节，也往往由多种因素引起，因此医源性疾病的类型也多种多样。

医源性疾病的预防与控制是当今医疗卫生工作的重要任务之一。现将常见的医源性感染和药源性疾病重点分述如下。

一、医源性感染

医源性感染又称感染性医源性疾病（iatrogenic disease），其涵盖了与疾病防治有关的各个环节，因此，凡在疾病防治过程中引起的一切感染性疾病统称为医源性感染性疾病。随着现代医学的发展，各种先进的诊断手段、治疗仪器和抗生素的广泛应用以及人类环境条件的变化和病原谱的变异，医源性感染性疾病广泛涉及医院、诊所、家庭病床、卫生防疫等各个方面，医源性感染是医疗预防质量管理工作中十分重要的问题。尤其是医院感染率较高，是一个世界性的公共卫生问题，WHO公布的数据为4%～21%（中位数是8.4%）。国内的情况也较为严重，因感染而导致的发病率和死亡率很高。卫生部公布的资料，医院感染率为4%～18%，少数地区为20%以上，直接死于医院感染的病死率为14%。其特点是以散在发生为主，但也时常出现爆发。以儿科或新生儿室为多见，其次是外科和烧伤病房。

（一）医源性感染类型

1. 交叉感染（cross infection）　在疾病防治过程中获得并引起的生物性感染为交叉感染，又称外源性感染。交叉感染可以是从病人到病人，病人传给医务人员或从医务人员传给病人及其他人，病人家属作为病原携带者也可以传给病人。如新生儿、婴幼儿从母体获得的葡萄球菌、链球菌、真菌引起的感染；注射器、手术器械消毒灭菌不严格引起的乙肝等。也可以接触到被致病生物污染的物品而获得生物性感染，如接触被病原体污染的电梯、楼梯扶手、门把手、水龙头、拖把、餐具、电话筒、衣服、被褥、床单、擦桌布等物品。人员拥挤、通风不良的候诊室等公共环境场所也是常见的外源性感染源。此类感染一般便于采取措施，加以预防。

2. 自身感染（endogenous infection）　又称内源性感染，是指来自病人自身的感染。病人本身作为病原携带者，由于机体抵抗力降低或长时间应用抗生素、免疫制剂、激素等药物，使患者本身内环境出现平衡紊乱，引起自身的正常菌群失调引发自身感染，这种感染的后果较为严重。如手术后患者皮肤表面的细菌引起的伤口感染；婴幼儿上呼吸道感染诱发化脓性脑膜炎；腹腔感染等。这一类型的感染原因较为复杂，预防也较为困难。

（二）医源性感染的基本环节

1. 传染源　传染源的存在是疾病发生和流行的基本因素和重要环节。有临床症状、亚临床症状和病原携带者均可成为医源性感染的传染源，任何传染源均可引起医源性感染性疾病，常见的病原体主要是细菌、真菌、病毒、寄生虫，其中以细菌感染最多见，并具有以下特点：条件致病性病原体多，耐药菌多，感染流行的病原体与社会流行的病原体一致，但不同环境条件，病原体可各不相同，同一地区不同时期所流行的病原体也可各异。

2. 传播途径　各种病原体均可通过一种或多种途径直接或间接使人体感染。

（1）经空气传播：微生物可在病人咳嗽时排出的痰液和飞沫中随空气或尘埃传播。有些微生物尽管在体外不易繁殖或抵抗力不强，但经空气传播造成的感染危险性较大。如呼吸道传染病主要是通过呼吸活动吸入病原体而致呼吸道感染。又如空气中的微生物可随气体运动而引起伤口、皮肤、黏膜的创面感染等。

（2）经手传播：手的接触面广，易被微生物污染。患者和医务人员被微生物污染后如清洗不当，易造成自身或病人感染，这种间接传播对一般人意义不大，但免疫水平或抵抗力低下的机体易感。养成饭前便后洗手的习惯是切断经手传播引起感染的有效途径。

（3）经食物和饮水传播：食物和饮用水被致病生物污染在所难免，加热不充分极易引起感染性疾病甚至引起爆发流行。

（4）医药传播：某些含糖量高、呈酸性的口服制剂，受微生物污染的机会多，一些外用消毒、抗菌制剂，在配制过程中被污染，不但起不到应有作用，用后反而会导致感染。此外，插引流管引起的生物感染，血制品传播肝炎、艾滋病等也是常见的感染途径。

（5）有害动物和昆虫：有害动物中以鼠类最重要。鼠类的密度大，是鼠伤寒沙门菌的重要宿主。鼠类还可引起鼠疫、流行性出血热。有害昆虫中蚊、蝇、蜱、螨、蚤、蟑螂等可携带多种病原体，可传播多种相应疾病。如被蚊虫叮咬可引起乙脑、登革热、疟疾、血丝虫等疾病。

3. 易感人群　新生儿、婴幼儿免疫功能尚未发育完善，抗感染能力差。老年人随着年龄增长机体免疫功能下降，被感染的机会比一般人要高。手术后病人、严重烧伤病人、产妇、晚期恶性肿瘤、白血病和糖尿病病人等患者，以及经常与病人接触的医护人员或陪护者均属于易感人群。

（三）医源性感染的主要原因

医源性感染涉及面广、原因复杂，主要与以下几个方面的因素有关：

1. 病原体的特性　主要决定病原体的致病性、毒力大小、耐药性及其在环境中的抵抗力强弱。常见的细菌感染有大肠杆菌、副大肠杆菌、铜绿假单胞菌等革兰阴性菌和葡萄球菌、链球菌、厌氧菌等革兰阳性菌。人体皮肤、鼻咽、消化道、泌尿生殖道等均有正常菌群寄生，对人体有益甚至是必需的。只有当正常菌群发生失调时才易发生感染。

2. 管理制度不严　在医疗卫生工作实践中有的单位或个人医德医风不良、不认真履行有关规章制度、医务人员不负责任、粗心大意等，如将传染性病人误诊为非传染病或隔离措施不当将不同传染性病人收住一起等，易发生医源性感染。

3. 消毒灭菌不彻底　在诊断、治疗、护理过程中，消毒灭菌对防止医源性感染具有重要意义，由于消毒不严引发疾病的事故屡见不鲜。公用诊疗器材、手术者均应严格消毒，有时虽然能做到清洗消毒，但由于条件限制、清洗消毒不彻底或再污染，尤其是监护室(ICU)、烧伤病房、新生儿室、儿科病房、地面、物品等不坚持定期彻底清洗消毒均可诱发医源性感染。

4. 污染物处理不当　患者的排泄物、实验室检查过的标本、实验用过的标本、实验用过的动物及尸体未经消毒而随便丢弃，诊疗用过的器材和污染物品未经彻底清洗或消毒处理等。

5. 药物诱发的感染　正常人体具有良好的免疫功能，可防御病原微生物的侵袭所诱发的感染。而某些药物可破坏机体的免疫功能，或药物改变了病原微生物在体内外的生存条件，使某些病原微生物异常增殖、耐药、毒力增强，导致抗菌药物疗效降低，诱发新的感染或使原有感染加重。由于不合理使用抗生素类药物使细菌产生耐药性是一个广泛存在的问题。一般认为细菌产生耐药性的同时其毒力也随之增强，应用抗生素不当，使人体菌群失衡，诱发的二重感染较难控制，危害严重。不合理使用肾上腺皮质激素、免疫制剂、抗癌药等药物，可影响细胞的生化反应，使免疫细胞出现异常分裂、增殖。干扰细胞免疫和体液免疫反应，在防治某些疾病的同时又可使机体免疫功能降低，可诱发或加重细菌、病毒、真菌等感染。

（四）医源性感染的预防措施

1. 加强规范化的管理和监控　在我国医源性感染较欧美等发达国家为高，这不仅增加了病人的痛苦、造成严重的经济损失，甚至会造成病人死亡。卫生部对医疗质量管理十分重视，曾多次下达文件明确了许多具体规定。这项工作需要各相关部门的共同参与和通力合作，更要求医务人员树立高尚的医德，认真执行有关的规章制度，加强检测，并严格监督检查，发现问题及时向主管部门报告。

2. 防止诊疗措施不当引起感染　在诊疗过程中，应尽量减少不必要的操作和治疗，如外科手术、活检、插放导管、造影等应严格其适应证和无菌操作，医者在操作过程中严格执行隔离防护制度，加强责任心，详细询问病史，必要的检查要细心、谨慎，防止粗心大意给病人造成伤害。

3. 严格执行《消毒管理办法》的规定　消毒包括手术、手术器械、手术者和被手术者的双手、上肢、局部皮肤均应严格消毒，医院的病床、门把手、地面、病人用过的物品、病人的排泄物应彻底消毒；输液（血）严格灭菌，无菌操作；各诊疗器具、敷料、引流管、导尿管、窥镜等均应严格消毒处理。

4. 做好隔离　包括对传染源的隔离和对易感者的保护性隔离。接收患者住院应按病种或按传播途径分类，安置于不同病区病房，对传染病人隔离时间应充分。对严重烧伤或免疫功能低下的病人实施保护性隔离更为重要，对监护室、烧伤病房、婴儿室的医护人员更应严格要求，发现可疑症状或病原携带者应及时调离。

5. 防止药物滥用诱发的感染　以抗生素为例，用药应严格其适应证，严格用药原则，不得任意扩大其使用剂量和范围，必要时可做细菌耐药性试验，首选细菌敏感的品种。抗生素药物也是家庭常用必备药物，应加强家庭安全用药宣传和指导，严禁抗生素滥用而诱发感染。

二、药源性疾病

药源性疾病（drug induced disease）又称药物不良反应或药物诱发性疾病。是指在疾病预防、诊断、治疗用药过程中，由于医务人员用药不当以及药物本身或药物相互作用所引起的与用药目的无关的不良反应，若患者在用药过程中出现了不良反应，医务人员又未做及时处理而导致的患者机体产生功能性或器质性损害而引起的一类疾病统称为药源性疾病。一般不包括用药过量引起的急性中毒或正常用药时出现的副作用。药源性疾病种类多，原因和表现复杂，随着医药学的发展，新的化学药品不断开发应用，对该病的认识也在不断提高，由于大剂量用药、联合用药和长疗程用药的增加，药源性疾病的危害也日趋严重。据报道，目前应用的药品已达数万种，常用的药物也达数千种。全世界每年死亡的患者中 1/3 是药源性疾病所致，在美国每年住院病人因药源性疾病而死亡者达 10 万，已成为死因顺位的第五位。我国每年因药源性疾病而住院的患者达 250 万，约有 19.2 万人死于该病及其并发症。从历史上的“反应停”事件到近年来的药源性疾病增长趋势，医务人员必须引以为戒，预防和控制药源性疾病对人类健康的新危害。

（一）药源性疾病的特点

一般认为几乎所有的药物都可引起药物不良反应，只不过是不良反应的程度不同而已，随着新药的大量开发应用，药源性疾病呈逐年上升趋势，已成为医学研究不容忽视的问题。

1. 药源性疾病的发生率高　据报道，药物不良反应的发生率在 20 世纪 30 年代仅为 0.5%，60 年代为 5%，70 年代为 7.5%，80 年代为 6%～10%，而进入 90 年代后增至 30% 以上。全世界每年死亡的患者中有三分之一是药源性疾病所致。近年来，我国住院患者中，每年约有 19.2 万人死于药源性疾病，是主要传染病死亡人数的 10 倍以上。另外，我国现有的 180 万聋哑儿童中，约有 60%以上是不合理用药所致。调查研究资料说明，药源性疾病的患病率和死亡率都在呈现出逐年上升的趋势。

2. 药源性疾病的易感因素复杂　女性对许多药物比男性敏感，如女性对氯霉素引起的再障性贫血比男性高 2 倍，药源性红斑狼疮、再障性贫血多发于女性。老年人对增效镇痛剂敏感，老年妇女使用抗凝剂易引起出血，老年人服用降血压药物易引起体位性低血压。婴幼儿因药物代谢酶和转化酶发育不全、肾功能和血脑屏障不成熟等，易发生药源性疾病，如链霉素在小儿体内蓄积而达到中毒剂量。由于遗传引起的红细胞膜生化异常，使患者对氧化剂药物敏感，如服用索米痛易引起高铁血红蛋白症。病理状态下药物也可成为疾病发生的主要因素，如：肝功能不正常时红霉素、抗痨药物易致肝损害；心功能不全者使用β受体阻滞剂易诱发心衰等。

3. 药源性疾病的发病时间　据报道，药源性疾病多发于用药后第 1～11 天，尤其是最初几天，而肾功能对发病时间有明显影响。许多药物对机体的毒性有昼夜节律性，如心脏病患者对洋地黄的敏感性在夜间比白天高 40 倍，故夜间使用易引起中毒反应。

4. 药源性疾病的地方性差异　热带、亚热带地区蚊虫较多，疟疾流行，氯喹和伯氨喹应用广泛，所引起的粒细胞减少、溶血性贫血发生率较高。我国南方地区多雨潮湿，风湿性疾病高发，而服用阿司匹林诱发哮喘、服用止痛剂引起的肾炎发生率较高。有些贫困地区医疗条件较差，缺医少药严重，早已被淘汰的某些药物仍在使用。

（二）药源性疾病的类型

其分类方法各异，按病理学分类法可分为以下几个类型：

1. 中毒型　有些药物具有细胞毒性，可干扰细胞的正常代谢，如长期使用环磷酰胺，可使骨髓线粒体中蛋白质的合成抑制，铁螯合酶活性降低，血色素合成不足，导致骨髓内幼红细胞生成障碍，并伴有粒细胞和血小板生成障碍，最终引起再生障碍性贫血。

2. 炎症型　以药物性皮炎（药疹）多见，为药物引起的变态反应性炎症。如磺胺类药物引起的药物性皮炎最常见。国内报导 909 例药疹中，磺胺占 71.5%，其引起药疹多为固定性药疹，其次为麻疹样、猩红热样和荨麻疹样药疹。某些药物还可引起实质性器官的炎症。如四环素、红霉素引起的药物性肝炎，青霉素引起过敏性肾炎等。

3. 胚胎毒型　某些药物可干扰胚胎的正常发育，使三个月之内胚胎受到损害，从而导致流产、死胎和胎儿畸形。如 20 世纪 60 年代初发生的“反应停”事件所引起胎儿畸形，是人们对胚胎毒性药物认识的新转折。使用抗肿瘤药物、激素、抗癫痫药、安定、抗生素等均可导致胎儿畸形发生。

4. 癌变型　长期应用含砷药物可使掌部、跖部发生疣状病变，并可演变为基底细胞癌和鳞癌。非那西丁可引起膀胱癌，某些化疗药物可引起其他的肿瘤。

5. 变性、浸润型　如：抗癌药物阿霉素可引起心肌变性、坏死、纤维性变。青霉胺可引起天疱疹样皮炎，组织改变可呈现嗜酸性粒细胞坏死和多形核细胞浸润现象。

6. 发育不全或缺损型　少儿期使用四环素引起的牙釉质缺损与发育不全发生率高达 80%。

7. 增生型　如苯妥英钠可引起牙龈增生和淋巴结肿大，尤以儿童多见，发生率 40%，并可引起男性乳房增大，女性出现多毛症。

8. 充血、水肿型　药物引起的过敏反应以变态反应多见，常表现为局部组织充血，水肿严重者可引起全身性水肿。如肾上腺皮质激素、甘草制剂、雄性和雌性激素均可引起水肿。

9. 血管栓塞型　有些药物可引起机体发生变态反应而导致血管神经性水肿；血管造影剂可引起血管栓塞，口服避孕药也可引起静脉血管性栓塞。

10. 功能型　某些药物可引起机体组织和器官功能性改变，其特点为停药后可迅速恢复，如利血平引起的心动过缓、抗胆碱药引起的无力性肠梗阻等。

（三）药源性疾病的主要原因

当药物的一种作用用于治疗目的时，其余的作用有可能成为副作用。所以要十分重视药物的质量、配伍禁忌和量效关系，用药不当导致的药源性疾病的原因很多也很复杂，将药物本身的主要原因归纳如下：

1. 毒性作用　所谓毒性，在此是指正常用量和用法情况下所发生的毒性反应。药物的性质和毒性各不相同，其严重程度是随着剂量增加而增强，一般是在用药剂量大，疗程超过限量时才发生，毒性反应主要表现为中枢神经、消化、呼吸、血液、循环和泌尿等系统的功能和器质性损害。这些作用一般是药物作用延伸的结果，大多数是可以预期的，但有时药物产生的副作用和毒性反应不易区别，如应用类固醇激素，正常情况下肝脏能将其分解，长期应用又能使肝功发生障碍，甚至可使肝脏细胞发生变性、坏死、增生，以致诱发肝细胞癌变。

2. 副作用　药物的副作用与其理化特性和剂量有关，在常规治疗剂量时，除治疗作用外，常出现一些与治疗作用无关的副作用，给病人带来不适或病痛，一般作用轻微，多是可以恢复的功能性变化。如使用阿托品时常表现有口干等副作用。

3. 过敏作用　病人对药物的敏感和耐受性不同，应用小于常用剂量的药物就能引起和一般人中毒时间相同的反应，或者个别具有过敏体质的病人，由某种药物产生的特殊反应为过敏反应。这些反应一般与药物作用和剂量无关，反应性质各异，不易预知，致敏原可能是药物本身也可能是药物在体内的代谢产物。过敏反应一旦发生常很严重，如应用青霉素注射引起的休克，应用氯霉素引起的再障性贫血等。

4. 治疗后的继发反应　指在停止使用某药物后，药物的浓度已降至阈浓度以下时残存的生物效应。多指难以恢复的效应或不可逆性的器质性损害。如长期使用广谱抗生素，敏感的细菌被杀灭，而不敏感的细菌或真菌大量繁殖，导致菌群失调而继发感染，长期大量应用链霉素可引起难以恢复的耳聋。

5. 药物的相互作用　两种以上的药物同时并用或先后使用所产生的效应为药物的相互作用。这种作用既有有益的一面，也有有害的一面。同时应用药物的种类越多，发生此作用的可能性越大，以致引起累积反应。临床联合用药时必须考虑药物间的配伍禁忌。

6. 首剂反应　少数病人首次常规使用某药物时可发生意外的严重不良反应，如降压药哌唑嗪（α受体阻滞剂）是最常见的药物，多在用药30～90分钟后出现低血压、心动过缓、心力衰竭、休克或死亡，连续用药时极少发生此反应，β受体阻滞剂（普萘洛尔）、钙拮抗剂（硝苯地平）首次用药均可发生首剂反应。

7. 撤药反应　某些药物经长期或较大剂量使用，由于机体对该药产生依赖或耐受性，若突然停用或减量过快而引起机体调节失控、功能紊乱，出现病情或临床症状反跳、复发甚至恶化。如肾上腺皮质激素，其药理作用主要参与机体的反馈机制调节，当长期大量使用该药物后，可引起肾上腺皮质功能不全，停药或减量过快时，可引起急性肾上腺危象、并发感染、循环衰竭以致昏迷、休克，也可使原有疾病复发或加重。降压药物（可乐定）、镇痛药（吗啡、可待因）等，均可引起撤药反应，若救治不及时可危及生命。

（四）药源性疾病的预防措施

药源性疾病的防治应抓好药物的研制、审批、生产、营销和使用中的各个环节。

1. 认真贯彻执行《中华人民共和国药品管理法》　药物更新快，任何一种新药在投放市场之前均应根据国家有关法规进行新药的研究，建立严格的审批制度，加强药品的规范化管理。严禁经营、销售伪劣、过期和已被淘汰禁用的药品。

2. 加强药品的监测和监控　无论新药还是旧药均应在临床使用过程中继续监测，由于新药在临床验证过程中时间短，其结果来自于样本有限的观察人数，尚难反映药物的疗效、副作用和不良反应，有时未包括某些易感人群，因此，需要在使用过程中继续加强监测和监控，发现问题及时纠正。

3. 加强医务人员的专业技术培训和普及安全用药知识　严格掌握药物的适应证、禁忌证、用量、用法及药物的相互作用等用药原则。对家庭用药者应加强安全用药宣传和指导；某些疾病必须使用某禁用药物时，用前应采取有力预防措施，并加强临床观察，一旦发现不良反应，应及时停药并对症处理。

（张永顺）

第四篇

预防保健策略与措施

第二十二章　卫生保健策略

第一节　“2000 年人人享有卫生保健”的全球战略目标

一、“2000 年人人享有卫生保健”

世界卫生组织（WHO）在其宪章中宣告：“享受最高标准的健康是每个人的基本权利之一。”WHO 在《2000 年人人享有卫生保健全球策略》一书中，系统地分析了世界卫生状况和有关的社会经济问题以及发展趋势，指出卫生保健问题与社会经济问题的关系十分密切。许多国家特别是发展中国家的卫生状况和社会经济状况不能令人满意，并且今后的趋势也不容乐观。各国之间存在巨大差异，并且这些差异正在不断扩大；一个国家内部也存在着地区差异和城乡差异。其主要问题是生存条件恶劣，多数发展中国家居民的大多数死亡是由传染病和寄生虫病造成的。发达国家居民的心血管疾病的死亡率占全部死亡数的一半，癌症占 20%，意外死亡占 10%。而营养不足、文化教育不普及、经济状况不佳、卫生资源分配不合理、人口剧增、人口向城市迁移以及老龄化，给各国的卫生保健事业带来了新问题。

WHO 在总结几十年卫生服务提供方式、效果和经验的基础上，经过几年的调查研究和分析，针对世界各国面临的问题，于 1977 年在第 30 届世界卫生大会通过了一项全球性战略目标——“2000 年人人享有卫生保健”(health for all by the year 2000，HFA/2000)。指出 WHO 和各国政府的主要卫生目标应该是到 2000 年世界上所有的人都达到在社会和经济生活两方面富有成效的那种健康水平，即达到身体上、精神上和社会适应性上的完好状态，使人们能够有效地工作，积极参加所在社区的社会生活。1978 年 WHO 和联合国儿童基金会联合召开会议，发表了著名的《阿拉木图宣言》，明确提出“初级卫生保健”（primary health care，PHC）是实现上述目标的基本策略和途径。1988 年第 41 届世界卫生大会再次声明，“人人享有卫生保健”将作为 2000 年以前及以后的一项永久性目标。

WHO 提出了“2000 人人享有卫生保健”的战略目标，旨在改变卫生资源分配严重不公平，缩小卫生保健的差距，使人人能够享有基本卫生保健服务，目标的重点是使发展中国家人人能够得到最基本的卫生保健服务。

二、基本政策

“2000 年人人享有卫生保健”的策略，是以下列基本政策为基础，并由各会员国和 WHO 在其管理机构通过许多决议作出的。

1. 健康是人的一项基本权利，是全世界的一项社会目标。

2. 当前在人民健康状况方面存在着巨大差异是所有国家所共同关切的问题，这些差异必须大大加以缩小。因此要求在各国内部和各国之间平均分配卫生资源，以便普遍都能得到初级卫生保健及其支持性服务。

3. 人民有权利也有义务单独地和集体地参加卫生保健的计划和实施工作。

4. 政府对其人民的健康负有责任，这种责任只能通过采取适当的卫生和其他社会措施来实现。整个国家而不是单由卫生部门承担政府义务，是实现人人享有卫生保健所必不可少的。

5. 各国要使自己的全体人民都健康，必须在卫生事业中发挥各自的积极性。制定和实施卫生策略，需要有国际合作，但必须尊重本国的自力更生的精神。

6. “2000 年人人享有卫生保健”单纯靠卫生部门是不可能实现的，需要同其他社会和经济部门协调一致地工作，特别是要搞好同农业、畜牧业、粮食、工业、教育、住房公共工程、交通等部门的协作。卫生部在促进和协调这种卫生协同行动中起着重要作用。

7. 必须更加充分和更好地利用世界资源来促进卫生事业的发展。

三、“2000 年人人享有卫生保健”战略目标

（一）主要内容

1. 每个国家的所有人至少已经使用基本卫生保健和第一级转诊设施。

2. 所有人在其可能的范围内积极参加自己及其家庭的保健工作，并且积极参加社区的卫生活动。

3. 全世界的社区都能同政府共同承担对其成员的保健责任。

4. 所有政府对其人民的健康都负担全部责任。

5. 全体人民都有安全的饮水和环境卫生设备。

6. 全体人民都得到足够的营养。

7. 所有儿童都接受儿童主要传染病的免疫接种。

8. 发展中国家传染病在公共卫生学上的重要程度到 2000 年不超过发达国家 1980 年的程度。

9. 使用一切可能方法，通过影响生活方式和控制自然与社会心理环境，来预防和控制传染性疾病及促进精神卫生。

10. 人人得到基本药物。

（二）具体指标

为了能够对全球的进展进行监测和评估，1981 年第 34 届世界卫生大会通过的“2000 年人人享有卫生保健”的全球性检查和评价指标，作为对各国人人享有卫生保健目标最低限度的衡量标准，了解达到这些预定指标的国家数目。具体如下：

1. 人人健康策略已经被确认，作为政府的最高一层的政策，即以宣言的形式发表，国家元首承担义务，平均分配足够的资源；社区高度参加；为国家卫生发展建立一个适当的组织体系以及管理程序。

2. 建立和加强吸收各政党和社团代表参加策略制定和实施工作的机构；对卫生事业的决策权充分下放到各个行政单位。

3. 至少有 5％的国民生产总值用于卫生事业。

4. 应有一个适当比例的卫生经费用于地方卫生保健，即用于除医院以外的第一级接触，其中包括社区卫生保健、卫生中心保健所、诊疗所保健等。

5. 资源分配公平，即不同地域、城市、农村按人口分配卫生经费、安排初级卫生保健

人员和卫生保健设施。

6. 发达国家的卫生经费至少有0.7%转拨给发展中国家，用于支持他们的“人人享有卫生保健”策略。

7. 全体居民享有初级卫生保健；同时至少达到在家中或步行15分钟距离之内有安全水；在家中或邻近地方有适当的卫生设备；开展白喉、破伤风、百日咳、麻疹、小儿麻痹和结核的免疫接种；在步行或坐车1小时行程距离以内有当地的卫生保健服务；包括得到至少20种基本药物；有经过培训的人员接生；以及至少到1岁的儿童保健服务。

8. 儿童的营养状况应达到：90%新生儿出生时体重达到2 500克；至少90%儿童体重符合平均数±2个标准差的参考值。

9. 婴儿死亡率在50‰以下。

10. 平均出生期望寿命在60岁以上。

11. 成年男女受教育比例超过70%。

12. 人均国民生产总值超过500美元。

第二节 “21世纪人人享有卫生保健”全球卫生战略

一、总目标

1998年第51届世界卫生大会上，WHO成员国发表了题为“21世纪人人享有卫生保健”的宣言。其总目标是：

1. 使全体人民增加期望寿命和提高生命质量；
2. 在国家间和国家内部促进卫生公平（health equity）；
3. 使全体人民获得可持续的卫生服务。

二、具体目标

1. 到2005年，增加人人享有卫生保健的机会，采用健康公平指标。

2. 到2010年：消灭麻风病；全体居民获得终生的综合、基本、优质的卫生服务；建立适宜的卫生信息系统；实施政策研究和体制研究的机制。

3. 到2020年：确定孕产妇死亡率、婴儿死亡率、5岁以下儿童死亡率和平均期望寿命的具体目标；全球疾病负担大大减轻，与结核、艾滋病、烟草、暴力相关的疾病发病和残疾上升趋势得到控制；消灭麻疹、丝虫病和沙眼；部门间行动的协调加强，重点在安全饮水、环境卫生、营养和食品卫生以及住房环境方面；社区建立综合健康行为促进计划予以实施。

三、社会基础

“21世纪人人享有卫生保健”是一个理想，即在人们的生存机会中，最大限度地实现每个人的健康。其社会基础包括：

1. 健康权利　健康是一项基本人权，也是充分享有其他各项人权的前提。
2. 公平　消除个人之间和群体之间的不公平、不合理现象。
3. 伦理观　重视政策、研究和服务提供过程的伦理方面的问题。

4. 消除性别歧视，强调性别平等。

四、政策基础

1. 以健康为中心　更多地重视躯体、精神和社会健康，才能保证个人、家庭、社区和国家实现其社会和经济目标。

2. 可持续发展战略　加强基础建设，包括基础的新建和改制。基础建设的概念不仅是结构，更重要的是宗旨和功能，比如原有设施的改建、原有人力资源的重建、新的领域人力的吸收、某些功能的增加或减少、筹资体制的改革、服务提供方式的改变、人们为维护自己健康、观念上的变革等等。卫生系统的改革，不可能脱离整个国家的经济社会变革，也就是既不能超前，也不能滞后。

五、基本策略

1. 与贫困作斗争　在全球采取行动，包括如下各项措施：①减少债务，扩大对贫穷国家和人们的贷款；②提高食品的安全性；③改善公共卫生基础设施和基本初级卫生保健服务；④控制阻碍经济发展的一些疾病；⑤授予妇女权利；⑥鼓励创造就业机会。

2. 全方位促进健康　在家庭、学校、工厂、社区采取措施促进健康的生活方式，创造益于健康的生活环境。通过健康教育和技能训练，提高自我保健能力。

3. 部门间的协调、协商和互利　政府的各部门应作出影响健康的决定。包括农业、住房、能源、供水卫生、劳动、交通运输、贸易、财政、教育、环境、司法和外交等部门。对健康产生直接或间接影响的所有部门的政策需要进行分析和加以调整，以提供最大机遇促进和保护健康。卫生系统和教育部门更有力地联合行动可迅速地促进健康状况的全面改善。

4. 将卫生列入可持续发展计划　要使发展可持续，必须使当代和后代得益。要使健康成为发展的中心，健康必须在可持续发展计划中获得最优先考虑。特别是促进和保护人类健康和幸福是发展的主要理由。通过阻止或预防环境严重恶化的公约和行动将有益于后代的健康。在环境影响评估中采用健康指标将改进发展的决策。

第三节　2010 年中国卫生改革发展规划

一、卫生事业发展改革目标

（一）总目标

根据《中共中央关于构建社会主义和谐社会若干重大问题的决定》和《中华人民共和国国民经济和社会发展第十一个五年规划纲要》制定的《卫生事业发展“十一五”规划纲要》，提出 2010 年卫生事业改革发展的总目标是：到 2010 年在全国初步建立覆盖城乡居民的基本卫生保健制度框架，使我国进入实施全民基本卫生保健国家行列；在全国普遍建立比较规范的新型农村合作医疗制度和县、乡、村三级医疗卫生服务体系，初步解决农村公共卫生和农民看病就医问题；在全国城市初步建立比较完善的社区卫生服务体系，不断提高服务水平，为城市居民提供安全、方便、价廉的公共卫生服务和基本医疗服务；初步建立国家基本药物制度，保证群众基本用药，有效降低药品价格；基本建立比较规范的公立医院管理制度，坚持公益性质，坚持为人民健康服务的方向。

（二）主要健康指标

1. 平均预期寿命　到2010年达到72.5岁，比2005年增加0.5岁。

2. 婴儿死亡率　到2010年，控制在14.9‰以内，比2005年下降21.6%。

3. 5岁以下儿童死亡率　到2010年，控制在17.7‰以内，比2005年下降21.3%。

4. 孕产妇死亡率　到2010年，控制在40/10万以内，比2005年下降16.1%。

5. 儿童国家免疫规划疫苗接种率　城市达到95%以上，农村达到90%以上，均比2005年提高10%。

（三）主要疾病控制指标

到2010年，艾滋病病毒感染人数控制在150万以内，性病年增长幅度控制在10%以内；新涂阳肺结核病人发现率达到70%以上，治愈率保持在85%以上，有效治疗传染性肺结核病患者200万人以上；全人群乙肝表面抗原携带率控制在7%以内，5岁以下儿童乙肝表面抗原携带率降至1%以下；血吸虫病疫区流行得到基本控制，95%以上的县（市、区）实现消除碘缺乏病目标。

二、基本原则

1. 建设基本卫生保健制度，探索建立有中国特色的医疗卫生体系，促进人人享有公共卫生和基本医疗服务，保证群众基本用药。

2. 坚持以政府为主导，强化政府责任，改革公立医疗卫生机构管理体制和运行机制，坚持公益性质，扭转盲目追求经济利益倾向，减轻群众负担。

3. 坚持中西医并重、中西药并重，制定扶持中医药振兴发展的政策措施，实现中西医、中西药协调发展。

4. 以公共卫生、农村卫生和社区卫生为重点，健全政府公共服务职能，优化卫生资源配置。

5. 鼓励、引导社会力量积极参与，兴办民营医疗机构，多渠道发展医疗卫生事业，扩大医疗卫生服务供给，鼓励公平、有序竞争。

三、重点工作

（一）切实加强重大疾病防治，广泛开展爱国卫生运动

1. 有效控制传染病流行　贯彻落实《中华人民共和国传染病防治法》，加强传染病疫情监测。到2010年，县级以上医疗卫生机构传染病网络直报覆盖率达到100%，乡镇医疗卫生机构网络直报覆盖率达到80%以上，报告的完整率和及时率达到90%以上。

2. 进一步强化计划免疫　保持无脊髓灰质炎状态，麻疹发病率下降50%，乙脑、狂犬病、出血热等可预防传染病发病率下降30%。以农村人口和流动人口为重点，落实预防接种措施。扩大国家免疫规划疫苗种类。

3. 切实加强寄生虫病和地方病防治　有效控制血吸虫病、疟疾、包虫病、黑热病和食源性寄生虫病等疾病流行。

4. 做好慢性病、职业病防治和精神卫生工作。

5. 广泛开展爱国卫生运动。

6. 加强环境与健康研究。

（二）全面推进新型农村合作医疗制度建设，加强农村卫生工作

（三）大力发展城市社区卫生服务，为居民提供安全、有效、方便、价廉的基本卫生服务

（四）加强妇幼卫生工作，提高出生人口素质

1. 降低孕产妇死亡率　继续实施“降低孕产妇死亡率和消除新生儿破伤风”项目，在基层医疗卫生机构配置必要的设备，加强妇幼保健人员培训，推广适宜技术，提高基层卫生服务能力，提高住院分娩率，确保孕产妇生育安全。到 2010 年，农村孕产妇住院分娩率达到 90%以上；孕产妇保健覆盖率在城市达到 90%以上，在农村达到 80%以上。

2. 降低婴儿及 5 岁以下儿童死亡率　儿童保健覆盖率在城市达到 90%以上，在农村达到 80%以上。降低新生儿早产、低出生体重、窒息和 5 岁以下儿童肺炎等疾病死亡率。积极防治儿童多发病和常见病；加强儿童疾病综合管理和儿童生长发育监测等工作；促进母乳喂养，改善儿童营养状况。到 2010 年，婴儿死亡率控制在 14.9‰以内，5 岁以下儿童中重度营养不良患病率比 2000 年下降 25%。

3. 降低出生缺陷发生率　开展出生缺陷防治宣传教育活动，认真做好三级预防，推动铁和叶酸等食品强化工作，做好产前诊断、孕期保健和新生儿疾病筛查。完善全国出生缺陷监测网络，到 2010 年，新生儿疾病筛查覆盖率达到 50%。完善法律法规和政策措施，加强对 B 超使用的监管，遏制出生人口性别比升高的趋势。

（五）加强医疗机构管理，提高医疗服务质量

（六）大力加强城乡卫生适宜人才培养和卫生队伍建设，开展医学科技研究

（七）大力发展中医药事业，充分发挥中医药特色优势和重要作用

（八）加强全民健康教育，积极倡导健康生活方式

（九）加强卫生国际合作与交流，做好医疗援外工作

四、保障政策和措施

1. 深化医药卫生体制改革，推进制度创新　积极推进医药卫生体制改革和制度建设。强化政府责任，初步建立覆盖城乡居民的基本卫生保健制度框架，采用适宜医疗技术和基本药物，为全体城乡居民提供安全、有效、方便、价廉的公共卫生和基本医疗服务。积极推进新型农村合作医疗制度建设，扩大城镇职工基本医疗保险、推进城镇居民基本医疗保险、完善城乡困难居民医疗救助，发展商业健康保险，逐步建立覆盖城乡居民的多层次的医疗保障制度。初步建立国家基本药物制度，推广适宜医药技术，鼓励生产和使用安全、低价、有效的药品，降低药品虚高价格，加强监管，保证群众基本用药。按照政事分开、管办分开、医药分开、营利性与非营利性分开的原则，深化改革，完善公立医院管理制度，维护公益性质。改革管理体制，打破医院隶属关系，实行属地化和全行业管理；改革医院运行机制和以药补医机制，规范医院收支管理；改革人事制度、奖励制度和收入分配制度。

2. 加大政府卫生投入，加强资金管理和监督　增加政府卫生投入，落实政府公共服务和社会管理职能，强化各级政府经费保障责任，逐步提高政府卫生支出占财政总支出的比重，改变居民医药费用个人支付比例过高的状况。落实和完善政府补助政策，支持医药卫生体制改革与发展。调整卫生支出结构，重点支持公共卫生、农村卫生和社区卫生，加大对中

医药的扶持力度。

3. 进一步完善公共卫生体系，全面提高服务能力　完善疾病预防控制体系；完善突发公共卫生事件应急机制和医疗救治体系；完善卫生监督体系。按照统筹规划、突出重点、分步实施的原则，加强卫生监督执法机构基础设施建设，改善业务用房和装备条件。

4. 转变工作职能，坚持依法行政　明确政府卫生管理职责，切实转变职能，把工作重点转移到加强医疗卫生保障、医疗卫生管理和提供公共卫生服务上来。加强卫生法制建设，完善基本卫生保健、重大传染病防治、职业病防治、医政管理等法律法规。推动初级卫生保健法、精神卫生法、护士条例、放射损伤防治条例的制定和《公共场所卫生管理条例》、《中华人民共和国食品卫生法》、《中华人民共和国执业医师法》、《中华人民共和国献血法》、《医疗机构管理条例》的修订，做好卫生法律法规的普及、宣传和培训工作。

5. 加强和改善对卫生工作的领导，开创卫生事业发展新局面　各级政府要切实加强对卫生工作的领导，动员社会资源发展医疗服务，全社会关心和支持卫生事业发展。

（刘宝花）

第二十三章　初级卫生保健

第一节　初级卫生保健概念

一、初级卫生保健提出的背景

初级卫生保健观念主要来自20世纪70年代卫生服务方法研究的成就。70年代初，在对全球卫生状况的全面分析和对9个有代表性国家卫生服务模式的系统调查研究，不仅为“人人享有卫生保健”目标的形成提供了理论依据和大量数据，也为初级卫生保健理论奠定了重要基础。在对9个国家的调查研究报告中明确提出“必须用新的观点和新的方法来解决世界范围的人群健康和卫生服务的问题”，并且第一次运用了初级卫生保健（primary health care，PHC）术语。这项旨在“寻求发展中国家满足基本卫生服务需求的可行性方法”的研究目的已基本达到，由此而提出的“初级卫生保健”的概念已经为日后初级卫生保健理论的正式提出拉开了序幕。

1976年，在第二十九届世界卫生大会上，根据前苏联代表的提议，大会通过了一项决定：在两年之后召开一次国际会议，重点讨论在发展中国家开展初级卫生保健的方法，这一决定同时也得到了联合国儿童基金会执行委员会的认可。当时世界卫生发展总的方向“人人享有卫生保健”已经比较明确，但实现这一目标的途径尚未确定。

在1977年第三十届世界卫生大会通过的WHO决议中指出：“到2000年，使世界上所有的人都达到在社会和经济生活两方面富有成效的那样一种健康水平”。通俗的说法是“2000年人人健康”。在我国为了使人们更好地理解其含义，上述决议被译成“2000年人人享有卫生保健”。所谓“人人健康”，就是指人们都能够有成效地工作、学习，能够积极参加所在社区的社会生活。

“人人享有卫生保健”不是指到2000年医护人员将为世界上每一个人治疗其全部已有的疾病，也不是指到2000年就不再有人生病或成为残疾。它指的是：卫生保健进入家庭、学校、工厂和社区；人们运用更好的方法去预防疾病，减轻不可避免的疾病和伤残的痛苦；人们健康地度过婴幼儿、儿童、青壮年和老年期，在平静温馨中告别人世；不同国家、地区或人群间能均匀地分配卫生资源；通过所有个人和家庭的充分参与，使他们在能接受和能提供的范围内，享受到基本卫生保健；它还指人们懂得疾病是可以预防的，自己有力量摆脱疾病的桎梏，来创造自己和家庭的健康和幸福的生活。

1978年9月6日到12日，来自134个国家的代表和同世界卫生组织、联合国儿童基金会建立正式联系的专门机构及非政府组织的67名代表来到前苏联哈萨克斯坦共和国首府阿拉木图，参加由世界卫生组织和联合国儿童基金会联合主持召开的国际初级卫生保健会议。

这次大会的目的是：促进所有国家对初级卫生保健概念的理解；交流各国发展初级卫生保健的经验并交换情报资料；评价全世界卫生和卫生保健工作现状及其与初级卫生保健的关

系，探讨通过初级卫生保健改善卫生状况的途径；确定初级卫生保健的原则和方法，解决在开展初级卫生保健工作中遇到的实际问题；确定各国政府、卫生部和国际组织在技术合作和支持初级卫生保健中的作用；提出有关开展初级卫生保健工作的建议。

在这次会议上形成了只有一千多字按照条约形成分为十项条款的《阿拉木图宣言》，一份在国际卫生发展历史上里程碑文件终于诞生了。

二、初级卫生保健概述

“2000 年人人享有卫生保健”是全球性社会目标，并包含具体的目标与指标，但实现这个目标，则要通过实施初级卫生保健。初级卫生保健的提出意味着人们找到了实现上述目标的途径、策略、方法。全面而有效地实施初级卫生保健已成为实现这个目标的关键。

（一）概念

《阿拉木图宣言》的第六条对“初级卫生保健”作出了如下定义：初级卫生保健（primary health care）是一种基本的卫生保健，它依靠切实可行、学术上可靠而又受社会欢迎的方法和技术；它通过个人和家庭的充分参与而达到普及，其费用是国家和社区依靠自力更生和自主精神在各个发展阶段上有能力负担的；初级卫生保健是国家卫生系统的中心职能和主要焦点，是国家卫生系统和整个社会发展的组成部分；是个人、家庭和社区与国家卫生系统保持接触的第一环，它使卫生保健尽可能接近于人民生活和工作场所，是卫生保健进程的首要步骤。

从以下几个方面来分析将更有利于全面理解初级卫生保健的真正涵义：第一，从居民角度来看，初级卫生保健是一种必不可少的、人人都能享有和充分参与的、其费用负担得起的卫生保健；第二，从技术方法上看，是切实可行的、学术上可靠的、为社会和社区的个人、家庭所乐于接受的卫生保健；第三，从卫生系统看，初级卫生保健为全体居民提供最基本的卫生保健服务，是体现卫生工作为人民服务宗旨的重要方面，是国家卫生体制的基础和组成部分；第四，从政府部门来看，初级卫生保健是各级政府的职责，是基层政权的重要组成部分，它通过组织动员人民群众充分参与和各有关部门的协调行动而得以实现；第五，从社会与经济发展来看，初级卫生保健是社会经济发展的重要组成部分和原动力，也是社会进步、经济发展的目的之一。

对初级卫生保健的认识概括为以下几点：

1. 初级卫生保健的服务对象是全体居民，它使卫生保健服务最大限度地深入到人们工作和生活的场所；

2. 初级卫生保健的方法是经过实践检验的、有科学依据的、社会上能够接受的，其费用是个人和政府支付得起的方法与技术；

3. 初级卫生保健的承担者除了卫生部门外还包括政府及各个相关部门，并且将通过个人、家庭和社区的广泛参与才能实现；

4. 初级卫生保健工作的重点是预防疾病，增进健康，控制和消除一切危害人民健康的各种致病因素；

5. 初级卫生保健的目的是使全体人民公平地获得基本的卫生保健服务，从而促使社会成员达到与社会经济发展水平相适应的最高可能的健康水平。

综上所述，我们给“初级卫生保健”一个简明的定义：初级卫生保健是指最基本的、人人都能得到的、体现社会平等权利的、人民群众和政府都能负担得起和全社会积极参与的卫生保健服务。

(二) 需要明确的几个问题

1. 初级卫生保健将促使卫生事业发生新的变革，使卫生资源的开发与利用都面向人人享有卫生保健的总目标。

2. 初级卫生保健并非仅指个人和社区与卫生系统接触的第一级的医疗预防保健服务，而是包含从第一级接触开始的一切级别的医疗预防保健服务。

3. 初级卫生保健不仅适用于发展中国家，也同样适用于发达国家。

4. 初级卫生保健的实施作为实现“2000 年人人享有卫生保健”的关键并不只限于农村，还包括城市。

5. 初级卫生保健的八项内容只是开展初级卫生保健的最低限度的基本活动，但绝不仅限于这些活动。

6. 初级卫生保健并非是低水平的卫生保健服务，而是旨在公平地分配和使用有限的资源，把卫生资源的投入转向解决大多数人的基本卫生问题。

7. 初级卫生保健强调最大限度地利用有限的卫生资源，为广大人民提供尽可能好的卫生保健服务，达到尽可能高的健康水平，即提高成本投入的效果和效率。

第二节　初级卫生保健的原则

一、社会公正

初级卫生保健要体现卫生服务和卫生资源分配与利用的公正性。满足全体人民最重要的卫生需要所必需的资源和服务的可及性（accessibility）的覆盖面，有效地减少卫生服务“利用者”和“未利用者”之间的差别，这不仅需要在可能的情况下增加卫生资源的投入，更重要的是根据人群需要重新分配现有的卫生资源和社会资源。

二、社区和群众参与

在改善人群健康的过程中，社区和人民群众将发挥重要作用。应大力宣传和动员社区及人民群众，使他们充分了解初级卫生保健的意义和方法，认识到必须对社区群众的健康负有责任，自力更生，充分参与社区的卫生活动，改变不良的健康行为和生活方式，提高自我保健能力，为增进社区的健康水平贡献力量。

三、部门间协同行动

增进健康在整个人类发展中具有高度优先权。不良健康与整个社会经济状况密切相关。达到“尽可能高的健康水平”只靠卫生部门是不能实现的，初级卫生保健作为卫生体制的基础和社会经济发展的组成部分，将必然有赖于卫生部门在各个级别的通力合作与协同行动。因此，一方面要在整个社会经济发展中优先促进健康的发展，明确卫生机制建立和保持卫生与其他有关部门的共同行动和协同关系。

四、成本效果与效率

这意味着将以一种最少的成本产生最大效益的模式来分配资源，这种效益的衡量应以大多数人健康需要的满足程度为标准。成本效果和效率需要变革资源分配的模式，即将资源投放方向由以医院和专科服务为主转向社区卫生体制和基层卫生工作。

第三节　初级卫生保健的内容和意义

一、初级卫生保健的内容

根据《阿拉木图宣言》，初级卫生保健致力于解决居民中的主要卫生问题，主要包括四个方面的活动：促进健康，预防保健，合理治疗，社区康复。

1. 促进健康　包括健康教育、保护环境、合理营养、饮用安全卫生水、改善卫生设施、开展体育锻炼、促进心理卫生、养成良好生活方式等。

2. 预防保健　在研究社会人群健康和疾病的客观规律及它们和人群所处的内外环境、与人类社会活动的相互关系的基础上，采取积极有效的措施，预防各种疾病的发生、发展和流行。

3. 合理治疗　及早发现疾病，及时提供医疗服务和有效药品，以避免疾病的发展与恶化，促使疾病早日好转痊愈，防止带菌（虫）和向慢性发展。

4. 社区康复　对丧失了正常功能或功能上有缺陷的残疾者，通过医学的、教育的、职业的、心理的功能恢复，促进其康复。

初级卫生保健的具体内容因不同的国家和居民团体可有所不同，但至少应包括以下八项：对当前主要卫生问题及其预防和控制方法的宣传教育；增进必要的营养和供应充足的安全饮用水；提供基本的清洁卫生环境；开展妇幼保健工作，包括计划生育；对主要传染病的预防接种；对地方病的预防和控制；常见病及外伤的恰当处理；基本药物的提供。1981 年又增加一项：使用一切可能的方法，通过影响生活方式控制自然、社会心理环境来防治非传染性疾病和促进精神卫生。

二、初级卫生保健的意义

初级卫生保健的重要意义主要有四个方面：

1. 全人类获得最高可能健康水平的关键所在　初级卫生保健是作为实现“2000 年人人达到最高可能健康水平”目标的基本途径和策略而提出来的，是实现这一目标的关键。如前所述，世界卫生组织经过对世界各国卫生保健方法和效果的调查以及对世界卫生状况的分析，认为必须采用新的观念和新的方法，使整个卫生体系发生一场变革。这种“新的观念”就是“卫生工作要为所有人的健康服务”，达到使人民在身体上、精神上和社会适应性方面的完好状态和最高可能的健康水平，而实现这一观念的“新的方法”，就是初级卫生保健。

2. 对卫生保健工作的根本性变革　同过去传统的卫生保健工作比较，初级卫生保健使卫生工作发生了质的变化。其特征主要表现在四个方面：①体现了卫生服务的普及性，卫生服务的对象不仅仅是病人，还应包括保健者和介于健康与疾病二者之间的亚健康人群，因此明确了卫生服务的对象和范围；②初级卫生保健在性质上与单纯卫生服务不同，它强调增进健康的活动，并且在增进健康活动中，不仅卫生系统中的卫生专业人员参加，还强调广大人民群众的充分参与；③初级卫生保健改变了卫生投资的重点，使过去多数卫生资源集中投放在为少数人口服务的高、精、尖技术和医疗服务状况的改观，把更多的资源投入在预防工作和增进健康活动中，尤其重视对卫生服务利用偏低人群的资源优先分配，充分体现卫生资源分配与利用的公正性原则；④进一步明确保障和增进人民健康的责任不能只限于卫生领域，还涉及政治、经济、文化、生产等各个领域。要求各个有关部门为促进人类健康共同采取行动，各方尽责，共同受益。

3. 社会经济发展的组成部分　揭示了卫生发展与社会经济发展的关系。当代人们对卫生发展与社会经济发展之间的关系的认识正是受阿拉木图会议及其文件的启迪。卫生发展对社会和经济发展是必不可少的，改善卫生与社会经济状况的行动应该是互相支持而不是互相竞争，初级卫生保健对社会发展的贡献体现在初级卫生保健通过改善卫生状况、提高生活质量和激发人们的认识和行动来支持社会发展进程，从而为社会经济发展作出贡献。

阿拉木图会议之后，随着初级卫生保健在各国的实施进程，世界卫生组织不断丰富和完善卫生与社会经济发展相互关联的理论。在 1981 年进一步提出“来源于良好健康状况的能力必须用于持久的经济和社会发展，而社会和经济发展又必须为提高人民的健康水平服务”。

4. 社会公正（social justice）的体现　初级卫生保健是面向全社会和全体人民的，强调任何人都有权力、有机会、有可能平等地享有卫生保健和卫生资源，从而改变了过去的卫生保健发展方向。

三、初级卫生保健的工作特点

从我国国情和卫生事业实际出发，初级卫生保健工作的特点是社会性、群众性、系统性、长期性。

第四节　发展我国初级卫生保健的策略措施

一、卫生系统内部的分工

初级卫生保健是卫生系统的核心。在卫生系统中，第一级是个人与卫生系统的接触点，是开展初级卫生保健的主要场所；中间一级应能解决比较复杂的问题，开展比较专科化的医疗保健工作，并且在后勤供应方面给予支持；同时还要负责培训初级卫生保健人员，指导他们解决各方面遇到的实际问题；中央一级则提供制订计划和管理方面的专门知识，开展专科化程度更高的医疗和教学工作。

二、制订计划

制订初级卫生保健计划的工作既要在居民团体中进行，也要在中间一级和中央一级进行。卫生部应负责制定包括初级卫生保健在内的国家卫生政策，并负责敦促政府采用这些政策。

三、社区卫生保健计划的制订与实施

社区卫生保健计划的制订和组织实施方法将根据社区的类型和规模及其组织形式而各不相同。制订社区初级卫生保健计划及其实施的适宜办法，可依据当地政治活动、行政管理体系和社会活动方式来确定。在规划实施过程中，还要考虑对管理和技术方面进行监督的方法，制定相应的管理程序，使全体人民和卫生工作者都有所了解并能够遵循。

四、普及程度和可及性

初级卫生保健的目的是向全体居民提供必不可少的卫生保健，卫生服务的“可及性”即指持续地、有组织地为居民提供容易得到的卫生保健，而不受地理、经费、文化和功能等方面的限制。

五、适宜的卫生技术

采用适宜的卫生技术（health techniques）是关系到初级卫生保健成功与否的重要因素。“适宜技术”这一术语不仅指该技术在科学上可靠，还意味着使用者和接受者欢迎这种技术，并且是简便易行的，确保适宜技术的切实可行的最有效途径是从研究现存的卫生头号问题入手，然后寻找和开发适合当地条件和资源的技术，同时应注意这种适宜技术不仅适宜于居民团体，也应适用于卫生中心或区医院等和居民团体联系最密切的机构。

六、人力资源的开发

初级卫生保健必须充分利用一切可以利用的资源，调动整个社区的人力资源，使个人和家庭对他们自己的健康承担责任，密切关心并积极参与解决他们自己的卫生问题。

七、群众卫生工作者

在居民与卫生保健体系之间的第一级接触中的初级卫生保健工作往往由群众卫生工作者提供，他们可能是一些在卫生保健方面受到初级训练的人，如乡村医生，或是助理医师、护士、全科医生和传统医生等。

八、家庭成员

家庭成员也可以成为卫生保健的提供者，在多数社会中，由于妇女在家庭中的中心地位，在促进家庭成员健康方面起重要作用，尤其在保证采取预防措施方面可以发挥较大的作用。其他家庭成员也能作出贡献。

九、转诊系统

初级卫生保健活动应得到上级医疗卫生机构逐级转诊的支持。转诊应该是双向的，病人在转诊的医院停留的时间应尽量缩短，一旦病情缓解，就应该立即回到基层机构接受康复服务。

十、全国管理程序

为了确保初级卫生保健能够付诸实施，需要制定国家管理程序，包括制订计划和规划、编制预算、筹措资金，组织实施的管理、评价和研究以及对计划的修订提供情报资料。中央一级机构要作出促进社区发展初级卫生保健的决定，并且规定社区有责任制订和执行这一规划，卫生体系其他卫生机构有责任制订执行支持初级卫生保健的计划。

十一、评价

为了保证初级卫生保健工作能按既定计划实施，并及时修正和改进计划，必须开展评价工作。提供卫生服务者和接受卫生服务者、卫生系统各级行政管理负责人和技术指导者都应参加评价工作。

十二、信息资料的收集

收集有关卫生和人口统计方面能反映主要卫生问题的信息，应将此项工作列入计划以保证实施。

十三、资金的筹措

要把资源优先调拨给卫生保健及其支持体系，还应考虑居民团体参与筹集自身活动资金的问题，在多数国家中，资金的筹措（financing）由居民和政府共同承担，但政府必须保证足够资金的筹措。

十四、加强农村卫生改革与发展

为促进 21 世纪初级卫生保健工作全面落实，国务院体改办、国家计委、财政部、农业部、卫生部于 2001 年 5 月 8 日发布了农村卫生改革与发展决议。决议中提出：农村卫生工作是建设社会主义农村的重要内容，是保障广大农民健康，保护农业生产力，振兴农村经济和维护社会稳定的大事，是我国卫生工作的重点。为贯彻《中共中央关于农业和农村工作若干重大问题的决定》，建立适应社会主义市场经济体制要求和农村经济社会发展状况、具有预防保健和基本医疗功能的农村卫生服务体系，实行多种形式的农民健康保障办法，全面落实初级卫生保健工作，使农民人人享有基本卫生保健。

地方各级人民政府要认真贯彻“预防为主”的方针，高度重视发展农村初级保健工作，将其纳入国民经济和社会发展规划，并随着农村经济发展逐步提高卫生保健水平。要制订分阶段实施方案，统筹安排人力、物力和财力，重点控制传染病、地方病、预防慢性非传染性疾病；做好基本医疗服务、妇幼保健、老年保健、改水改厕等工作；积极推进“九亿农民健康教育行动”，普及医药科学知识，倡导文明健康的生活方式。

第五节　发展我国农村初级卫生保健

一、制定第一个中国农村初级卫生保健十年规划

1990年3月，卫生部、国家计划委员会、农业部、国家环境保护局和全国爱卫会联合下发了《关于我国农村实现“2000年人人享有卫生保健”的规划目标》。它标志着我国农村卫生事业的发展走上了一个科学管理的轨道，为确保我国广大农村实现“2000年人人享有卫生保健”指明了方向，对我国农村卫生工作产生了重大影响。提出了我国农村实现人人享有卫生保健战略目标的策略和指导原则是：“在全体居民中实施初级卫生保健”，“实施初级卫生保健是体现为人民服务宗旨的重要方面”。

二、初级卫生保健在我国农村卫生工作中的作用

1. 明确了各级政府和相关部门以初级卫生保健为基本途径，推动我国实现“人人享有卫生保健”战略目标的职责与任务。

2. 凝聚了社会各界和广大人民群众共同发展农村卫生事业的智慧和力量。

3. 创造了具有中国特色的初级卫生保健工作精神和工作效应。

4. 探索了一条低投入、高效益、穷国办大卫生的卫生发展道路。

三、我国农村初级卫生保健的发展

（一）21世纪初期我国开展初级卫生保健的理论依据

1. 党的十五届三中全会通过的《中共中央关于农业和农村工作若干重大问题的决定》，明确了我国农村到2010年的跨世纪发展目标，把“发展农村卫生、体育事业、使农民享有初级卫生保健”确定为建设有中国特色社会主义新农村的目标之一。“使农民享有初级卫生保健”再次成为党和政府对我国21世纪初期继续开展初级卫生保健，实现“人人享有卫生保健”的政治承诺和责任。

2. 第51届世界卫生大会制定并通过的《21世纪人人享有卫生保健》文件认为：人人享有卫生保健是一个理想，是一个使人民健康逐步改善的过程，而不是一个单纯的时限目标，它是一项正在发展的计划进程的一部分。21世纪到来之时，我们必须将初级卫生保健看作一个新的起点，一个灵活的框架，而不是一项固有的规划。“21世纪人人享有卫生保健”是20世纪提出的人人享有卫生保健目标的继续和发展。

3. 卫生部前部长张文康在1999年的卫生厅（局）长会议上也指出：开展初级卫生保健是一项长期的、艰巨的任务，人人享有卫生保健的内涵应当随着社会进步而不断发展和丰富。要加大农村初级卫生保健工作的力度，保持这项工作的连续性、稳定性，长期坚持下去，使农民享有初级卫生保健，并尽力满足广大农民不断增长的卫生需求，要继续坚持以初级卫生保健为龙头，带动农村卫生工作的全面发展。

4. 根据对我国不同经济地区初级卫生保健工作的初步调查和现场考察发现，广大的初级卫生保健工作者认为，在我国广大农村，初级卫生保健已深入人心，几乎是家喻户晓。农村卫生工作取得显著成就，初级卫生保健功不可没。初级卫生保健既是一种工作方式，也是

一种指导卫生工作的思想，应该继续掀起新一轮初级卫生保健工作的高潮。因此，初级卫生保健这个农村卫生工作的龙头不能丢，它是农村卫生工作的好帮手，必须持之以恒地把它抓住、抓好。

5. 随着社会经济的不断发展，农村居民的生活逐步富裕，农村中已有的卫生问题还没有完全解决，新的卫生问题又接踵而来。农村居民的健康仍将受到社会经济发展带来的疾病谱、死亡谱和生活与行为方式变化的严峻挑战。因此，客观上要求农村初级卫生保健既要传承，又要面对新形势，解决新问题，要有新的思路和行动指导 21 世纪初级卫生保健的进一步发展，以满足广大农村居民不断增长的多层次的卫生服务需求。

（二）2001—2010 年中国农村初级卫生保健发展纲要

农村初级卫生保健是农村居民应该人人享有的，与农村经济社会发展相适应的基本卫生保健服务。实施农村初级卫生保健是我国社会经济发展总体目标的组成部分，是各级政府的重要职责。经过努力，我国农村已基本实现了 1990—2000 年初级卫生保健阶段性目标。为不断提高初级卫生保健水平，开创 21 世纪初级卫生保健工作的新局面，制定了农村 2001—2010 年初级卫生保健发展纲要，其总目标是：通过深化改革，健全农村卫生服务体系，完善服务功能，实行多种形式的农民医疗保障制度，解决农民基本医疗和预防保健问题，努力控制危害严重的传染病、地方病，使广大农村居民享受到与经济社会发展相适应的基本卫生保健服务，不断提高农民的健康水平和生活质量。到 2010 年，孕产妇死亡率、婴儿死亡率以 2000 年为基数分别下降 1/4 和 1/5，平均期望寿命在 2000 年基础上增加 1～2 岁。

（梁龙彦）

第二十四章　社区卫生服务

第一节　社区卫生服务基本概念

一、发展社区卫生服务的背景

随着社会、经济、技术的发展，卫生保健事业已进入综合保健时代。综合保健是指从全人群多维健康着眼，对人的生命周期采取从促进健康、预防保健、合理治疗到康复的全面保健措施，组织发动全社会支持和参与，以达到延长健康寿命、提高和维护人的生活质量的目标。要实现综合保健的目标，必须发展社区卫生服务。1996 年 12 月，中共中央、国务院召开了新中国成立以来第一次全国卫生工作会议，讨论通过并于 1997 年 1 月公布了《中共中央、国务院关于卫生改革和发展的决定》（以下简称《决定》）。《决定》中再一次明确指出应发展社区卫生服务，动员全社会和全体人群积极参加，提高全体人群的素质和健康水平，并指出“改革城市卫生服务体系，积极发展社区卫生服务，逐步形成功能合理、方便群众的卫生服务网络（health services network）”。

二、社区

社区（community）是若干社会群体或社会组织聚集在某一个地域里所形成的一个生活上相互关联的大集体。是社会有机体中最基本的内容，是宏观社会的缩影。构成社区要具备五个要素：有聚居的一群人；有一定的地域；有一定的生活服务设施；居民群具有特定的文化背景和生活方式，居民群之间发生种种社会关系；为谋求规章制度具体落实，产生各种社会群体和机构。

三、社区发展

社区发展是由联合国倡导的一项世界性运动。其宗旨是加强国家政府同社区的联系，充分发挥社区成员的积极性、利用社区自身的力量、提高社区社会经济发展水平、改善社区居民生活、解决社区存在的社会问题。

四、社区卫生服务

社区卫生服务是社区（发展）建设的重要组成部分，是在政府领导、社区参与、上级卫生机构指导下，以基层卫生机构为主体，全科医师为骨干，合理使用社区资源和适宜技术，以人的健康为中心、家庭为单位、社区为范围、需求为导向，以妇女、儿童、老年人、慢性病人、残疾人等为重点，以解决社区主要卫生问题、满足基本医疗卫生服务需求为目的，融预防、医疗、保健、康复、健康教育、计划生育技术服务等为一体的，有效、经济、方便、综合、连续的基层卫生服务。

五、发展社区卫生服务的意义

促进社会稳定、政治稳定，有利于建设和谐社会、文明社会、小康社会，密切党群、政群关系，完善卫生服务体系，解决“看病难、看病贵”，解决低保人员、弱势群体医疗救助，加强社区建设和社区服务，完善公共卫生体系，保证卫生投入的公平性和有效性，体现“以人为本”的思想。

第二节　社区卫生服务的特点

一、以生物-心理-社会医学模式为指导

随着疾病谱和医学模式的转变，促使卫生服务发生转变。主要表现在六个方面：从以疾病为主导转移到以健康为主导；从以单个患者为中心转移到以人群为中心；从以医疗为重点转移到以预防保健为重点；从以医院为基础转移到以社区为基础；从以疾病防治，身心健康为目标转移到以身心健康及其与环境和谐一致为目标；从主要依靠医学和卫生部门转移到依靠众多学科和全社会参与。社区卫生服务（community health services）是落实卫生服务六个转移的基础。

二、基层医疗、预防、保健服务

社区卫生服务是一种以社区卫生服务机构为主体的基层医疗、预防、保健服务，是社区人群为其健康问题寻求卫生服务时最先接触、最经常利用的医疗、预防、保健服务。能以相对方便、经济、有效的适宜技术方法解决社区居民80%左右的基本健康问题，并根据需要安排病人（包括部分健康人群）及时进入其他级别或类别的医疗、预防、保健服务机构。

三、以预防为导向的服务

社区卫生服务技术人员对个人、家庭和社区健康的整体负责与全程服务，注重并实施不同人群“生命周期保健”，根据服务对象生命周期和疾病发生、发展的不同阶段可能存在的危险因素和出现的健康问题，提供一、二、三级预防，并提供规范性的周期性健康检查，对不同人群采取不同的预防保健措施。社区卫生服务技术人员立足社区，加强全民健康教育，纠正不良生活方式及习惯，有效地干预社区人群的衣、食、住、行等社会生活，积极动员社区参与、保护环境、控制人口、最大限度地提高人民群众的自我保健能力（ability of self-care）。

四、综合性服务

社区卫生服务向社区全体人群提供“全方位”综合性服务。体现在：①服务对象不分年龄、性别和疾患类型；②服务内容包括医疗、预防、保健、康复和健康促进；③服务层面涉及生理、心理和社会文化各个方面；④服务范围涵盖个人、家庭与社区；⑤社区卫生服务项目包括一般的内科、儿科、妇产科、门诊外科、皮肤科、眼科、五官科、骨科、精神科等常见问题，以及老年病、慢性病、环境及职业病的防治；在预防保健方面包括婚前检查、计划

生育指导和优生咨询、妇幼保健、计划免疫、职业体检、周期性健康检查；还有心理咨询、医学咨询、健康教育、家庭医疗护理等；⑥综合利用各类适宜的技术和一切对服务对象有利的方式和手段包括现代医学、传统医学。

五、持续性服务

社区卫生服务是从生前到死后的全过程服务，其持续性可包括人生的各个阶段、健康-疾病-康复的各个阶段、任何时间地点，甚至住院或会诊期间。持续性服务措施包括：建立家庭保健合同；建立预约就诊制度，保证病人就诊时能见到自己的家庭医生；建立慢性病的随访制度，使任何一个慢性病患者可获得规范化的管理而不致失控；建立急诊或 24 小时电话值班制度，使社区人群及时得到卫生服务；建立完整的社区、家庭和个人的健康档案，使每个服务对象的健康-疾病资料获得完整准确的记录和充分利用。

六、协调性服务

社区卫生技术人员是社区内外、各个部门、专科和全科的协调人。社区卫生技术人员充分协调和利用社区卫生资源，实现对服务对象的全方位、全过程服务；社区卫生技术人员是动员社区的各级各类资源服务于不同人群及其家庭的枢纽，如健康促进协会、志愿者队伍、托幼、托老机构、营养食堂、护工队伍等，必要时可为病人联系有效的社区支持；社区卫生技术人员掌握各级各类专科医疗的信息和转会诊专家的名单及医疗保健体系和社会力量。可及时为病人提供“无缝式”的转会诊服务。

七、可及性服务

社区卫生服务是可及的、方便的基层卫生服务。社区卫生服务的可及性体现在技术适宜、地理接近、服务方便、关系亲密、结果有效、价格便宜（合理）等一系列使人易于接受的特点。任何地区建立社区卫生服务机构时都应在地点、服务内容、服务技术、服务质量、服务时间、服务价格与收费方式等方面充分考虑社区居民的可及性。因而社区卫生服务是绝大部分社区居民得到充分利用的服务。

八、以家庭为单位的服务

家庭是社区卫生服务的服务对象，又是开展卫生服务工作的重要场所和可利用的有效资源。“以家庭为单位的服务”主要涉及两方面的内容：第一，个人和其家庭成员之间存在着相互作用，家庭的周期、结构与功能会直接或间接影响家庭成员的健康，亦可受到家庭成员健康或疾病状况的影响。当家庭因资源缺乏或沟通不良而导致功能失调甚至陷入危机状态时，这种状态会危及家庭所有成员。社区卫生服务的卫生技术人员通过家庭成员健康状况调查及影响因素查询，全面了解家庭成员发病的原因及恶化因素，而且对不良行为的干预及病人治疗的影响将会延及家庭，因此更需要家庭参与治疗和康复的过程。第二，家庭生活周期理论是社区卫生服务最基本的构架，家庭生活周期的不同阶段存在不同的重要事件和压力，若处理不当而产生危机，则可能在家庭成员中产生相应的健康问题，并造成特定的健康损害。因此，社区卫生服务卫生技术人员要善于了解并评价家庭结构、功能与周期，发现其中可能对家庭成员健康的潜在威胁，并通过适当的咨询干预使之及时化解，改善其家庭功能；

还要善于动员家庭资源，协助对疾病的诊断与长期管理。

九、以社区为基础的服务

社区卫生服务必须立足于社区、以社区为基础。其特征表现为：第一，社区的概念体现于地域和人群，即以一定的地域为基础、以社区人群的卫生需求为导向，社区卫生服务的服务内容与形式都应适合社区人群的需求，并充分利用社区资源，为社区民众提供服务；第二，社区为导向的基层卫生服务将个体和群体健康服务紧密结合、互相促进。社区卫生技术人员在服务中，既要利用社区背景了解个体的相关问题，又要对从个体反映出来的群体问题有足够的敏感性，必要时追踪个体的来龙去脉，了解其所属单位、团体或住宅区域可能发生的重大生活事件，评估其对个体的负面影响，并设法提出合理的社区干预计划（community intervention program）。

十、团队合作的工作方式

社区卫生服务的基本内容将社区预防、医疗、保健、康复、健康教育和健康促进、计划生育技术服务等融为一体，要完成多方面的任务。因此，社区卫生服务必须由多学科、多专业卫生技术人员合理配置、组成团队、协调合作、共同完成任务。

第三节　社区卫生服务的实施

一、社区卫生服务对象

1. 健康人群　健康人群应该是：躯体健康，躯体的结构完好和功能正常；心理健康又称精神健康，即正确认识自我、正确认识环境、及时适应环境；具有良好的社会适应能力，即其能力能在社会系统内得到充分的发挥、有效地扮演与其身份相适应的角色、其行为与社会规范相一致。

2. 亚健康人群　在生理、心理、社会三维健康和有明显疾病的两类人群之间还存在一种介于二者之间的人群，虽然他们没有明显的疾病，但呈现体力降低、反应能力减退、适应能力下降等，这类人群称为亚健康人群。

3. 高危人群　高危人群（high-risk population）是存在明显的对健康有害因素的人群，其发生疾病的概率明显高于其他人群。包括：①高危家庭成员。凡是具有以下任何一个或更多标志的家庭即为高危家庭：单亲家庭；吸毒、酗酒者家庭；精神病患者、残疾者、长期重病者家庭；功能失调濒于崩溃的家庭；受社会歧视的家庭。②具有明显的危险因素的人群。危险因素是指在机体内外环境中存在的与疾病发生、发展及死亡有关的诱发因素（不良的生活方式、职业危险因素、社会和家族危险因素）。

4. 重点保健人群　重点保健人群是指由于各种原因需要在社区得到系统保健的人群，如儿童、妇女、老年人、疾病康复期人群、残疾人等需要特殊保健人群。

5. 病人　患有各种疾病的病人，包括常见病病人、明确诊断的慢性病病人、需在现场急救的病人等。

二、社区卫生服务任务

1. 提高人群健康水平、延长寿命、改善生活质量　通过对不同的服务人群采取促进健康、预防疾病、各类人群的系统保健和健康管理、疾病的早期发现、诊断、治疗和康复、优生优育等措施提高人口素质和人群健康水平（health status）、延长健康寿命、改善生活质量（quality of life）。

2. 创建健康社区　通过健康促进，使个人、家庭具备良好的生活方式和生活行为，在社区创建良好的自然环境、社会心理环境和精神文明建设，紧密结合社区服务和社区建设，创建具有健康人群、健康环境的健康社区。

3. 保证区域卫生规划、医疗卫生体制改革、城镇职工基本医疗保险制度改革的实施。

三、社区卫生服务内容和方式

（一）社区卫生服务的基本内容

社区卫生服务应将社区预防、医疗、保健、康复、健康教育和健康促进、计划生育技术服务等融为一体，包括：社区卫生诊断；健康教育；传染病、地方病、寄生虫病防治；慢性非传染性疾病防治；精神卫生；妇女保健；儿童保健；老年保健；社区医疗；社区康复；计划生育技术服务；开展社区卫生服务信息的收集、整理、统计、分析与上报工作；根据居民需求、社区卫生服务功能和条件，提供其他适宜的基层卫生服务和相关服务。

（二）社区卫生服务方式

社区卫生服务方式可根据社区具体情况、人群需求、卫生资源等采取多种形式。具体可有以下几种：在社区卫生服务中心和卫生服务站开展各项工作、上门服务、居民选择医生签订社区卫生服务合同书、社区医生责任制、医疗咨询热线服务、双向转诊服务。

第四节　社区卫生服务组织形式

一、城市社区卫生服务机构设置原则

1. 社区卫生服务是社区建设的重要组成部分，社区卫生服务机构的建设须纳入社区发展规划和区域卫生规划，要与城镇医药卫生体制改革、城镇职工基本医疗保险制度改革紧密结合，并充分利用中医和西医卫生资源。

2. 社区卫生服务机构属非营利性医疗机构，是为社区居民提供预防、保健、健康教育、计划生育和医疗、康复等服务的综合性基层卫生服务机构。

3. 设置社区卫生服务机构由地市级政府卫生行政部门审批。

4. 社区卫生服务机构以社区卫生服务中心为主体。社区卫生服务中心一般以街道办事处所辖范围设置，服务人口约3万～5万人。对社区卫生服务中心难以方便覆盖的区域，以社区卫生服务站作为补充。社区卫生服务机构设置应充分利用社区资源，避免重复建设，鼓励现有基层医疗机构经过结构和功能双重改造成为社区卫生服务机构。

5. 社区卫生服务机构业务用房、床位、基本设备、常用药品和急救药品应根据社区卫生服务的功能、居民需求配置；卫生人力应按适宜比例配置。

6. 社区卫生服务机构的建设要坚持社区参与的原则。

7. 社区卫生服务机构的设立、运行应引入竞争机制。

8. 社区卫生服务中心的命名原则是：区名＋所在街道名＋识别名（可选）＋社区卫生服务中心。社区卫生服务站的命名原则是：所在街道名＋所在居民小区名＋社区卫生服务站。

二、城市社区卫生服务机构（中心和站）设置指导标准

（一）社区卫生服务中心基本设施

1. 业务用房面积不应少于1 000平方米，布局合理，符合国家卫生学标准及体现无障碍设计要求。

2. 根据社区卫生服务功能、居民需求、社区资源等可设置适宜种类与数量的床位。

3. 具备开展社区预防、保健、健康教育、计划生育和医疗、康复等工作的基本设备以及必要的通讯、信息、交通设备，具体内容由省级卫生行政部门规定。

4. 药品和急救药品的配备按省级卫生行政部门及药品监督管理部门的有关规定执行。

（二）社区卫生服务中心科室设置

设有开展全科诊疗、护理、康复、健康教育、免疫接种、妇幼保健和信息资料管理等工作的专门场所。

（三）社区卫生服务站基本设施

业务用房使用面积不应少于150平方米，至少设诊断室、治疗室与预防保健室，有健康教育宣传栏等设施，符合国家卫生学标准及体现无障碍设计要求。

第五节　社区卫生服务可持续发展

一、发展社区卫生服务的总体目标

发展社区卫生服务，坚持新时期卫生工作方针，深化卫生改革，满足人民医疗卫生服务需求，与经济社会发展相同步，构筑面向21世纪的现代化城市卫生服务体系。到2000年，基本完成社区卫生服务的试点和扩大试点工作，部分城市应基本建成社区卫生服务体系的框架；到2005年，各地基本建成社区卫生服务体系的框架，部分城市建成较为完善的社区卫生服务体系；到2010年，在全国范围内，建成较为完善的社区卫生服务体系，成为卫生服务体系的重要组成部分，使城市居民能够享受到与经济社会发展水平相适应的卫生服务，提高人民健康水平。

二、发展社区卫生服务应遵循的基本原则

1. 坚持为人民服务的宗旨。

2. 坚持政府领导，部门协同，社会参与，多方筹资，公有制为主导。

3. 坚持预防为主，综合服务，健康促进。

4. 坚持以区域卫生规划为指导，引进竞争机制，合理配置和充分利用现有卫生资源。努力提高卫生服务的可及性，做到低成本、广覆盖、高效益，方便群众。

5. 坚持社区卫生服务与社区发展相结合，保证社区卫生服务可持续发展。

6. 坚持实事求是，积极稳妥，循序渐进，因地制宜，分类指导，以点带面逐步完善。

三、持续发展社区卫生服务，必须正确处理好以下几个关系，抓好以下几项工作

（一）社区卫生服务与人人享有卫生保健的战略目标

1. 推进初级卫生保健和发展社区卫生服务目标一致，都是为了实现人人享有卫生保健的全球战略目标。

2. 初级卫生保健和社区卫生服务具有许多共同点　①他们具有共同的特点：社会性、群众性、艰巨性、长期性；②他们都要坚持以下基本原则：合理布局、社区参与、预防为主、适宜技术、综合应用；③推进初级卫生保健和发展社区卫生服务具有共同的意义：社会公正的体现、社会发展的组成部分、人类获得最高健康水平的关键、是精神文明建设的重要内容；④初级卫生保健和社区卫生服务体系都是国家卫生服务体系的重要组成部分；⑤推进初级卫生保健和发展社区卫生服务都必须立足于社区；⑥初级卫生保健是实现全球人人享有卫生保健战略目标的基本途径，协调范围更广，发展初级卫生保健必须以社区为基础；⑦社区卫生服务以基层卫生机构为主体，以全科医生为骨干，以医疗为切入点，全面开展综合服务。

（二）社区卫生服务与区域卫生规划

1. 发展社区卫生服务是区域卫生规划的基础　区域卫生规划将城市医疗卫生服务体系划分为大型综合医院（包括专科医院）和社区卫生服务机构两级。60%～80%的卫生问题将首先在社区得到处理，必须转诊的病人才被转到大型综合医院或专科医院。因此，发展社区卫生服务是实施区域卫生规划的基础。

2. 大力发展城市社区卫生服务，推进区域卫生规划　当前，全国范围内大力推进社区卫生服务发展，这是一项带动全局性卫生改革的重大举措，也是实施区域卫生规划的基础。我国城市卫生资源的80%配置在社区以上，为推进社区卫生服务建设，应引导卫生资源从上层向基层流动，使卫生资源的配置与卫生需要和需求相对应，改善卫生资源配置效率和技术效率。推进社区卫生服务，切实落实预防保健战略，有利于控制医药费用的不合理增长，满足21世纪社会发展的要求。

（三）城镇职工医疗保险制度改革给社区卫生服务发展带来了挑战和机遇

社区卫生服务要在强大的社会主义市场经济体制下、在实施医疗保险的良性竞争中，吸引社区人群选择社区卫生服务，是社区卫生服务面临的重大挑战。人们普遍希望在自己的家中、在亲人身边得到各类卫生服务。城镇职工医疗保险制度改革将社区卫生服务纳入投保人选择的定点医疗机构，给社区卫生服务带来了发展机遇。社区卫生服务必须抓住机遇，合理调整功能，根据人群的需要开展各项卫生服务，提高卫生技术人员素质和服务质量，迎接挑战。

（梁龙彦）

第二十五章　健康教育与健康促进

第一节　健康教育概述

现代医学模式的出现和人类认识水平的提高，使人们对健康的概念及其影响因素的理解日趋全面和深入。目前，国内外学者一致认为，人类的健康受到各种因素的影响，其中生活和行为方式因素对健康的影响日渐突出。因此，以影响人类个体和群体行为作为工作重点的健康教育和健康促进已成为促进人类健康的重要公共卫生策略和措施之一，并引起了国际社会的广泛关注。

一、健康教育的概念、特征和领域

健康教育（health education）是指通过卫生知识宣传教育，帮助个人和群体掌握卫生保健知识、树立健康观念、自愿采纳有利于健康的行为和生活方式的教育活动与过程。即要求教育对象在知识、观念、行为改变上的统一，追求使教育对象实现知识、观念、行为的同步转化。这三者之间的关系表现为：知是基础，信是动力，行是目标。

目前，健康教育已发展成为一门具有自身理论体系和方法学的独立学科，具有如下基本特征：

1. 健康教育的核心是教育人们树立健康意识，养成良好的行为和生活方式，尤其是行为改变，消除和降低有损健康的危险因素。

2. 作为一门新兴的交叉学科，健康教育研究的重点是信息传播和行为改变的理论、规律和方法，以及社区教育的规划、组织、实施和评估的理论和实践。

3. 健康教育是从计划、实施到评价的一个完整过程。这一过程的关键是针对特定人群中需优先解决的健康问题，提出预期的教育目标和相应的教育策略与方法，一并对活动实施过程、效果和健康影响等作出科学、客观的评价。

4. 健康教育的基本策略是信息传播（information dissemination）、行为干预（behavioral intervention）和社区组织。健康教育是以人的健康为中心内容开展活动。因此，它不仅是教育活动，而且是社会活动。

5. 卫生宣传、健康教育与健康促进之间有区别，也有联系。卫生宣传是健康教育的重要手段，健康教育是卫生宣传在内容上的深化、范围上的拓展和功能上的扩充。健康教育必须以健康促进战略思想为指导和支持，不仅通过健康教育改变个体与群体的认知水平与采纳有益于健康行为的能力，同时还须借助健康促进政策、资源、环境等提供的支持，最终促使人们行为生活方式的改变。而健康促进也需要健康教育和卫生宣传来推动和落实，即通过传播与教育活动，促进各部门对健康的关注与参与，促进政策制定者、社会领导群体观念与行为的变化，实现对健康相关事业与活动的支持。因此，健康教育是健康促进重要的组成部分与手段，而健康促进是一个综合的调动教育、社会、经济和政治的广泛力量，改善人群健康的活动过程，它不仅包括一些旨在直接增强个体和群体知识技能的健康教育活动，更包括直接改变社会、经济和环境条件的活动，以减少它们对个体和大众健康的不利影响。

健康教育作为卫生保健事业的重要组成部分，它的研究和工作领域十分广泛，主要包括学校健康教育、医院健康教育、突发公共卫生事件健康教育、工矿企业健康教育、社区健康教育以及特定疾病与特定人群健康教育等多个领域。

二、健康教育的基本研究方法

健康教育是医学和社会人文科学之间相互渗透而发展起来的一门交叉学科。健康教育的概念、特征和领域决定了健康教育研究方法的多样性和综合性。健康教育的研究视野在现代不可能是孤立的，必须要与其他相关学科结合，充分吸纳借鉴其他学科的研究成果和研究方法，应推行多方位、多层面、多学科的综合方法。除了应用预防医学中常用的流行病学和卫生统计学方法外，健康教育研究还应用社会学、心理学、行为科学、公共关系学和传播学等学科的研究方法来研究人类疾病和健康相关行为及其影响因素、探讨有效的健康教育策略和干预方法等。常用的健康教育研究方法包括以下几种类型：

（一）调查研究

根据调查事物发生的时间特点，调查研究可分为如下四类：

1. 现况调查研究　又称横断面调查，是健康教育研究方法中的一种最基本的研究方法。

2. 回顾性调查研究　是一种由结果到原因的调查研究，即调查过去一定时期内健康教育所关注的问题如人群的健康状况、行为特征及其影响因素等。常用的病例对照研究即是一种回顾性的调查研究。

3. 前瞻性调查研究　是一种由原因到结果的调查。常用于观察某种因素对被调查的对象有何影响或产生何种作用的调查。

4. 社会调查研究　在健康教育的各类研究中，社会调查研究是十分重要、应用极为广泛的一类调查研究方法。社会调查研究方法又分定量研究（quantitative research）和定性研究（qualitative research）。定量研究的重点是获得事物的数量指标，通常需经过统计学分析获得研究结果。在社会调查研究中常用的问卷调查即属于定量研究范畴。定性研究的重点是阐述事物的内在特点、本质特征和发生规律等。常用的定量研究包括观察法、专题小组讨论、个别访谈等。在健康教育研究中，定量研究常与定性研究相结合，共同揭示人类健康相关行为及特征等。

（二）实验研究和类实验研究

实验研究是指研究者将研究对象随机分为实验组和对照组，将处理因素如干预措施只给予实验组，然后随访观察一段时间并比较两组人群结局差异的一种研究方法。

类实验研究方法类似实验研究，不同处是实验组与对照组不是随机确定的，而是选择两个在主要因素方面相似的人群作为实验组和对照组。由于这种实验方法在以人群为基础的研究中操作起来比较方便，常用于健康教育的社区干预项目研究。

（三）健康教育干预方法

常用的健康教育干预方法可分两大类即信息传播和行为干预。信息传播是通过各种传播渠道和技术媒介传递健康信息，普及卫生保健知识，提高人们健康意识，引导人们采纳健康的行为。主要的信息传播方式包括人际传播、咨询、讲课、小组讨论、大众传播（如报纸、杂志、广播、电影、电视）和网络传播等。行为干预是实现健康教育计划目标的重要手段。通过行为指导和技能训练，帮助、促使受教育者实现特定行为的改变。常用的行为干预有模拟、示范、案例研究、实际操作、个别指导、小组讨论、询问式学习以及各类以学习技能为主的培训等。此外，一些行为矫正技术，如脱敏法、厌恶法、强化法等是行为干预的特殊而有效的形式。

三、健康教育的主要内容

1. 破除迷信，崇尚科学。
2. 改水、改厕、改造不良环境。
3. 以儿童计划免疫为重点的人工免疫。
4. 食品的营养与卫生。
5. 个人卫生常识。
6. 传染病、慢性非传染疾病及地方病的防治。

四、健康教育的重点人群

健康教育的重点人群包括中小学生、老年人、病人、家庭主妇、乡镇企业就业人群以及外出流动人口。原因有以下几个方面：

1. 中小学生接受能力最强，可塑性最大、青少年时期也是逐步形成各种行为习惯的关键时期。
2. 随着我国老年人口的逐渐增加，老年保健愈来愈成为全社会和每一个家庭的突出卫生问题。
3. 已患病者因失去健康，最容易接受健康教育。
4. 家庭主妇是家庭的重要角色，也是健康教育的重点对象。
5. 乡镇企业职工既受农村和家庭的健康危险因素影响，又容易受工厂车间有毒有害物质的侵害。
6. 流动人员是乡村健康教育的又一个重点人群。

五、健康教育的组织管理

健康教育应成立相应领导小组，要明确各成员职责，使其成为一支训练有素的专、兼职健康教育骨干队伍。应积极筹集健康教育经费，切实使用好经费。

六、作好健康教育的规划、计划、评价和总结

健康教育的效果评价分为三个阶段：

1. 近期效果评价　主要是对知识、信念态度的变化进行评估。主要指标有卫生知识知晓率、卫生知识合格率、卫生知识平均分数、健康信念形成率等。

2. 中期效果评价　主要是指目标人群的行为改变，评价的指标为：健康行为形成率、行为改变率等。

3. 远期效果评价　是对健康教育项目计划实施后产生的远期效应进行评价。包括目标人群的健康状况、生活质量的变化。主要评价指标有：生理指标、心理指标（人格测量指

标、智力测验指标、症状自评量表)、疾病与死亡指标(发病率、患病率、死亡率、病死率、婴儿死亡率、平均期望寿命等)、生活质量指数(生活质量指数、ASHA 指数、功能状态量、生活质量量表等)。

第二节　健康促进概述

一、健康促进的定义、内涵和核心策略

健康促进(health promotion)一词虽然早在 20 世纪 20 年代已出现于公共卫生文献,但它的迅速发展开始于 20 世纪 80 年代后期。有关健康促进的概念经历了一个不断发展和完善的过程。

(一)健康促进的定义

美国著名的健康教育学家格林(Lawrence. W. Green)对健康促进的定义是:健康促进是指一切能促使行为和生活条件向有益于健康改变的教育与环境支持的综合体。因此健康促进可以理解为"健康教育+环境支持"。1995 年,世界卫生组织(WHO)西太区发表的《健康新地平线》中指出:健康促进是指个人与其家庭、社区和国家一起采取措施鼓励健康的行为,增强人们改进和处理自身健康问题的能力。

(二)健康促进行动的内涵

1986 年在加拿大渥太华召开了首届国际健康促进大会,并通过了《渥太华宪章》。自此,《渥太华宪章》中提出的健康促进行动策略已成为全球健康促进工作的指导依据和精神力量。健康促进行动策略的内涵包括如下五个主要活动领域:

1. 制定促进健康的公共政策　健康促进超越了保健范畴,它把健康问题提到了各个部门和各级领导的议事日程上,使他们了解其决策对健康后果的影响并承担健康的责任。联合行动目的是保证更安全、更健康的商品供应和服务、更健康的公共服务和更清洁、更愉悦的环境。

2. 创造支持性环境　健康促进在于创造一种安全、舒适、满意、愉悦的生活和工作条件。系统地评估环境的迅速改变对健康的影响,特别是在技术、工作、能源生产和城市化的地区是极为重要的,并且必须通过健康促进活动以保证对公众的健康产生积极有利的影响。

3. 加强社区行动　健康促进工作是通过具体和有效的社区行动,包括确立优先领域、作出决策、设计和实施策略以达到更健康的目标。在这一过程中核心问题是赋予社区以当家做主、积极参与和主宰自己命运的权力。社区开发在于利用社区现有的人力、物力资源,以增进自我帮助和社会支持并形成灵活的体制,促进公众参与卫生工作和指导卫生工作的开展。

4. 发展个人技能　健康促进通过提供信息、健康教育和提高生活技能以支持个人和社会的发展。这样做的目的是使群众能更有效地维护自身的健康和他们生存的环境并作出有利于健康的选择。学校、家庭、工作场所和社区都有责任不断从生活和环境中学习健康知识和技能,有准备地应对人生各个阶段可能出现的健康问题。

5. 调整卫生服务方向　健康促进在卫生服务中的责任是要求个人、社区组织、卫生专业人员、卫生服务机构和政府共同承担。他们必须在卫生保健系统中共同工作以满足健康的

需求。卫生部门的作用不仅仅是提供临床与治疗服务，而且必须坚持健康促进的方向。调整卫生服务方向要做好卫生研究及专业教育与培训的转变，这就要求卫生服务部门态度和组织的转变，并立足于把人的完整总需求作为服务方向。

（三）健康促进的核心策略

从健康促进的涵义和行动策略中可以看出，社会动员（social mobilization）是健康促进的核心策略，它包括很多层次和手段。主要的社会动员层次包括开发领导层、促进社区参与、发动非政府机构（NGO）和利用专业技术人员等。领导层的动员是指采用各种动员手段和措施（如游说、汇报、举行学术研讨会等），利用各种机会积极主动地争取各级领导从政策或资金上对健康需求和有利于健康活动的支持，使各级政府把发展卫生事业当作政府的职责，将卫生目标作为当地政治经济发展的一部分。动员社区、家庭和个人参与是开展健康促进项目成败和保持项目可持续性发展的关键。另外，非政府组织（如协会、妇联、共青团、工会组织、宗教组织等）在健康促进项目活动中的作用日显突出。譬如，在艾滋病预防和关怀的健康促进项目中，各种艾滋病防治协会、基金会以及艾滋病病人自助组织均起到了非常重要和政府机构不能替代的作用。

二、健康促进的发展

自 1986 年第一届国际健康促进大会在加拿大渥太华召开并发表了《渥太华宪章》以来，健康促进引起了全球的广泛关注和重视，并得到了迅速的发展。在很长一个时期，《渥太华宪章》已成为健康促进理论的基础，也为全球健康促进工作提供了指导依据和精神力量。

为进一步推动健康促进领域的发展，1988 年在澳大利亚的阿德莱德又召开了第二届国际健康促进大会。本次会议对健康的公共策略行动提出了许多建议，并确定了如下四个关键领域作为健康公共策略的优先行动领域：①维护妇女健康，包括公平分享社会保健资源、生育应基于妇女的选择和需求之上、为妇女保健工作提供支持性机制；②食品与营养，即消除饥饿和营养不良是健康公共政策的一个基本目标；③烟草和酒精的控制；④创造支持性环境。

1991 年，在瑞典松兹瓦尔召开的第三届国际健康促进大会，提出了“创造健康的支持环境”，它是为实现 1977 年世界卫生组织提出的“人人享有卫生保健”全球目标的系列事件之一。

为探讨 21 世纪面临的健康新问题和相应策略，1997 年在印度尼西亚首都雅加达召开了第四届健康促进国际大会，这是第一次在发展中国家举行的健康促进会议。会议以“新世纪中的新角色：健康促进迈向 21 世纪”为主题，并发表了《雅加达宣言》。宣言确定了为完成在 21 世纪促进健康这个艰巨任务所需要的策略和指导方向，指出 21 世纪健康促进的重点。

2000 年 6 月，来自世界各国的卫生部长们会集于墨西哥城出席了第五届世界健康促进大会，并通过了以健康促进行动为主要内容的《墨西哥健康促进部长宣言》。2005 年 8 月，在曼谷召开了第六届世界健康促进大会，并通过了《关于全球化世界中健康促进的曼谷宪章》。该宪章确认，授权于社区并改善健康和卫生保健平等性的政策与伙伴关系应当是全球和国家发展工作的核心。在《渥太华健康宪章》的基础上，《曼谷宪章》补充了各次全球健康促进会议的建议。

除了世界健康促进大会，世界卫生组织的最高行政会议——世界卫生大会近年来也专门就健康促进议题进行了多次讨论。2007 年 1 月召开的第 60 届世界卫生大会审议了关于全球化世界中的健康促进的报告，并形成了相关决议。

第三节　突发公共卫生事件健康教育与健康促进

随着社会发展和生活的改变，预防与控制突发公共卫生事件变得越来越重要。原有的传染病尚未得到有效控制，新的传染病又不断出现。世界卫生组织总干事陈冯富珍博士在 2007 年 4 月 2 日新加坡召开的关于国际卫生安全的世界卫生日讨论会上指出：疾病的爆发如今比在三十年前更具威胁。这是因为疾病可以在不知不觉中不受遏制地跨越国境。微生物潜伏在毫无提防的旅客身上，或细菌隐藏在货柜中，对于它们，国界上的传统防卫不起作用。同时各类中毒事件、自然灾害、生物恐怖事件时有发生。如何预防这类事件的发生，阻止和减少突发性公共卫生事件对人民群众健康和财产的损害是预防医学工作者面临的重要任务。

健康教育/健康促进已成为群策群防群控突发性公共卫生事件的主要策略，并成为阻止和减少公共卫生事件发生和发展的主要策略。

一、应急性健康教育活动

自然灾害与事故发生或疾病爆发流行时，配合救灾防病工作开展健康教育活动，普及防病知识，进行行为干预，以提高灾区群众的自我预防疾病的能力、减少疾病、保护灾区群众的身心健康。

1. 灾害、疾病爆发期　采用多种形式宣传有关知识，制作必要的宣传资料，及时分发给群众，有针对性地宣传普及救护常识，宣传传染病预防、饮食、饮水卫生知识和消毒、杀虫等方法。

2. 灾害、疫情持续期　向灾（疫）区群众通报卫生状况，针对当时当地出现的灾情、疫情，将切合实际的有关自救互救、卫生防病知识反复向群众宣传。指导群众开展以饮水、饮食卫生为重点的自救互救活动，管理好人畜粪便，减少蚊、蝇孳生和杀灭病媒昆虫等工作。

3. 灾后恢复期或疫情控制期　重点是普及环境卫生知识，宣传预防疾病的长期性，全面彻底地治理环境、修建公共卫生设施，或针对可能爆发流行的传染病开展健康教育活动等。倡导卫生行为，树立健康信念，提高群众抗灾防病的意识和能力。

二、突发公共卫生事件的心理干预

（一）干预模式

所有干预模式都是以理论模式为基础。目前针对突发公共卫生事件，专家们提出 3 种突发性公共事件基本干预模式，即平衡模式、认知模式和心理转变模式。这 3 种模式为众多不同的干预策略和方法提供了基础。

1. 平衡模式　突发公共卫生事件中的人通常处于一种心理或情绪的失衡状态，在这种状态下，原有的应付机制和解决问题的方法不能满足他们的需要。平衡模式的目的就是帮助人们再获得一些应付的能力，达到一种新的平衡。重点强调：在重新达到某种程度的稳定之前，一般不能采取也不应采取其他措施。

2. 认知模式　该模式的基本原则是：通过改变思维方式，尤其是通过认识其认知中的非理性和自我否定部分，强化思维中的理性和自强的成分，人们能够获得对自己生活的控制，能够获得自己与周围环境的一种新的平衡。在突发境遇中，人们往往会存在一些消极的否定性的思维，自以为对境遇是无能为力的。认知模式在突发公共卫生事件心理干预工作的任务就是改变这种消极思维，通过练习和实践新的知识，达成一种新的认知水平，使个体的思想变得更为积极，更为肯定，更能激发他们在突发境遇中存在积极的成分。

3. 心理社会转变模式　人是遗传因素和从特别的社会环境中学习的产物。因为人们总是在不断地变化、发展和成长，他们的社会环境和社会影响总是在不断地变化。心理社会转变模式的目的在于帮助者与求助者合作，以测定与突发事件有关的内部和外部困难，帮助他们选择替代他们现有行为、态度和使用环境资源的方法。这种模式涉及个人以外的外部环境，所以要考虑需要改变的系统成分。

（二）心理干预实施

心理干预实施主要贯穿于以下六个步骤。但需要强调的是：突发事件心理干预工作者应注重实效和以环境为基础，系统地使用一些技术，而这些技术的应用过程应该是自然、流畅的，而不是机械式的生搬硬套。实施心理干预的六个步骤：

1. 确定问题　心理干预的第一步是，从求助者的角度，确定和理解求助者本人所认识的问题。如果突发公共卫生事件心理干预所认识的危机境遇并非求助者所认同的，那么帮助者所应用的全部干预策略和付出的努力可能会失去重点，甚至对求助者而言没有任何价值。

2. 保证求助者安全　心理干预工作者将保证求助者安全作为首要目标，我们所讲的求助者安全，简单地说就是对自我和对他人的生理和心理危险性降低到最小可能性。虽然我们将求助者安全放在第二步，但在整个突发性事件心理干预过程中都应该将这一点作为首要的考虑。

3. 给予支持，主要是倾听而非采取行动　第三步是强调与求助者沟通与交流，使求助者知道突发性事件心理干预工作者是能够给予其关心帮助的人。心理干预不要去评价求助者的经历与感受是否值得称赞，或是否是心甘情愿的，而是应该提供这样一种机会，让求助者相信“这里有一个人确实很关心他（她）”。就是说，心理干预必须无条件地以积极的方式接纳所有的求助者，不在乎报答。

4. 提出并验证可变通的应对方式　多数情况下，求助者处于思维不灵活的状态，不能恰当地判断什么是最佳的选择。有些处于危机的求助者甚至认为无路可走了。在这一步中，工作者有效的工作能帮助求助者认识到，有许多可变通的应对方式可供选择，其中有些选择比别的选择更为适宜。应该从以下几种不同途径思考变通的方式：①环境支持，这是提供帮助的最佳资源，求助者知道有哪些人现在或过去能关心自己；②应付机制，即求助者可以用来战胜目前危机的行为或环境资源；③积极的、建设性的思维方式，可用来改变自己对问题的看法并减轻焦虑水平。如果能从这三方面客观地评价各种可变通的应对方式，心理干预工作者就能够给感到绝望和走投无路的求助者以极大的支持。

5. 制订计划　计划要求干预工作者与求助者共同制订，其目的是矫正求助者情绪的失衡状态。计划应该：①确定有另外的个人、组织团体和有关机构能够提供及时的支持；②提供求助者现在能够采用的、积极的应付机制；③确定求助者能够理解和把握的行动步骤。根据求助者的应付能力，计划应重点强调切实可行，系统地帮助求助者解决问题。

6. 得到承诺，采用积极的应对方式　多数情况下，保证这一步比较简单，让求助者复述一下计划，工作者应该从求助者那里得到诚实、直接和适当的承诺。然后，在检查、核实求助者的过程中用理解、同情和支持的方式来进行询问。

第四节　医院健康教育和健康促进

随着医学模式的转变和医院服务功能的扩大，医院已经成为开展健康教育与健康促进的一个重要场所。充分发挥医院健康知识与技能资源的优势，把向病人、病人家属，乃至社区广大群众提供健康教育与健康促进纳入医院的服务，已经成为提高医疗质量和控制疾病的重要策略。

一、医院健康教育和健康促进的概念

作为健康教育和健康促进的主要组成部分，医院健康教育（hospital based health education）和健康促进的内涵也经历了一个不断丰富和不断完善的过程。狭义地讲，医院健康教育是以病人为中心，针对到医院里接受医疗保健的患者及其家属所实施的健康教育活动，其目的是针对患者的健康状况和疾病特点，通过健康教育实现三级预防和身心康复。狭义的医院健康教育又称临床健康教育或患者健康教育。

随着经济的不断发展和人民群众对医疗保健需求的不断增长，医院健康教育的对象、范围与内容得到不断扩展而出现了广义的医院健康教育概念，即医院健康教育是以健康为中心，以医疗保健机构为基础，为改善患者及家属、社区成员和医院职工的健康相关行为所进行的有组织、有计划、有目的的教育活动。这一广义的概念代表了国内外医院健康教育的发展趋势。

与健康促进相对应，医院健康促进（hospital based health promotion）是指医院健康教育和能促使病人或群体行为和生活方式改变的政策、法规、经济及组织等环境支持的综合。医院健康促进的目的是促进医院机构和功能实现以病人为中心向以健康为中心的转变；通过与病人、家属、医生、管理人员和社区等共同采取行动，增强人们维护健康的能力。医院健康教育和促进的形式可分为医护人员教育、病人教育、社区教育和社会教育等。

二、医院健康教育和健康促进的意义

医院健康教育和健康促进具有十分重要的作用和意义，它体现在如下几个方面：

（一）开展医院健康教育是医学模式转变和现代医学发展的必然趋势

生物-心理-社会医学模式和“以健康为中心”的医学观念促使医疗服务由单一的医疗型向医疗-预防-保健-康复型转化。医疗服务的发展趋势可以归纳为“五个扩大”，即从单纯治疗扩大到防治结合的综合服务；从生理服务扩大到生理-心理-社会的全面服务；从技术服务扩大到社会性服务；从院内服务扩大到院外服务；从仅为患者个人服务扩大到为健康人群服务。健康教育作为临床与预防保健的结合点，在这一转变中起到积极的促进作用。例如，基层医疗机构作为社区健康服务的中心，以家庭为单位，以社区人群为服务范围，实施预防、医疗、保健、康复、健康教育和计划生育一体化的社区卫生服务，已经成为基层卫生机构发

展的方向。

（二）健康教育是综合医疗保健服务的重要组成部分和有效易行的治疗手段

健康教育作为医疗保健服务的重要组成部分，贯穿于三级预防的全过程，是提高医疗保健质量的重要手段。人类社会目前正面临着双重疾病的负担。在这些疾病的各种病因和影响因素中，不良行为和生活方式占据十分重要的作用。国内外研究表明，健康教育通过倡导健康文明的生活方式，帮助人们改变不良行为，是预防和控制上述疾病有效的干预措施。另外，临床治疗诸多慢性非传染性疾病如高血压病、糖尿病、单纯性肥胖等，除了必要的药物治疗外，还要求患者必须坚持饮食疗法、适当锻炼等非药物治疗。即使是急性传染性疾病如急性肠炎，也要指导病人及家属采取隔离防护措施。健康教育是指导病人及其家属学习掌握有关疾病防治知识、提高自我保健和自我护理能力的非药物治疗手段。此外，通过健康教育，可以满足病人的心理需求，消除病人及家属的不良心理反应，树立战胜疾病的信心，从而实现对病人的心理保健。目前国内外许多机构利用健康教育处方配合药物治疗糖尿病、冠心病、妇女更年期综合征以及心理疾患方面，取得了良好的效果。

（三）健康教育是密切医患关系，促进医院精神文明建设的纽带

医患关系是指医疗保健服务过程中形成的各种人际关系。医患关系融洽与否，不仅对病人及家属的心理有影响，而且对疾病的防治效果带来直接影响。健康教育的开展有助于医护人员强化服务意识，文明服务语言，规范服务行为，在向病人和群众传播健康相关知识和技能的同时，也带给他们关心和温暖，增强病人对医护人员的信任感和依从性，密切医患关系，促进相互理解，提高人们对医院医德医风的满意度。

（四）健康教育是改善医院管理，提高社会经济效益的有效途径

由于健康教育促进了医德医风建设和医疗质量的提高，并通过健康教育向社会宣传医院的新技术、新设备、新项目、新风尚，扩大了医院的影响，提高了医院和医务人员的声誉，增强了医院在社会主义市场经济条件下的社会竞争力。同时，通过健康教育，医患双方采纳适宜技术，纠正人们盲目追求高层次、高技术医疗服务的观点，自愿投资于预防性保健服务，自愿接受社区卫生服务，可有效地促进医院的全面发展，提高医院服务的社会效益和经济效益。

（毕力夫　巴特尔）

第二十六章　卫生法律法规与卫生监督

第一节　卫生法律法规

一、卫生法律法规的定义和性质

（一）卫生法律法规（health law）的定义

1. 卫生法　是指由国家制定或认可，并由国家强制力保证实施的，用以调整、保护人体健康活动中形成的各种社会关系的总和。卫生法是国家意志和利益在卫生领域中的具体体现，它通过对人们在医学发展和保护人体健康的实践中各种权利与义务的规定，调整、确认、保护和发展各种卫生法律关系和医疗卫生秩序，是国家进行卫生管理的重要工具。

卫生法有狭义和广义之分。狭义的卫生法仅指由全国人民代表大会及常务委员会所制定的各种卫生法律。广义的卫生法包括卫生法律、卫生法规总和。

2. 卫生法律法规　属于卫生法的范围，只是卫生法律的位阶高于卫生法规；而卫生法规应被认为是“行政法规”、“地方性法规”、“部委规章”、“政府规章”、“自治条例”、“单行条例”中有关卫生社会关系规范的总称；卫生法规依其制定机关的法律地位不同而有法的位阶差别，卫生法律法规是调整卫生社会关系的一系列具有强制性效力的规范性文件。

（二）卫生法律法规的性质

1. 卫生法律法规的意志性与规律性　卫生法律法规是由人制定的，是人意识活动的结果，必然体现出人的意志（即人的愿望、需求、主张、见解等）。卫生法的意志性绝不是意味着任意或任性。卫生法在调整健康利益关系时，必须要尊重与遵循卫生社会关系的规律。规律是客观的，卫生法要反映与体现客观规律，必须通过人的意志的主观能动作用。意志是主观的，但必须受客观规律的约束，不能用立法者的臆想来代替卫生社会现象的本质。

2. 卫生法律法规的利益性和正义性　卫生法律法规是以权利与义务的形式来调整卫生社会关系和卫生社会行为的。权利与义务的关系，本质上是一个利益问题。卫生社会关系是多种多样的、复杂的社会现象。

3. 卫生法律法规的社会性与阶级性　卫生法在一定范围内和一定程度上会显出法的阶级性。在我国社会主义市场经济发展阶段及国际经济一体化进程中更应对此有着清醒的认识，如何保障卫生资源和卫生健康利益的社会分配公正是应优先考虑的问题。

二、卫生法律规范的分类

1. 禁止性规范　相对人不能做的行为。

2. 义务性规范　相对人必须做的某些行为，卫生法规多为技术性义务范围，即相对人必须采取诸多技术性措施才能达到国家卫生标准和卫生要求的规定。

3. 授权性规范　享有某种权利的规定。

实际上目前卫生法律规范都是按行政部门的业务管理范围来进行分类的，如食品卫生法规类、环境卫生法规类、劳动卫生法规类等。在这些法规中上述三类规范内容都综合在一起。

三、卫生法的法源

（一）宪法

宪法（constitutional law）是我国的根本法，它不仅是卫生法律部门的重要渊源，也是其他法律部门的重要法源。

（二）卫生法律

卫生法律是指由全国人大及其常委会制定的法律文件。它又分为两种：一是由全国人大制定的，称为卫生基本法；一是由全国人大常委会制定的，称为基本法律以外的卫生法律。

卫生基本法是国家为了保护人体健康而对全国医药卫生预防保健工作所制定的综合性、系统性规定的法律文件，其内容应当包括我国卫生工作方针、政策和基本原则，国家对医疗保健、卫生防疫、药品器械、卫技人员、医学教育等工作的管理制度和管理原则，各级人民政府卫生行政部门和卫生监督机构的设置和职责等。目前，我国尚无专门属于卫生法部门的基本法律。

此外，无论是基本法律还是基本法律以外的其他法律中，如《婚姻法》、《民法》、《劳动法》、《环境保护法》、《合同法》、《刑法》以及《诉讼法》等有关法律也是卫生法的法源。

（三）卫生行政法规

卫生法规是指由国务院所制定的规范性法律文件。它既是卫生法的法源之一，也是卫生行政部门制定各种卫生行政管理法规、规章的依据。卫生行政法规有的是以国务院名义直接发布的，如《医疗机构管理条例》，有的经国务院批准，由卫生部发布，如《艾滋病监测管理的若干规定》。

（四）卫生规章

是指由国务院卫生行政部门依法在其职权范围内制定的卫生行政管理规章，在全国范围内具有法律效力。目前，卫生规章有两千余件。

（五）地方性卫生法规

是指省、自治区、直辖市及省会所在地的市和经国务院批准的较大市的人大及其常委会依法制定和批准的卫生法律文件。

（六）卫生自治条例与单行条例

是指民族自治地方人大依法在其职权范围内根据当地民族的政治、经济、文化的特点，制定发布的有关本地区卫生行政管理方面的法律文件。

（七）卫生地方规章

是指省级及省会所在地的市和经国务院批准的较大市的人民政府，依法在其职权范围内制定和发布的有关地方卫生管理方面的规章。

（八）国际卫生条约

国际卫生条约是指我国与外国缔结或者我国加入的国际法规范性文件。卫生国际条约（保留条款除外）经我国批准生效，就对我国国家机关和公民具有约束力，如《国际卫生条例》1979年我国予以承认。所以，国际卫生条约也是我国卫生法的法源之一。

卫生法具有技术控制和法律控制的双重性质，因此，卫生标准、卫生技术规范和操作规程就构成了卫生法律体系中一个重要组成部分。

四、目前已颁布的卫生法律法规

（一）卫生法律

包括《中华人民共和国药品管理法》（2001.2.28）、《中华人民共和国国境卫生检疫法》（2007.12.29）、《中华人民共和国红十字会法》（1993.10.31）、《中华人民共和国母婴保健法》（1994.10.27）、《中华人民共和国食品卫生法》（1995.10.30）、《中华人民共和国献血法》（1997.12.29）、《中华人民共和国执业医师法》（1999.5.1）、《中华人民共和国职业病防治法》（2002.5.1）、《中华人民共和国传染病防治法》（2004.8.28）。

1.《中华人民共和国执业医师法》 由第九届全国人大常委会第三次会议于1998年6月26日通过，自1999年5月1日起施行。《执业医师法》的颁布实施，标志着我国医师队伍的建设将走上法制化、规范化的轨道，对于全面提高医师的社会地位、维护医师的合法权益具有十分重要的作用。

《执业医师法》的主要内容，大体包括医师资格考试制度、执业医师注册制度、执业医师的权利义务和执业规则制度及考核培训制度等。《执业医师法》包括六章。第一章是总则，第二章是考试和注册，第三章是执业规则，第四章是考核和培训，第五章是法律责任，第六章是附则。

《执业医师法》的立法宗旨是："为了加强医师队伍建设，提高医师的职业道德和业务素质，保障医师的合法权益，保护人民健康"。

《执业医师法》的适用范围，即调整对象是指在医疗、预防、保健机构中工作的，依法取得执业医师资格或者执业助理医师资格，经注册取得医师执业证书，从事相应的医疗、预防、保健业务的医生。执业医师法规定了医师的执业资格制度，即政府依法管理，实行准入控制，采取社会化考试评价机制，政府或者行业组织注册登记，强化监督管理的专业人员执业资格制度。

《执业医师法》的实施具有很好的社会作用：可以规范全国医师工作；调整行医过程的社会关系；推动卫生改革的深化；规范医疗卫生服务；引导医师提高自律水平。

2.《中华人民共和国传染病防治法》是1989年2月21日颁布实施，2004年8月28日重新修订。

修订后的《传染病防治法》与旧的《传染病防治法》相比，有很大的创新和发展，表现在以下几个方面：

1. 调整法律关系，明确不同主体在传染病预防、控制工作中的法律地位及其作用，依法确立监督管理、预防控制、医疗救治三位一体的传染病防控救治体系。

2. 加强制度建设，立足于"平战"结合，增强应对突发事件的快速反应能力，不断提高传染病监管水平。

3. 转变职能，强化职责，体现人性化管理理念。

4. 以人为本，依法保障病人合法权益。

（二）卫生法规

包括《中华人民共和国国境口岸卫生监督办法》（1982.2.4）、《公共场所卫生管理条例》（1987.4.1）、《麻醉药品管理办法》（1987.11.28）、《中华人民共和国尘肺病防治条例》（1987.12.3）、《艾滋病监测管理若干规定》（1987.12.26）、《女职工劳动保护规定》（1988.9.1）、《医疗用毒性药品管理办法》（1988.12.27）、《精神药品管理办法》（1988.12.27）、《放射性药品管理办法》（1989.1.13）、《中华人民共和国药品管理法实施办法》（1989.1.7）、《中华人民共和国国境卫生检疫法实施细则》（1989.2.10）、《放射性同位素与射线装置放射防护条例》（1989.10.24）、《化妆品卫生监督条例》（1989.9.26）、《红十字标志使用办法》（1990.1.29）、《学校卫生工作条例》（1990.4.25）、《中华人民共和国传染病防治法实施办法》（1991.10.4）、《中药品种保护条例》（1992.10.14）、《医疗机构管理条例》（1994.2.26）、《食盐加碘消除碘缺乏危害管理条例》（1994.8.23）、《血液制品管理条例》（1996.12.30）、《医疗事故处理条例》（2002.9.1）《使用有毒物品作业场所劳动保护条例》（2002.5.12）、《中华人民共和国药品管理法实施条例》（2002.8.4）、《中华人民共和国中医药条例》（2003.4.7）、《突发公共卫生事件应急条例》（2003.5.9）、《医疗废物管理条例》（2003.6.16）、《乡村医生从业管理条例》（2003.8.5）、《病原微生物实验室生物安全管理条例》（2004.11.12）、《疫苗流通和预防接种管理条例》（2005.3.24）、《艾滋病防治条例》（2006.3.1）、《血吸虫病防治条例》（2006.4.1）、《人体器官移植条例》（2007.3.31）。

《医疗事故处理条例》（以下简称《条例》）于2002年2月20日国务院第55次常务会议通过，自2002年9月1日起施行。1987年6月29日国务院发布的《医疗事故处理办法》同时废止。新条例分总则、医疗事故的预防与处置、医疗事故的技术鉴定、医疗事故的行政处理与监督、医疗事故的赔偿、罚则、附则共7章63条。《条例》突出体现了以下特点：

1. 贯彻了“预防为主”的方针。

2. 以患者为本位，体现人文关怀，进一步扩大了患者就医的基本权利保障。

3. 鉴定程序更加公开透明。《条例》将行政处理与专业技术鉴定严格区别开。

4. 赔偿制度更科学合理。

5. 进一步强化了卫生行政部门工作人员、医疗机构、鉴定机构、责任人员在医疗事故中所应承担的相应行政、刑事法律责任。

6. 新《条例》规定的事故范围有所扩大。新《条例》第2条规定：“医疗事故，是指医疗机构及其医务人员在医疗活动中，违反医疗卫生管理法律、行政法规、部门规章和诊疗护理规范、常规，过失造成患者人身损害的事故。”

7. 新条例的事故鉴定注重程序公正。

8. 新条例的医疗事故一律分为四级。新条例取消了责任事故和技术事故的区分，一律划分为四级。

9. 新条例规定患者及其家属有权要求复印病历。

第二节 卫生监督

一、卫生监督的概念

卫生监督（health surveillance）是国家管理卫生事务的重要形式，是法制建设的重要组成部分。它包括从监督检查卫生法律法规的贯彻执行情况到发现违法行为所进行行政处罚的全过程。

卫生监督的主体是卫生行政机关；卫生监督的对象一般统称为管理相对人，卫生监督行为既可以是针对特定的个人行为，也可以是针对特定的企事业单位或有关社会组织所采取的行为；卫生监督的依据是公共卫生法规，包括卫生法律、法规、规章和规范性文件；卫生监督的内容是监督对象是否遵守公共卫生法规和制度；卫生监督的形式包括卫生行政许可、卫生行政处罚、法制宣传教育等。

二、卫生监督的性质

（一）卫生监督的属性

卫生监督的行政性是其根本属性。卫生监督是一种既独立存在，又与其他国家职能密切相关的公共职能，即公共卫生职能。

（二）卫生监督的功能

1. 制约功能　可归纳为卫生行政机关的卫生监督行为对相对人有关权力的限制和在具体行为上的牵制，以及社会（即相对人）对卫生监督的制约。

2. 规范功能　卫生监督通过对守法者的认可和对违法者的惩罚，进而对规范人们的行为具有导向作用。

3. 预防功能　卫生监督是强制和规范社会卫生事务或行为的一种制度，它在对社会卫生事务或行为进行法制管理过程中，必须渗入到每项具体事务或行为之中，在参与中实施监督，及时发现和制止危害公众健康的各类隐患因素的发生。

4. 促进功能　卫生监督通过对问题或违法行为的分析，对各方面矛盾现象进行协调，促使社会在涉及卫生活动的各个方面与社会整个运行过程及各环节和要素协调一致、同步发展。

（三）卫生监督的特征

公益性是卫生监督的理论基础；保护性是卫生监督的显著特征；技术性是卫生监督执法活动的依据；综合性是由公共卫生法规调整的社会关系的多层次、多形式和多样性所决定的。卫生监督还同时兼有行政执法的共有特征，包括行政性、职能性、程序性等。

（四）卫生监督的作用

是公共卫生法规的立法目标得以实现的基本保证。是实施国家职能、打击违反卫生法规活动的重要手段，是保护国家、团体、公民个人有关卫生方面合法权益的重要措施。卫生监督能把卫生行政机关的各种管理关系加以落实，促进和完善卫生立法，并促进卫生监督队伍的建设和卫生行政部门职能转变的改革。促进精神文明建设，提高各级公务人员和人民群众的法制观念。

三、卫生监督的分类

根据卫生监督行为的性质分类可以分为羁束卫生监督行为与自由裁量卫生监督行为、依职权卫生监督行为与依申请卫生监督行为、要式卫生监督行为与非要式卫生监督行为等。按照卫生监督的过程分类可以分为预防性卫生监督、经常性卫生监督和应急性卫生监督。依照公共卫生专业划分可以分为食品卫生监督、药品监督、公共场所卫生监督、化妆品卫生监督、学校卫生监督、劳动卫生监督、放射卫生监督、传染病防治监督、国境卫生检疫监督等。本节重点介绍根据卫生监督行为性质的分类和卫生监督过程的分类。

（一）根据卫生监督行为性质的分类

凡是公共卫生法律、法规和规章对行为的内容、形式、程序、范围和手段等作了较详细、具体和明确规定的卫生监督行为，称为羁束卫生监督行为。自由裁量卫生监督行为是指卫生法律规范在规定行为的内容、形式、程序、范围和手段等方面留有一定的选择余地或幅度，或者只作原则规定，可以由卫生行政机关根据对法律规范的理解和对相对人具体行为进行分析后所采取的卫生监督行为。

依职权卫生监督行为是根据公共卫生法规赋予的职权，不待相对人的申请而由卫生行政机关主动作出的卫生监督行为，又称为主动监督行为。依申请卫生监督行为是卫生行政机关只有在相对人申请的条件下，才能依法采取的卫生监督行为，又称被动监督行为。

要式行为系必须依据法定方式进行或必须具备一定的法定形式，才能产生法律效力和后果的卫生监督行为。非要式卫生监督行为是卫生法规未规定一定具体方式或形式，允许卫生行政机关依据情况自行选择适当方式或形式进行的卫生监督行为。

（二）根据卫生监督过程的分类

1. 预防性卫生监督　预防性卫生监督是卫生行政机关依据公共卫生法律、法规，对新建、扩建、改建、续建的工矿企业、公共建筑、公共交通、民用设施、学校、医疗卫生设施、水利工程等建设项目所开展的设计卫生审查和竣工验收的监督活动。

2. 经常性卫生监督　经常性卫生监督是卫生行政机关依法对其管辖范围内的企事业单位、个人或有关社会组织遵守公共卫生法规的情况所进行的日常性监督活动。

3. 应急性卫生监督　应急性卫生监督是对公共卫生突发事件所进行的紧急监督活动。

四、卫生监督执法

卫生行政机关的重要职能之一是卫生监督执法或卫生行政执法。按照卫生监督工作的内容，卫生行政执法的步骤或程序可分为：卫生行政许可；卫生行政监督检查；卫生行政处罚；卫生行政强制执行。

（一）卫生行政许可

按照2004年7月1日开始实施的《行政许可法》，行政许可是行政机关单独的一种管理职能。但目前卫生行政许可已成为卫生行政执法机关的重要工作内容之一。

根据食品卫生、放射卫生、化妆品卫生及公共场所卫生的法律法规的规定，其生产经营者在获得营业执照之前，必须按有关规定的内容和程序，向卫生行政部门申请卫生许可证，经卫生行政部门审查合格者，发给卫生许可证之后，再到工商管理部门申请营业执照。

卫生行政部门对管理相对人这种卫生行政许可的审查，除对一般应具备资料的审查外，更重要的是对生产经营现场卫生防护设备和卫生条件的审查，因此从一定意义上讲，卫生许可的审查是一种预防措施或预防性卫生监督。

（二）卫生行政监督检查

卫生行政监督检查是指卫生行政执法机关依据有关法律法规，对个人和组织是否遵守卫生法律法规的规定的情况所进行的监督检查活动，这种监督检查活动是卫生行政执法最多的活动内容，也是卫生行政执法的重要组成步骤。所谓监督，其实际含义是卫生行政执法监视相对人有无违法行为，督促有违法行为者改变自己的违法行为。其中督促其改变违法行为的有效手段，一是法制教育，二是行政处罚。公共卫生监督根据其内容可分为：

1. 预防性卫生监督　即对工程项目中应设有的卫生防护设施设备及其防护效果，要求在设计、施工和生产阶段都要与主体工程同时进行。

2. 经常性卫生监督　即对已生产、使用或经营的管理相对人的卫生状况，进行定期或不定期的临时性监督检查，包括现场采集样品或现场检测，食品卫生还规定应定期送交需要检测的样品。

3. 对健康查体的监督检查　即对法律法规规定应当对劳动者或从业人员按一定期限和内容进行健康查体的情况所进行的监督检查，以及对检查出不宜在岗位上继续工作的患病者是否予以妥善安排的情况所进行的监督检查。

4. 对新化学品安全性的监督检查　该类卫生监督检查实质上也应属于预防性卫生监督。是指生产、使用新的化学品时，应报告卫生行政部门，并由卫生行政部门组织有关专家对其毒性特点、预防措施等进行论证。

该类卫生监督不仅涉及工业企业中化学工业的生产，也包括化妆品的生产及新资源食品和新食品添加剂的生产。

5. 对各种公共卫生事件或事故的监督检查　是指在发现职业中毒、食物中毒、放射事故、环境污染事故、中小学用药中毒事故及传染病事故时，卫生行政执法机关对事故发生的原因、处理及是否按有关规定及时报告等所进行的监督检查。

（三）卫生行政处罚

通过上述的卫生监督检查，发现行政管理相对人有违反卫生法律法规者，首先要进行法制教育，同时按照法定的程序，并按违法情节严重程度，给予必要的行政处罚。

行政处罚不是目的，而是手段。行政处罚的目的是惩戒违法者今后不要再犯，也告诫其他人不要违法。根据《行政处罚法》的规定，卫生行政处罚的种类有以下几类：

1. 警告与通报批评　此为申戒罚，只为精神上的惩戒，不直接涉及相对人的实体权益。警告可以单处，也可以与其他处罚并处，但往往是其他行政处罚的先行程序。

2. 罚款、没收非法所得、没收违法工具、没收违禁物　此为财产罚，该类行政处罚对相对人的实体权益有直接影响。

3. 责令改正或责令停产停业整顿　该类行政处罚在各种卫生法律法规中都有规定，但作为行政处罚的归类存在一定问题。

4. 暂扣或吊销卫生许可证　此为最严厉的行政处罚，属行政处罚的行为罚。暂扣卫生许可证后相对人不应继续生产经营；吊销卫生许可证则应停止生产经营，但真正停止生产经营还必须由工商管理部门吊销其营业执照。

卫生行政执法机关无权进行人身处罚，若有重大公共卫生事件，如假酒致人中毒死亡等，在卫生行政执法机关进行行政处罚后，移交公安司法机关处理。

（四）卫生行政强制执行

卫生行政强制执行是指管理相对人的违法者，在收到卫生行政执法机关的行政处罚决定书后，在规定的时间内既不申请卫生行政复议（60日内），也不向法院起诉行政诉讼（15日内），故意不履行处罚决定书规定的处罚义务时，卫生行政执法机关所采取的强制措施。

目前卫生行政强制措施中，对于罚款不缴者，可申请人民法院强制执行；对患甲类传染病和乙类传染病的艾滋病、肺炭疽者，如有拒绝隔离治疗，或隔离期未满擅自脱离治疗的，由公安部门协助强制其隔离治疗；对腐败变质食品，尤其不符合营养卫生标准的婴儿食品，可没收销毁，其中没收者肯定为卫生行政执法机关，但《食品卫生法》中没有明确规定销毁的具体内容。因此卫生行政强制执行无论是理论还是实际工作，都有许多问题值得研究和探讨。

（梁龙彦）

中英文词汇对照表

中文	英文	章节
预防医学	preventive medicine	绪论
健康保护	health protection	绪论
健康促进	health promotion	绪论
疾病自然史	natural of history disease	绪论
第一级预防	primary prevention	绪论
第二级预防	secondary prevention	绪论
第三级预防	tertiary prevention	绪论
健康	health	绪论
环境	environment	1-1
自然环境	natural environment	1-1
原生环境	primary environment	1-1
次生环境	secondary environment	1-1
社会环境	social environment	1-1
生态系统	ecosystem environment	1-1
食物链	food chain	1-1
生物放大作用	biological amplification	1-1
生物蓄积作用	biological accumulation	1-1
生物浓缩（富集）作用	biological concentration	1-1
环境污染	environmental pollution	1-2
环境污染物	pollutant	1-2
一次污染物	primary pollutant	1-2
二次污染物	secondary pollutant	1-2
富营养化	eutrophication	1-2
环境自净作用	selfpurification	1-2
环境化学物的致突变作用	environmental chemical mutagenesis	1-2
致畸作用	teratogenesis	1-2
公害	public nuisance	1-2
公害病	public nuisance disease	1-2
剂量-效应关系	dose-effect relationship	1-3
剂量-反应关系	dose-response relationship	1-3
大气圈	atmosphere	2-1
慢性阻塞性肺部疾患	COPD	2-1
温室效应	greenhouse effect	2-1
总悬浮颗粒物	total suspended particles，TSP	2-1

逆温	temperature inversion	2－1
地表水	surface water	2－2
地下水	underground water	2－2
地方病	endemic disease	2－4
地球化学性地方病	geo－chemical disease	2－4
碘缺乏病	iodine deficiency disorders，IDD	2－4
地方性氟中毒	epidemic fluorosis	2－4
营养	nutrition	3－1
营养素	nutrients	3－1
营养素需要量	nutritional requirement	3－1
膳食营养素参考摄入量	dietary reference intakes，DRIs	3－1
平均需要量	estimated average requirement，EAR	3－1
推荐摄入量	recommended nutrient intake，RNI	3－1
适宜摄入量	adequate intake，AI	3－1
可耐受最高摄入量	tolerable upper intake level，UL	3－1
食物热效应	thermic effect of food，TEF	3－3
食物特殊动力作用	specific dynamic action，SDA	3－3
平衡膳食	rational nutrition	3－6
食物中毒	food poisoning	3－8
职业病	occupational disease	4－1
工作有关疾病	work related disease	4－1
毒物	posion	4－2
蓄积	accumulation	4－2
尘肺	pneumoconiosis	4－4
矽肺	silicosis	4－4
社会环境	social environment	5－1
社会经济状况	socioeconomic status	5－1
公共政策	public policy	5－1
健康的公共政策	healthy public policy	5－1
文化	culture	5－1
风俗	custom	5－1
宗教	religion	5－1
社会网络	social network	5－1
社会支持	social support	5－1
社会资本	social capital	5－1
核心家庭	nuclear family	5－1
扩大家庭	extended family	5－1
心身疾病	psychosomatic disease	5－2

应激	stress	5-2
情绪	emotion	5-2
行为	behavior	5-3
健康相关行为	health-related behavior	5-3
医学统计学	medical statistics	6-1
同质	homogeneity	6-3
变异	variation	6-3
总体	population	6-3
样本	sample	6-3
变量	variable	6-3
数值变量	numerical variable	6-3
分类变量	categorical variable	6-3
参数	parameter	6-3
统计量	statistic	6-3
误差	error	6-3
概率	probability	6-3
频率	frequency	6-3
频数表	frequency table	7-1
平均数	average	7-2
算术均数	arithmetic mean	7-2
几何均数	geometric mean	7-2
中位数	median	7-2
百分位数	percentile	7-2
全距	range	7-2
四分位数间距	quartile	7-3
方差	variance	7-3
标准差	standard deviation	7-3
变异系数	coefficient of variation	7-3
正态分布	normal distribution	7-4
医学参考值范围	reference range	7-5
统计推断	statistical inference	8
抽样误差	sampling error	8-1
标准误	standard error	8-1
参数估计	parameter estimation	8-3
点估计	point estimation	8-3
区间估计	interval estimation	8-3
Ⅰ型错误	type Ⅰ error	8-6
Ⅱ型错误	type Ⅱ error	8-6

统计表	statistical table	9-1
统计图	statistical chart	9-2
绝对数	absolute number	10
相对数	relative number	10
构成比	proportion	10-1
率	rate	10-1
相对比	relative ratio	10-1
动态数列	dynamic series	10-1
率的标准化法	standardization	10-2
标准化率	standardized rate	10-2
率的抽样误差	sampling error of rate	11-1
实际频数	actual frequency	11-3
理论频数	theoretical frequency	11-3
直线回归	linear regression	12-1
应变量	dependent variable	12-1
自变量	independent variable	12-1
回归系数	coefficient of regression	12-1
截距	intercept	12-1
简单相关	simple correlation	12-2
相关系数	correlation coefficient	12-2
积差相关系数	coefficient of product-moment correlation	12-2
决定系数	coefficient of determination	12-2
流行病学	epidemiology	14-1
发病率	incidence rate	15-1
罹患率	attack rate	15-1
患病率	prevalence rate	15-1
感染率	infection rate	15-1
续发率	secondary attack rate，SAR	15-1
死亡率	mortality rate	15-1
死亡专率	specific death rate	15-1
婴儿死亡率	infant mortality rate，IMR	15-1
病死率	fatality rate	15-1
散发	sporadic	15-2
爆发	outbreak	15-2
流行	epidemic	15-2
大流行	pandemic	15-2
短期波动	rapid fluctuation	15-3
季节性	seasonality	15-3

周期性	periodicity	15-3
长期变异	secular change	15-3
移民流行病学	migrant epidemiology	15-4
分析流行病学	analytical epidemiology	16-1
现况调查	prevalence survey	16-2
横断面调查	cross-sectional study	16-2
偏倚	bias	16-2
生态学研究	ecological study	16-3
生态比较研究	ecological comparison study	16-3
生态趋势研究	ecological trend study	16-3
筛查	screening	16-3
诊断试验	diagnostic test	16-4
真实性	validity	16-4
金标准	gold standard	16-4
灵敏度	sensitivity，Sen	16-4
特异度	specificity，Spe	16-4
可靠性	reliability	16-4
精确度	precision	16-4
可重复性	repeatability	16-4
符合率	agreement	16-4
一致率	consistency	16-4
收益	yield	16-4
预测值	predictive value	16-4
阳性预测值	positive predictive value	16-4
阴性预测值	negative predictive value	16-4
并联试验	parallel test	16-4
串联试验	series test	16-4
界值	cutoff point	16-4
病例对照研究	case-control study	16-5
回顾性研究	retrospective study	16-5
配比	matching	16-5
队列研究	cohort study	16-6
队列	cohort	16-6
出生队列	birth cohort	16-6
前瞻性队列研究	prospective cohort study	16-6
历史性队列研究	historical cohort study	16-6
观察终点	end point	16-6
累积发病率	cumulative incidence rate，CI	16-6

发病密度	incidence density	16－6
标准化死亡比	standardized mortality ratio，SMR	16－6
相对危险度	relative risk，RR	16－6
归因危险度	attributive risk，AR	16－6
人群归因危险度	population attributive risk，PAR	16－6
实验性研究	experimental study	17－1
临床试验	clinical trial	17－1
现场试验	field trial	17－1
随机化临床试验	randomized clinical trial ，RCT	17－1
个体试验	individual trial	17－1
社区试验	community trial	17－1
盲法	blinding or masking	17－2
单盲	single blind	17－2
双盲	double blind	17－2
三盲	triple blind	17－2
预实验	pilot study	17－2
退出	withdrawal	17－2
失访	loss of follow up	17－2
危险因素	risk factors	18－1
求同法	method of agreement	18－2
求异法	method of difference	18－2
关联	association	18－3
继发关联	secondary association	18－3
因果关联	causal association	18－3
循证医学	evidence－based medicine，EBM	19－1
传染病	communicable diseases	20－1
传染病流行病学	infectious diseases epidemiology	20－1
传染病流行过程	epidemic process	20－1
传染期	communicable period	20－1
潜伏期	incubation period	20－1
病原携带者	carrier	20－1
传播途径	route of transmission	20－1
人群易感性	herd susceptibility	20－1
疫源地	infection focus	20－1
流行过程	epidemic process	20－1
卫生检疫	quarantine	20－1
消毒	disinfection	20－1
获得性免疫缺陷综合征	acquired immunodeficiency syndrome，AIDS	20－3

严重急性呼吸综合征	severe acute respiratory syndrome，SARS	20－5
医源性疾病	iatrogenic disease	21－3
医源性感染	infections iatrogenic disease	21－3
交叉感染	cross infection	21－3
自身感染	endogenous infection	21－3
药源性疾病	drug induced disease	21－3
2000 年人人享有卫生保健	health for all by the year 2000，HFA/2000	22－1
卫生公平	health equity	22－1
初级卫生保健	primary health care	23－1
可及性	accessibility	23－2
社会公正	social justice	23－3
社区	community	24－1
社区卫生服务	community health services	24－2
社区干预计划	community intervention program	24－2
定量研究	quantitative research	25－1
定性研究	qualitative research	25－1
社会动员	social mobilization	25－2
医院健康教育	hospital based health education	25－4
卫生法律法规	health law	26－1
卫生监督	health surveillance	26－2